KB261475

식탁 위의 보약
건강 음식 200가지

식탁 위의 보약 **건강 음식 200가지**

지은이 김정숙
펴낸이 양동현
펴낸곳 도서출판 아카데미북
　　　　출판등록 제13-493호
　　　　136-034, 서울 성북구 동소문동4가 124-2
　　　　전화 02-927-2345 팩스 02-927-3199

초판 1쇄 발행 2008년 4월 5일
초판 2쇄 발행 2012년 6월 1일

ISBN 978-89-5681-085-0 13570

ⓒ김정숙, 2008

www.academy-book.co.kr

식탁 위의 보약

건강 음식 200가지

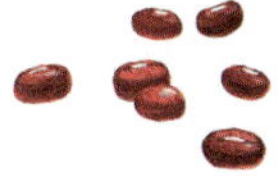

아카데미북

"일상의 음식에서 느끼는 정(情)과 감칠맛,
그것이 몸과 영혼에 윤기를 더하는 비결입니다"

하늘과 땅, 산과 바다, 어김없는 계절의 순환. 이 모든 것을 읽을 수 있는 책은 자연(自然)이다. 생명이 있는 모든 것은 자연의 리듬에 따라 탄생과 성장, 죽음과 부활로 이어지는 생장 과정을 거친다.

요리에 관심을 갖게 되면서 식품 하나하나에 관심을 갖게 되었다. 빠알간 사과의 화사한 빛에서는 태양의 온기가 느껴지고, 입 안에서 톡톡 터지는 포도 알의 감미로움은 미각 세포를 깨운다. 풋고추의 매콤쌉싸름한 맛과 보글보글 끓는 된장국 냄새, 시큼들큰한 김치찌개는 기억 속에 깊숙이 각인되어 있는 식욕을 일깨워 생명에 활력을 선물한다.

미나리는 하수구 밑 허드레 물에서 자라지만 사시사철 풋풋함을 잃지 않을 뿐만 아니라 음식의 비리고 탁한 냄새를 정화해 준다. 강바닥을 긁어 잡는 작고 까만 재첩은 감칠맛 나는 국물로 몸을 위로하듯 쓰린 속과 지친 간을 다스려 준다. 마치 어지럼증을 풀어 주듯 말이다.

마늘이나 고추, 후추 등의 양념류는 음악의 화음처럼 음식에 빛깔과 향미를 더하여 먹는 즐거움을 준다. 소금은 부패를 막는 효과를 지닌 자연 항생제로 맛의 기본이 되며, 마늘을 잘 활용하는 사람은 섬세한 감각의 소유자로 맛을 끌어낼 줄 아는 능력을 지녔다고 할 수 있다. 쪽파는 수줍은 소녀처럼 자신을 드러내지 않으면서도 특유의 자신감을 발산한다. 파를 흥분제로 간주하여 혼인날 밤에는 반드시 먹어야 한다거나 숙취를 없애는 데 이용한다거나 설사약 또는 두통약으로 활용하는 등 시대와 문화에 따라 식품의 효용과 가치가 달라지기도 한다.

내가 싫어하는 일 중 하나가 먹을 수 있는 음식이나 식품을 함부로 버리는 것이다. 그래서 첫 수업을 할 때는 꼭 "먹을 수 있는 식품을 버리는 것은 식품에 대한 폭력이며 죄"라는 말을 한다. 일회용품에 익숙해진 탓에 음식을 주저 없이 버리고, 정리한다는 명분으로 처분하는 것만이 능사라고 생각하는 사람이 많은데 결코 그렇지 않다.

파 한 뿌리, 푸성귀 한 줌이라도 버리기 전에 쓰임새를 다시 한번 살펴보라는 것은 하찮은 것에서도 존재 이유를 찾을 수 있기 때문이다. 식품의 소임은 인간의 건강과 행복을 도모해 주는 것이다. 쌀 한 톨이 우리 식탁에 오르기까지는 가뭄과 장마, 그리고 태풍이라는 역경을 견뎌야 할 뿐만 아니라 농부의 땀과 정성까지 머금어야 한다. 결국 우리가 아무 생각 없이 식품을 버린다는 것은 소임을 완수할 기회조차 주지 않고 한 생명을 쓰레기통에 던지는 일과 같다. 신의 눈으로 보면 인간이나 푸성귀나 모두 우주의 생명 잔치에 동참하고 있는 것이다.

이 글은 지난 2003년부터 5년간 대한일보에 연재했던 글을 수정 보완하여 묶은 것이다. 같은 음식이라도 문화와 성분을 알고 먹는다면 더 깊고 넓게 즐길 수 있지 않을까 싶다. 시래깃국 한 사발도 감동이 될 수 있다는 마음으로 이 글을 썼다. 영양학적 지식보다 선인들의 애환과 정감이 담길 글과 에피소드, 민간요법 등을 찾아 가벼운 마음으로 읽을 수 있는 식품 이야기를 쓰고 싶었는데, 부족한 점이 많아 아쉬움이 남는다.

묵묵히 성실한 삶을 가르쳐 주신 아버지 故 김우석 박사와 어머니, 그리고 사랑하는 남편과 든든한 울타리가 되어 준 가족에게 이 책을 바친다. 부족함이 많은 원고를 책으로 펴내 주신 도서출판 아카데미북의 편집부 직원들과 격려를 아끼지 않아 주신 분들께도 감사의 마음을 전한다. 아울러 이 책이 일상의 음식에 정(情)과 감칠맛을 전해 주어 독자 여러분들의 삶에 즐거움을 주기를 기대한다.

2008년 봄

김정숙

| 차 례 |

채소류 편

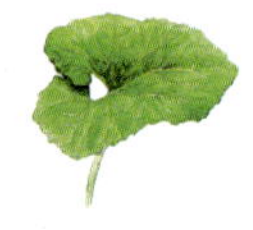

곡류 편

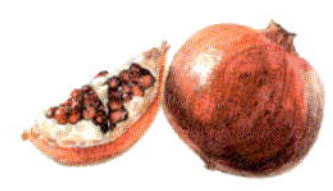

과일 · 견과류 편

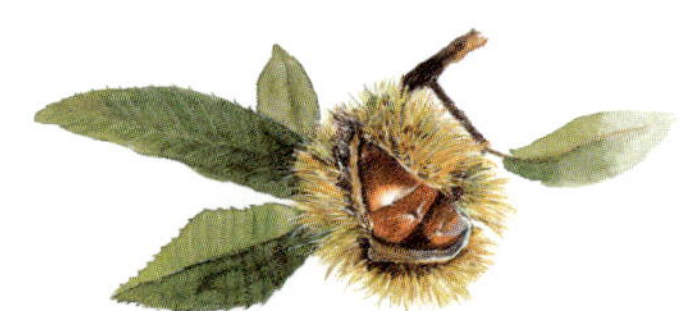

해조류 편

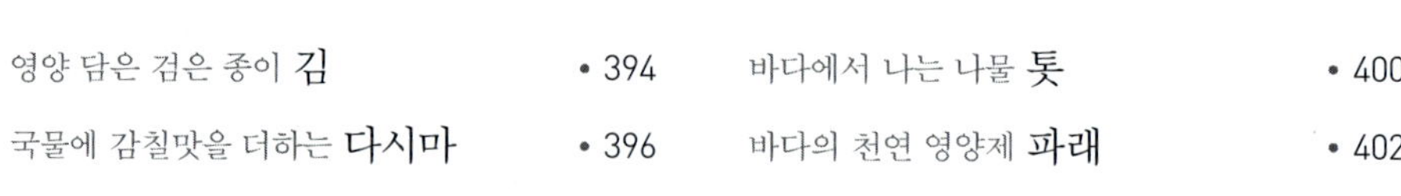

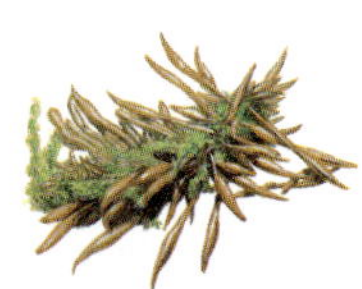

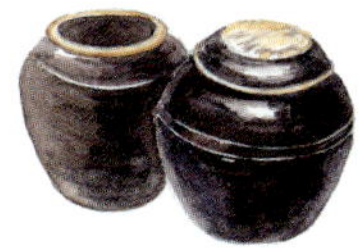

어떻게 먹을 것인가?

맛에 대한 느낌은 오감(五感)과 밀접한 관련이 있다. 기본적인 맛은 짠맛·단맛·신맛·쓴맛·매운맛의 오미(五味)로, 이들 맛은 미각 세포에 의해 감지된다. 한국인은 여기에 떫은맛과 삭은맛을 더해 일곱 가지 맛을 감별하는 칠미(七味) 민족이다.

보통 '맛있다' 거나 '맛없다' 고 하는데, 맛의 감각에 그때의 기분이나 분위기에 따라 심리적 요소가 더해진다. 같은 음식이라도 누구와 언제 어디서 어떻게 먹느냐에 따라 맛이 다르게 느껴지는 것도 이 때문이다.

그러나 음식의 맛은 말로 다 표현할 수 없다. 혀끝에서 감지되는 섬세한 감각에는 개인 차이가 있기 때문이다. 갓 버무린 빠알간 김치와 밥알이 동동 뜬 식혜, 김이 모락모락 나는 시루떡은 시각을 유혹한다. 아삭아삭, 사각사각, 자글자글, 파지직 등의 소리는 어눌해진 귀를 여는 맛의 소리다.

골목 어귀까지 마중 나온 된장국 냄새, 군고구마가 익어 가는 냄새, 발걸음을 재촉하는 고소한 기름 냄새는 후각을 예민하게 한다. 코 속의 야콥슨 기관이 감지하는 냄새가 아닌 몸이 느끼는 냄새는 기억 저편의 향수를 불러내어 식욕을 발동시킨다. 짭조름한 장아찌, 매콤새콤한 생선회 무침, 쌉쌀한 고들빼기김치, 독하면서도 떫은 땡감은 모두 혀의 감각을 열어 미각의 관능을 유혹한다.

'백문이 불여일식(百聞 不如一食)' 이라 맛은 보이지 않고 설명하기도 어려우니 직접 먹어 본 사람이 아니면 인지하기 어렵다. 한솥밥을 먹는 식구와 고향 친구가 반가운 것도 서로 공유하며 내통하는 맛 때문이 아닐까 싶다.

맛은 우리의 감정에도 큰 영향을 미친다. 화가 날 때 쓴맛이 나는 음식을 먹으면 기분이 가라앉고, 긴장한 상태에서 단맛이 나는 음식을 먹으면 마음이 풀리며, 신맛이 나는 음식을 먹으면 기분이 살아난다.

약간의 쓴맛은 깊은 맛을 주어 음식을 맛있게 하는 효과가 있고, 짠맛은 다른 맛을 증강시켜 주는 효과가 있다. 신맛은 긴장감과 스트레스를 완화해 주는 역할을 하고, 단맛은 농도와 상관없이 음식이 맛있다고 느끼게 하는 능력을 지녔다.

맛은 온도에 따라서도 달라진다. 단맛은 음식의 온도가 체온과 비슷할 때 가장 강하게 느껴지고, 짠맛은 온도가 낮아질수록 증가한다. 쓴맛은 체온보다 낮을 때 급속하게 증가하고, 신맛은 거의 모든 온도에 느낌이 일정하다.

음식의 온도는 사랑의 온도이다. 음식 맛은 정성이요, 만드는 기술은 감정과 경험이 녹아들어야 깊은 맛이 난다고 한다. 음식은 손으로 만드는 기술이 아닌 정성으로 만드는 사랑의 노동이다. 그래서 마음으로 만들지 않으면 맛이 쉽게 변한다. 맛을 좌우하는 마음의 온도는 춥고 허기진 일상에서 우리의 목숨을 잇게 하는 따스한 어머니의 사랑으로 각인된다.

예일대 의대 린다 바르토셕 교수 팀의 미각의 차이에 대한 연구 결과에 따르면, 여자가 남자보다 미각이 발달해 있으며, 여자들은 쓴맛에 강하고 남자들은 단맛에 민감하다고 한다. 여성은 사춘기에 접어들면서 쓴맛을 더 잘 느끼게 되고, 특히 임신 중에 민감도가 높다고 나타났다. 쓴맛을 내는 대부분의 물질은 어느 정도 독성을 갖고 있다. 여성이 임신 중에 태아를 보호하기 위해 쓴맛에 더 민감하게 진화한 것으로 추측된다.

예술가들 중에는 미식가가 많다. 섬세한 미각은 맛있는 음식을 식별하는 능력뿐만 아니라 감성과 미적인 기초를 다지는 데도 도움이 되었을 것이다. 일생 동안 120여 명의 여성과 사랑을 나눴다고 하는 카사노바는 쾌락을 중요하게 생각한 만큼 인생을 즐길 줄 아는 미식가였다. '관능의 폭발 지점'을 음식에서 찾았고, '맛있는 유혹'으로 아름다운 여성의 사랑을 얻었다. 그에게 있어 요리는 쾌락이었고, 사랑을 부르는 세레나데보다 더 가까이 사람의 마음을 끌어당기는 무기로, 지칠 줄 모르는 스태미나의 원천이기도 했다.

감각의 천재 레오나르도 다빈치는 섬세한 감각을 지니려고 노력했다. 그래서 자신의 형편에서 입을 수 있는 가장 좋은 옷을 입었으며, 작업실은 꽃향기로 가득 채웠다. 파티에는 섬세하게 조각한 요리를 선보이기도 했으며, 아무리 간단한 음식이라도 예술적으로 차리려고 했다. 이들뿐만 아니라 세기를 풍미한 많은 사람들이 음식을 사랑하고 먹는 즐거움을 인생의 메인 코스로 생각했다. 맛의 비밀을 아는 것이야말로 음식을 즐겁게 먹고 건강을 유지할 수 있는 비결이 아니겠는가.

그렇다면 음식을 즐겁게 먹는다는 것은 과연 무엇일까? 그것은 건강한 음식을 먹는 것과 무관하지 않을 것이다.

부녀자가 알아야 할 사항들을 기록해 놓은 지침서인 《부녀필지(婦女必知)》에는 "밥 먹기는 봄같이 하고, 국 먹기는 여름같이 하며, 장 먹기는 가을같이 하고, 술 먹기는 겨울같이 하라." 했다. 밥은 따뜻한 것이 좋고, 국은 뜨거운 것이 좋으며, 장은 서늘한 것, 술은 찬 것이 좋음을 의미한다. 《규합총서(閨閤叢書)》에는 사대부의 다섯 가지 식사법이 기록되어 있다. "첫째, 힘듦의 다소를 헤아리고 저것이 어디서 왔는가 생각해 보라. 둘째, 대덕을 헤아려 섬기기를 다할 것이다. 셋째, 마음에 과하고 탐내는 것을 막아 법을 삼가라. 넷째, 좋은 약으로 알아 형상의 괴로운 것도 고치게 하라. 다섯째, 도업(道業)을 이룬 뒤에야 음식을 받아 먹을 것이다." 그 옛날에도 영양의 균형을 살려 재료를 배합하고 조리법을 개발한 조상의 슬기가 엿보인다.

식사(食事)에서 '식(食)'은 사람 인(人)변에 양(良)을 조합한 것으로, 사람에 좋은 것이어야 한다는 뜻을 담고 있다. '어떻게 먹을 것인가?' 라는 문제는 곧 '어떻게 살 것인가?' 라는 물음에 대한 대답과 크게 다르지 않다. '먹는 것이 곧

나를 만든다'고 생각하면 되기 때문이다. 잘못된 식습관으로 인해 많은 성장 장애와 면역 장애가 발생하고 있는 지금, 어떤 음식을 어떻게 먹는 것이 좋은지를 알려주는 해답이다.

건강한 식사의 기본은 달고 부드러운 식사에서 벗어나 씹는 감이 충분한 잡곡밥과 채소, 해초류, 콩류, 생선류, 해물을 다양하게 먹는 것에서 출발한다. 입에 들어오자마자 퍼져 버리는 첨가물의 단맛이 아닌 씹으면 씹을수록, 즉 분해를 통해 비로소 나타나는 단맛과 고소함인 것이다. 그러기 위해서는 섬유질이 풍부한 식사로 돌아가야 한다. 뇌는 포도당을 에너지원으로 하여 지속적으로 당분을 뇌에 공급한다 그래서 뇌에 영양분이 안정적으로 공급되지 않으면 정서적으로 불안해지는 것은 물론 집중력이 떨어지고 신경질이 늘어난다. 주식은 가능하면 씨눈과 껍질이 있는 통곡식(현미 · 차조 · 차수수 · 율무 · 통보리 · 콩 · 팥 등)을 이용하도록 한다.

둘째, 채소 위주로 식단을 꾸며 천천히 씹어 넘겨야 한다. 현대인이 앓고 있는 질병의 원인 중 하나가 부드러운 음식에 익숙해진 탓에 위 기능이 저하되어 발생한다고 한다. 이것만 보아도 천천히 씹어 먹는 것이 얼마나 중요한지 알 수 있을 것이다.

셋째, 조리 과정을 가능하면 줄인다. 조리 과정이 복잡할수록 영양은 파괴된다. 조리 과정이 복잡하고 길다는 것은 그만큼 열과 압력을 많이 가한다는 것이고, 이는 곧 영양 파괴로 이어진다. 열과 압력에 의해 재료가 부드러워짐으로써 과식을 하게 되고, 그 맛과 양을 잃어 감미료를 찾게 되는 악순환이 반복된다. 그러므로 가능하면 짧은 시간에 간단하게 조리하거나 그대로 먹는 것이 좋다.

넷째, 섬유질과 필수 지방산, 미네랄이 풍부한 콩을 많이 먹는다. 그중에서도 청국장이나 두부, 콩나물, 된장 등을 식탁에 자주 올리는 것이 좋다. 입이 좋아하는 음식이 아닌 몸이 좋아하는 음식을 먹어야 한다.

다섯째, 채소류 · 해조류 · 생선류 · 견과류 · 어패류를 충분히 먹어야 한다. 제철 채소와 과일에는 영양이 가득하다. 이들 식품으로 몸이 필요로 하는 양분을 제공하고 비타민을 보충해야 한다. 바다의 채소라 불리는 해조류는 미네랄의 보고로, 섬유질과 칼륨이 풍부하여 생활습관병 치료에 특효다. 고등어나 삼치, 꽁치, 청어 등의 등 푸른 생선에는 우리 몸에 좋은 불포화 지방산이 풍부하여 두뇌 기능을 높여 주고 양질의 단백질을 제공한다. 굴이나 바지락, 꼬막 등의 어패류에는 면역력을 높여 주는 아연, 생활습관병 예방에 좋은 타우린 등의 기능성 물질이 풍부하다. 견과류는 건뇌식이다. 음식에 조금씩 첨가하거나 간식으로 먹으면 좋다.

여섯째, 꼭꼭 씹어 먹어야 한다. 충분히 씹어 먹으면 포만감을 주고 과식하는 것을 막아 준다. 뇌의 만복 중추는 식사 시작 후 20분이 지나야 만족하기 때문이다. '옛날 사람들처럼 먹으라'는 말이 건강의 정답이다.

채소류 편

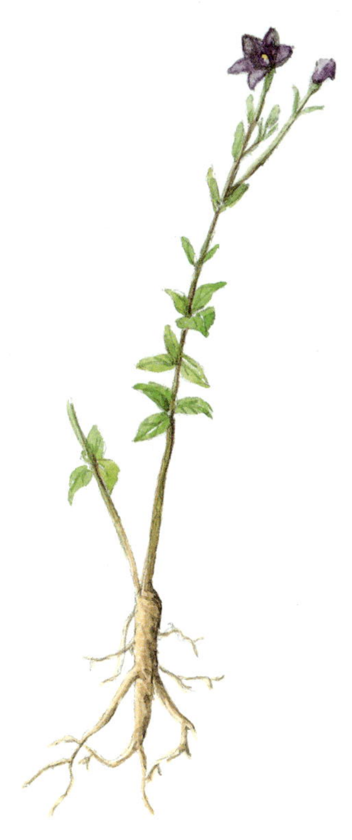

가지

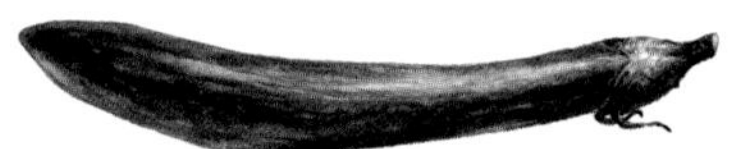

자색 바탕에 붉은 빛 지었으니 / 어찌 널 보고 늙었다 하리오 / 꽃을 즐기고 열매는 먹을 수 있으니 / 가지보다 나은 것 또 무엇이 있으리 / 밭 안이 푸르고 알알이 붉은 데 / 날로 먹고 삶아 먹고 여러 모로 좋을시고.

고려 때 이규보가 쓴 《동국이상국집(東國李相國集)》〈가포육영(家圃六詠)〉의 글이다.

가지의 원산지는 인도로, 우리나라에는 중국을 통해 들어와 고려 이전부터 재배해 왔다. 가지 꿈을 꾸면 아들을 낳는다 믿었고, 정월에 꾸면 출세한다고 여겨 길몽으로 보았다. 가지는 과채류 가운데 칼로리가 가장 낮으며, 고운 빛깔 덕분에 오랫동안 동서양의 식탁에 애용되어 왔다. 식품을 좋아하는 데는 빛깔·향기·맛 등의 이유가 있는데, 음식의 빛깔은 중추 신경을 자극하여 식욕을 촉진한다. 그래서 보기 좋은 떡이 먹기도 좋다 하지 않는가.

여름에서 초가을 사이 밭에 자란 가지는 살이 많이 올라 통통하고 씨가 적어 아린 맛이 덜하다. 생가지를 그냥 먹으면 입이 부르튼다고 하는데, 날것으로 먹으면 입술이 잉크 빛으로 물들고 혓바늘이 돋는다. 가지의 색은 안토시안계의 나스닌(nasnin, 자주색)과 히아신(hyacin, 황갈색)이 주성분이다. 명반과 쇠를 가지 데치는 물에 섞으면 명반에 들어 있는 알루미늄과 철분이 안토시안과 결합하여 가지의 고운 빛깔을 오랫동안 유지해 준다.

가지는 찬바람이 나면 씨가 없어지고 단맛이 생긴다. 속전에 '가을가지 며느리가 먹어서 해롭다'는 말이 있는데, 밭에 자주 가는 며느리가 가지를 따 먹지 못하게 하려는 방편으로 지어 낸 말일 수 있다. 또한 가지는 그 모양 때문인지 유난히 성(性)과 관련된 우스갯소리가 많다. 한방에서는 가지에 대해 '성질이 차가워서 많이 먹으면 아랫배를 훑는다'고 했다. 자식을 많이 낳아야 할 며느리가 가지를 많이 먹어 아이를 낳지 못할까 염려한 때문은 아니었을까?

가지는 냉증이 있거나 기침을 많이 하는 사람, 임산부에게는 좋지 않지만 몸에 열이 많은 사람에게는 좋다. 가지는 탱탱하고 꼭지 부분의 가시가 날카로우며, 색깔이 짙고 윤기가 흐르는 것이 싱싱하다. 쪄서 바로 냉동실에 넣었다가 꺼내면 색깔이 예쁘다. 하지만 일단 썬 가지는 바로 물에 담가야 변색되는 것을 막을 수 있고, 떫은맛도 사라진다. 주로 전이나 장아찌, 김치, 산적, 찜 등으로 다양하게 이용하는데, 불에 직접 구워 들기름 양념장에 찍어 먹어도 맛있다. 칼집을 넣어 죽죽 찢어 밥이 끓을 때쯤 밥 위에 얹어 살짝 찐 것을 양념을 넣고 조물조물 무쳐 먹어도 맛있다. 어렸을 적, 여름이면 큰 양푼에 밥을 담고 가지 나물과 열무김치, 고추장을 넣고 쓱쓱 비벼 먹으면 어찌나 맛있던지……. 가족들의 숟가락질이 바빠지면 양푼에 비빈 밥은 어느새 바닥이 나곤 했었다.

가지 · 시금치 · 브로콜리를 이용하여 암 억제 효과를 측정한 일본 농림성 식품연구소의 실험 결과에 의하면 브로콜리는 70%, 가지는 80% 이상의 암 억제 효과가 있는 것으로 나타냈다. 또한 최근 일본 나고야 대학의 연구 결과에 의하면 가지 추출액은 8종류의 암세포가 증식하는 것은 억제해 준다고 한다. 발암 억제 효과는 가지 특유의 알칼로이드(alkaloid) 성분에 의한 것으로, 나트륨의 배출을 촉진하여 혈압을 낮춰 준다. 또한 가지의 조직은 스펀지 상태여서 튀김이나 볶음 요리에 이용하면 식물성 기름에 다량 함유되어 있는 비타민E를 효율적으로 섭취할 수 있다. 비타민E는 항산화 효과가 있어서 가지의 성분과 함께 작용하여 이중 발암 억제 효과를 낸다. 가지의 암 예방 성분은 가열해도 아무런 영향을 받지 않으므로 기호에 맞게 요리해 먹으면 된다. 하루에 70g 또는 자그마한 것 2개 정도면 충분하다.

감자

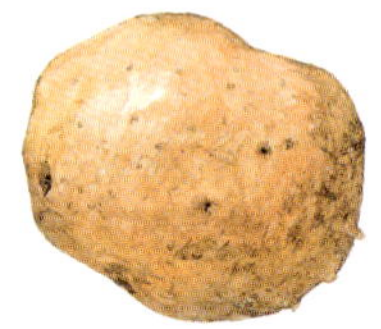

감자는 조선 순조 24년 만주의 간도 지방에서 우리나라에 도입되었다. 두만강 건너 북쪽에서 들어왔기 때문에 북감자라고 했으며, 총 생산량의 1/4 이상이 강원도에서 생산된다. 강원도 사람을 '감자바위'라고도 부르는데, 순박한 마음씨를 가진 사람들이라는 뜻에서 붙여진 애칭인 듯하다.

'악마의 선물'이라고 오랫동안 박해받아 오던 감자는 사람들을 절대 기아에서 벗어나게 해 준 구황 작물이다. 18세기까지만 해도 사람들의 가장 큰 적은 굶주림이었다. 결국 프랑스 브장송(Besancon) 학술원은 '기아를 해결할 수 있는 영양물질 연구'에 대한 경연을 실시하기에 이른다. 여기서 약사 파르망티는 독일의 포로 수용소에서 처음 먹어 본 이상한 덩이줄기인 감자로 요리를 만들어 출품하여 우승을 거머쥐었다.

그러나 감자가 처음 나왔을 때는 사정이 달랐다. 감자를 먹으면 나병(leprosy, 문둥병, 한센병)에 걸린다고 믿어 감자 이야기만 하면 의심스러운 눈으로 바라보거나 돼지 또는 포로들이 먹는 식품쯤으로 여겼던 것이다. 기아 위협에 대한 대책이 절실해진 루이 16세와 마리 앙투아네트는 급기야 감자를 시험 재배하기에 이른다. 검을 찬 화려한 경비원들이 지키는 왕실의 감자밭을 구경하기 위해 많은 구경꾼들이 몰려들었다. 사람들은 왕이 군대를 보내서 감자를 지키게 할 정도라면 짐승의 먹이 정도로 나쁜 것은 아니라고 생각했다. 결국 경비가 느슨해진 틈을 타 도둑이 감자를 훔쳤고, 이로 인해 감자는 유명해졌다. 실은 감자 보급을 위해 왕실에서 의도했던 것이다. 또한 루이 16세가 감자 보급을 위해 감자꽃을 모자에 꽂고 다녀 한동안 감자꽃을 꽂고 다니는 것이 유행이 되기도 했다. 직물이나 도자기를 만드는 이들은 사람들이 감자를 먹도록 하기 위해서 감자꽃을 무늬로 써야만 했다. 또 한때는 최음제로 알려져, 영국 왕 헨리 8세는 자신의 정원에 감자를 기르기도 했다. 모양이 고환과 비슷하다는 이유 때문이었다.

감자는 맛이 담백하고 조리법도 다양해 아무리 먹어도 싫증이 나지 않고, 성장과 건강에 필요한 녹말과 양질의 단백질이 풍부하다. 주성분이 녹말인 알칼리성 식품으로, 철분·칼륨·마그네슘 등의 미네랄과 비타민B 복합체, 비타민C가 들어 있다. 그래서 감자를 상용하는 나라에서는 영양 결핍이 거의 없고 장수하는 사람이 많다. 중간 정도 크기의 감자 2개면 밥 1공기에 달하는 열량을 섭취할 수 있다. 특히 감자에는 인슐린을 만드는 데 꼭 필요한 칼륨이 밥보다 16배나 많이 들어 있다. 칼륨은 몸속에 있는 나트륨을 배출해 주어 고혈압의 예방과 치료에 효과를 발휘한다. 다량의 나트륨과 황, 인, 염소 성분이 들어 있는 생감자즙은 해독 효과가 뛰어나다. 식물섬유의 일종인 펙틴(pectin)이 들어 있어 변비 치료에도 좋다. 그러나 아미노산 중 메티오닌(methonine) 함량은 적으므로 감자를 먹을 때는 우유나 치즈와 함께 먹어야 영양 효율을 높일 수 있다. 특히 감자의 비타민C는 녹말 입자 사이사이에 들어 있기 때문에 열에 견디는 힘이 강해 익혀도 쉽게 파괴되지 않는다. 또한 육류 등의 산성 식품과 함께 먹으면 더욱 효과적이다.

감자를 고를 때는 적당한 크기에 눈자국이 얕게 파인 것을 선택하는 것이 좋다. 녹색으로 변한 부분이 있거나 씨눈이 많고 껍질에 주름이 있는 것은 오래된 것이다. 또한 감자 싹에는 솔라닌(solanine)이라는 식중독 유발 물질이 들어 있으므로 싹의 눈 자국은 잘라 내고 조리해야 한다. 감자를 보관할 때 사과 1~2개를 함께 넣어 두면 사과의 효소가 감자에 영향을 미쳐 싹이 잘 나지 않는다. 감자를 썰어 요리할 때는 찬물에 담가 표면의 전분을 제거한 뒤 조리해야 눌어붙거나 부서지지 않아 깔끔하다. 보관할 때는 흙이 묻어 있는 채로 통풍이 잘되고 어두운 실온에 둔다. 감자는 이제 주식 대용으로, 세계적으로 활용도가 높은 인기 식품이다.

갓(겨자)

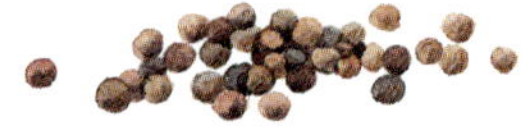

　매콤하면서도 톡 쏘는 맛을 가진 갓김치는 나른하고 시들한 입맛을 확 잡아
준다. 갓은 십자화과의 한해살이풀로, 한명으로는 개채(芥菜), 영어로는 머스터
드리프(mustardleaf)라고 하는데, 모두 겨자라는 뜻이다. 머스터드, 즉 겨자는 일
반적으로 부르는 이름이고, 식물학적으로는 많은 변종이 포함된다.

　갓의 원산지에 대해서는 여러 가지 설이 있으나 아프리카로 추정되며, 이미
오래 전에 서인도 제도와 인도 지방으로 전해졌다고 한다. 서쪽으로는 이집트에
서 유럽으로 전파되었고, 동쪽으로는 중국을 중심으로 중요한 잎채소가 되었다.
기름용은 인도에서, 채소용은 중국에서 품종이 분화되었다. 인도나 히말라야 산
록 지대에서는 주로 삶아 먹고, 티베트나 네팔 등에서는 햇볕에 말려 저장해 놓
고 먹는다. 김치 비슷한 절임으로 조리해 먹기도 하는데, 갓김치의 원조가 된다
고 볼 수 있다.

　갓은 다른 채소에 비해 단백질 함량이 높은 편으로, 우리의 주식인 곡류에 부
족하기 쉬운 무기질과 비타민A · C가 많은 것이 특징이다. 보통 푸른색과 보라
색이 있는데 보라색은 향이 진하고 매워 김치 소로 이용되고, 푸른 것은 동치미
나 매운맛을 싫어하는 사람들이 즐겨 이용한다. 종류에 따라 성분의 차이는 있
으나 우리나라에서 주로 식용하는 것은 매운맛이 강해서 대부분 김치용으로 쓰
인다. 일부는 초봄에 겉절이용이나 쌈채소로 이용되며, 맛된장에 찍어 먹기도

한다. 그 밖에도 무를 나박나박 썰어 갓을 섞어 국물이 있게 만든 갓국김치, 갓 잎에 켜켜이 양념을 담가 익힌 갓쌈지(갓소박이), 갓을 채 썰어 양념하여 항아리에 담아 눌러 숙성시킨 갓채, 해물 김치에 겨자를 넣어 담근 겨자김치, 깍두기에 겨자즙을 넣은 겨자깍두기 등이 옛 문헌에 나와 있다.

그중에서도 여수 특산품인 돌산 갓이 유명한데, 지금으로부터 약 40여 년 전 일본에서 만생평경대엽종이 들어온 것이다. 돌산 갓은 한반도 남단의 따뜻한 해양성 기후와 알칼리성 사질토에서 재배되기 때문에 다른 지역의 갓에 비해 섬유질이 적다. 그래서 질감이 부드럽고 매운맛이 적으며, 쉽게 시어지지 않는다. 항암 효과까지 있다는 사실이 알려지면서 더욱 주목받고 있다.

갓김치는 성질이 따뜻하며, 약간 맵긴 하지만 독이 없다. 그 성질이 인체의 담을 제거하여 기(氣)가 흐르는 것을 돕고 한(寒)을 몰아내어 속을 따뜻하게 하니 신장의 사기(邪氣)가 제거되며, 구규(九竅), 즉 인체의 아홉 가지 구멍을 통하게 한다.

《본초강목(本草綱目)》에서도 "갓은 폐를 통하게 하며 가래를 삭이고 가슴을 이롭게 하며 식욕을 돋운다."고 했다. 갓을 달인 물이나 찧은 즙을 복용하면 되는데, 종기나 눈병, 치질, 변혈이 있거나 평소 열이 많은 사람은 섭취에 주의해야 한다. 위장이 약한 사람도 섭취를 삼가는 것이 좋다.

갓의 씨를 겨자라고 하는데, 겨자씨는 매우 작아서 작은 것을 비유할 때 많이 인용된다. 겨자씨에는 배당체인 시니그린(sinigrin)과 가수 분해 효소인 미로신(myrosine)이 함유되어 있으며, 지방유도 37%나 들어 있다. 겨자의 매운 성분 가운데서도 특히 중요한 것은 알킬이소시아네이트(alkylisocyanate)라는 물질로, 이 성분은 시니그린(흑겨자 성분)과 시날빈(백겨자 성분) 같은 유황 배당체에 미로시나아제(myrosinase)가 작용하여 만들어진다. 햇볕에 말린 겨자씨는 가루 내어 향신료로 쓰거나 물에 개어 샐러드용 조미료로 이용한다. 육류나 생선 요리에 넣으면 냄새를 제거해 준다.

'울며 겨자 먹기'라는 말처럼 매워서 눈물을 흘릴지언정 빠지면 섭섭한 겨자. 톡 쏘는 매운맛만큼이나 풍부한 매력을 가진 식품이다.

고구마

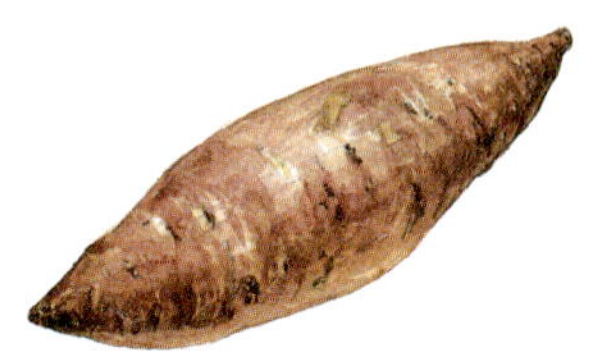

척박한 땅에서도 잘 자라는 고구마는 예부터 가난한 사람들의 허기를 채워 준 고마운 먹을거리다. 요즈음은 살이 찌지 않는 다이어트식으로 더 인기가 많으니 그야말로 격세지감이라 할 만하다.

고구마의 원산지는 멕시코와 콜롬비아 등의 중남미 지역으로, 아시아에 전해진 것은 1521년 세계 일주에 나선 스페인 탐험가 마젤란에 의해서다. 중국에는 16세기에 명 나라 진진룡(陳振龍)이라는 사람이 필리핀에 장사하러 갔다가 그곳 사람들이 주먹만 한 뿌리를 날것 또는 익혀서 먹는 것을 보고 들여왔다. 하지만 필리핀에서는 고구마의 반출을 엄격히 금지했다. 결국 진진룡은 위험을 무릅쓰고 몇 자나 되는 기다란 고구마 넝쿨 모종을 밧줄에 매어 일주일간 바닷물에 잠기게 한 상태로 항해한 끝에 겨우 중국 복건성에 들여올 수 있었다. 우리나라에는 조선 영조 때(1763년) 일본 통신사로 갔던 조엄(趙曮, 1719~1777)이 일본 대마도를 통해 종자를 들여왔다.

알칼리성 식품인 고구마의 주성분은 당질이지만 각종 비타민도 풍부하다. 그 중에서도 암 유발 물질인 과산화 지질의 생성을 억제하는 비타민E와 멜라닌 색소를 억제하고 주근깨와 기미 예방에 좋은 비타민C가 많이 들어 있다. 감자보다 당 지수(GI)는 낮지만 열량은 생감자(100mg당 66kcal, 고구마 128kcal)보다 높다. 고구마를 잘랐을 때 나오는 하얀 유액은 수지 배당체인 얄라핀(jalapin)이라는 성분으로, 변통을 좋게 해 준다. 식이섬유가 풍부하여 변비를 풀어 주고, 발암 물질과 장관 벽과의 접촉 시간을 단축시켜 대장암을 예방하는 효과도 있다. 펙틴이 풍부하여 혈중 콜레스테롤 수치를 떨어뜨려 주기 때문에 당뇨병 환자나 다이어트 중인 사람에게도 추천된다. 하지만 주성분이 당질이므로 당뇨가 있거나 비만인 사람은 섭취를 피하는 것이 좋다.

또 하나, 고구마에서 빼놓을 수 없는 것이 암세포의 증식을 억제한다고 알려진 베타카로틴(betacarotene)이다. 고구마 100g에는 113ug의 베타카로틴이 들어 있어 중간 크기의 고구마 한 개면 하루에 필요한 베타카로틴을 충족시킬 수 있다. 속이 진한 황색을 띨수록 베타카로틴 함량이 더 높다. 또한 고구마의 비타민C는 가열해도 잘 파괴되지 않기 때문에 삶거나 굽거나 튀기거나 맛탕으로 만들어도 비타민C의 60% 이상이 보존된다. 고구마를 빨리 찌기 위해서는 다시마 조각을 넣으면 되고, 단맛을 내기 위해서는 충분히 가열하는 것이 좋다. 아릴라아제(allylrase)라는 전분이 60℃부터 단맛으로 변하기 때문이다.

고구마는 쓰임새가 매우 다양한데, 범벅에 넣거나 죽을 쑤거나 썰어서 쌀에 섞어 밥을 짓는 데 이용한다. 굽거나 쪄서 간식으로 많이 먹지만 단맛이 강해 반찬 재료로는 별로 쓰지 않는다. 찐 고구마를 얇게 잘라 채반에 말리면 건강 간식이 된다. 특히 담배를 피우는 사람은 고구마를 많이 먹는 것이 좋다. 고구마에 풍부한 베타카로틴과 비타민C가 항암·항산화 작용을 하여 폐암 발병 확률을 절반 이하로 낮춰 주기 때문이다. 담배 한 개비를 피우면 비타민C가 25mg씩 소모되는데, 고구마 100g에는 비타민C가 25mg 들어 있다.

고구마는 껍질째 먹는 것이 좋은데, 껍질에는 혈관을 튼튼하게 하고, 암과 노화를 예방해 주는 보라색 플라보노이드(flavonoid) 성분이 들어 있다. 전분 분해효소도 들어 있어 껍질째 먹으면 소화도 잘되고 속 쓰림과 가스(방귀) 발생을 방지할 수 있다. 자색 고구마인 '자미'는 색소를 많이 함유하고 있어 천연 염료나 식용 색소로 활용되며, 일본에서 수입해 종자를 개량한 보라색·주황색 고구마도 판매되고 있다.

가장 서민적인 먹거리였던 고구마. 이제는 웰빙이라는 이름을 달고 건강 식품으로 큰 인기를 얻고 있다.

고사리

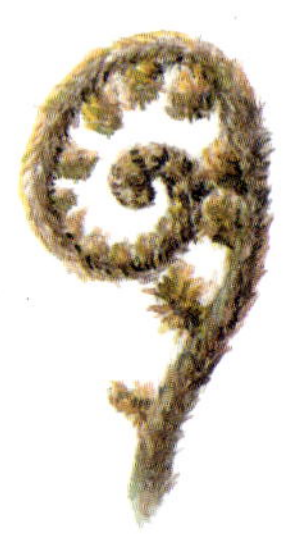

'이산 저산 높다 해도 보릿고개 넘기가 그중 힘들더라' 는 말이 있다. 산나물은 우리 민족이 기근이나 전쟁, 보릿고개를 넘을 때 귀중한 구황식이 되어 주었다. 그중에서도 우리에게 가장 친근한 나물로는 고사리를 꼽을 수 있다. 도르르 말린 고사리 새순은 나물이나 국거리로 많이 이용하고, 가을에 캔 고사리는 햇볕에 말려 주로 약으로 썼다. 옛 책에도 고사리를 읊은 글이 많다.

뒷 뫼에 고사리 하마 아니 자랐으랴 / 오늘은 일 꺾어 오너라. 새술 안주 하리라.

아해야 구럭망태 어두 서산에 날 늦거다 밤 지난 고사리 하마 아니 늙으리야 / 이 몸 이 이 푸새 아니면 조석 어이 지내리.

이 밖에도 "절에서 점심을 먹었는데 고사리국을 제공하는 것이 전례였다." 는 중국의 글을 보아도 우리나라와 중국에서 고사리를 식용했음을 알 수 있다.
《본초강목》에는 고사리에 대해 "유독하며, 오래 먹으면 눈이 어두워지고 코가 막히며 머리가 빠진다. 많이 먹으면 발이 약해져 잘 걷지 못하게 된다." 고 했다. 그래서 한때는 남자의 양기를 없애는 소양제(消陽劑)로 오해받기도 했다. 우리 속담에 '시앗 시샘에 고사리죽' 이라는 말이 있는데, 시앗을 본 남편이 미워 남편의 양기를 죽이기 위해 아내가 허구한 날 고사리죽을 쑤어 먹였다는 의미다. 하지만 고사리가 양기를 감퇴시킨다는 설에 대해서는 아직까지 밝혀진 바가 없다. 이런 오해가 생긴 데는 성숙한 고사리 잎을 계속 뜯어먹은 소나 말이 다리의 힘이 빠져 주저앉고, 결국엔 피를 토하고 죽은 것 때문이 아닌가 싶다. 그 원인은 1965년에야 영국 학자에 의해 밝혀졌는데, 고사리에는 미량이지만 발암 성분인 브라켄톡신(brackentoxin)과 아네우리나아제(aneurinase)라는 비타민B$_1$ 파괴 효소가 들어 있다. 소나 말이 고사리 잎을 자주 뜯어먹다 보니 비타민B$_1$이 결핍되어 영양의 균형이 깨져 그런 일이 일어났던 것이다. 또한 고사리는 곤충의 침해를 막기 위해 중독을 일으키는 청산(靑酸)을 만들어 내는데, 어린순은 그 성분이 순하지만 여름철 뜨거운 햇볕을 받고 자란 것은 강력한 독이 되어 동물에게 피해를 끼친다. 서양에서도 고사리를 독이 있는 식물로 분류하는데, 300년 전 영국의 식물학자 글레퍼는 "고사리 줄기를 삶아 먹으면 기생충을 박멸할 수 있지만 임산부가 고사리순을 먹으면 태아가 죽는다."고 하였다.

그러나 우리 조상들은 고사리를 삶을 때 재를 넣고 삶아 여러 번 우려내거나 말려서 이용하는 해독법을 알고 있었다. 소가 방광암이나 직장암을 일으킬 정도의 양을 먹으려면 매일 320g 이상을 3개월 넘게 먹어야 하는데, 사람은 생으로 한꺼번에 많이 먹는 소나 말이 아니므로 걱정할 필요가 없다. 석회질이 풍부하여 치아와 뼈를 튼튼하게 해 주므로 가끔 먹는 양은 오히려 건강에 도움이 된다.

고사리에는 단백질과 비타민B$_2$, 섬유소가 풍부하며, 말린 고사리에는 비타민D까지 추가된다. 피를 맑게 하고 머리를 깨끗하게 하며, 뿌리 가루는 흥분제 역할을 한다. 해열·이뇨 작용을 하며, 불면증을 다스리는 효과도 있다.

고사리는 쓰임새도 매우 다양하다. 전이나 녹두빈대떡, 비빔밥의 주재료는 물론 들깨즙을 넣은 고사리탕과 매콤시원한 육개장의 빼놓을 수 없는 재료이기도 하다. 예전에는 고사리 새순에 제 맛이 오른 조기를 넣고 자박자박 졸인 것이 최고의 봄 반찬이었다. 시인 박목월의 〈운복령(雲伏嶺)〉이라는 시를 새겨 본다.

심산 고사리, 바람에 도르르 말리는 꽃 고사리. 고사리 순이사 산짐승 내음새, 암수 컷이 다소곳이 밤을 새운 꽃고사리, 도롯이 숨이 죽은 고사리밭에, 바람에 말리는 구름길 팔십 리.

고추

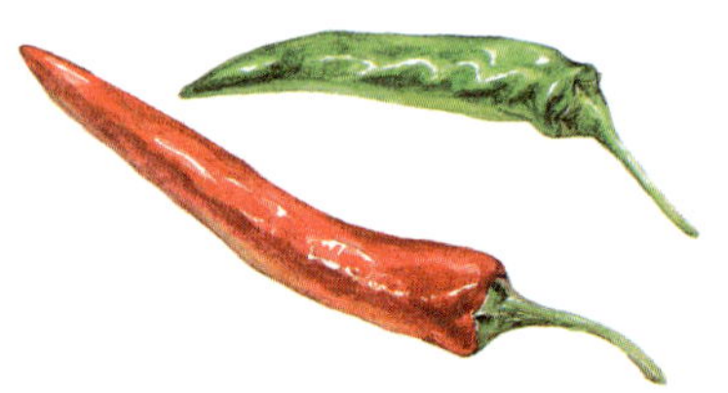

　우리나라 음식 문화에 없어서는 안 될 중요한 식품 고추. ‘작은 고추가 맵다’는 속담이나 한국 사람의 힘을 말할 때 ‘고추의 힘’을 들먹이는 것만 보아도 고추는 우리 생활 깊숙이 자리하고 있다. 우리나라 사람들은 우울하거나 무기력할 때면 ‘불타는 듯이 맵고 강렬한 매운맛’을 통해 감각을 자극하고 활력을 얻는다. 그만큼 우리 입맛에는 고추 맛이 각인되어 있는 것이다.

　기호학자 백승국은 매운맛에 대해 “고통과 우울함을 제거하고 희망과 기쁨이 가득한 미래를 약속하는 상징성이 강한 맛이다. 감정을 조화롭게 조절하고 치유하는 테라피의 기능을 한다.”고 했다. 서양인이 초콜릿으로 스트레스를 풀 때 우리는 밥에 고추장을 넣어 쓱쓱 비벼 먹으며 감정을 조절한다.

　고추는 열대 남미 지방이 원산지로, 스페인 사람들이 유럽으로 가지고 간 것이 전 세계로 전파되었다. 페루에서는 2천 년 전부터 재배되어 왔다고 한다.

　우리나라에 고추가 들어온 것은 임진왜란 때로, 일본에서 온 매운 나물이라는 뜻에서 왜(倭)겨자, 고통스러운 맛이 난다 하여 고초(苦草, 苦椒)라고 불렸다. 일설에는 왜병이 우리 민족을 독살하려고 독한 고추를 갖고 들어와 전략 무기로 썼다고도 한다. 고추를 태운 연기를 적진에 날려 눈을 못 뜨게 하고 매운 기침으로 혼란을 일으킨 뒤 공격을 가한 것이다. 화생방 무기나 기습 작전에 고춧가루를 뿌리는 전법도 있었던 것 같다. 이처럼 고추가 우리나라에 들어온 것은 4백

년에 불과하지만 고추 소비량은 무려 20만 톤으로, 말 그대로 한국 음식에서 빼놓을 수 없는 양념이 되어 버렸다.

고추는 비타민A · C 함량이 매우 높다. 그중에서도 비타민C 함량은 사과의 20배, 귤의 2배에 달한다. 매운맛 성분인 캡사이신(capsaicin)은 살균 · 정장 작용을 하고, 타액과 위액 분비를 촉진하여 소화 작용을 돕는다. 혈액 순환을 촉진하여 탈모를 예방하고 신경통이나 류머티즘을 치료하는 효과도 있다. 한때 김치다이어트 열풍이 불었는데, 캡사이신이 자율 신경을 자극해 지방이 축적되는 것을 막고 체내 지방을 분해해 주기 때문이다.

《약용식물사전》에서는 고추를 "소화 불량, 장풍(腸風) 등에 쓰이며 동상, 류머티즘, 신경통, 기관지염에 효과가 있다."고 했다. 고추는 약으로도 쓰이는데, 속방(俗方)으로 감기를 푸는 효과가 있어 고춧가루를 탄 음식을 먹고 땀을 흘리면 좋다. 고춧가루를 탄 감주나 콩나물국, 소주에 고춧가루를 타 먹는 고추술이 그것이다. 하지만 매운 것을 지나치게 즐기다 보면 위궤양에 걸릴 위험이 높으므로 주의해야 한다.

고추는 식용뿐만 아니라 방한제로도 쓰였다. 먼 길을 떠나는 사람이 복대(腹帶)에 고추를 넣어 두르고 겹버선 사이에 고추를 넣고 걸으면 혈액의 흐름이 좋아져 동상에 걸리지 않았다. 아들을 낳았을 때는 고추와 숯을 새끼에 끼워 대문에 주렁주렁 매달아 남성의 상징으로 삼았다. 하지만 고추의 붉은색은 귀신을 쫓는다 하여 제사나 절간 음식에는 쓰지 않는다.

과거에는 친정 어머니가 시집가는 딸의 속치마끈에 고추씨가 들어 있는 눈물주머니[淚囊]를 남몰래 달아 주기도 했다. 아직 서먹한 시댁 친척이 상을 당했을 때 손등에 문질러 눈물을 쏟게 하는 최루제로 쓰게 하려는 어머니의 배려였다.

고추를 이용한 요리는 헤아릴 수 없이 많다. 연한 풋고추는 조리거나 밀가루를 살짝 묻혀 밥 위에 쪄서 양념에 무쳐 내고, 다 자란 풋고추는 고추장이나 된장에 찍어 먹으면 밥 한 공기가 뚝딱이다. 풋고추를 송송 썰어 넣고 고추장 된장으로 간을 하여 지져 낸 매콤한 고추장떡과 고추전은 시들한 입맛을 확 사로잡는다. 고추 맛이야말로 생리적으로 내통되는 한국의 입맛이라는 것을 다시 한번 확신하게 된다.

곤약

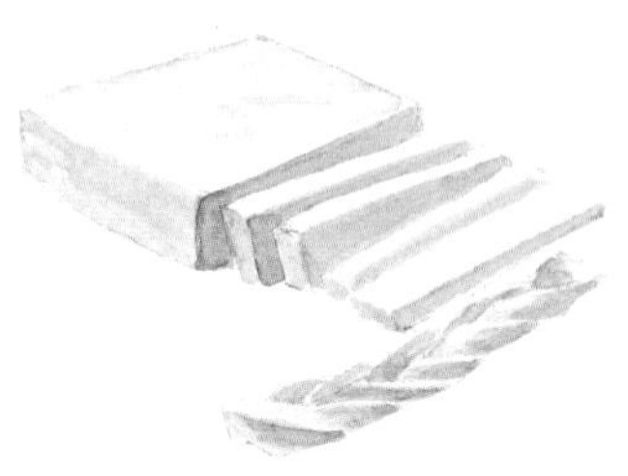

　21세기 지구촌 최대의 역병이라 불리는 비만은 이제 빈곤과 음주, 흡연을 능가하는 전 세계적인 문제다. "날씬함은 1950년대에는 편견이었고, 1960년대에는 신화였고, 1970년대에는 강박관념, 그리고 1980년대 이후에는 종교가 되었다."라는 미국학자 로버타세이드의 말처럼 날씬한 몸은 이제 종교만큼이나 추앙받는 요소가 되었다. 그렇다 보니 다이어트 식품에 대한 관심은 날이 갈수록 커져가고 있다. 그중에서도 물컹물컹하면서 아무 맛도 없는 곤약이 최고의 다이어트 식품으로 각광받는 것은 변비를 예방하고 다이어트에 도움이 된다는 사실이 알려지면서부터다.

　'구약나물'이나 '곤냐꾸이'라고도 불리는 곤약은 토란과에 속하는 다년생 초본으로, 아열대 작물의 덩이줄기를 채취하기 위해서 재배한다. 구약감자라고도 하는데, 가루를 내어 수산화칼륨을 넣고 끓이면 끈기 있는 상태로 응고되어 겔(gel) 상태의 반투명 묵이 된다. 곤약에 들어 있는 글루코만난(glucomannan)이라는 식물섬유는 물을 흡수하면 팽창하여 그 부피가 커지며 말랑말랑 탄력성이 좋은 상태가 되는데, 이 덕분에 섭취량에 비해 칼로리는 낮으면서도 포만감을 주어 다이어트에 효과를 발휘한다. 밥 한 공기(200g)의 열량이 300kcal, 고구마 한 개가 256kcal인 데 반해 곤약 200g의 열량은 48kcal에 불과하다. 곤약 100g에 들어 있는 식이섬유 역시 3.62g으로 같은 양의 귤(1g)이나 사과(1.3g)에 비해 훨씬 많다. 식이섬유는 위에서 소화 흡수되지 않기 때문에 배변을 도울 뿐만 아니라 콜레스테롤을 걸러 주는 역할도 한다. 글루코만난은 혈중 콜레스테롤 수치를 낮추고 대장암과 고혈압을 예방하는 효과가 있도 다이어트는 물론 생활습관병 예방에도 효과가 있다.

《동의보감》에서는 구약 감자에 대해 "비만이나 변비, 정장 작용이 뛰어나다."고 했다. 중국에서도 예부터 황제의 비만 치료제로 곤약을 이용했다. 일본의 대표적인 장수 마을 오키나와에서도 곤약을 매우 즐겨 먹는다. 곤약 자체는 맛을 띠고 있지 않지만 흡수한 국물의 맛을 내 주는 양면성이 있어서 요리에 많이 이용된다. 구약 감자 또한 맛이 없어 구워 먹거나 삶아 먹지는 못한다.

곤약이 인기를 끌면서 요즘은 묵곤약이나 실곤약 외에도 오징어 모양의 곤약이나 쌀처럼 생긴 알알이곤약 등 그 종류도 다양해지고 있다. 하지만 곤약은 영양소가 거의 없어 끼니 때마다 먹으면 영양 실조에 걸릴 수 있으므로 주의한다. 또 한 가지, 곤약은 지방을 잘 흡수하기 때문에 기름에 볶을 경우 칼로리가 높아지므로 조리거나 데쳐 먹는 것이 좋다. 곤약 특유의 냄새를 없애기 위해서는 뜨거운 물에 살짝 데치거나 전자레인지에 2~3분간 가열하여 찬물에 헹구면 된다. 조리할 때 식초를 넣거나 물에 하룻밤 정도 담가 두었다가 이용하는 것도 방법이다.

곤약은 떡으로도 만들어 먹을 수 있다. 먼저 곤약을 잘게 썰어 기름을 두르지 않은 프라이팬에 한번 볶는다. 그런 다음 믹서에 곤약과 설탕, 녹말가루를 넣고 갈아 반죽을 만들어 랩으로 싸서 전자레인지에 넣고 돌린다. 이것을 차가운 곳에 식혀 콩가루를 묻히면 저칼로리떡인 곤약인절미가 된다. 기호에 맞게 고물을 묻히면 말랑말랑하면서도 쫀득한 떡의 질감을 그대로 즐길 수 있다.

곤약과 효과가 비슷한 식품으로 한천이 있다. 여름 미각으로 오래 전부터 친숙한 한천은 우뭇가사리를 끓여 한천질을 추출하여 그것을 식혀 굳힌 것이다. 칼슘과 인, 철분 등이 들어 있으나 칼로리는 전혀 없어 변을 잘 보게 하는 효과가 있으며, 디저트의 원료로도 인기가 있다. 곤약과 함께 인기 다이어트 식품으로 각광받고 있다.

근대

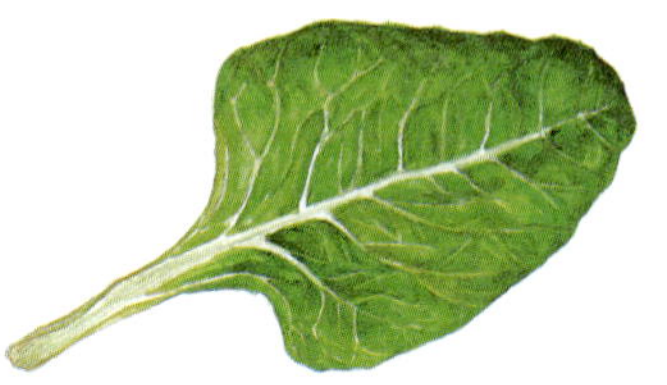

근대는 명아주과에 속하는 2년생 채소로, 원산지는 남유럽이다. 지중해 연안에서도 오래 전부터 재배해 왔으며, 시칠리아 섬에서는 기원전 1000년경부터 재배했다고 한다. 그리스에는 기원전 3~4세기경에 진녹색 근대와 담녹색 근대 품종이 있었다는 기록이 남아 있다. 터키와 이란 등 근동 지역에서도 많이 재배하였으며, 현재는 세계 각국에서 널리 재배되고 있다.

중국에서는 6세기 초의 본초서(本草書)인 《명의별록(名醫別錄)》에 근대에 대한 기록이 나와 있고, 당 나라 때(618~907)에 많이 보급된 것으로 짐작된다. 지금도 중국 남부와 서남 지방에서는 일반적으로 즐겨 먹는다. 우리나라에는 《동의보감》에 기록되어 있으나 정확한 재배 시작 연대는 알려져 있지 않다. 일본에는 중국으로부터 17세기 말에 전해졌다고 한다.

근대의 한명은 군달(莙蓬) 또는 첩채로, 예부터 위와 장을 튼튼하게 해 주는 효과를 인정받아 왔다. 원줄기가 1m에 이르며, 잎을 잘라 먹으면 새순이 곧 돋아나 사철 언제나 식용 가능하며, 생명력이 강하다. 그래서 부단초(不斷草)라고도 부른다. 더위에 견디는 힘이 강해 여름에는 시금치 대용으로 재배하는데, 그래서 예부터 집의 텃밭에 키우거나 소규모로 재배되어 왔다.

근대는 성분상 시금치와 비슷하며, 탄수화물·칼슘·인·철·비타민A 등이 풍부하여 밤눈이 어둡거나 피부가 거친 사람, 성장 발육이 더딘 아이들에게 좋다. 특히 어린이에게는 영양제 못지 않은 좋은 식품이다. 단백질 함량은 낮지만 라이신(lysine)·페닐알라닌(phenylalanine)·류신(leucine) 등의 필수 아미노산이 풍부하다. 지방이 축적되는 것을 막아 주는 다이어트 채소이기도 하다. 혈액을 맑게 하고 치아와 골격을 튼튼하게 하며, 빈혈에도 효과가 있다.

근대에는 각종 알칼로이드는 들어 있는 반면 독은 없다. 그중 뿌리에 들어 있는 베타인(betaine)이라는 성분은 이뇨 작용을 한다. 종자는 발한제(發汗劑)로서 몸을 차갑게 하는 데 쓰고, 신선한 잎은 화상이나 타박상 등에 치료제로 쓰인다.

우리나라에서는 근대를 국거리나 나물, 쌈채로 주로 이용한다. 근대국은 위와 장을 튼튼하게 해 주므로 위와 장이 나쁜 사람들이 섭취하면 좋다. 시금치와 같은 요리법으로 이용하면 되는데, 엽채류치고는 잡맛이 조금 강하지만 조직은 시금치보다 부드럽다. 줄기가 연하고 잎이 부드러우므로 쌀뜨물에 된장을 풀어 토장국을 끓이면 구수하고 맛있다. 근대를 이용할 때는 투명한 실 같은 억센 껍질을 벗겨 내고 손으로 짧게 끊어 씻어서 이용해야 한다. 쇤 근대는 억세고 풋내가 나므로 주물러 치대서 풋내를 빼고 국에 이용한다.

풋내 나는 채소를 끓일 때는 쌀뜨물을 이용해야 잡맛이 나지 않고 구수하다. 쌀을 두세 번 씻어 낸 뒤 쌀을 치대서 속뜨물을 받으면 된다. 멸치로 국물을 낼 때는 잘 마르고 광택이 나는 큰 것을 골라 머리와 내장을 제거한 뒤 물을 부어 뭉근히 끓여 멸치국물을 만들어 이용해야 깊은 맛이 난다. 고추장을 지나치게 많이 풀면 맛이 들큰하고 국물이 탁해지므로 적당히 넣어야 하고, 싱거우면 소금으로 간을 하면 된다. 다진 마늘과 채 썬 파로 양념을 하고, 모시조개나 마른 새우, 쇠고기 등을 넣어도 맛있다. 많은 양념이나 화학 조미료를 넣지 않아도 재료가 가진 깊은 맛이 더해져 구수한 맛의 진수를 느낄 수 있다.

중국에서는 근대를 볶음으로 많이 이용한다. 뿌리를 이용한 채소이기 때문에 비트 뿌리와 함께 분류되기도 한다. 잎이 매우 커서 끓는 물에 데쳐 떫은맛과 수분을 제거한 뒤에 볶아야 흙냄새와 떫은맛을 제거할 수 있다.

냉이

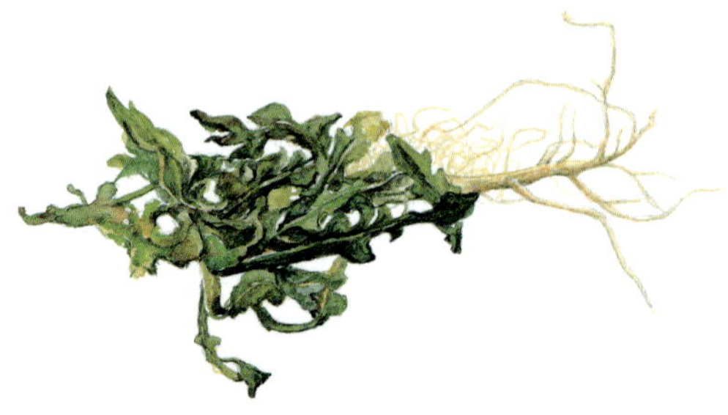

한푼두푼 돈나물 / 쑥쑥 뽑아 나신개 / 이개저개 지칭개 / 잡아 뜯어 꽃다지 / 길에 가면 질갱이 / 골에 가면 고사리…….

상큼한 봄나물들을 뜯으며 구성지게 불러 대던 나물 노래를 들을 수 없게 된 지도 오래다. 입춘이 지나면 아지랑이는 아물거리고 들판에 파룻한 봄기운은 들불처럼 퍼져 나간다. 쥐불 놓아 거뭇해진 논둑과 밭둑, 양지바른 산비탈에 나물들이 질펀한 봄이 되면 따사로운 햇살을 마음껏 부려 놓고 쑥이며 냉이, 씀바귀 같은 봄을 캐고 싶다.

냉이는 대표적인 봄나물로, 나생이 또는 나숭개라고도 한다. 겨자과에 속하며, 우리나라를 비롯한 일본과 북반구의 온대 지역에 널리 분포되어 있고, 논밭둑이나 들판에서 잘 자란다. 냉이는 초하루에서 보름까지 한 잎씩 돋고 열엿새부터 그믐까지 한 잎씩 진다 하여 '달력풀'이라고도 한다. 잎이 크고 뿌리가 작은 황새냉이와 잎이 작고 뿌리가 굵은 참냉이 두 가지가 있으며, 3월경 잎이 시들기 전에 뿌리째 캔다.

냉이는 봄나물 가운데 단백질이 가장 많고, 칼슘과 철분이 풍부한 식품으로, 비타민A · C와 식이섬유가 많이 들어 있다. 비타민A는 춘곤증을 극복하는 데 효과가 좋아 하루 100g만 먹으면 비타민A 하루 필요량의 1/3을 보충할 수 있다. 또한 냉이에 함유된 무기질은 끓여도 파괴되지 않는다.

한명으로는 제채(薺菜)라 하여 위궤양이나 치질, 폐결핵 등에 사용했고, 지혈제나 월경 과다 치료제로도 이용했다. 《명의별록》에는 "잎으로 김치나 죽을 만들면 맛이 좋다." 했고, 《본초강목》에서는 "혈압을 내리는 성분이 있어 고혈압에 좋으며, 감기 몸살 등의 피로를 푸는 데 좋다." 했다. 《동의보감》에서는 "냉이로 국을 끓여 먹으면 피를 끌어다 간에 들어가게 하고 눈을 맑게 한다."고 했다. 문헌의 기록처럼 냉이는 위와 장에 좋을 뿐만 아니라 해독을 돕기도 한다. 생리 불순이 있거나 코피가 자주 나는 사람, 간 기능이 떨어져 피로가 심한 사람에게도 더할 나위 없이 좋다. 특히 냉잇국은 술독을 제거하는 데 효과적이다. 《증보산림경제(增補山林經濟)》에는 "냉이는 성질이 따뜻하여 오장을 이롭게 하는데, 죽을 끓여 먹으면 간에 이롭고 눈을 밝게 하며, 씨앗을 씹으면 배고픔을 잊게 한다."고 했다. 그래서 흉년이면 냉이씨를 훑으러 다니는 사람들이 많았다.

냉이는 잎과 줄기가 작고 뿌리가 너무 단단하지 않으며 잔털이 많이 나 있지 않은 것이 맛있다. 뿌리가 곧고 하얀 것이 신선하며, 뿌리가 누르스름한 것은 캔지 오래된 것이다. 냉이는 뿌리까지 캐기 때문에 흙이 많이 묻어 있다. 그러므로 다듬을 때는 칼로 뿌리에 묻은 흙과 잔털을 먼저 긁어 낸 뒤 누렇게 뜬 떡잎을 떼고 잎과 줄기 사이를 꼼꼼하게 긁어 흐르는 물에 조금씩 나누어 씻어야 한다. 삶을 때는 소금을 약간 넣고 뿌리부터 푹 삶은 뒤 잎을 넣어 데쳐 찬물에 헹구면 된다. 연한 냉이는 날것 그대로 양념에 무쳐도 좋고, 약간 억센 것은 잎과 뿌리를 나누어 따로 데쳐서 무쳐 함께 담으면 두 가지 맛을 동시에 즐길 수 있다.

봄나물국에 향을 더하고 개운한 맛을 내기 위해서는 멸치 육수나 조개를 넣어 끓이면 된다. 쌀뜨물에 조개나 마른 새우를 넣고 된장 고추장을 풀어 끓인 냉잇국과 냉이에 김 가루를 넣어 무친 냉이생무침, 냉이겨자무침은 겨우내 시들해진 입맛을 깨우기에 충분하다. 밥이나 죽을 끓일 때 넣거나 샐러드와 고기 요리에 이용하기도 한다.

"그 계절 속에 살라. 각 계절의 영향력을 보약처럼 들이켜라. 그것이야말로 당신을 위해 특별히 조제된 만병통치약이다."라는 헨리 데이비드 소로우(David Henry Thoreau, 1817~1862)의 시처럼 신선한 나물을 먹는 것은 온몸으로 자연을 먹는 것과 같다.

달래

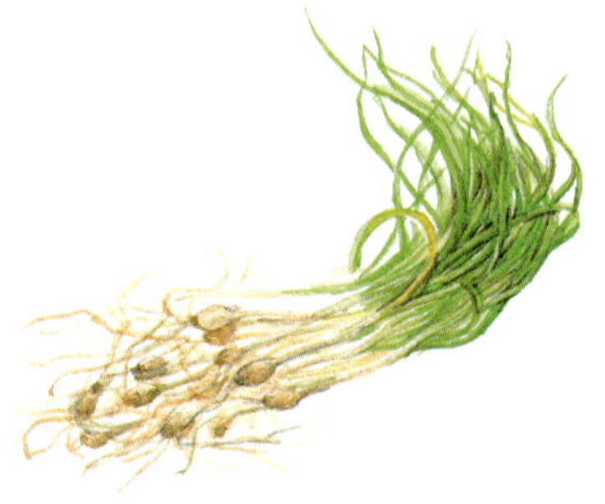

저 어린것들이 길고 차가운 겨울을 견디어 냈구나. 이른 봄 들녘에 파릇파릇 돋아난 연둣빛 풀들을 보면 안쓰러운 한편 대견하다. 모질게 살아남은 가녀린 3월의 풀들을 보면 박범신의 〈풀잎〉이 떠오른다.

이 세상에서 가장 순결한 피를 가진 남자가 도시의 입구에 들어왔다. 그 남자의 가슴엔 풀 한 포기가 자라고 있었다. 무성한 8월의 풀도, 그렇다고 누렇게 탈색되어 쓰러지는 10월의 풀도 아니었다. 3월의 작은 풀이었다. 어떻게나 엷고 투명한지 들여다보면 풀잎 내면에 흐르고 있는 맑은 습기가 그대로 눈썹에 옮겨 묻을 것 같았다.

생명의 생기를 주는 독특한 향미로 겨우내 나른해진 식욕을 돋워 주는 봄나물. 그중에서도 달래는 이른 봄 야산에 많이 난다. 매운맛을 가진 여러해살이풀로, 직경 1cm 이하의 작은 알뿌리가 달려 있다. 작고 앙증맞은 달래 뿌리에 빗대어 옛 사람들은 작고 귀여운 여자를 '달래각시'라 부르기도 했다.

달래라 해도 다 같은 것이 아니라 봄 야산 자락에 자라난 달래가 진짜 달래다. 그 진한 향기와 알뿌리가 내는 풍미는 철없이 나오는 비닐하우스의 달래와는 비교가 되지 않는다. 달래를 캐는 것이야말로 봄의 미각을 손으로 느끼는 것이다.

달래는 예부터 강장 식품으로 알려져 즐겨 먹어 왔으며, 피로를 풀고 춘곤증을 이기는 데 필요한 비타민과 무기질이 풍부하다. 칼슘과 비타민A·C가 풍부할 뿐만 아니라 마늘에 들어 있는 알리신(allicin)도 함유하고 있다. 비타민C가 풍부하므로 날로 먹는 것이 좋으며, 알칼리성 식품으로 신경 안정제 효과도 있다.

달래는 파와 비슷한 독특한 향이 나는데, 오래 두면 향이 약하고 질겨지므로 주의해야 한다. 여러 가지 조리에 향신료로 쓰며, 맛과 향이 파보다 뛰어나다. 달래를 손질할 때는 알뿌리의 얇은 겉껍질을 벗기고, 수염뿌리는 하나씩 조심스럽게 흐르는 물에 씻어야 한다. 달래의 둥글고 하얀 뿌리는 독특한 향취를 가지고 있어 된장에 찍어 먹거나 된장국에 넣으면 개운한 맛이 우러난다. 연한 달래는 양념에 무치고, 굵고 매운맛이 강한 것은 된장찌개에 넣으면 향이 좋다. 잎과 알뿌리를 날것 그대로 양념 간장에 무친 달래무침, 쌈을 먹기 위한 양념장에 넣는 달래상추쌈, 된장을 풀어 끓인 달래된장국, 오이와 해물을 함께 넣어 새콤한 초고추장에 무친 달래초채는 그 향긋함이 일품이다. 전이나 튀김, 볶음으로 이용해도 좋고, 장아찌로 이용해도 색다른 맛을 느낄 수 있다. 달래무침에 식초를 뿌리면 비타민C가 파괴되는 것을 막을 수 있다. 특히 알뿌리만 있는 은달래는 달래에 비해 매운 맛과 향이 강하고 쉽게 무르지 않아 오래 보관할 수 있다.

한방에서는 달래를 수채엽(睡菜葉)이라 하며, 위암을 치료하거나 보혈(補血)·신경 안정·살균·정력 증강 등에 이용한다. 생리 불순이나 자궁 출혈 등의 부인과 질환에도 효과가 뛰어나 여성에게 좋은 음식으로 꼽힌다. 소화제나 가래약으로도 탁월한 효과를 발휘한다. 독벌레에 물렸을 때 찧어 붙이면 해독과 지혈 효과가 있고, 이것을 밀가루와 반죽하여 타박상 입은 곳에 붙이고 태워서 종기에 붙이면 부기가 빠지고 통증이 사라진다. 뿌리로는 약주를 만들어 잠자기 전에 소주잔으로 절반에서 한 잔 정도 마시면 불면증에 효과가 크다. 달래 뿌리 300g에 꿀 200g과 소주 1.8*l* 를 넣고 2~3개월간 서늘하고 어두운 곳에 보관하면 된다.

봄에는 인체의 신진대사 기능이 더욱 활발해져 각종 영양소의 섭취가 요구된다. 특히 비타민 소모량이 겨울보다 3~10배 정도 증가하기 때문에 비타민C를 충분히 섭취해야 한다. 신진대사를 원활하게 하여 기력을 회복시키고 면역 기능을 높여 주는 비타민C는 겨울을 뚫고 솟아난 봄나물에 많이 들어 있다. 봄나물로 춘곤증을 이겨 보자.

당근

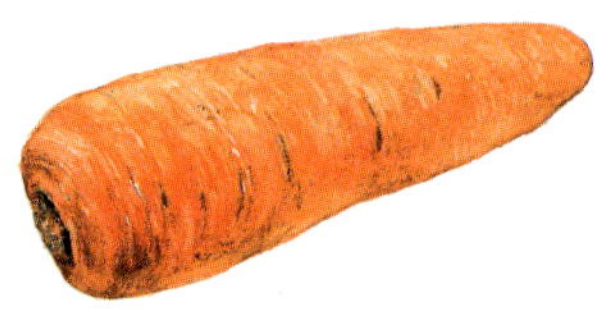

　부엌에서 나는 칼질 소리는 요리에 대한 기대를 갖게 한다. '따각따각' 채소를 자를 때 나는 소리와 '다다다닥' 고기를 다지는 소리의 차이를 알고 미리 맛을 느끼는 행복함을 알 것이다.

　채소는 매우 신비롭다. 가지에 들어 있는 씨앗과 자른 당근의 단면에 들어 있는 오렌지색 별꽃 문양은 아름답기까지 하다. 요리를 하며 자연의 색깔을 보고, 자연의 소리를 들으며 사랑하는 사람을 위해 맛을 창조하는 일은 큰 기쁨이다.

　해가 떠오를 때의 눈부심과 석양의 쓸쓸한 밝음은 다르다. 겨울 햇살과 따스한 봄날의 온기 또한 차이가 있다. 색깔은 인간이 눈을 뜨는 순간부터 함께 하는 산소같은 존재이자 공용의 언어다. 사람이 하루에 볼 수 있는 색깔은 무려 3,500개나 된다고 한다. 그중에서도 주황색은 우울함을 물리치는 빛깔로, 해피 컬러다. 금잔화와 당근이 뿜어내는 주황은 봉사와 희생을 의미할 뿐만 아니라 마음에 활기를 준다.

　당근은 비타민A가 풍부한 대표적인 채소다. 당근에 들어 있는 식물 색소인 카로틴은 몸속에 들어가 비타민A로 변환되는데, 당근 100g에는 약 7,300ug의 카로틴이 함유되어 있다. 카로틴은 세포가 산화되어 손상되는 것을 막아 몸을 젊게 유지해 주는 항산화 물질이다. 채소와 과일은 색이 진하고 선명할수록 항산화 물질이 많이 들어 있다.

또한 당근은 점막의 저항력을 강하게 하여 눈의 피로와 천식, 위궤양을 예방해 준다. 비타민A가 결핍되면 시력이 떨어지고 성장 발육도 나빠지는데, 당근은 소화기와 호흡기의 점막을 강화, 보호하고 피부가 건조해지는 것을 막아 주며, 모발과 치아의 성장 촉진을 촉진하고 저항력을 높여 준다. 암 예방 효과가 있는 비타민C와 칼슘·철·아연 등의 미네랄, 변비 해소와 대장암 예방에 효과가 있는 식물섬유도 풍부하다. 식물섬유는 혈중 콜레스테롤 수치를 낮춰 주는 효과도 있다.

암 환자에게는 당근즙이 특히 좋은데, 꾸준히 마시면 식욕이 좋아지고 신경 쇠약을 해소해 주며, 변비에도 효과를 볼 수 있다. 1979년, 미국의 학자 로버트슨은 당근의 섬유소가 콜레스테롤 배출을 촉진한다는 결과를 발표했다. 이로 미루어 보아 당근은 생활습관병 예방에도 중요한 역할을 하는 것으로 생각된다.

당근의 영양을 효율적으로 섭취하기 위해서는 기름에 볶거나 주스로 만들어 마시는 것이 좋다. 당근에 들어 있는 비타민A가 지용성이기 때문에 기름에 볶으면 흡수율이 더 높아지기 때문이다.

음식에도 궁합이 있는데, 당근은 우유와 찰떡궁합을 이룬다. 그래서 당근에 우유를 첨가해서 주스를 만들어 마시면 우유에 들어 있는 지방이 비타민A의 흡수를 쉽게 한다. 우유의 변통 촉진 효과와 당근의 섬유질이 더해지면 변비 해소에도 효과를 볼 수 있다. 우유 한 컵에 당근 1/2개를 갈아 섞어 하루에 한 번, 매일 아침 공복에 마시면 된다. 달걀과도 궁합이 좋으므로 달걀찜이나 달걀말이를 할 때 함께 넣으면 영양상으로도 균형을 이룰 수 있다. 하지만 당근에는 비타민C 산화 효소가 들어 있어서 무생채에 넣거나 다른 채소와 함께 주스를 만들면 비타민C가 파괴되므로 주의해야 한다.

또한 당근의 영양은 동물의 간과 맞먹으므로 간을 싫어하는 사람은 당근을 충분히 섭취하면 된다. 잎도 버리지 말고 튀김이나 조림을 해 먹으면 독특한 맛을 즐길 수 있다. 연한 잎은 볶거나 무쳐 먹으면 다른 채소에서는 맛보지 못한 향긋함을 느낄 수 있다.

더덕

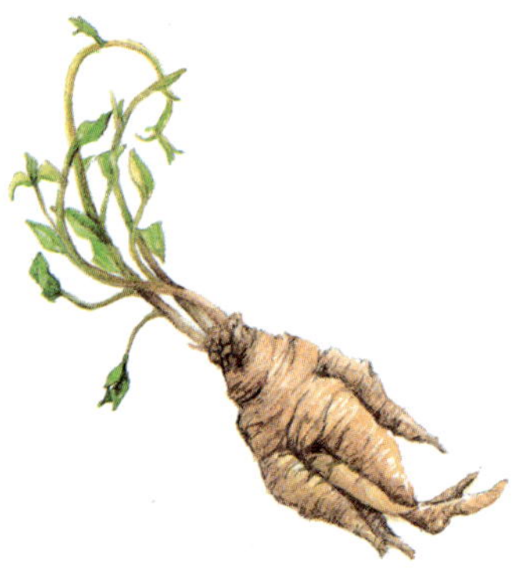

　쌉쌀하고 들큰한 맛과 씹을수록 입 안에 더해지는 향기, 더덕. 한방에서는 사삼(沙蔘)이라 불리며, 주로 식용과 약재로 사용한다. 초롱과에 속하는 더덕은 우리나라에서만 먹어 온 나물로, 단군에서 고려에 이르는 우리나라의 역사를 적은 《해동역사(海東繹史)》에는 고려시대에 더덕을 나물로 만들어 먹었다는 기록이 있다.

　더덕은 도라지와 비슷하지만 도라지보다 향기롭고 살이 연해 도라지보다 훨씬 귀한 대접을 받아 왔다. 뿌리 모양에 따라 수컷과 암컷으로 나누기도 하는데, 매끈하게 쫙 빠진 것이 수컷, 통통하고 수염이 많이 달린 것이 암컷이다. 요리에 쓰기에는 수컷이 더 낫다.

　더덕 뿌리에는 섬유질을 비롯하여 칼슘과 인, 철분 등의 무기질과 비타민이 풍부하다. 잘랐을 때 나오는 하얀 진액은 인삼의 약 성분인 사포닌(saponin)으로, 쓴맛이 나게 할 뿐만 아니라 폐 기운을 돋운다. 더덕이 오래 전부터 기관지염이나 천식을 치료하는 약재로 널리 쓰여 왔던 것도 이 때문이다. 사포닌은 이눌린(inulin)과 함께 피 속의 콜레스테롤과 지질 함량을 줄이고 혈압을 낮춰 준다. 허약해진 위를 튼튼하게 하고 정력을 증강시키며, 월경 불순을 다스리는 데도 좋다.

　더덕의 어린잎도 훌륭한 나물이 된다. 살짝 데쳐 무치거나 생채를 잘게 썰어 비빔밥이나 채소 무침, 볶음밥, 부침개에 조금씩 넣으면 맛있다. 잎이 큰 것은 말려서 차 대용으로 이용하거나 말려 두었다가 목욕물에 넣으면 독특한 향이 날 뿐만 아니라 피로를 풀고 스트레스를 해소하는 데 효과를 볼 수 있다.

더덕은 껍질이 억세고 주름이 많은데, 잔뿌리가 적고 몸체가 쭉 뻗은 것이 좋다. 흰색을 띠고 향이 좋으며, 심이 없는 것을 골라야 한다. 좋은 더덕은 껍질을 벗겼을 때 보풀보풀한 섬유 결이 보인다.

더덕을 이용해 음식을 만들 때는 옆으로 돌려가며 껍질을 말끔히 벗겨 낸 뒤 잠시 소금물에 담가 쓴맛을 우려내야 한다. 특히 3~4월경에 늦게 캔 것은 여러 날 우려야 쓴맛이 빠져나간다. 물에 넣어 불리거나 끓는 물에 잠시 넣어 두었다가 벗기면 잘 벗겨진다. 굵은 더덕 한가운데는 노란색 단단한 심이 들어 있는데, 이것은 떼어 버리고 이용하면 된다.

구이를 할 때는 반으로 갈라 펴서 방망이로 자근자근 두들겨 넓게 편다. 지나치게 세게 두드리면 섬유가 끊어져서 조각조각 흩어져 버리므로 주의한다. 생채를 하려면 두들긴 더덕을 다시 손으로 채처럼 살살 뜯어서 이용하면 된다. 더덕에 양념 고추장을 발라 구운 더덕구이는 매콤하면서도 맛깔스럽고, 새콤달콤하게 무친 더덕생채는 입맛을 확 살려 준다. 양념 고추장에 무친 더덕겉절이와, 미나리·오이를 넣어 양념장에 무친 더덕무침은 그 향이 살아 있다. 고춧가루를 넣지 않은 채 무친 것과 고춧가루를 넣어 무친 것을 함께 그릇에 담으면 만들기는 번거로워도 두 가지 맛과 색을 동시에 느낄 수 있다.

보통 잔치나 명절에는 두들겨서 누름적을 만든다. 찹쌀가루를 묻혀서 기름에 튀긴 섭산삼과 정과는 향미 가득한 후식이 된다. 절인 더덕으로 김치 속을 채워 넣고 찹쌀풀과 젓국을 넣어 익힌 더덕물김치, 얇은 삼베 보자기에 싸 고추장에 박은 더덕장아찌는 밑반찬으로 그만이다. 소금에 절여 끈적끈적한 기운을 제거한 뒤 오이와 얼음을 타서 먹는 더덕냉국의 개운하고 향긋한 맛은 입맛을 돋운다. 말린 더덕 가루를 따뜻한 물에 타서 마시는 더덕차는 건위·강장 효과가 있다. 더덕에 소주를 부어 석 달쯤 우려낸 더덕주는 좋은 강장제이자 거담제다. 특유의 향미를 살려 그대로 마셔도 좋고, 새콤한 맛이 나는 매실주나 석류주와 섞어 마셔도 좋다. 그러나 몸이 냉한 사람은 과용할 경우 소화 장애를 일으킬 수 있으므로 주의해야 한다.

도라지

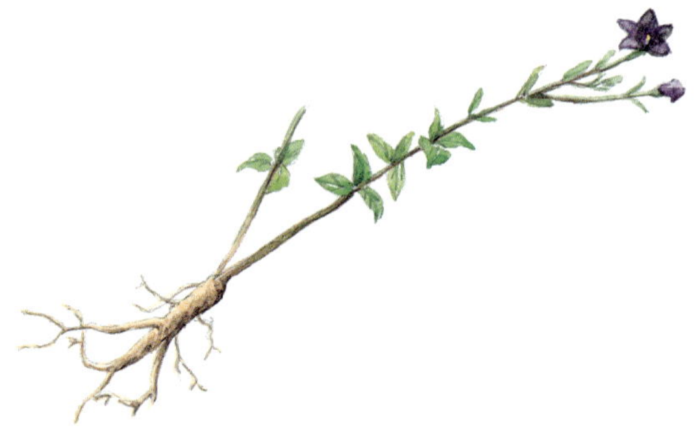

    영국의 낭만파 시인 키이츠(John Keats 1795~1821)가 '속세의 미련을 버리지 못한 미모의 여승'이라 비유했던 도라지꽃. 수줍은 듯 신비한 꽃을 수녀나 여승이 쓰는 머리 고깔로 본 것이다. 들판에 무리 지어 피어 있는 흰색과 보라색의 도라지꽃은 아름다운 모습과 향기를 가지고 있을 뿐만 아니라 먹거리로서도 훌륭하다.

    대개 5년 이상 묵은 것이 약효가 좋으며, 4~5년에 한 번씩 다른 곳으로 옮겨 심어야 오랫동안 견딜 수 있다. 여름에서 가을이 제철로, 늦여름에 채취한 것이 쇠지 않고 부드럽다. 종류에 따라 백도라지 · 약도라지 · 꽃도라지가 있으며, 종류는 달라도 사포닌 성분은 같아서 약용 또는 식용한다. 사포닌은 꽃이 필 때 특히 많아지며, 기관지 점막의 분비 작용을 도와 가래와 담을 삭히고 기침을 멈추게 하는 효과가 있다. 중추 억제 작용과 항염증 · 혈관 확장 작용도 한다. 그러나 체질이 허약하여 만성 기침이나 위궤양이 있는 사람은 도라지가 각혈 증세를 악화시키고 위 점막을 자극할 수 있으므로 섭취를 금하는 것이 좋다.

    한방에서는 도라지를 '귀하고 길한 풀뿌리가 곧다' 하여 '길경'이라 부른다. 말린 것은 '백길경'이라 하여 호흡기 질환 치료제로 쓴다. 당분과 섬유질, 무기질이 풍부한 알칼리성 식품으로, 색이 희고 뿌리가 곧고 탄력이 있는 것이 좋다. 껍질을 벗긴 것보다는 껍질을 벗기지 않은 통도라지가 맛과 향이 더 좋다. 하지만 궁합 면에서 볼 때 도라지와 돼지고기는 상극(相剋)이다.

명절이나 제사상 차림에는 뿌리채소와 줄기채소, 잎채소로 삼색 나물을 한 접시에 담는데, 이때 흰색으로 반드시 들어가는 것이 도라지 나물이다. 뿌리채소인 무나 도라지를 찢지 않고 저며 쓰는 이유는 '말이 씨가 된다'는 속담을 의식, '뿌리가 찢긴다'는 상징을 피해 가려는 것으로 보인다. 어린잎과 줄기도 데쳐서 나물로 무쳐 먹거나 튀겨 먹고 김치를 담그기도 한다. 차로 만들어 즐기기도 하는데, 약효가 강하므로 대추나 배와 함께 넣어 끓여 먹는 것이 좋다.

소금물에 삶아 볶아 낸 도라지나물, 쓴맛을 우려내고 가늘게 찢어 새콤달콤하게 무친 도라지생채, 당면과 함께 볶은 도라지잡채, 물엿에 은근히 조린 도라지정과, 찹쌀풀을 발라 말려 기름에 지진 도라지자반, 볶아서 밀가루를 발라 지진 도라지저냐(전, 부침 종류)도 맛있다. 통으로 말린 도라지는 불려서 산적이나 국, 잡채에 넣는 등 평소에도 반찬으로 활용할 수 있다.

서양 사람들은 도라지꽃 모양이 종처럼 보였던지 '벨 플라워(bell flower)'라 불렀다. 그리스 로마 신화에 나오는 아름다운 여인 푸시케(Psyche)는 밤마다 정체를 드러내지 않는 사나이와 사랑을 하게 된다. 정체를 알아서도 안 되고 누구인지 물어서도 안 되었다. 연인의 정체가 궁금해 참을 수 없었던 푸시케는 결국 금기를 깨고 촛불을 들어 사나이의 얼굴을 보게 된다. 상대는 사랑의 신 큐피드(Cupid)로, 옷에 떨어진 촛농이 단서가 되어 결국 사랑은 깨져 버리고, 큐피드는 두 번 다시 푸시케를 찾지 않는다. 사랑에 멍든 푸시케는 하염없이 눈물을 흘렸고, 그 눈물이 도라지꽃을 피웠다고 전해 온다.

저술가 문일평 선생은 "그 갸름한 잎은 이상하게도 뒤쪽이 하얗고, 종 모양의 푸른 꽃이 줄거리 끝에 꼭 하나가 달리어 다른 꽃에 대해서 고요히 고립을 지키고 있는 상태는 마치 적막한 공산(空山)에 수도하는 여승이 혼자 서 있는 듯한 감"이라고 도라지를 품평했다. 동서양의 시각이 비슷함이 신기하다. 우리 민요 〈사랑가〉에는 "도라지 캐러 간다고 / 이 핑계 저 핑계 하더니……"라는 대목도 나온다. 이로 보아 도라지는 '임'과도 연관이 깊다.

《본초강목》에서는 도라지를 "여자의 속살을 예쁘게 하고 상사병을 낫게 하며, 질투 때문에 저주받아 생긴 병에 잘 듣는다."고 했다. 사랑과 밀접한 음식이요, 약초라고 한 점이 재미있다.

돌나물

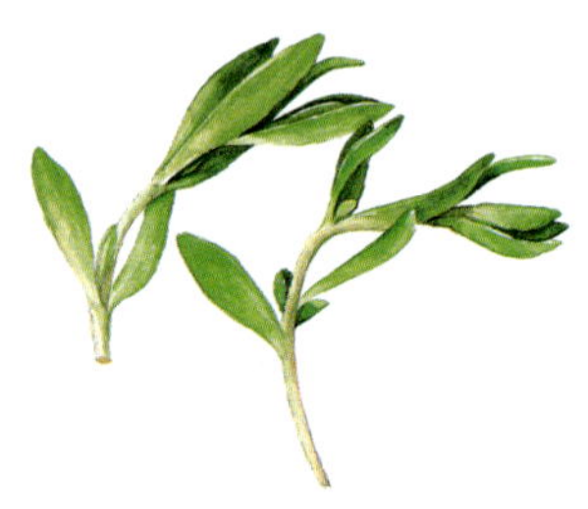

우리 민요에는 나물에 관한 노래가 많다. 나물을 캐면서 부르는 흥겨운 노래 가락은 구황 식물인 나물의 이름을 쉽게 알 수 있게 해 준다.

한푼두푼 돈나물 / 쑥쑥 뽑아 나신개 / 이개저개 지칭개 / 잡아 뜯어 꽃다지 / 오용조용 말매물 / 휘휘돌아 물레동이 / 길에 가면 질갱이 / 골에 가면 고사리 / 칩다 꺾어 고사리 / 나립 꺾어 고사리 / 어영부영 활나물 / 한푼두푼 돈나물 / 매끈매끈 기름나물 / 돌돌말여 고비나물 / 칭칭 감아 감돌래 / 잡아 뜯어 꽃다지 / 어영저영 말맹이 / 진미 백송 잣나물 / 만병통치 삽추나물 / 향기만구 시금치 / 시장춘 대나무…….
— 〈나물 노래〉중에서

돈나물 또는 석상채(石上菜)라고도 하는 돌나물은 산기슭이나 들판, 논, 밭가에서 쉽게 구할 수 있다. 여러해살이풀로 줄기가 길게 뻗으면서 마디마다 뿌리가 내리고 거기에서 통통한 다육질의 작은 잎이 무리지어 난다. 번식력이 좋아 햇볕이 잘 드는 뜰 한구석에 심어 놓으면 귀찮을 정도로 잘 자란다. 봄부터 가을까지 계속 뜯어먹을 수 있으며, 맛이 순하여 산나물로써 이용 가치가 높다. 재배채소처럼 식용하기가 쉬워 오래 전부터 민가에서 많이 식용했다.

제철 나물은 자연 그대로 자연을 호흡하며 자란 덕에 향도 강하고 영양 성분도 더 풍부하다. 돌나물에는 비타민과 무기질이 골고루 들어 있는데, 특히 비타민A · C와 칼슘이 풍부해 항암 작용을 한다. 포도당이나 자당 같은 당류와 아미노산 플라본체 등이 들어 있으며, 모든 체질에 유익한 식품으로 겨우내 움츠렸던 세포에 활기를 가져다 준다.

《동의보감》에는 돌나물에 대해 "해열 · 해독 · 타박상 · 간 경변에 좋다."고 했고, 민간에서는 식욕을 증진시키거나 볼거리를 치료하는 데 잎을 찧어 붙였다. 피를 맑게 하고 대하증을 낮게 하며, 줄기에서 나오는 즙은 화상을 입거나 벌레에 물렸을 때 약재로 쓰인다. 갈아서 녹즙을 내어 마시거나 소주 : 돌나물 : 흑설탕을 5 : 3 : 1 비율로 섞어 어둡고 시원한 곳에 1~2개월 숙성하여 술로 마시기도 한다.

돌나물은 생채로도 좋고, 데쳐서 숙채로 이용해도 좋다. 요리를 할 때 가장 중요한 것은 재료가 가진 본래의 향과 맛을 잃지 않게 하는 것이다. 봄나물은 양념을 적게 쓰고 참기름을 조금만 넣어 나물의 독특한 맛과 향을 살리는 것이 포인트다. 또 봄나물을 초고추장에 버무릴 때는 오이 · 풋고추 · 양파 등의 채소와 오징어 · 굴 · 새우 등 해산물을 넣으면 재료에 따른 다양한 맛을 즐길 수 있다.

돌나물은 특유의 향기를 가지고 있어 생채나 겉절이로 만들어 먹으면 맛있다. 무칠 때는 날것을 그릇에 담은 뒤 양념을 넣어 마치 키질하듯이 그릇째 까불어서 간이 고루 배게 해야 한다. 손으로 주물러 무치면 풋내가 나고, 무쳐서 오래 두면 숨이 죽어 볼품이 없어진다. 겉절이를 할 때는 멸치젓과 고춧가루 양념을 섞어 가볍게 버무린다. 샐러드로 먹으면 자연의 풍미와 아삭아삭한 식감을 그대로 느낄 수 있다. 비빔밥이나 떡, 죽에 넣어도 별미다. 하지만 돌나물은 조직이 연하여 수돗물을 세게 틀어 씻으면 풋내가 나거나 멍들고 상하므로 그릇에 물을 받아 가볍게 씻어야 한다.

사과나 배를 넣고 국물을 넉넉히 부어 물김치를 담그기도 하는데, 돌나물로 담근 물김치는 향이 매우 좋다. 완전히 익었을 때보다는 약간 덜 익었을 때 먹는 것이 더 맛있으며, 무를 나박나박 썰거나 채 썰어 넣어도 좋다. 잎에 물기가 많긴 하지만 담백한 풍미를 자아내므로 고깃국에 넣어도 괜찮다. 씹는 맛과 향이 먹는 즐거움을 배가시켜 주는 봄나물로 입맛을 살리는 것은 물론 건강까지 챙기는 것을 어떨까?

동아

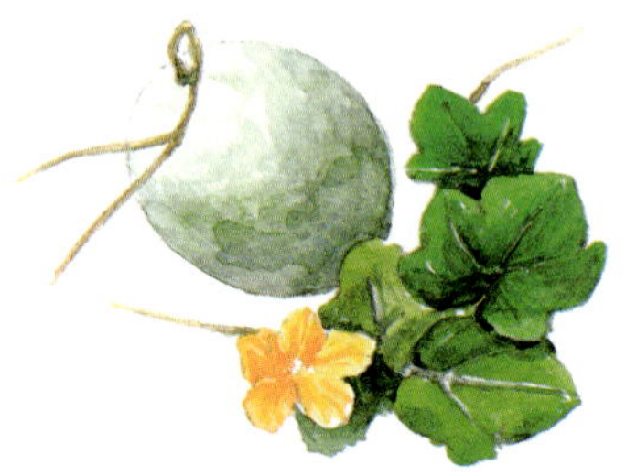

'동아 썩는 것은 밭 임자도 모른다' 는 속담이 있을 정도로 친근한 채소였던 동아가 이제는 귀한 채소가 되었다. 이 말은 남의 속 깊이 있는 근심 걱정은 가까운 사람도 모른다는 뜻이다.

동아는 박과의 일년생 덩굴식물로 박과 비슷하며, 표면에 털이 나 있고 익으면 속맛이 담백하다. 원산지는 열대와 동인도 지역이지만 지금은 세계 각지에서 재배되고 있다. 한명(漢名)은 동과(冬瓜)인데, 가을까지 수확되고 겨울에도 저장이 가능하기 때문에 생겨난 말인 듯하다. 옛 음식 책에는 '동과(冬瓜)' 나 '동화' 로 많이 나와 있으며, 삶아서 무쳐 먹거나 정과의 원료로 많이 이용된다.《조선무쌍신식요리제법(朝鮮無雙新式料理製法)》에는 정과를 "무릇 이름난 나무 열매와 아름다운 풀 열매를 꿀에 달여서 볶은, 즉 가히 신 것도 없어지고 오래도나니 중국에서는 밀전과라 하고……"라고 했다.

동아는 고온에 적합하며 적당히 습한 곳에서 잘 자란다. 남도 지방에서 많이 재배되며, 조생종과 재래종은 한 개의 무게가 6~8kg인 반면, 긴 원통 모양의 대만종은 무려 25~30kg으로 물동이만 하다. 소화성이 좋고 칼로리는 낮지만, 단백질 · 당분 · 섬유질 · 무기염 · 칼륨 · 인 등의 다양한 영양 성분이 들어 있다. 맛은 박 속과 비슷한데, 대체로 싱겁고 담백하며, 껍질과 과육, 박속 모두 수액을 원활하게 배출하여 수종을 없애 준다. 그중에서도 특히 껍질의 이뇨 효과가 뛰어나다. 여름에 땀을 많이 흘려 신장이 쇠약해졌을 때 먹으면 효과가 좋다. 살이 많아 흉년이 났을 때 구황 작물로 많이 쓰였을 뿐만 아니라 잔치 때 쓰는 정과와 별식의 재료이기도 했다.

동아정과는 서민들의 잔치와 궁중 잔치에 모두 놓였는데, 만드는 방법은 다음과 같다. 먼저 늙은 동아를 따서 푸른 껍질과 속껍질 속의 푸른 살을 다 긁어낸 뒤 썰어서 끓는 물에 삶는다. 이것을 가마에 구운 조개껍데기 가루(사횟가루)에 섞어 사나흘 정도 담갔다가 쌀뜨물에 담가 횟물을 우려낸다. 이것을 다시 끓는 물에 데쳐 씻은 것을 꿀이나 조청을 넣어 조리면 된다. 여기서 사횟가루는 동아를 단단하게 하여 식감을 살려 주고 미감을 돋워 준다. 그중에서도 으뜸은 전라도의 동아정과로, 이 지방의 특산물인 꼬막조개의 껍질을 구워 빻아 체에 쳐서 만든 꼬막가루를 이용한다.

정과 외에도 동아를 이용한 음식은 다양한데, 동아와 마늘을 다져 소금으로 간을 맞추어 담근 동과산(冬瓜蒜), 동아의 살만 저며 소금에 잠깐 절여 생강과 파로 양념한 동과저(冬瓜菹), 동아를 소금과 된장에 절인 동아장아찌 등이 그것이다. 동아 속을 파낸 것은 그 자체로 김치를 담을 수 있는 용기가 된다. 동아를 도려서 속을 긁어내고 양념을 조기젓국에 버무려 넣어 뚜껑을 덮은 뒤 종이로 봉해 두었다가 국물이 고이면 동아를 썰어 먹는 동아김치는 별미다. 옛 문헌에는 자주 나오지만 지금은 쉽게 보기 어려운 김치이기도 하다. 술안주로 이용되는 동과선(冬瓜膳)은 동아를 잘게 썰어 기름에 볶아 잣가루에 묻혀 겨자를 찍어 먹는 음식이다. 푸른색이 눈을 시원하게 하고, 아삭아삭한 맛이 혀를 즐겁게 하는 동아볶음도 별미의 하나다.

인간은 가공 조리한 음식을 즐기는 유일한 동물이다. 생활 수준이 향상되면 그만큼 사람들은 다양하면서도 고급화된 가공 식품을 많이 선호한다. 우리나라에도 즐기면서 건강을 지향하는 사람들이 늘고 있다. 웰빙이나 로하스 열풍이 그것이다. 영양가는 충분하면서 칼로리가 낮고 포만감을 주는 동아를 건강 식품이자 다이어트 식품으로 활용하는 방법을 모색해 보는 것도 좋을 것이다.

두릅

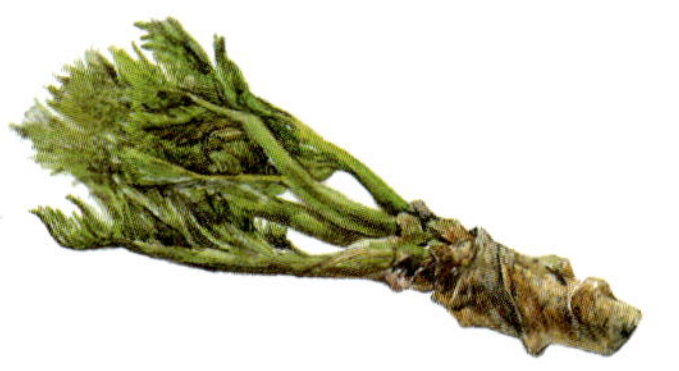

아직은 찬바람이 옷깃을 여미게 하는 이른 봄, 안간힘을 쓰듯 힘을 발하는 추위를 뚫고 나온 산두릅은 많은 생각을 하게 한다. 키가 3~5m에나 지날까. 낙엽관목에 달린 많은 가시와 뾰족뾰족 돋아나는 연한 싹, 가시가 많은 억센 두릅나무에서 어떻게 어린순을 잘라 먹을 생각을 했을까? 하긴 '전대통만 한 목구멍으로 태산이 넘어간다' 하지 않던가.

가시 속에서 아름다운 꽃이 피우는 장미처럼 가시 속에서 향이 가득 머금은 두릅을 보고 있노라면 어려움을 견뎌 낸 뒤에 보상으로 오는 보람과 흉내낼 수 없는 깊어진 사람의 내면이 떠오른다. 세상 어느 것도 이유 없는 것은 없다지만 생명체로서 견뎌야 할 무게와 소임을 다시 한번 생각하게 해 주기 때문이다.

쌉싸래하면서 향긋한 맛이 일품인 두릅은 봄철 입맛을 돋우는 데 최고다. 그 중에서도 어린 두릅 순은 최고의 봄나물이다. 두릅은 소금물을 넣은 물에 살짝 데치는 것이 포인트로, 지나치게 오래 데치면 질겨지므로 주의해야 한다. 아랫부분에 칼집을 깊게 넣으면 열이 골고루 전달되어 빨리 익는다. 이것을 찬물에 헹구어 각종 요리에 이용하면 된다.

데친 두릅과 쇠고기를 번갈아 대나무 꼬치에 꿰어 밀가루와 달걀을 묻혀 기름에 지진 두릅적도 맛있고, 초고추장 양념을 넣고 손으로 살살 주물러 무친 두릅나물도 맛있으며, 물기를 꼭 짠 두릅에 쇠고기와 두부를 넣고 밀가루와 달걀을 묻혀 지진 두릅전도 별미지만 살짝 삶아 그대로 초고추장에 찍어 먹는 두릅숙회 맛을 어디 비할 수 있으랴. 무엇보다 음식 맛은 정성인 만큼 손으로 무친 두릅 요리에는 손맛까지 더해져 그 맛이 더욱 살아난다.

두릅은 씨로도 번식이 가능하지만 단기간에 생산하기 위해 뿌리를 꺾꽂이하는 경우가 많다. 우리나라에 자생하는 두릅은 약 10여 종으로, 주로 봄철에 나는 어린순을 먹는다. 자생하는 두릅은 4~5월에 잠깐 먹을 수 있는데, 요즘은 인공 재배로 인해 이른봄부터 먹을 수 있다.

산 두릅은 새순이 벌어지지 않고 통통한 것으로 붉은 껍질이 붙어 있고 길이가 짧은 것이 향도 좋고 맛도 좋다. '목두채(木頭菜)'라고도 하며, 예전에는 다른 나물과 달리 열 대 정도를 새끼줄이나 끈으로 엮어 팔았다. 두릅나무의 껍질은 총목피(蓚木皮)라 하여 당뇨병·신장염·위궤양 등에 약재로 쓰고, 잎이나 뿌리, 열매는 건위제로 쓴다. 떫고 쓴맛을 내는 사포닌 성분이 들어 있어 혈액순환을 돕고 피로를 풀어 주므로 정신적으로 피로하거나 불안한 사람, 공부하는 학생이 먹으면 머리가 맑아지고 잠도 편하게 잘 수 있다. 신장이 약한 사람과 만성 신장병으로 몸이 붓고 소변을 자주 보는 사람에게도 권한다. 열량이 낮아 혈당치를 떨어뜨리고 허기를 막아 주므로 당뇨 환자도 먹어도 좋다.

제철 식품을 먹는 것은 자연의 향연을 먹는 것과 같다. 그중에서도 나물을 먹는 것은 흙냄새 풋풋한 자연을 먹는 것이다. 산과 들에 지천으로 돋아나는 나물은 예부터 떨어진 입맛을 돋우는 먹거리이자 몸과 마음에 양기를 보충해 주는 약재였다. 《논어(論語)》에서도 '유물유칙(有物有則)'이라 하여 우주의 모든 것은 때가 있다 하지 않았는가. 즉 때를 거스르는 것은 자연을 거스르는 것이다.

몸도 마음도 자연에 순응하여 영양을 섭취해야 건강한 삶을 누릴 수 있다. 하지만 요즘 우리 식탁에 오르는 두릅은 대부분 비닐하우스에서 속성 재배한 것으로, 자연산에 비해 그 맛과 향이 떨어진다. 자연의 섭리를 거스르는데 어찌 맛과 영양이 자연의 것과 같을 수 있겠는가.

둥굴레

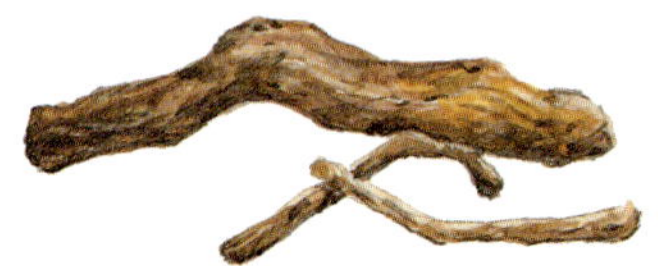

　쇠사슬에 매달린 종과 같다는 뜻에서 '영당채'라고도 하는 둥굴레. 산에 흔한 잡초였던 둥글레가 이제는 건강 식품으로 주목받고 있다. 휘어진 줄기 밑에서부터 꽃이 피기 시작하여 끝으로 가면서 하나씩 피어나는 모양이 마치 매미가 붙은 것 같다 해서 '충선', 황정처럼 몸에 좋고 영지처럼 귀하다는 이유에서 '황지'라고도 한다. 약명(藥名)은 '옥죽'으로, 대나무 순처럼 올라오는 새순을 임금들이 즐겨 먹는다고 해서 붙여진 이름이다.

　중국 전설에 의하면, 명의(名醫) 화타(華佗)는 산속의 신선들이 옥죽을 먹는다는 것을 알고 이를 제자들에게 가르친 뒤 모두 옥죽을 먹으라고 했다 한다. 이 가르침을 따른 제자들은 모두 장수했고, 그때부터 옥죽을 '신선의 풀(신선초)' 또는 '신선의 밥(선인반)'이라 부르게 되었다. 전해 오는 말에 의하면 옥죽을 일 년만 먹으면 귀신을 볼 수 있고 신선이 되어 승천한다 하여 도가의 선인들과 불가의 스님들이 즐겼다 한다. 원효대사 역시 아홉 번 찌고 아홉 번 말린 옥죽을 먹었다고 전한다.

　옥죽은 음기를 보하는 보음(補陰)의 약재이면서 소화 장애를 일으키지 않는 효과가 있다. 약용으로 쓸 때는 일반적으로 9~15g을 이용하는데, 협심통을 경감시키는 효과가 뛰어나다. 성 기능 장애에는 둥굴레의 1.5배에 달하는 소주를 넣고 1~3개월 이상 숙성하여 1회 20~30cc씩 마시면 효과를 볼 수 있다. 그 밖에도 자양 강장 효과가 뛰어나 만성 피로를 풀고 허약 체질 개선에도 좋다.

《신농본초경(神農本草經)》에는 둥글레가 "몸을 가벼워지게 하여 노쇠하지 않게 한다."고 했으며, 《본초강목》에는 "모든 허약 상태에 좋다."고 했다. 둥글레에 들어 있는 사포닌은 중추 신경을 진정시켜 주는 효과가 있어 예부터 인삼 대용으로 사용했을 만큼 약효가 좋다. 초조하거나 메스꺼울 때, 스트레스로 인해 생긴 증상 등에 효과가 있다. 예부터 노화를 방지하고 체력을 증강시켜 주며 자양 강장을 돕는 데 이용되어 왔으며, 노인 건강에도 매우 효과적이다. 둥글레는 또한 부신 피질 호르몬 역할을 하여 신경통이나 관절염에 좋고, 인슐린을 조절하여 당뇨를 개선해 주기도 한다. 하지만 심장 박동을 증가시키고 혈압을 상승시키므로 맥박이 빠르거나 혈압이 높을 때는 사용하지 말아야 한다. 타박상이나 요통에는 뿌리를 가루 내어 식초에 갠 것을 가제나 천에 고루 펴 발라 환부에 붙이면 된다.

둥글레는 또한 피부를 아름답게 하는 묘약으로, 기미와 주근깨는 물론 노인의 검버섯을 없애 준다. 손발이 차고 저리거나 근육 경련 또는 수면 중에 눈꺼풀이 떨리는 증세가 나타날 때, 열병으로 폐와 위장이 건조하고 열이 날 때 사용해도 효과가 있다.

둥글레 뿌리는 땅속 깊이 박히지 않고 얕게 옆으로 구불구불 뻗는 특징이 있다. 그래서 겉의 흙을 살살 헤집으면 크게 힘들이지 않고 몇 끼 정도 먹을 양은 거뜬히 캘 수 있다. 구황 식량이기도 하여 씹으면 약간 질긴 듯하면서도 단맛이 나며, 점액질이 있어 간식으로 먹을 만하다.

둥글레의 어린 싹과 잎, 꽃은 데쳐서 나물로 먹기도 하고, 조림이나 튀김, 볶음으로도 이용하기도 한다. 생뿌리는 녹즙으로 먹을 수 있고, 삶아 먹거나 전분을 만드는 데 이용하기도 한다. 뿌리를 밥에 넣어 함께 찌거나 구워 먹으면 구수하고 들큰하며 감칠맛이 난다. 고추장이나 된장에 박아 장아찌를 담거나 잘게 토막내어 음식을 할 때 섞으면 풍미가 살아난다. 구수한 맛 때문에 차로도 이용하는데, 오래 먹어도 부작용이 없다는 것이 장점이다.

우리 몸에는 우리 땅에서 나고 자란 것이 가장 잘 맞는다. 이는 병을 치료하는 데도 마찬가지다. 우리네 산과 들에서 자란 약초를 채취하여 정성으로 손질하여 이용한다면 몸은 저절로 건강해질 것이다.

들깨

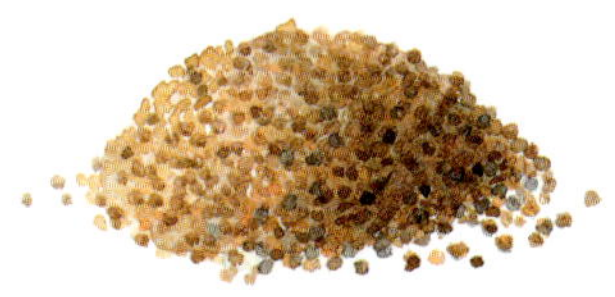

세계 영양학회에서 권장하는 세계 10대 영양 식품 가운데 한국산인 것은 꿀, 마늘, 들깨다. 이중 들깨의 원산지는 인도의 고지대와 중국 중남부 지역으로, 참깨가 들어오기 전까지만 해도 들기름은 중요한 식용유였다. 들깨를 오랫동안 섭취하면 백발이 검어지고 기미와 주근깨가 없어지며, 원기가 왕성해진다 하여 예부터 약용으로 애용했다. 구황 식품으로도 이용되어 흉년에 곡기를 끊고 들깨만 먹고도 시장기를 못 느낀다 하여 비상 식량으로 중히 여겨졌다. 의서(醫書)에서도 들깨를 자양 강장제로 적고 있다.

리놀산(linol acid)과 비타민E · F가 풍부한 들깨는 여성의 건강과 미용에도 좋다. 피부가 거칠고 기미가 많으며 햇볕에 탄 뒤 쉽게 회복이 안 되는 사람, 임산부, 두뇌를 많이 쓰는 사람, 머리카락에 윤기가 없는 사람이 먹으면 효과를 볼 수 있다. 비타민E와 F의 1일 필요량은 1~5mg으로, 들깨 1큰술이면 하루 필요량을 충족시킬 수 있다. 또한 들깨는 만성 위염과 기침, 옻 오른 데, 위산 과다 등의 증상에도 이용한다. 항암 · 노화 방지 · 두뇌 발육을 촉진하는 효과도 있다.

들깨를 짠 들기름은 감기나 맹장염, 뱀 물린 데, 유아 경기, 화상 등에 민간약으로 좋다. 알파리놀렌산(α-linolenic acid)이 풍부하여 혈관이 노화되는 것을 막아주는데, 이것만 보아도 김을 잴 때 참기름보다 들기름을 많이 쓴 선조들의 지혜에 탄복하지 않을 수 없다.

일본 나고야 시립대학의 오쿠야마하루미(奥山治美) 교수 연구팀은 불포화 지방산의 균형이 깨진 것이 동맥경화와 심장 질환의 주요 위험 인자라고 주장했다. 들기름이나 생선, 해조류에는 불포화 지방산이 많이 들어 있으므로 들깨를 많이 먹으면 생활습관병 위험에서 벗어나는 데 도움이 될 것이다.

들기름은 등잔의 등유로도 많이 사용했는데, 그을음이 심하여 코가 막힐 정도였다고 한다. 해주 사람들이 그을음을 모아 먹을 만들었으나 좋은 품질은 아니었다는 기록도 남아 있다. 온돌 장판의 콩댐은 들기름을 사용한 것이고, 깻묵은 비료로, 소화가 잘되는 가축의 사료로 농가를 이롭게 하는 식물이라 생각했다.

또 하나, 들깨와 들기름만큼이나 많은 요리에 많이 이용되는 것이 바로 깻잎이다. 들깨의 잎인 깻잎은 쌈을 비롯하여 찜, 장아찌 등으로 만들어져 많은 사람의 입맛을 돋운다. 깻잎에는 비타민A · B · C와 니아신(niacin)이 풍부하고, 맛과 향이 진하고 고소해 냄새가 강한 고기 요리와 함께 먹으면 좋다.

《본초강목》에 "들깻잎은 어류와 육류가 가진 온갖 독을 죽인다."고 한 것으로 보아 단지 향기 때문에 육류 요리에 깻잎을 함께 먹거나 첨가하는 것은 아님을 알 수 있다. 게다가 가축들은 들깻잎 냄새를 싫어하기 때문에 길가에 근접한 곳에 2~3이랑씩 들깨를 심어 놓으면 가축이 작물을 뜯어먹는 것을 방지할 수도 있다.

또한 깻잎은 지표 식물로서의 기능도 한다. 지표 식물(地表植物)이란 공기 오염을 미리 예고해 주는 그 나라 특유의 식물로, 미국의 알파파나 네덜란드의 글라디올러스, 일본의 나팔꽃처럼 전문 지식 없이 변질 상태만 보고도 환경 오염의 심각성을 알 수 있게 해 주는 식물을 말한다. 사루비아 · 쇠뜨기 · 부레옥잠 · 나팔꽃 등도 대표적인 지표 식물에 속한다. 환경부 연구 발표에 의하면 대기 오염의 심각도는 들깻잎에 진한 갈색 반점이 많이 생긴 것으로 알 수 있다고 한다. 주변에 흔하디 흔한 작물 하나가 이렇게 유용하다니 주변의 사물에 애착과 관심을 가져야 할 것 같다.

마

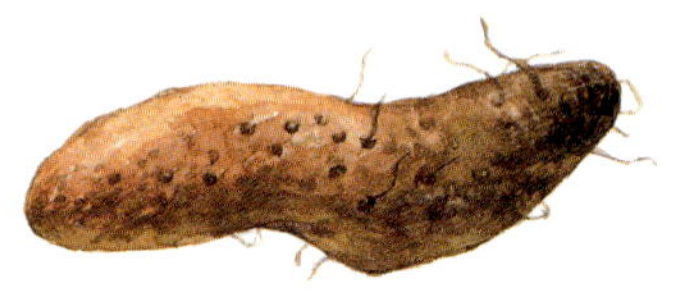

한자로 ‘서여(薯蕷)’라고 하는 마의 원산지는 동남아시아로, 우리나라에서는 옛날부터 먹어 왔다. 한방에서는 산약(山藥)이라 하며, 비장을 튼튼히 하고 기력을 증진시켜 주는 자양 강장제로 이용해 왔다. 신라의 선화 공주가 결혼하게 된 계기로 잘 알려진 〈서동요(薯童謠)〉의 주인공 서동(薯童)은 ‘마를 캐는 도령’이라는 뜻이다.

중국 약물학의 원전이라 불리는 《신농본초경》에서는 마를 상품 약으로 취급하고 있다. 한방 고전에서는 식품을 상품·중품·하품 세 가지로 분류하는데, 그중 상품은 오랫동안 먹어도 무해한 약을 말하고, 중품은 치료용으로 사용하는 약, 하품은 단기간 사용해야 할 약을 말한다. 마는 그중에서도 상품(上品)이라는 말이다.

《동의보감》에는 “마 뿌리는 허하고 지친 데 좋으며, 여윈 것을 고치고 오로칠상(五勞七傷, 오로와 칠상을 동시에 일컫는 말로, 정신적·육체적 피로와 고통으로 허해짐을 뜻함)을 보해 주니 뿌리를 채취해 쪄서 먹든지, 죽을 쑤어 먹으면 좋다.”고 했다. 마 뿌리〔山藥〕를 이용해 만든 다식은 옥연(玉延) 떡이라 하여 효자 다식으로 알려져 있다.

마는 수분이 60%, 당질이 25%, 단백질이 3% 정도로 감자류 가운데 단백질이 풍부한 편이다. 끈끈한 성분은 당단백으로, 단백질과 당질이 결합된 것이다. 비타민이 풍부하고 빈혈에 필요한 철분과 칼륨, 마그네슘이 많은 알칼리성 식품이기 때문에 체액을 중화해 준다. 몸의 저항력을 높이고 내장을 튼튼하게 하여 기력을 돋우는 효과도 있다. 예부터 마가 약해진 위장에 좋다고 알려진 것은 풍부한 디아스타아제(diastase)와 아밀라아제(amylase)라는 소화 효소 덕분으로, 녹말의 소화를 촉진하는 역할을 한다.

마를 자르면 끈적끈적한 성분이 나오는데, 이는 무틴(mutin)이라는 점액질로, 일종의 섬유질이다. 무틴은 당이 흡수되는 것을 방지하여 혈당치가 갑자기 올라가는 것을 막아 주는 역할을 하는데, 이것이 결핍되면 위궤양이 된다. 체력과 기력을 보충하고 눈과 귀를 밝게 하며, 암을 예방하고 비만을 막아 주기도 한다.

고급 식당에 가면 음식이나 술이 나오기 전에 강판에 간 마에 달걀 노른자를 얹은 흐늘흐늘한 마즙이 나온다. 이성을 유인하는 분비물인 페로몬이(phermon)이 바로 이런 맛일까? 강판에 간 희멀건 생마즙에 달걀 노른자를 넣은 이 음식은 일본인들이 만든 것으로, 도로로라고 한다. 마가 가지고 있는 끈기와 달걀 노른자의 점액질이 더해진 도로로의 식감은 매우 독특하다. 간장을 약간 뿌리거나 해삼 내장젓으로 조미하기도 하는데, 입에 넣으면 미끄덩한 감촉과 특이한 맛을 느낄 수 있다.

달걀 노른자의 무게는 약 25g으로 달걀 한 개를 먹으면 약 327mg의 콜레스테롤을 섭취하게 된다. 1일 콜레스테롤 섭취 허용량 300mg을 넘는 수치다. 하지만 식이섬유가 풍부한 마와 함께 먹으면 콜레스테롤을 제거할 수 있으니 영양 면에서 매우 합리적이라 할 수 있다. 마의 식이섬유가 달걀 단백질의 소화 흡수를 높여 체력까지 보강해 주니 그야말로 일석이조. 하지만 마의 미끌미끌한 식감이 싫은 사람은 강판에 갈아 김에 돌돌 말아 녹말물을 묻혀 기름에 튀겨 먹거나 죽을 끓여 먹으면 좋다. 성인은 물론 발육기에 있는 어린이의 영양제로도 매우 좋다.

《맹자(孟子)》의 〈고자편(告子篇)〉에서는 '식색(食色)은 성(性)'이라고 하여 음식을 먹는 것과 여자를 좋아하는 것은 인간의 본능(本能)이라 했다. 그래서 사람들은 식욕과 성욕에 관심이 많을 뿐 아니라 이 둘을 연관지어 생각한다.

마늘

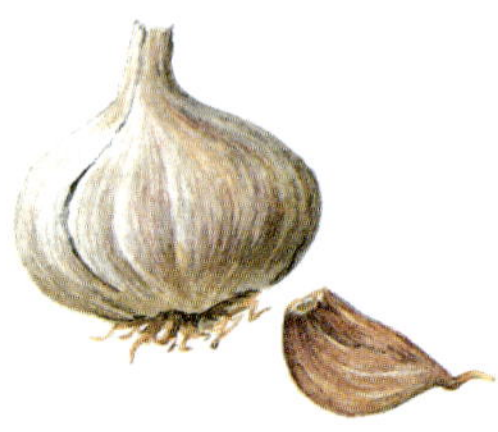

전남 신안의 압해도(押海島)·비금도(飛禽島)·안좌도(安佐島)에 가 보면 산도 아니고 들도 아닌 둔덕이 모두 마늘밭이다. 한겨울에도 푸른 마늘밭에는 종일 짭짤한 해풍이 넘실거리고, 바다가 길러 낸 마늘밭에서는 마늘의 풍미와 알싸함이 넘쳐 난다.

마늘은 고대 이집트나 로마 시대 때부터 스태미나에 좋은 강정제로 알려져 있었다. 피라미드를 만드는 데 동원된 노예들은 마늘을 특식으로 먹으며 40℃가 넘는 더위와 싸우며 피라미드를 만들었다. 검투사나 운동 선수, 군인들도 힘을 얻기 위해 시합이나 전쟁에 나가기 전에는 마늘을 먹었다는 기록이 남아 있다. 서양과 유럽에서도 이미 오래 전부터 마늘을 자연 혈압 강하제로 이용해 왔다. 고혈압 환자에게 3개월간 마늘을 상식(常食)시킨 결과 40% 정도의 환자가 혈압이 내려가고 혈중 콜레스테롤 수치가 저하되었다는 실험 결과도 있다. 러시아에서는 '러시아 페니실린'이라고 하여 항생 물질 대신 마늘 추출물을 이용한다. 마늘은 세균에 내성이 생기지 않아 반복 사용해도 효과가 유지된다는 장점이 있다. 특히 마늘의 살균 효과는 날것으로 먹거나 익혀 먹어도 동일하게 나타난다.

마늘이 가진 특별한 효능의 비밀은 알리신(allicin)과 스코르디닌(scordinnin)이라는 성분에 있다. 《본초강목》에서는 마늘을 "강장·강정·식욕 부진·항균·정신 안정·혈압 강하·신경통 등에 효능이 뛰어나다."고 했다. 쥐를 이용한 실험이 그것을 입증해 주는데, 쥐를 두 그룹으로 나누어 한쪽에는 마늘 추출물인 스코르디닌을 먹이고, 다른 무리에는 먹이지 않은 뒤 이들을 물속에 넣어 헤엄 치게 한 결과 스코르디닌을 먹은 쪽이 4배나 더 헤엄을 잘 쳤다. 고환을 조사해 보니 스코르디닌을 먹은 쪽은 정자의 수가 월등히 많았다. 그래서 산란율을 높 이기 위해 양계장에서는 닭 사료에 마늘 분말을 섞기도 한다.

조선시대에는 마늘이 궁중 여인들이 아름다움을 유지하는 필수품으로 이용되 기도 했다. 쌀로 만든 식초에 마늘을 절인 식초물이 큰 인기였는데, 특히 명성황 후는 비누 대신 마늘 식초물을 즐겨 사용하여 백옥처럼 고운 피부를 유지했다고 한다. 또 마늘 곤 물에 꿀을 타서 오랫동안 먹으면 얼굴에 잔주름에 생기지 않 고, 늙어도 피부가 고와진다고 믿었다.

하지만 금욕을 중시하는 불교에서는 '날것으로 먹으면 기(氣)가 발동하고, 삶 아 먹으면 음심(淫心)이 뻗친다' 하여 마늘 섭취를 금하고 있다. 불가에서도 마 늘의 정력 효과를 이미 알고 있었던 것이다. 마늘은 예부터 '굴·낙지·코뿔소 의 뿔가루·곰 발바닥' 등과 함께 남자의 정력과 성욕을 자극하는 식품으로 여 겨졌는데, 종(種)의 보존을 위한다는 명분이 쾌락을 추구하는 본능과 만나 집착 하는 경향이 없지 않았다.

마늘은 양념이나 강장·강정제 외에도 술로 만들어 마시면 좋다. 몸이 차서 잠을 이루지 못할 때 마늘주를 마시면 몸이 따뜻해지고 정신적으로도 안정을 되 찾을 수 있다. 날것 또는 죽처럼 끓인 것은 목이 쉬는 증상을 치료해 주고, 고기 와 함께 먹으면 단백질의 소화가 촉진된다. 현대인의 3대 질병이라고 하는 암· 심장 질환·뇌혈관 질환 예방은 물론, 징후가 있는 사람의 체질도 개선해 준다. 성인을 기준으로 하루에 2~3쪽 정도를 섭취하는 것이 가장 좋다. 그러나 마늘 이 모든 사람에게 좋은 것은 아니다. 갑자기 많이 먹으면 위 점막을 자극하여 위 통을 유발할 수도 있고, 자극적이어서 위가 나쁜 사람이 생으로 먹으면 오히려 병세가 악화될 수도 있으므로 주의해야 한다.

냄새를 제외하고는 백 가지 이로움을 준다는 의미에서 일해백리(一害百利)의 식물로 불리는 마늘. 그래서 예부터 '마늘이 있는 식탁은 약국보다 낫다'고 하 였다. 마늘이 없는 우리 음식은 생각만 해도 감칠맛과 풍미가 떨어진다. 마늘이 들어간 음식을 골고루 먹는 것도 젊고 건강하게 사는 비결이다.

머위

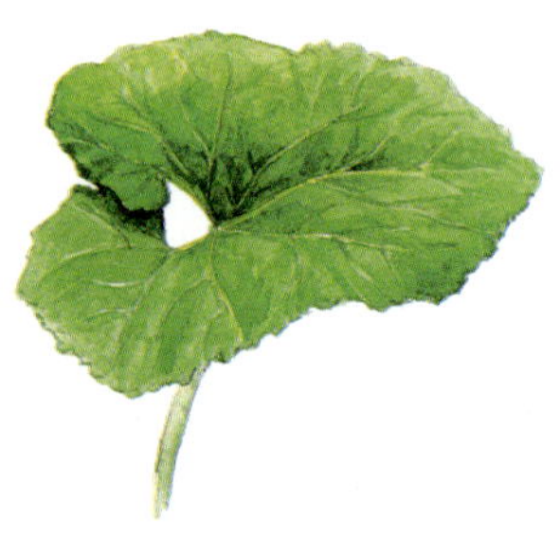

봄기운을 가장 먼저 맞는다는 머위의 한명(漢名)은 관동(款冬)으로, 시골집 담장 밑이나 사찰에서 쉽게 볼 수 있다. 얼음을 가르고 잔설을 뚫고 나오는 생명초로, '겨울을 금강석처럼, 송곳처럼 뚫는다'는 뜻에서 '찬동', '겨울을 두드려 깨고 나오는 꽃'이라 하여 '관동화', '머위', '머구' 등 지방에 따라 여러 가지 이름으로 불린다. 1년 동안 4월부터 2~3회에 걸쳐 수확할 수 있으며, 줄기와 잎을 식용하거나 약으로 쓴다.

머위는 풀 전체에서 향이 나는 방향성 식물로, 잎에는 비타민A를 비롯한 비타민이 골고루 들어 있다. 영양적인 면보다는 향채(香菜)로서의 성격이 더 큰 알칼리성 식품으로, 유럽에서는 항암 치료제로도 인정받고 있다. 칼슘이 풍부하지만 줄기에는 적으며, 잎에는 항균 효과가 강한 헥산알(hexanal)이라는 성분이 들어 있어 등푸른 생선이나 조개 요리를 할 때 연한 잎을 함께 넣으면 어패류로 인한 식중독을 막을 수 있다. 생선이나 조개가 끓어오르기 시작할 때 머위 잎은 넣은 뒤 향이 느껴지면 불에서 내려 곧바로 먹는다. 머위 달인 즙은 생선으로 인한 식중독이나 체기로 인한 설사에도 효과가 있다. 벌레에 물렸을 때는 머위즙을 바르면 효과가 좋다.

파릇하고 연한 머위 새순을 먹으면 일 년 내내 큰 병 없이 지낼 수 있다 한다. 또 예부터 정력에 좋다 하여 남성에게 많이 먹였다. 비타민과 미네랄이 풍부하고 식욕 촉진 효과가 있으니 아주 근거가 없는 말은 아니다.

머위는 잎이 짙은 녹색을 띠고 싱싱한 것이, 줄기는 뿌리를 잡았을 때 팽팽한 느낌이 드는 것이 신선하다. 연한 머위 잎을 양념 간장에 넣어 무친 겉절이는 겨우내 무뎌진 입맛을 깨우고, 살짝 데쳐 떫은맛을 충분히 우려낸 뒤 초고추장에 찍어 먹는 맛은 입을 개운하게 한다. 삶은 머위 줄기에 된장과 고추장을 넣고 조물조물 무쳐도 맛있다. 삶아서 껍질을 벗긴 머위대에 보리새우를 넣고 볶다가 들깨즙을 넣은 머위대들깨즙나물은 맛과 영양이 균형을 이룬 좋은 반찬이다. 조릴 때 잔멸치를 넣으면 더욱 맛있다. 머위줄기에 두부와 통깨를 넣고 두부가 으깨질 정도로 조물조물 무쳐 참기름을 살짝 뿌려도 별미가 된다. 녹즙을 내어 먹기도 하지만 그냥 먹기에는 맛이 강해 설탕이나 꿀을 첨가하여 물을 타 먹는다.

머위는 잎과 대뿐만 아니라 꽃봉오리도 식용할 수 있다. 꽃봉오리는 튀김으로 만들어 먹으면 맛도 좋고 영양도 좋다. 꽃봉오리가 달린 꽃대를 된장에 박아 두었다가 끓여 먹어도 일미다. 꽃줄기를 꺾어 바람이 잘 통하는 서늘한 그늘에 말려 가루로 만들어 입맛이 없을 때 깨소금과 섞어 밥에 비벼 먹으면 맛이 좋을 뿐만 아니라 잃었던 입맛까지 되찾을 수 있다. 머위의 꽃자루나 꽃대를 달여 마시거나 된장에 섞어 끓여 먹으면 열이 내리고 가래가 풀어지며 기침이 해소된다. 특히 임신 중의 기침에 효과가 있다. 머위는 꽃이 절반쯤 핀 것이 약재로 쓰기에 가장 좋다. 활짝 핀 것은 약효가 전혀 없으므로 주의한다.

우리나라뿐만 아니라 중국에서도 머위를 식재료로 쓴다. 광동에서는 게 요리의 마무리를 머위의 쓴맛을 이용해 하고, 민간에서는 종창이나 기침, 가래, 식욕 촉진제 등으로 쓴다. 머위 잎을 씻어 소금에 버무리면 즙이 나오는데, 그 즙을 소주잔으로 한 잔 정도 마시면 갑작스런 현기증이 날 때 효과를 볼 수 있다. 기관지 천식이 있을 때도 머위를 반찬으로 만들어 꾸준히 먹으면 증세가 가라앉고 체질도 개선된다.

'아는 만큼 보인다'는 말처럼 아무리 흔한 식물도 관심을 갖고 보면 약효를 찾을 수 있다. 작은 풀 하나에도 우주가 있고, 생명의 신비가 있음을 새삼 느낀다.

무

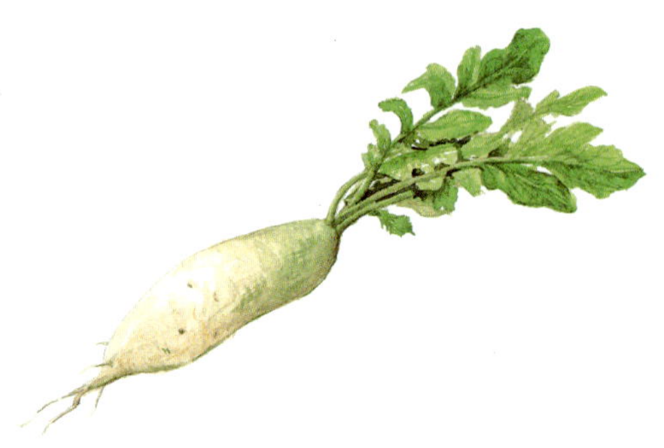

우리에게 가장 친숙한 채소의 하나인 무. 동삼(冬蔘)이라 하여 겨울에는 무를 과일처럼 깎아 먹기도 했다. 과일이 귀하던 시절의 이야기이지만 가을무의 달착지근한 맛은 과일 이상으로 시원하다.

맛있거나 신나는 일을 빗대어 "입춘 날 무순 생채냐?"라고 했을 만큼 무는 맛나고 풍성한 먹거리였다. 무가 없는 식탁은 상상할 수 없다. 과거에는 시집온 새댁에게 시어머니가 무를 주면서 열두 가지 무찬을 만들라고 했다. 깍두기 · 무김치 · 총각김치 · 동치미 · 나박김치 · 무나물 · 무생채 · 무조림 · 무국 · 무시루떡 등 무 요리를 보고 새댁의 음식 솜씨와 사돈댁의 가풍을 짐작했을 정도다. 이는 무에 디아스타제라는 소화 효소가 들어 있어 쌀을 주식으로 하는 우리 민족의 속을 편하게 해 주었기 때문일 것으로 생각된다. 그래서 예부터 무를 많이 먹으면 속병이 없다고 했다.

무의 원산지는 지중해 연안으로, 6천 년 전 이집트에서 피라미드를 만들 때 노동자들에게 무를 먹였다는 기록이 있는 것으로 보아 식용 역사가 오래되었음을 알 수 있다. 하지만 "4월이면 식탁에 오르는 지긋지긋한 무 요리여!"라고 외쳤을 만큼 영국의 가난한 시인 로버트 브라우닝(Robert Browning, 1812~1889)을 한탄케 한 무는 한국이나 아시아권을 제외하고는 별로 발달하지 않았다.

우리나라에서는 고려 때 쓰여진 《가포지영(家圃之詠)》에 무 이야기가 나오는 것으로 미루어 보아 그보다 일찍 식용했음을 짐작할 수 있다. 하지만 당시에는 무라 하지 않고 '나복(蘿蔔)'이라 하여 나복김치, 나복채, 나복병으로 적고 있다. 무를 납작하게 썰어 담근 물김치인 나박김치도 '나복'에서 나온 말이다.

한방에서는 무를 폐열(肺熱)을 식혀 주어 가래나 기침을 가라앉히고, 성질이 서늘하고 맛은 맵고 달며, 생것일 때는 차지만 익으면 따뜻해진다고 하였다. 무의 수분과 풍부한 비타민C가 기침을 멎게 하는 것이다. 보리에 들어 있는 미량의 독을 무가 중화해 준다는 것은 본초학(本草學)의 상식이기도 하다.

무는 김치에 많이 이용되는데, 용도별로 종류가 다르다. 동치미용으로 동글동글하고 작은 성호원종, 깍두기용으로 밑이 둥글게 퍼지고 단단한 재래종인 서울무, 총각김치용으로 잎이 달린 무나 열무로 껍질이 얇은 것, 단무지용으로는 궁중이나 연마를 많이 이용된다.

무는 몸매가 곧고 희며 매끄러운 것을 고르되, 무청이 달려 있는 것을 선택하는 것이 좋다. 무청에는 비타민A · C · B와 칼슘이 들어 있어서 영양가가 매우 우수하다. 무잎을 깨끗이 씻어 말린 것을 잘라 면 주머니에 넣어 목욕물에 넣으면 냉증과 요통에 효과를 볼 수 있다. 또한 무는 진흙에서 자란 것이 맛있다. 전체적으로 흰 것과 무청 달린 부분이 푸른 것이 있는데, 푸른 부분이 많을수록 단맛이 강하다. 짧고 둥근 것은 무 특유의 매운맛이 나므로 조림용으로 쓰고, 길이가 긴 것은 수분이 많고 약간 싱거우므로 생채용으로 쓴다. 무 껍질에는 속보다 많은 비타민C가 들어 있으므로 껍질도 버리지 말고 깨끗이 씻어서 이용하면 좋다.

김장을 하고 남은 작은 무 조각을 썰어 말린 무말랭이에는 비타민과 칼슘 · 철 · 인 등의 미네랄이 풍부하다. 비타민C도 사과보다 4배나 많다. 무즙의 매운맛은 살균 · 항균 · 항암 작용을 한다. 그래서 생선회나 구이에 무즙을 곁들이면 무즙이 산성 식품인 생선을 중화해 준다. 무즙을 만드는 방법은 간단하다. 무를 강판에 갈아 즙을 짜서 꿀과 함께 뜨거운 물에 타서 10분 정도 중탕하여 마시면 된다. 기침이 날 때 마시면 기침도 멎고 목도 가라앉는다.

특별한 향도 색도 없지만 다른 재료와 잘 조화를 이루고 시원한 맛을 내는 무. 무의 성분과 약효를 더듬으며 너무 친숙하여 그 가치를 생각하지 못하는 것들을 다시 한번 돌아본다.

미나리

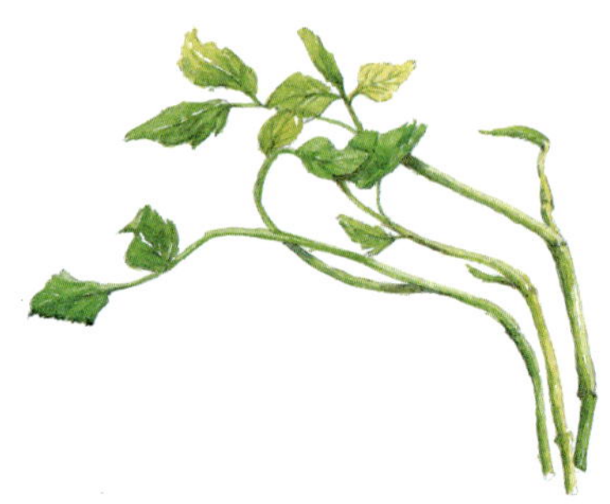

　나무의 1품이 소나무라면 먹는 풀, 즉 식채(食菜)의 1품은 단연 미나리다. 소나무의 정신적 품격을 높이 샀듯 미나리의 품격을 높이 샀기 때문이다.

　선조들은 미나리에서 삼덕(三德)을 찾아냈다. 첫 번째 덕은 속세를 상징하는 진흙탕에서 때묻지 않은 채 파랗고 싱싱하게 자라나는 심지다. 미나리는 집 앞의 하수를 거르는 더러운 수렁에서 자라지만 더러운 것을 흡수하여 정화한다. 가난과 악조건을 이겨내고 살아온 민초들의 마음에 와 닿았음직하다.

　미나리의 두 번째 덕은 볕이 들지 않는 응달에서도 잘 자란다는 것이다. 인생에 양지와 음지가 있듯 모든 사람은 양지를 지향한다. 하지만 우리 조상들은 가난과 가부장제, 관권의 횡포와 혹독한 삼강오륜의 굴레를 견디며 살아야만 했다. 그런 이들의 마음속에 음지에서 악조건을 참으며 자라는 미나리는 공감을 불러일으켰을 것이다. 더욱이 영화와 안락을 등지고 메마른 강상에 의지하여 살아야 했던 선비들에게, 미나리는 무척이나 큰 가르침을 주었을 것이다.

　세 번째 덕은, 가뭄에도 푸름을 잃지 않고 이겨내는 강인함이다. 날이 가물어 산야의 초목과 논밭의 곡식이 누렇게 시들어도 미나리만은 신선함을 잃지 않는다. 산야도 타고 인심도 타고 삶의 의지도 바싹바싹 타오르지만 그 속에서 홀로 푸르른 미나리는 조상들에게 생명에 대한 희망과 믿음을 주고도 남았을 것이다.

　이처럼 미나리는 식용으로뿐만 아니라 뜻을 기르는 '양지(養志)'라는 덤까지

부가된 식품이었기에 선비의 밥상에 올랐고, 그로써 선비임을 과시하는 풍조마저 낳게 하였다.

미나리는 비타민C와 칼슘, 카로틴, 식물섬유 등이 풍부해 빈혈과 변비를 예방해 준다. 미나리를 먹으면 정신을 맑게 하고 혈액을 보호해 준다고 하는데, 이는 미나리에 특수한 정유(精油) 성분과 철분이 풍부하기 때문이다. 보온·발한 작용을 하여 감기와 냉증을 치료하는 데도 좋고, 비타민도 풍부한 편이다. 열을 내리고 혈압을 낮추며, 고혈압·동맥경화·황달·설사·변비 치료에도 효과가 있다.

미나리를 식용한 역사는 꽤 오래되었다. 우리나라 문헌에 미나리가 처음 등장하는 것은 《고려사열전(高麗史列傳)》이며, 조선조에 들어와서는 시조 속에서 자주 읊어졌다. 그중에서도 《청구영언(靑丘永言)》에 나오는 노래는 퍽 감각적이다.

겨울날 따스한 볕을 님 계신 데 비추고자 / 봄 미나리 살찐 맛을 님에게 드리고자 / 님이야 뭣이 없으리만은 내 못 잊어 하노라. 임금과 백성 사이 하늘과 땅이로다 / 나의 설흔 일을 알려고 하시거든 / 우린들 살찐 미나리 맛을 혼자 어찌 먹으리.

최영년(崔永年)도 《해동죽지사(海東竹枝辭)》에서 미나리를 예찬했다.

미나리꽝의 미나리 향기로 와라 / 뽑아 올린 살진 줄기 맛도 좋으니 / 행채, 순채(蓴菜)가 어이 이를 따르랴 / 옛날엔 나랏님께 진상도 하였거니…….

미나리 요리로 가장 보편적인 것은 살짝 데쳐 돌돌 말아 초고추장에 찍어 먹는 미나리강회다. 미나리의 향취와 씹는 맛을 최고로 살린 음식이라 할 수 있다. 복어탕에는 반드시 미나리를 넣는데, 이는 복어와 미나리가 맛의 조화를 이룰 뿐만 아니라 미나리가 복어의 독성을 풀어 주고 신진대사를 촉진하는 효과가 있기 때문이다. 전통적인 봄 상차림 가운데 '봄삼첩'이라 하여, 흰밥에 무 장국, 나박김치, 간장 그리고 청포 무침과 조기 조림, 미나리강회를 올릴 정도다. 이 얼마나 담백하고 감칠맛 나는 상차림인가.

민들레

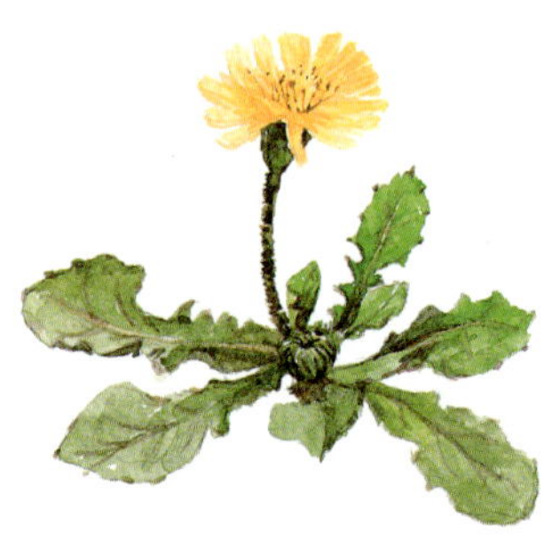

까닭 없이 마음 외로울 때는 / 노오란 민들레꽃 한 송이도 / 애처롭게 그리워지는데 / 아 얼마나 위로이랴 / 소리쳐 부를 수도 없는 이 아득한 거리에 / 그대 조용히 나를 찾아오느니 / 사랑한다는 말 이 한마디는 / 내 이 세상 온전히 떠난 뒤에 남을 것 / 잊어버린다 못잊어 차라리 병이 되어도 / 아 얼마나한 위로이랴 / 그대 맑은 눈을 들어 나를 보느니.

— 조지훈 〈민들레꽃〉

시인이 아니라도 봄 햇살 아래 길을 나서면 어찌 설레지 않으랴. 가슴 저린 사연이나 목메는 그리움이 없어도 어찌 꿈꾸는 영혼의 울림이 없으랴.

봄날 들판의 양지바른 풀밭이나 길가에서 흔히 볼 수 있는 민들레는 국화과의 여러해살이 풀이다. 꽃이 핀 뒤 쓴 흰 털모자가 바람에 날려 흩어진다 하여 '머리털이 허옇게 센 노인(파파정)', 줄기가 없어서 꽃이 땅바닥에 붙어 핀다 하여 '앉은뱅이 꽃'이라고도 한다. 대부분 노란 꽃이 피지만 흰 꽃이 피는 것도 있다.

민들레 잎은 들쭉날쭉 마치 가위질을 한 것처럼 생겼다. 전설에 의하면 남편을 여읜 여자의 갈기갈기 찢긴 마음이 이렇게 되었다고 한다. 민들레 꽃대는 연통처럼 생겼는데, 전쟁터에 나간 남편을 연통 위에 올라가 기다리던 여인이 죽어 변한 모양이라 한다.

민들레는 효능은 다양하다. 염증과 종기를 가라앉히는 효과가 좋아 종창이나 유방염, 인후염, 복막염, 급성 간염 등에 쓰이고, 항균·해독 효과가 있어 몸속에 침입한 유해균을 물리치고 독성을 풀어 준다. 또 건위·강장 작용을 하여 위장을 보호하고, 만성 위염과 식도암, 위암, 소화 불량에도 효과를 발휘한다. 특히 위궤양이나 만성 위약(胃弱) 등의 증상에 잎을 생으로 무쳐 먹거나 말린 뿌리를 달여 먹이면 좋다 하여 널리 이용되기도 하였다.

민간에서는 젖을 많이 분비하게 하는 약재로도 사용한다. 뿌리와 줄기를 자르면 하얀 젖과 비슷한 물질이 나온다 하여 '개젖풀(구유초)'이라고도 한다. 단, 체질적으로 허약하고 몸이 냉한 사람은 과용하지 말아야 한다.

민들레는 주로 이른봄에 어린 싹을 뿌리째 캐서 나물이나 국거리로 이용한다. 어린잎은 날것 그대로 고추장에 찍어 먹거나 기름에 볶아 먹는다. 쓴맛을 줄이기 위해 데쳐서 우려내기도 한다. 한방에서는 꽃피기 전의 민들레를 포공영(蒲公英)이라 하여 통째 말려 약으로 쓰는데, 봄·가을에 채취하거나 바람이 잘 통하고 볕이 잘 드는 곳에서 자란 것은 달고, 여름철이나 황폐한 땅에서 자란 것은 쓰다.

민들레는 술로도 담가 먹는데, 방법은 다음과 같다. 먼저 꽃이 활짝 피기 전의 꽃과 뿌리를 채취하여 잘 씻어 물기를 말린다. 이것을 병에 담아 민들레의 2~3배에 달하는 소주를 부어 한 달 이상 숙성한다. 그러면 민들레의 약 성분이 알코올에 추출되어 나오는데, 이것을 꿀이나 다른 술과 섞어 마시면 된다. 1일 2회, 한번에 20cc씩 공복에 마신다. 민들레술은 위를 튼튼하게 하고 장을 깨끗하게 하며, 열을 내리고 가래를 삭혀 준다. 남성에게는 정력제이고, 여성에게는 월경 불순과 냉증·골반 질환에 좋은 비약이다.

차로 마셔도 좋은데, 특히 체력이 허약할 때 커피 대신 민들레 차를 마시면 좋다. 밤늦게 마셔도 잠이 안 오는 등의 부작용이 없으므로 마음놓고 마셔도 된다. 민들레를 얇게 썰어 프라이팬에 볶아 가루 낸 것을 1/2티스푼 정도 떠서 찻주전자에 넣고 끓여 설탕이나 꿀을 넣어 마시면 된다. 피부 미용에도 효과가 좋아 실핏줄이 잘 터지거나 약한 부위에 팩을 하면 효과적이다. 흔하디 흔한 들풀 속에 감춰진 효능을 알고 나면 지천에 피어난 풀꽃 하나도 예사롭게 보이지 않을 것이다.

박

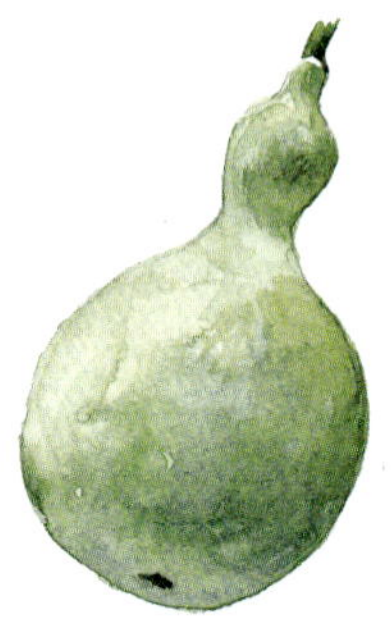

산그늘 내리막 길 / 노을이 길게 타면 / 박모(薄暮) 휘감기는 / 원경은 어설픈데 / 두 메골 / 초막 지붕 위에 서정으로 피는 꽃.
— 정태모 〈박꽃〉

초가 지붕 위에 소복한 여인 마냥 함초롬하게 피어 있는 박꽃은 소박데기인 양 서럽도록 고운 꽃으로 아련한 향수를 불러일으킨다. 소박하고 꾸밈없는 여인 같은 박꽃은 가을이면 튼실한 박이 되어 가을의 정취를 한껏 느끼게 한다. 하지만 박은 가난의 상징이었다.

철모르고 우는 자식 배를 달라 밥을 달라 무엇으로 달래 볼까. 우리는 저 박이나 타서 지져 먹고 바가지는 팔아다가 한 끼나마 구급하세.

《흥부전》에서 흥부의 아내는 서리 내리는 음력 팔 월에 접어들어 먹을 것이 없어지자 이렇게 한탄한다. 흥부네 집 음식 가운데 가장 좋은 것이 박속을 무친 포심채(匏心菜)와 국인 흥부탕이었다. 시집살이 노래〔謠〕에 고달픈 시집살이 한탄한 끝에 "대들보에 박고지 걸고 목이나 매어 볼까.' 하는 대목이 있는 나오는 것으로 보아 이 역시 가난을 연상시킨다.

이처럼 박속은 가난한 우리 선조들의 구황 식량이기도 했지만 도(道)를 닦는 선인이 먹던 선식(仙食)이기도 했다. 박의 담백한 맛이 그만큼 권력욕이나 금욕, 명예욕을 초월한 사람들의 비위에 맞았다는 뜻일 것이다.

박은 성질이 찬 편이다. 그래서 예부터 가슴에 쌓인 열기를 없애 주고 갈증을 멎게 하는 목적으로 사용했다. 한방에서는 팔다리와 얼굴이 붓는 사람이 복용하면 좋고, 이뇨 효과도 있다고 한다. 특히 옻닭을 먹고 난 뒤 두드러기나 가려움증, 발진이 생겼을 때 먹으면 효과적이다.

박은 무기질과 비타민 함량은 다른 채소와 비슷하지만 열량이 낮다. 식물섬유도 풍부하여 대장 운동을 촉진하므로 변비 개선 효과가 있고, 다이어트 · 생활습관병 예방 · 피부 미용 효과가 좋다. 옛날 처녀들은 박속을 먹으면 속살이 박처럼 희어진다고 하여 시집가기 전에 세 통씩 세 번 먹었다고도 한다.

박은 주로 바가지를 만들기 위해 키웠지만 어린 박으로는 나물을 하고, 쉰 것은 갈라서 바가지를 만들고, 남은 박속은 잘라서 반찬으로 무쳐 먹었다. 익은 박은 껍질을 끈처럼 길게 돌려가며 얇게 깎아 박고지로 말렸는데, 박고지는 고기를 씹는 촉감을 살려 주고 맛을 담백하게 하여 고기 요리에 많이 이용되었다.

박속을 먹으려면 잘 여문 것을 골라야 한다. 오래 두면 늦게 타면 속이 휑하게 말라 버려 먹을 것이 없으므로 덩굴이 싱싱할 때 따는 것이 좋다. 잘 익은 박을 골라서 톱으로 갈라 솥에 엎고 삶는데, 물이 끓기 시작하면 불을 줄이고 두 시간쯤 뭉근하게 뜸을 들인다. 삶은 박은 건져서 속을 긁어 물기를 짠 뒤 된장이나 고추장에 양념을 넣어 무친다. 박속으로 끓인 박속국은 박속을 숟가락으로 듬성듬성 떠서 홍고추를 넣어 끓인다. 말린 박고지는 불려서 나물로 이용하거나 간장에 조려 김밥에 넣으면 씹히는 맛이 좋다.

박은 김치로도 담가 먹는다. 박속을 파내고 껍질을 벗긴 뒤 남은 것을 도톰하게 썰어 소금을 뿌려 절인다. 절인 박에 마늘, 고춧가루 실고추, 파, 배를 넣어 양념한 뒤 심심하게 간을 맞춘 국물을 부어 익히면 된다.

혀를 자극하는 맛난 음식이 넘쳐나는 세상에 무(無)맛에 가까운 박나물의 담백한 맛을 그리워하는 사람이 많다. 잃어버린 맛에 대한 향수와 순수함에 대한 동경이 아닐까 싶다.

부추

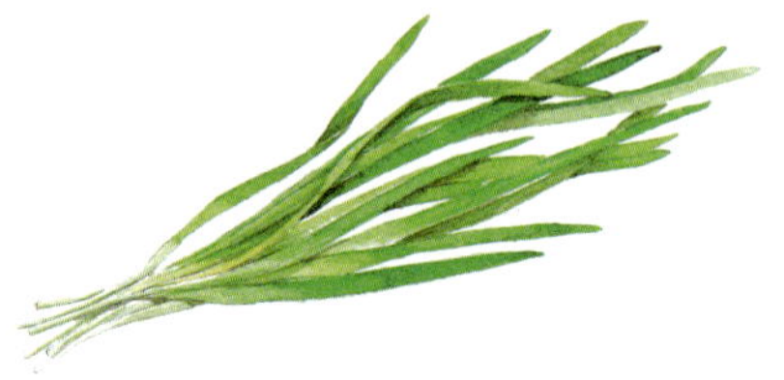

　부추는 솔, 정구지, 기양초(起陽草)라고 하는데, 남자의 양기를 돋워 주는 풀이라 해서 붙여진 이름이다. '게으름뱅이풀'이라고 불리는데, 부추를 먹으면 일할 생각은 안 하고 성욕만 생겨 게을러지기 때문이다. 부추를 많이 먹으면 월담한다는 말도 같은 맥락이다. 부추는 베어내도 잘 자라는 왕성한 생명력 때문에 정력 채소로 알려져 있다. 풀에서 나는 젖이라 하여 '초종유'라는 별칭도 있다.

　부추는 한문으로 '구(韭)'라 하는데, 부추가 자라는 형상을 의미한다. 원산지는 중국으로, 한나라 때부터 부추, 파, 배추무리는 겨울에 온실 재배를 했다.

　상병화의 《역대사회속사물고》에 보면 온실 재배 방법이 나와 있다. 먼저 바닥에 구들을 놓아 불길이 통하게 하고, 그 위에 흙을 깔고 시비를 한다. 그리고 북쪽 벽을 높게 하고 남쪽 벽을 낮게 하여 볕이 들도록 종이 문을 단다. 그렇게 온실에서 한겨울에 돋아난 노란 부추 싹은 '황구(黃韭)'라 하여 귀족들의 밥상에 올랐다.

　흔히 부추를 찬양하여 오색(五色)과 오덕(五德)을 갖추어 이를 먹으면 심신이 고루 좋아진다고 했다. 줄기는 희어 구백(韭白)이요, 노란 싹이 구황(韭黃)이며, 파란 잎은 구청(韭靑)이고, 붉은 뿌리는 구홍(韭紅)이며, 검은 씨앗은 구흑(韭黑)으로 바로 오방색(五方色)이다. 뿐만 아니라 부추에는 오덕이 있다 하여 '채중왕(菜中王)'이라고도 한다. 날로 먹고, 데쳐 먹고, 절여 먹고, 오래 두고 먹고,

매운 것이 일관해 변하지 않으므로 오덕이라 했다.

부추가 우리나라 문헌에 처음 등장하는 것은 고려 때의 《향약구급방(鄕藥救急方)》으로, 약재로 나온다.

부추의 제철은 3~5월로, 잎이 짧고 부드러우며 짙은 녹색에 윤기가 나는 것이 약효도 뛰어나다. 강력한 암 예방 식품으로, 비타민A · C · E가 풍부하며, 비타민B₁의 흡수를 돕고 혈액을 정상화하며 세포에 활력을 주는 알리신이 들어 있다. 부추를 먹으면 몸이 따뜻해지는데, 이는 부추의 성분이 자율 신경을 자극하여 에너지 대사를 높여 주기 때문이다. 위장과 내장 상태를 조절해 주기도 한다. 감기로 고생하거나 냉증과 부인병을 앓고 있는 여성에게 더없이 좋다. 평소에 꾸준히 먹으면 중풍에 걸리지 않고, 몸이 찬 사람이 먹으면 창자가 튼튼해진다. 만성 요통이 있는 사람이 부추 달인 물에 청주를 타서 마시면 몸이 따뜻해져 통증이 사라진다. 그러나 위장이 약하거나 알레르기 체질인 사람은 설사가 날 수 있으므로 주의해야 한다.

체력이 떨어져 밤에 자는 동안 식은땀을 흘리거나 스태미나가 부족하다고 느끼는 사람은 부추즙을 내어 마시거나 부추탕을 만들어 마시면 효과가 있다. 부추씨에도 약효가 있는데, 하루에 30알을 3회에 나누어 공복에 먹으면 신(腎)을 따뜻하게 하여 양기를 충만하게 하고 정액을 굳게 지켜줄 뿐만 아니라 위장이 냉하거나 복부 통증, 기관지염에도 효과를 발휘한다.

부추를 이용한 요리도 다양한데, 먼저 부추된장국은 부추에 들어 있는 칼륨이 나트륨과 결합하여 몸밖으로 배설되기 때문에 소금 과잉 섭취로 인한 피해를 줄여 부족한 비타민을 보완해 준다. 양기를 강화하고 정혈을 길러 주는 부추죽, 부추를 양념장에 무친 부추겉절이, 삶은 부추에 생선묵을 넣고 겨자와 초된장으로 무친 부추겨자초, 삶은 부추와 당면을 넣어 볶은 중국식 부추무침, 부추에 밀가루를 풀어 지진 부추전, 돼지고기와 함께 볶아 낸 부추잡채, 부추꽃줄기를 볶아 양념한 부추꽃볶음도 부추로 만들어 먹을 수 있는 별미다. 부추즙에 청주를 약간 섞어 잠자기 전에 마시면 숙면을 취할 수 있다.

잘라 내고 잘라 내도 또 자라나는 강한 생명력만큼이나 건강에도 좋은 부추를 식단에 마음껏 이용해 보는 것은 어떨까?

브로콜리

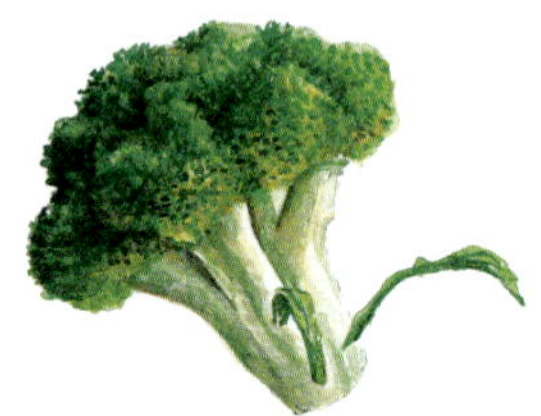

브로콜리는 가지과에 속하는 채소로, 가장 많이 이용되는 서양 채소 가운데 하나다. 계절에 상관없이 먹을 수 있지만 11~3월이 제철인 겨울 채소다. 평소에 스트레스를 많이 받거나 담배를 많이 피우는 사람, 고운 피부를 원하는 사람, 감기 기운이 있는 사람은 브로콜리를 많이 먹는 것이 좋다.

브로콜리는 비타민A · C 등의 비타민과 칼륨 · 인 · 칼슘 등의 무기질이 풍부한 영양 덩어리다. 특히 베타카로틴과 비타민E, 루테인(lutein), 셀레늄(selenium), 식이섬유 등의 항산화 물질이 풍부하다. 항산화 물질은 몸속에 쌓인 유해 산소를 제거하여 노화를 예방하고 암과 심장병 등의 생활습관병을 예방한다. 그중에서도 특히 비타민C가 풍부한데, 레몬의 2배, 감자의 7배로 채소 가운데 가장 많은 편이다. 비타민C는 기미, 주근깨를 없애는 등 피부 미용에 좋은 비타민으로, 브로콜리(100g당 98㎎) 두세 송이면 하루에 필요한 비타민C를 섭취할 수 있다. 비타민C의 효과를 보기 위해서는 생으로 즙을 짜서 먹는 것이 가장 좋고, 당근이나 사과즙과 섞어 먹어도 좋다. 비타민C의 파괴를 막기 위해서는 살짝 데치거나 찜통에 살짝 쪄서 먹는다. 데쳐서 샐러드로 만들거나 초장에 찍어 먹고, 수프를 끓여 먹어도 좋다. 열량이 100g당 28kcal로 낮아 다이어트를 하는 사람에게도 부담이 없다. 브로콜리에 기름을 더하면 비타민A 흡수율이 높아지는데, 드레싱에 기름을 뿌리거나 볶을 때 기름을 넣으면 된다. 비타민 K도 풍부하여 조혈 · 지혈 작용을 돕는다.

푸른색 채소의 근원은 클로로필(chlorophyll), 즉 엽록소로, 인간의 적혈구와 유사하다고 볼 수 있다. 적혈구가 빨간색인 반면 엽록소는 녹색이라는 점이 다르긴 하지만 둘 다 혈액을 정화하는 작용을 한다. 적혈구에 붙기 쉬운 독소와 결합함으로써 혈액을 정화하여 동맥경화를 예방해 준다.

또한 브로콜리는 항암 식품 가운데 가장 효과가 뛰어나 하루 반 컵만 먹으면 폐암 · 위암 · 결장암 · 직장암 · 유방암을 예방하는 데 효과를 볼 수 있다. 일본 농수산성이 흔히 먹는 16종의 채소와 과일을 가지고 발암 억제력 검사를 한 결과 브로콜리가 가지에 이어 두 번째로 높은 효과를 나타냈다고 한다.

브로콜리를 고를 때는 진한 초록색에 봉오리가 작고 단단하며 싱싱한 것을 선택해야 한다. 가운데가 볼록하게 솟아올라 있는 것이 상품이다. 봉오리 부분이 보라색을 띠는 것도 있는데, 이는 품종이 다른 것으로 맛과 신선도는 무관하다. 하지만 꽃이 핀 것은 맛과 영양이 떨어지므로 꽃이 피기 전의 것을 고른다. 브로콜리를 먹을 때는 푸른 잎보다는 줄기 부분을 많이 먹는 것이 좋다. 잎에 비해 줄기 부분이 영양소가 풍부하기 때문이다. 브로콜리를 손질할 때는 물에 흔들어 씻은 뒤 단단한 줄기는 잘라 내고 송이와 송이 사이에 칼끝을 넣어 작은 송이를 떼어 낸다. 얼음물에 담가 두면 색깔이 선명해지고 싱싱한 상태가 유지된다.

조리할 때는 브로콜리를 소금물에 30분쯤 담가 송이 속의 먼지와 오염 물질을 제거해야 한다. 끓는 물에 소금과 식초를 넣고 살짝 데치면 색이 선명해지고 씹히는 맛도 좋다. 줄기와 송이를 함께 데치거나 볶으면 고르게 익지 않으므로 줄기를 먼저 넣고 송이를 나중에 넣어야 한다. 살짝 데쳐서 냉동 보관해도 비타민 손실이 거의 없다. 삶아서 냉동할 것은 찬물에 담가 식히는 것보다는 부채나 넓은 판으로 바람을 일으켜 식히는 것이 좋다.

브로콜리와 궁합이 잘 맞는 식품은 아몬드와 오렌지를 꼽을 수 있다. 견과류의 비타민E가 채소의 비타민C와 만나 두뇌 발달을 돕고, 브로콜리와 오렌지의 풍부한 비타민C가 질병에 대한 저항력을 강화해 준다. 어떤 이는 브로콜리가 뇌 모양으로 생겼으므로 두뇌를 좋게 할 것이라고 주장한다. 형태를 보고 성능까지 예견한 것이지만 아주 틀린 말은 아니다.

뽕나무

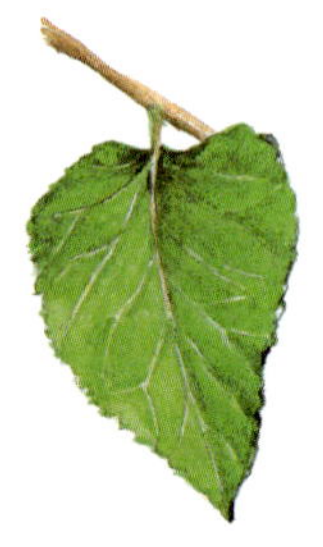

오자마자 가래나무/ 덜덜 떠는 사시나무 / 하느님께 비자나무 / 방귀 뀌어 뽕나무…….

전해 내려오는 나무 노래의 일부다. 뽕나무와 오디는 신선의 약이자 신선들이 즐겨 먹은 열매로 알려져 있다. 한자로 '상(桑)' 이라고 하는데, 나무 위에 뽕나무 열매인 오디가 다닥다닥 붙어 있는 모양을 딴 상형 문자다. 이 문자를 만든 옛날 사람들도 누에치는 일보다 오디를 먼저 생각했나 보다. 뽕나무 열매인 오디를 먹으면 소화가 잘되어 방귀를 뽕뽕 잘 뀌게 되어 뽕이라는 이름이 붙었다고도 한다.

우리 속담에 '임도 보고 뽕도 딴다' 는 말이 있다. 한 가지 일을 하고 두 가지 효과를 얻는 일석이조의 의미다. 남녀가 유별하던 시절, 청춘 남녀가 무성한 뽕밭은 다른 사람의 이목을 피하기에 적합했을 것이다. 마을 총각이 뽕잎을 따는 처녀에게 뽕잎을 따 줄 테니 대신 명주옷을 지어 달라고 하는 것은 수줍은 총각의 청혼이었다. 그 밖에도 마음이 흡족하여 어쩔 줄 모른다는 뜻의 '뽕내 맡은 누에 같다' 거나 아무리 큰 어려움이 닥쳐도 희망이 있다는 뜻의 '상전이 벽해(桑田碧海)해도 비켜 설 곳 있다' 는 말도 있다. 《목민심서(牧民心書)》에는 이런 대목이 나온다. "농사는 식물의 근본이고, 뽕나무는 옷의 근본이다. 그런 까닭에 백성에게 뽕나무를 심게 하는 것이 수령의 중요한 임무가 되는 것이다."

《동의보감》에는 "뽕탕을 마시면 당뇨가 억제되고 혈압이 낮아지며, 고혈압과 중풍 외에 자양 강장 효과도 있는 등 불로장생의 묘약"이라 했다. 약재상에서는 뽕잎과 뿌리, 껍질 등 뽕나무의 모든 것을 약재로 쓴다. 특히 뽕나무 겉껍질 속의 흰 껍질은 '상백피'라 하여 이뇨제 · 소염제 · 진해제 · 중풍 후유증 치료제 · 간 질환 치료제로 이용한다. 상백피를 물에 끓여 누룩을 넣어 빚으면 뽕나무술이 되는데, 몸에 매우 좋아 불로장수약이라 불릴 정도다. 뽕나무 뿌리껍질을 같은 양으로 노랗게 볶은 것을 가지와 함께 달인 상지근피탕을 하루 3~4잔씩 마시면 비만에 효과를 볼 수 있다. 또한 뽕나무 뿌리 달인 물로 모근(毛根)을 적시면 탈모증이나 머리카락 끝이 갈라지는 지모증, 꼬불거리는 곡모증 등에 효과가 있다고 하니 머리카락 때문에 고민하는 이들은 한 번쯤 시도해 볼 만하다. 그 밖에도 뽕나무 가지는 부종에, 꽃은 뇌빈혈에, 잎은 습진이나 월경통에, 오디는 변비의 약재로 쓴다. 누에의 배설물인 잠사, 즉 누에의 똥은 혈압을 내려 준다.

뽕나무는 전쟁 중이나 커다란 기근이 왔을 때 구황 식물 역할도 했다. 봄에는 어린잎을 나물로 먹었고, 식량이 귀할 때는 여름에 무성한 잎을 따서 말린 것을 빻아 곡식 가루와 섞어 먹기도 했다. 뽕나무 열매인 오디에는 당분을 비롯하여 호박산 배당체, 플라보노이드 등의 여러 가지 성분이 들어 있는데, 그 알찬 생김새만큼이나 영양도 가득하다.

뽕나무는 외국 속담과 고대 역사에도 등장한다. 영국 속담에 '인내와 세월은 뽕잎을 비단옷으로 만든다'는 말이 있고, 《성경》에 나오는 키 작은 '삭개오'가 예수를 만나기 위해 올라간 나무도 뽕나무였다. 뽕나무는 또한 봄에 가장 늦게 싹을 틔워 꽃샘추위에 피해를 받을 염려가 없는, 기다릴 줄 아는 지혜의 나무다. 그래서 고대 로마인들은 이 나무를 지혜의 여신 미네르바에게 바쳤다고 한다. 《예기(禮記)》에는 '상봉육지(桑蓬六志)'라 하여 아들을 낳으면 뽕나무로 만든 활에 쑥대로 살을 만들어 사방에 쏘면서 아들의 성공을 기원했다고 한다. 이것이 점차 사악한 마귀를 쫓는 의식으로 변해 지금도 내려오고 있다.

최근 들어 오디가 각광받고 있다. 서양 것에 매료되었던 사람들이 우리 것에 대한 인식을 새롭게 하면서 술과 차, 음식으로 만들어 먹고 있으니 기쁜 일이 아닐 수 없다.

상추

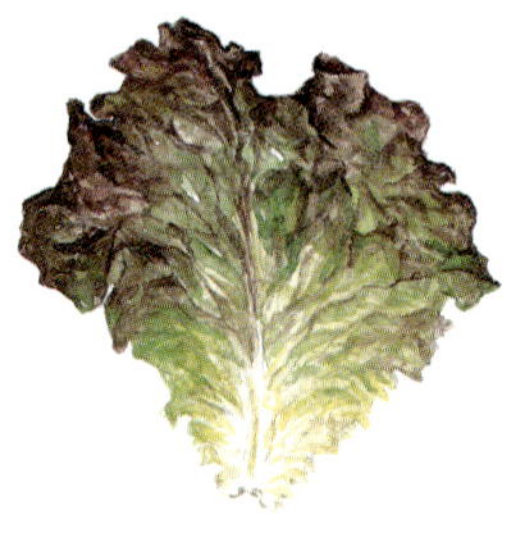

녹수청산 흐르는 물에 / 상추 씻는 저 처자야 / 상추 잎은 누굴 주려고 / 치마폭에 감추느냐 / 상추 잎은 남을 주어도 / 마음일랑은 나를 주게.
— 〈상추 씻는 처녀〉, 충남 예산 지방의 민요

아기 어멈 방아 찧어 들바라지 점심하소. 보리밥 파찬국에 상추쌈을 식구 헤아리되
넉넉히 능을 두소.
— 《농가월령가(農家月令歌)》〈유월령〉

상추는 고려시대부터 먹어 왔다. 몽고의 침입으로 원나라에 공물로 보내진 여인들은 궁녀나 시녀가 되어 이역만리에서 궁중의 뜰에 상추를 심어 먹으며 고향에 대한 그리움과 망국의 한을 달랬다고 한다. 이를 눈여겨보던 몽고인에게도 상추쌈은 인기였다. 고려 상추는 질이 좋아 천금을 추어야 씨앗을 얻을 수 있다 하여 천금채(千金菜)라고도 불렸다. 원나라 시인 양윤부(楊允孚)는 고려 상추에 대해 "해당화는 꽃이 붉어 좋고 살구는 누래 보기 좋구나. 더 좋은 것은 고려의 상치로서 마고의 향기보다 그윽하구려."라고 읊었다.

상추는 붉은 것과 푸른 것이 있는데, 생즙용으로는 붉은 것을 쓰며, 즙 외에 쌈으로 이용하거나 무침 재료로도 좋다. 비타민이 풍부한 상추에 참기름이나

파, 마늘, 된장, 고추장을 곁들이는 것도 영양 면에서 합리적이다. 상추는 '월강초(越江草)'라고도 부르는데 유래가 특이하다. 아이를 낳은 산모가 미역을 구할 형편이 못되어 상추로 국을 끓여 먹었더니 산모는 배가 아프고 아이는 푸른 변을 보았다고 한다. 이에 상추를 멀리 강 건너에 심었다 해서 붙여진 이름이다.

한방에서 상추는 근육과 뼈를 보강하고 오장육부의 기능을 순조롭게 해 주는 성질을 지녔다고 한다. 외용약으로도 유용한데, 타박상에 즙을 내어 바르거나 눈에 핏발이 서서 풀리지 않을 때 즙을 내어 한 잔씩 3회 복용하면 풀린다. 또 상추를 뿌리와 함께 말려 가루 낸 것을 양치질할 때 치약과 함께 조금씩 사용하면 치아가 하얘진다. 《본초강목》에서는 상추가 신(腎), 즉 정력에 좋다 하였는데, 그래서 상추를 많이 심었다는 것은 그 집 마님의 음욕이 강하다는 것을 간접적으로 시사하기도 한다. 시어머니가 며느리에게 하는 '고추밭 상추 가리는 년'이라는 욕에는 남편을 위하는 척하면서 자신의 음욕을 채운다는 의미가 내포되어 있다. 이는 상추를 자르면 나오는 뽀얀 유즙을 남성의 정액에 비유하여 비슷한 효과를 낸다고 믿은 원시적 사고 때문이다. 하지만 상추를 꺾었을 때 나오는 흰 진액은 리쿠루신으로, 진통과 마취 효과가 있다. 또 상추를 먹으면 졸음이 오는데, 이는 상추에 들어 있는 락튜카리륨이 수면제 역할을 하기 때문이다. 락투카리륨은 불면증·황달·빈혈 등에 효과가 좋으며, 몸이 붓고 소변이 잘 안 나올 때, 뼈마디가 쑤시고 혈액이 탁해졌을 때도 효과를 발휘한다.

상추는 겉절이, 김치, 불뚝전 등을 해 먹을 수 있다. 상추불뚝전은 독이 오른 상추의 껍질을 벗겨 칼등으로 자근자근 두드린 것을 씻어 쓴 물을 제거한 뒤 고추장과 된장을 넣어 부친 전이다. 대궐에서 먹는 상추쌈차림은 찬물과 최고의 조화를 이루는데, 기름진 쇠고기를 양념하여 국물을 적게 넣고 뚝배기에 끓인 절미된장조치, 병어의 살만 떠서 고추장양념에 조린 병어감정, 양념한 쇠고기를 국물 없이 조린 장똑또기자반, 보리새우볶음, 약고추장으로 차려진다. 생각만 해도 입맛이 돋는 차림이다.

상추를 뒤집어 싸 먹으면 체하지 않는다 했으며, 쌈을 먹은 뒤에는 계지차(계수나무의 삭정이 가지)를 마셨다. 상추는 차고, 계지는 따뜻하니 이 두 가지를 함께 섭취하여 몸을 중화시켜 보(補)한다는 원리를 이용한 것이다.

새싹 채소

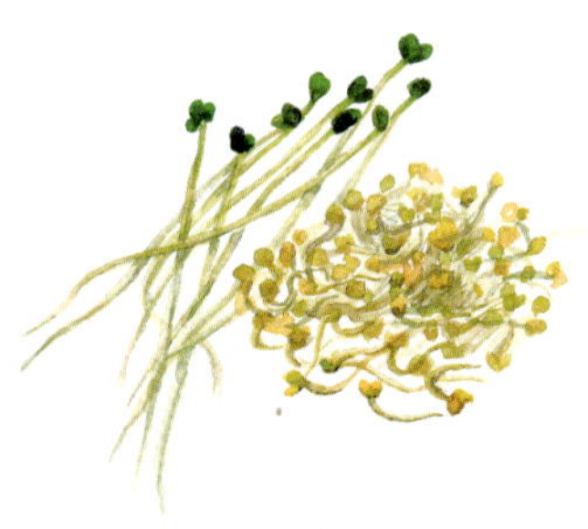

　신선함, 풋풋하고 여린 촉감, 붉고 푸르고 노란 새싹의 향연은 우리 몸에 맑은 기운을 불어넣는다. 웰빙 열풍과 함께 영양이 풍부하고 오염되지 않은 채소를 찾는 사람이 늘면서 싹 채소에 관한 관심도 높아졌다.

　새싹(발아) 채소는 발아한 지 5~10일 동안 재배한 어린잎으로, 가장 맛있고 영양이 가득한 시기에 수확한 것이다. 씨앗의 생명 정보와 태양의 에너지가 결합되어 암과 노화 예방은 물론 신진대사 촉진과 피부 미용에 효과가 있는 새로운 무병장수 식품이다. 특히 유기농법으로 재배한 어린잎 채소는 비옥한 토양에서 자라 청정한 영양분이 풍부하다.

　식물은 새싹이 돋아나는 시기에 성장력이 가장 왕성하다. 발아할 때 생명 유지에 필요한 영양소가 응집되고, 그 에너지가 새싹으로 나타나기 때문에 완전히 성숙한 채소에 비해 비타민과 미네랄, 식물성 단백질이 4배나 많이 들어 있다. 그래서 적은 양을 섭취해도 우리 몸에 필요한 필수 영양소를 충족할 수 있다. 브로콜리의 경우 다 자란 것보다 새싹에 항암 물질이 20배나 많이 들어 있다. 맛이 연하고 부드러워 소화 능력이 떨어지는 노인이나 수험생, 어린이가 먹으면 좋다.

　대표적인 발아 채소로는 브로콜리싹 · 알파파싹 · 설채싹 · 완두싹 · 적무싹 · 다채싹 · 양배추싹 등이 있다. 종류에 따라 쌉싸래한 맛, 단맛, 알싸한 맛, 자극적인 맛이 나기 때문에 음식에 다양한 맛을 줄 수 있다.

브로콜리싹에는 설포라펜(sulforaphane)이라는 항암 물질이 풍부하다. 베타카로틴도 들어 있어 비타민A 결핍 증상인 야맹증 예방에 효과가 있다. 육류와 함께 먹거나 드레싱을 뿌려 샐러드로 생식하면 좋다. 진한 녹색의 알파파싹은 겉은 단단해 보이지만 연하고 섬유질이 적어 씹는 맛이 좋다. 비타민A · B와 철분, 칼슘도 풍부하다. 데치거나 볶음으로 이용할 수 있으며, 여러 가지 맛이 나서 어떤 요리와도 잘 어울린다. 설채싹은 순무의 싹으로, 매운맛을 내는 이소티아네이트가 들어 있어 항암 작용을 하고, 해독 · 소염 작용을 하여 몸의 염증을 가라앉히고 목이 쉰 것을 낫게 한다. 샐러드로 이용하면 좋다. 섬유질이 풍부하고 혈당을 조절하는 작용을 하는 완두싹은 당뇨병 치료에 효과적이다. 혈압을 일시적으로 떨어트리고, 심장병과 피부 미용에도 효과가 좋다. 간장무침이나 샐러드로 만들어 먹는다. 적무싹은 장내의 부패성 생성물을 흡수하고 배변을 좋게 한다. 간장의 부담을 줄여 줄 뿐만 아니라 피부 미용에도 효과가 있다. 콜레스테롤을 낮춰 주므로 육류와 함께 먹으면 좋다. 수프나 된장국, 쌈채소에 얹어 먹거나 샐러드로 이용한다. 비타민이라고도 불리는 다채싹은 맛이 담백하고 떫다. 카로틴 함량이 시금치의 2배 정도로, 생채 100g을 먹으면 하루에 필요한 비타민A 양의 80%를 충족할 수 있다. 국, 무침, 조림, 볶음 등 어느 요리에도 잘 어울린다. 양배추싹은 잎은 두껍고 털이 없으며 분처럼 흰빛이 돈다. 비타민이 골고루 들어 있고, 황과 염소가 위와 창자의 점액질을 깨끗하게 해 준다. 노화를 방지하고 피부를 건강하게 하며 스태미나를 강화해 주는 셀레늄도 들어 있다.

새싹은 고유의 연하고 부드러운 질감과 맛이 살아 있고 사용할 때 가볍게 씻기만 하면 되기 때문에 영양 손실을 최소화할 수 있다. 기르기가 쉽고 화초 효과도 있다는 것이 새싹 채소가 인기를 끄는 이유다. 생으로 샐러드나 주스에 이용하거나 살짝 데쳐 먹어야 영양소의 파괴를 줄일 수 있고 맛도 좋다.

입 안 가득한 풋풋한 향기와 '아삭아삭' '사각사각' 하는 소리는 생명력과 건강을 씹는 즐거움과 몸까지 가벼워지게 하는 싱그러움을 지녔다. 열린 창에 화사한 햇살을 걸어 놓고 새싹 채소로 산뜻한 식탁을 준비해 가족을 작은 행복으로 초대해 보는 것은 어떨까?

생강

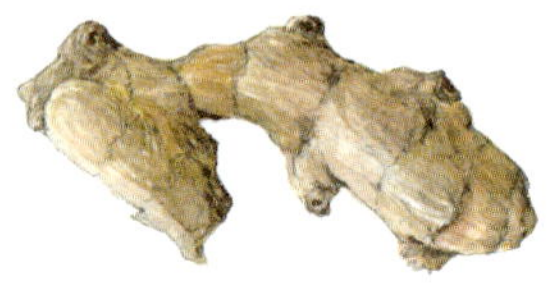

《홍길동전(洪吉童傳)》의 저자 허균이 귀양지에서 조선 팔도의 명물을 기록한 《도문대작(屠門大嚼)》에 보면 "엿은 개성, 석류는 제주, 감은 지리산, 밤은 상주, 복숭아는 전주, 사슴 꼬리는 부안, 곰 발바닥·표범의 태반·사슴의 혀는 강원도, 숭어와 무는 나주, 오징어는 흥덕, 은어는 섬진강에서 난 것을 제일로 친다." 하였다. 이름난 음식으로는 남해의 죽순, 전주의 재증떡, 장성의 콩잎국, 평양의 냉면, 서산의 굴젓, 밀양의 막걸리, 순창의 고추장을 꼽았다. 이 기록에 보면 생강의 명산지로 전주를 꼽고 있으며, 담양이나 창평의 생강도 유명하다고 적고 있다.

중국 의학서에는 이미 2천 년 전에 생강에 대한 기록이 나와 있으며, 한의학에서는 거의 절반 정도의 처방에 생강을 사용할 정도다. 동양에서는 수 세기 전부터 생강의 뱃멀미 방지 효과를 이용했고, 식욕을 잃었을 때 먹는 약에도 생강을 빠뜨리지 않았다. 생강은 뇌에서 작용하는 멀미약인 드라마민(dramamine)과는 달리 장에서 작용하기 때문에 먹어도 졸음이 오지 않는다.

《본초학》에서는 생강은 성질이 따뜻한데 껍질은 차니 따뜻한 효력으로 이용하려면 껍질을 버리고 사용하고, 차게 이용하려면 껍질까지 쓴다고 했다. 다산 정약용 선생은 "중풍에도 생강즙이 좋고, 감기에는 생강을 씹어 먹은 뒤 땀을 내면 효과가 있다."고 했다.

생강의 원산지는 인도와 말레이시아 일대로, 온도가 높고 비가 많이 오는 지역에서 잘 자란다. 유럽에는 아랍 상인들에 의해 1세기 전에 전해졌으며, 9세기에는 프랑스와 독일에 향신료로 보급되었다고 한다. 고려 현종 때(1018년)의 기록으로 보아 우리나라에서도 재배 역사가 오래되었음을 알 수 있다.

매운맛과 강한 향을 지닌 생강은 고기를 부드럽게 하고 비린내를 없애는 작용이 있어 육류나 생선 요리에 빠지지 않는다. 생강 뿌리에는 무기질이 풍부하고, 40~60% 정도의 전분과 향미 · 신미 성분이 들어 있어 간장 활동을 원활하게 하고 이뇨 작용을 도우며 종기를 제거한다. 생강 특유의 매운맛은 진저롤(gingerol)과 시네올(cineole)에 의한 것으로, 말초 혈관의 혈액 순환을 도와 몸이 따뜻해지고 땀이 나게 한다. 위액의 분비를 늘리고 위장의 연동 운동을 돕는 등 위장 기능을 조절하는 작용도 한다.

생강은 항암 효과도 가지고 있는데, 일본 기후대학 의학부의 모리히데 도오루 교수팀의 실험 결과가 이를 증명해 준다. 280마리의 쥐를 6그룹으로 나누어 대장암 유발 물질을 정기적으로 피하 주사한 뒤 치료법으로 몇 가지 식품의 추출물을 투여한 결과 그중 진저롤을 투여한 그룹의 암 발생률이 가장 낮았다고 한다. 인도에서는 생강차를 기침약으로 이용하고, 아프리카인들은 최음제로, 뉴기니아 여성들은 피임제로 말린 생강을 먹는다.

음식에 해박한 지식을 갖고 있었던 소동파(蘇東坡, 1036~1101)도 심신의 사악함을 물리치기 위해 생강을 항상 곁에 두고 찬이나, 차, 약으로 달여 먹었다고 한다. 생강 같은 사람, 화이부동(和而不同)의 인격을 함양하고자 함이었다. 뚜렷한 개성과 철학을 갖되, 매사에 화합을 모색하는 것, 곧 진실과 정의에 앞장서는 삶을 지향한 것이다. 또 율곡 이이(李珥, 1536~1584)는 출세 길로 떠나는 제자에게 마음의 생강을 주었다고 한다. 매운 개성을 지녔으면서도 모든 것을 조화하며 독을 물리치는 '처세의 생강'이었다.

생강은 주로 생선회를 먹을 때 생선 냄새를 없애기 위해 많이 이용된다. 저민 생강을 설탕에 절여 말린 편강이나 갈아서 즙을 내 뜨거운 물을 타서 마시는 생강차도 좋다. 그 밖에도 생강편 · 생강차 · 생강주 · 생강장아찌 · 생강정과 · 생강엿으로도 다양하게 이용할 수 있다. 하루 20g(큰 것 1쪽) 정도 섭취하면 충분하다.

소나무(솔잎)

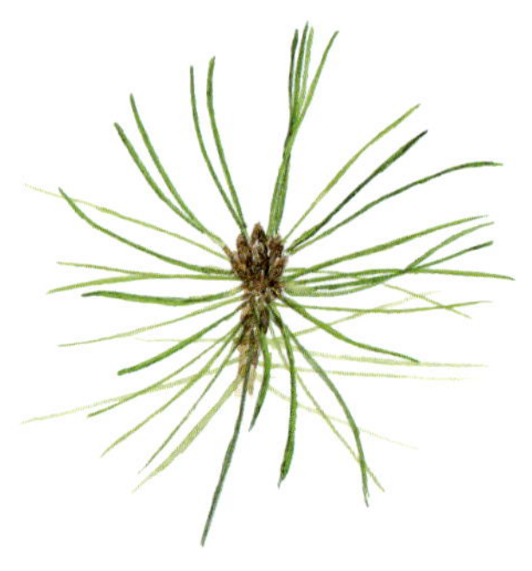

'용의 기품과 하늘로 솟구치는 기상, 바늘 같은 선비의 강직함'을 지닌 소나무. 흙 한 줌 없는 바위틈에서 뿌리를 내리고 우뚝 자라난 소나무에서 우리는 불굴의 의지와 강인한 생명력을 배운다. 그래서 소나무를 일컬어 고난을 딛고 굳건히 일어서는 한국인의 기상을 지녔다 한다.

소나무는 세계적으로 약 100여 종이 있는데, 우리나라에 있는 것은 7종이다. 소나무가 우리 땅에 살기 시작한 것은 약 6,000여 년 전으로, 초벌구이한 토기처럼 줄기가 붉은 적송(赤松), 여인의 자태처럼 아름다운 여송(女松), 육지에서 자라 육송(陸松), 바람이 거친 해안에서 자란 해송(海松), 줄기가 반원 모양인 반송, 줄기가 아래로 처지는 처진 소나무, 그리고 우리나라가 자랑하는 곧고 붉은 금강송(金剛松)이 있다. 불로장생의 상징인 십장생(十長生)에 포함되는 유일한 나무일 정도로 소나무는 강인한 생명력을 갖고 있다.

중국에서는 소나무를 '선인(仙人)이 먹는 음식'으로 여겼다. 수행승이 단식에 들어갈 때도 솔잎 한 줌을 먹고 수행에 임했다고 한다. 신선전이나 열녀전에는 솔잎, 송진, 잣 등을 먹고 불로장수했다는 기록이 많이 나온다.

의학서의 고전인 《회중묘약집(懷中妙藥集)》에는 "솔잎을 씹으면 고혈압이 없어져 중풍이 치료된다. 뇌빈혈로 쓰러진 사람이 솔잎을 계속 씹었더니 언어 장애도 없어지고 회복이 빨라졌다."고 기술되어 있다. 《본초강목》에서는 "솔잎은 쓰고 따뜻한 기운이 있어 풍습창(습기로 인해 뼈마디가 저리고 아픈 것)을 치료하고 모발을 나게 하며 오장을 편하게 한다. 또한 속을 든든하게 해 배고픔을 모르고 오래 살게 한다."고 밝히기도 했다.

솔잎 특유의 향은 휘발 성분인 테레빈(turpentine)과 떫은맛을 내는 탄닌(tannin)에 의한 것으로, 테레빈은 콜레스테롤 수치를 낮춰 주고 말초 신경을 확장시켜 호르몬 분비를 높이는 등 몸의 조직을 일깨워 고혈압이나 심근경색에 효과를 발휘한다. 탄닌은 위 운동을 활발하게 하여 식욕을 촉진하고 위 점막을 보호하며, 장의 긴장을 풀어 주어 신경성 변비를 해소한다. 또 솔잎을 오랫동안 생식하면 몸이 가벼워지고 눈이 밝아지며 머리털이 나고, 추위와 배고픔을 모르게 된다. 과거에는 흉년이 들었을 때 허기를 때우기 위해 소나무 껍질을 벗겨 짓찧은 것을 곡물과 함께 버무려 먹기도 했다. 소나무는 고고한 선비의 상징인 동시에 가난한 사람들에게 영양분을 제공해 준 고마운 식량고이기도 했던 것이다. 또 솔잎을 씹으면 피로가 풀리고 젊음을 유지할 수 있는데, 이는 솔잎이 몸속의 노폐물을 서서히 용해시켜 몸 밖으로 배출해 주기 때문이다.

솔잎은 요리에도 많이 이용되는데, 솔잎을 켜켜이 넣고 찐 솔향 그윽한 편은 맛과 영양이 그만이다. 깨끗이 씻은 솔잎에 떡을 싸 두면 서로 붙거나 굳거나 부패하는 것을 막을 수 있다. 솔잎에 방부 · 살균 효과가 있다는 사실을 알았던 것일까? 조상들의 지혜에 다시 한번 탄복하게 된다. 또 생솔잎을 쪄서 말린 것을 가루 내어 곡류와 섞어 만든 송기떡은 구황 식품이자 결핵 특효약이었다. 백일이나 돌상에 반드시 놓인 오색 송편을 보고 있노라면 아이에게 소나무처럼 강건한 기상과 절개, 정조를 바라던 부모의 마음이 느껴진다.

소나무가 주는 또 하나의 선물은 5월이면 바람에 노오랗게 날리는 송화(松花) 가루다. 심폐 기능을 원활하여 기운을 돋우고 풍(風)을 없애며, 피를 멈추게 하는 효과가 있는 송화 가루에는 아스코르브산(ascorbric acid)이 풍부하다. 우리 조상들은 송화를 이용하여 다식이나 밀수를 만들어 먹었다. 꽃이 피기 전의 송화를 채취하여 삼베 주머니에 담은 뒤 술을 부어 밀봉해 두었다가 마시는 송화주는 노오란 색감과 더불어 건강을 가져다준다. 요리와 술, 차를 넘어 우리 민족과 오랫동안 함께 해 온 소나무는 건강식이자 풍류식이요, 눈물식이었다.

송로버섯

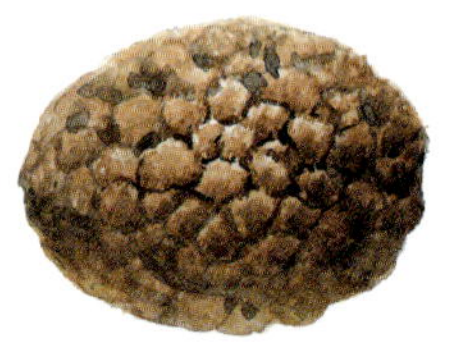

여자가 먹으면 요염해지고, 남자가 먹으면 정력을 보장해 주는 프랑스 산삼 트러플(truffle). 세계 3대 진미 중에서도 으뜸으로 칭송받고 있는 송로버섯에 대한 기록이 처음 등장한 것은 기원전 5세기다. 아테네에 거주하는 외국인 거주자인 메토이코스(metoikos)들은 송로버섯 음식을 개발하면 시민권을 획득할 수 있었다.

좋은 맛과 '숯불에 구운 송로버섯은 사랑놀이에 좋다'는 소문 때문에 송로버섯은 언제나 높이 평가되어 16세기 프랑스 궁전의 요염한 귀부인들에게 많은 인기를 얻었다. 당시 최고의 최음 음식은 젊은 수탉의 고환과 아티초크의 밑부분, 그리고 송로버섯이라 생각했다. 그중 송로버섯은 신비로운 향과 최음 효과가 있다는 소문 덕분에 유명해졌다.

부드러운 머리로 땅을 뚫고 피어오르는 송로버섯은 버섯 다음가는 '땅의 사과'다. 영양가가 높고, 사람을 흥분시키고, 감각적인 기쁨을 가져다 준다고 하여 황제들의 병에 처방되기도 하였다. 프랑스의 미식가 브리야 사바랭(Brillat Savarin, 1755~1826)은 송로버섯을 '검은 다이아몬드'라 칭했다. 필요한 곳에서 필요할 때 발견되지 않고, 채소지만 마음대로 재배할 수 없다는 점에서 그렇다.

송로버섯은 참나무, 개암나무, 떡갈나무가 우거진 땅속에서 자라는데, 떡갈나무 잎이 떨어지는 11~12월이 본격적인 수확철이다. 송로버섯은 포자가 번식한

균류로, 땅 밑 30cm 근처에서 나무 뿌리에 의존해 자란다. 균사체는 주변의 토양을 빨아들여 나무에 미네랄 성분을 제공하는 대신 나무의 유기물을 흡수한다. 균사체가 나무 뿌리와 접촉하기까지는 몇 달, 심지어 몇 년이 걸리기도 하는데, 주로 검은색이나 흰색을 띠며 무게는 보통 20~200g이다. 프랑스 페리고 지방에서 난 것을 최고로 치는 검은 송로와, 이탈리아 알바 지방에서 난 것을 최고로 치는 흰 송로로 나뉜다. 흰 것은 저장할 경우 맛이 떨어지기 때문에 수확 직후에만 제맛을 즐길 수 있다. 그래서 검은 송로에 비해 가격이 세 배 정도 비싸다. 송로버섯이 기생하는 나무에서 지름 5~10m 주변에는 불에 탄 것처럼 풀이 자라지 않는다고 한다. 심한 여름 폭풍을 좋아하여, '송로버섯은 가을비 속에서 태어난다. 번갯불이 중요하기 때문에 비가 내리지 않거나 천둥이 치지 않으면 자라지 않는다'는 말도 있다. 하지만 아무리 '불에 탄 것 같은 땅'을 보았다 해서 마구 파헤치면 균사체를 망가트릴 수 있고, 유리보다 더 쉽게 부서지므로 소중히 다루어야 한다.

송로버섯은 수확하는 것이 아니라 마치 사냥하는 것과 같아 송로벗을 채취하기 위해서는 자연에 대한 깊은 이해와 인내가 필요하다. 송로버섯의 성숙 정도는 석탄처럼 검은 빛깔뿐만 아니라 비교할 수 없는 향으로도 평가된다.

송로버섯 채취자는 정확한 위치를 알아내기 위해 자연의 도움을 받는다. 그중 가장 믿을 만한 협조자는 일명 '헬로미자 투베리보라'라고 불리는 송로버섯파리다. 안개가 낀 낮이나 약한 비가 내려 땅에서 냄새가 나면 이 파리가 나타나는데, 품질 좋은 송로가 있으면 더 많이 모여든다고 한다. 프로방스 지역에서는 개를 이용하는데, 암퇘지와 달리 개는 송로버섯을 좋아하지 않아 버섯이 손상될 염려가 없다. 이처럼 힘들게 얻을 수 있다 보니 송로버섯을 파는 사람들은 흙 묻은 송로를 상자에 담아 자물쇠가 달린 냉장고에 보관해 두었다가 주문이 들어오면 직접 들고 가 전달하기도 한다. 신용 카드가 일상화된 프랑스 사회에서도 송로버섯만큼은 반드시 현금으로 거래된다.

송로버섯을 처음 보면 아무렇게나 빚은 흙덩어리처럼 모양이 울퉁불퉁하고 단단하여 실망하지만 얇게 저민 것의 한 귀퉁이라도 맛보고 나면 누구나 그 향에 매혹되고 만다고 한다. '야성을 간직한 숲과 땅의 내음이 어우러진 자연의 맛'이라는 찬사가 그저 나온 말은 아님을 깨닫는 것이다.

송이버섯

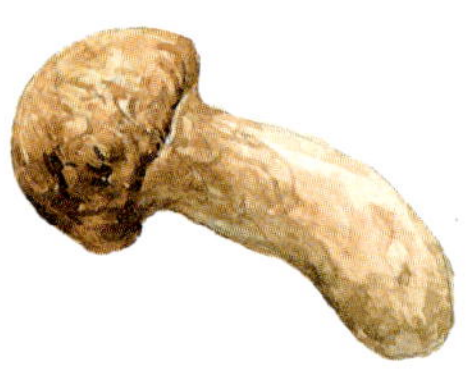

버섯은 가을 미각을 대표하는 식품 가운데 하나다. 버섯이 언제부터 이용되었는지는 정확히 알 수 없지만 4500년 전 그리스의 페르세우스(Perseus)가 아르고스 왕좌에 오르게 되었는데, 갈증이 나서 우연히 버섯에서 흘러나오는 물을 마시고 기쁨을 경험한 뒤 그곳을 마이세네(Mycenae)로 이름지었다고 한다. 하나의 전설적인 버섯으로 인해 생겨난 이 도시는 훗날 최고의 문명 발상지가 되었다.

이집트인들은 버섯을 신이 인간에게 준 선물로 생각했으며, 파라오들은 버섯 맛이 너무도 좋아 평민들은 먹어서는 안 된다는 엄명을 내리고 자신들만 먹으려 했다. 로마인들은 귀족만 버섯을 먹을 수 있다고 한정지었는데, 훗날 버섯이 병사들의 힘을 북돋운다고 하여 그들에게도 먹게 하였다. 로마의 황제 네로(Nero, AD. 37~68)는 버섯을 가져오는 백성에게 무게를 달아 그만큼의 황금을 상으로 내렸다고도 한다. 카이사르(Caesar, BC. 100~44)도 버섯을 특히 좋아해 버섯을 황제 음식이라고 불렀다. 진시황제(BC. 259~210)가 찾던 선약에도 불로초(영지버섯)가 포함되어 있고, 양귀비 역시 영지버섯을 먹고 마력의 힘을 발휘했다고 한다. 버섯에는 섬유소와 약간의 단백질만 들어 있을 뿐 칼로리가 거의 없어 많이 먹어도 살이 찔 염려가 없다.

버섯 중에서도 으뜸은 소나무의 푸른 기운으로 자라는 송이다. 그래서 예부터 '일 송이, 이 능이, 삼 표고, 사 석이' 라 했다. 《동의보감》에도 송이를 "향기롭고 산중 고송의 송기(松氣)를 빌려서 난 것이라 나무에서 나는 버섯 가운데 으뜸"
이라고 하였다. 미식가들 사이에는 '9월 송이를 먹기 위해 일 년을 기다린다' 는
말이 있을 정도다.

송이는 수령이 40~60년쯤 된 송림에서 가장 많이 난다. 송이는 추석을 전후
하여 20일 정도 나오는데 자연산이기 때문에 이때 외에는 맛볼 수 없다. 인공 재
배가 어렵고, 초가을에 잠깐 나오기 때문에 비싸서 서민의 식탁에 오르기 쉽지
않다. 또 그 해의 강수량에 따라 나오는 시기와 양에도 차이가 많다.

국산 송이는 기후 조건이 좋아 향기와 맛이 뛰어나고 부드러우며, 살짝 구웠
을 때 아삭아삭 씹히는 맛이 일품이다. 송이를 보관할 때는 솔잎을 함께 넣어야
향이 날아가는 것을 막을 수 있다. 냉장고에 1~2주 정도 보관하려면 헝겊이나
창호지, 습기를 잘 흡수하는 종이로 낱개 포장을 해 두어야 한다.

버섯에서 나는 감칠맛 성분은 구아닐산(guanylic acid)으로, 특히 송이와 표고
에 많이 들어 있다. 또한 송이에는 'MAP' 라는 물질이 들어 있는데, 항(抗)종양
단백질로 암세포만 골라 공격한다는 사실이 밝혀지면서 항암제 대안으로도 떠
오르고 있다. 크리스틴은 뇌에서 체내 군형을 맞춰 주는 작용을 하여 장내에 있
는 나쁜 균을 죽이고 좋은 균을 증식시킨다. 또한 송이는 혈중 콜레스테롤을 감
소시키는 효과가 있어 생활습관병의 치료와 예방에도 도움을 준다. 말린 송이는
비타민D 덩어리라 할 정도로 영양이 뛰어나다.

좋은 송이는 줄기가 굵고 갓이 펴지지 않았으며 향이 진하고 갓의 육질이 두
껍고 펴지지 않은 것이다. 송이를 손질할 때는 흙이 묻어 있는 기둥 끝부분을 칼
로 도려낸 뒤 물에 씻지 말고 젖은 행주를 꼭 짜서 갓 부분부터 아기를 세수시키
듯 조심스럽게 닦아야 한다. 썰어서 물에 씻거나 공기 중에 방치하면 귀한 향기
가 날아가 버리므로 머리 쪽에 칼집을 넣어 쭉쭉 갈라 바로 조리해야 한다. 얇게
썰어 참기름을 섞은 소금에 찍어 먹거나 산적, 살짝 끓인 탕, 송이밥, 조갯살과
함께 끓인 전골로 만들어 먹는다.

송이는 좋은 조건에서는 계속 뿌리만 자란다고 한다. 흙 밖으로 잎을 내밀기
위해서는 돌이나 송진, 산성 물질 등의 장애물이 있어야 한다. 고난과 역경이 사
람을 더 크게 하고 의미 있는 삶으로 이끌 듯 방해물과 역경이 향기로운 송이를
길러 낸다. 역시나 신의 섭리에는 우연이 없다.

순무

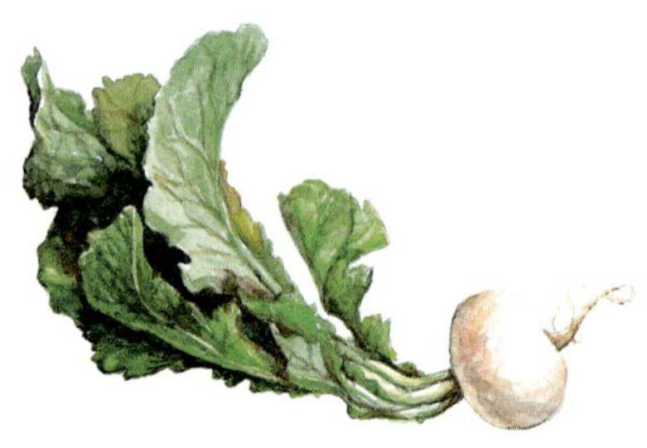

둥근 머리에 삼각의 팽이 모양을 한 순무의 원산지는 유럽으로, 중국을 통해 우리나라로 들어왔다. 주로 강화도에서 재배되며, 맛이 배추꼬리맛 같은데 씹으면 들큰하면서도 겨자향 같은 인삼 맛이 난다. 대부분 흰색이지만 겉만 자주색을 붉은색, 속까지 자주색을 띤 붉은 순무가 있다.

우리 민족이 순무를 먹어 온 역사는 오래되었다. 고려 중엽 이규보가 지은《동국이상국집》〈가포육영〉에는 "담근 장아찌는 여름철에 먹기 좋고 소금에 절인 김치 겨울 내내 반찬되네. 뿌리는 땅속에서 자꾸만 커져 서리 맞은 것 칼로 잘라 먹으니 배 같은 맛이지."라고 하여 순무에 관해 읊고 있다. 여기서는 또 채소밭에 심은 오이·가지·순무·파·아욱·박 등의 여섯 가지 채소에 대한 생태적 특성과 조리 가공법까지 읊어 놓았다. 순무에 대해서는 장아찌, 김치, 생육 과정, 맛 등을 기록해 놓았다.

조선 숙종 때 실학자 홍만선이 지은《산림경제(山林經濟)》에는 "순무는 봄에는 싹을 먹고, 여름에는 잎을 먹고, 가을에는 줄기를 먹고, 겨울에는 뿌리를 먹을 수 있는 사철 채소다. 흉년을 대비하는 데도 좋다."고 하였다.

순무는 그 역사가 오래되어, 기원 전 2,000년 전 하나라 때 이미 무와 배추의 중간 작물인 순무로 김치를 담가 먹었다고 전한다. 촉한의 제갈량(諸葛亮, 181~234)도 원정 갈 때마다 주둔지에 순무를 심어 군량으로 삼았다고 한다. 새순이 돋아나면 날로 먹고, 잎이 자라면 삶아 먹고, 겨울에는 뿌리를 캐 먹으니 사철 식량으로 제격이었다. 이것이 연유가 되어 순무를 '제갈채'라고도 부른다.

평지과 채소인 순무에는 유황 화합물이 풍부하여 암 예방 효과가 탁월하다. 순무의 매운맛 성분인 이소타이오사이안산염(isothiocyanate)과 인돌(indole)은 발암 물질을 억제하고 해독한다. 특히 식도와 폐, 간, 대장 등에 생긴 암을 예방하는 데 탁월한 효과가 있는 것으로 알려져 있다. 잎에는 강력한 발암 물질인 아플라톡신(aflatoxin)을 해독하는 글루코시놀레이트(glucosinolate)가 다량 함유되어 있다. 뿌리에는 무와 마찬가지로 탄수화물 소화 효소인 아밀라아제와 디아스타제가 들어 있어서 위가 약하거나 속이 자주 쓰린 사람에게 좋다. 뿐만 아니라 비타민C가 풍부하여 DNA를 손상시키는 활성 산소의 작용을 막아 주기 때문에 항산화 효과도 뛰어나다. 또한 잎에는 칼슘·철분·칼륨 등의 미네랄도 풍부하므로, 잎도 떼어 버리지 말고 요리에 이용하는 것이 좋다. 특히 칼슘·비타민A·비타민B2는 한국인에게 결핍되기 쉬운 영양소인데, 순무에는 이들 성분이 들어 있으므로 순무를 많이 먹으면 비타민이 결핍되는 것을 막을 수 있다.

순무는 식재뿐만 아니라 약재로도 이용되었다.《동의보감》에서는 "소만(小滿)에 순무 꽃을 따서 말려 두었다가 어린 아이가 감창(疳瘡, 음부에 생기는 성병의 초기 증상)에 걸렸을 때 치료약으로 사용한다."고 하였다. 맛이 달고 이뇨와 소화에 좋을 뿐 아니라 술을 마신 뒤 갈증을 푸는 데 효과가 좋고, 눈과 귀를 밝게 하며 건강과 미용에 매우 좋다. 또《본초강목》에는 "순무는 성질이 따뜻하고 황달을 다스리며 배뇨를 잘하게 하니 오래 먹으면 장생한다."고 하였다. 최근에는 순무가 손상된 간 조직을 회복시키고 간 경변증 등의 간 질환이 발생하는 것을 막아 준다는 동물 실험 결과가 나와 더욱 인기를 끌고 있다.

순무를 살 때는 잎의 신선도까지 잘 살펴야 한다. 잎 부분은 비린내가 강하여 생으로 먹기 힘들지만 살짝 데쳐서 김치를 담그면 별미다. 데쳐서 국이나 조림을 하면 절반 정도의 인돌(indole) 성분이 우러나온다. 그러므로 데칠 때는 가능한 한 빨리 데치고, 국물까지 남기지 말고 먹는다.

시금치

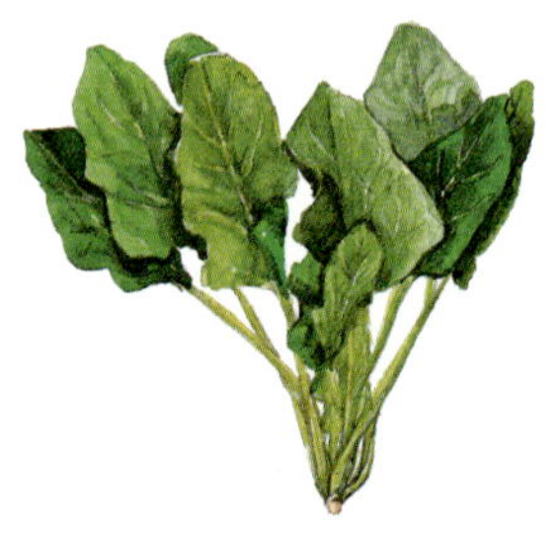

남도 땅을 여행하다 보면 겨울에도 붉은 황토밭에 새파랗게 자라고 있는 시금치를 볼 수 있다. 채소로는 드물게 겨울에서 이른봄이 제철인 진녹색 시금치는 땅에 바싹 붙어 자라지만 뿌리는 붉은 색을 가지고 있다.

시금치는 유력한 암 예방제로 밝혀진 '채소의 왕' 이자 대표적인 녹황색 채소로, 값도 싸고 언제 어디서나 쉽게 구할 수 있다. 비타민과 미네랄 공급원으로, 암과 동맥경화 예방에 좋은 비타민 A, 피부와 모발을 건강하게 하고 시력에 효과적이며 암 예방에 좋은 비타민C가 풍부하다. 세포간 영양의 균형을 이루어 몸을 정상적으로 유지시켜 주는 칼륨과 나트륨도 들어 있다. 혈중 콜레스테롤을 낮춰 줄 뿐만 아니라 섬유질이 풍부하여 장 활동에도 도움을 준다. 철분도 풍부하여 빈혈이 있는 사람은 시금치를 삶아 먹거나 주스로 만들어 마시면 효과를 볼 수 있다. 체질이 허약한 사람이나 임산부, 어린이에게도 좋다.

한때 시금치를 많이 먹으면 결석이 생긴다는 말 때문에 시금치 섭취를 꺼리는 사람도 있었는데, 이는 하루 500g씩 매일 먹었을 경우에 그렇다는 것일 뿐 나물이나 국으로 이용하는 정도라면 안심해도 된다. 또 시금치를 끓는 물에 데치면 결석을 유발하는 수산이 어느 정도 제거되므로 무침을 하거나 국에 넣을 때는 끓는 물에 데쳐 이용하면 된다. 참고로 참깨에 많이 들어 있는 리신(lysine)은 결석 방지 효과가 있으므로, 나물을 무칠 때 참깨와 참기름을 넣으면 시금치에 부족한 단백질과 지방 보충은 물론 결석도 예방할 수 있다.

이처럼 영양이 좋은 시금치는 많은 요리에 이용되는데, 쌀뜨물에 된장을 풀어 끓인 시금치된장국, 불린 쌀에 고기나 조갯살을 넣고 참기름으로 볶다가 시금치를 넣어 끓인 시금치죽, 살짝 데쳐서 무친 시금치나물, 잘 씻어 양념장을 뿌린 시금치샐러드, 양념장만 끼얹어 그대로 먹는 시금치생채 등 응용할 수 있는 요리가 많다.

시금치는 잎이 싱싱하며 뾰족한 침이 있고, 선명한 녹색에 누런 잎이나 시든 것이 없는 것을 골라야 한다. 잎 표면부터 수분이 증발하므로 보관할 때는 젖은 신문지에 싸서 비닐봉지에 담아 냉장고에 넣는다.

시금치의 영양 손실을 줄이기 위해서는 냄비를 잘 가열한 뒤 기름을 넣고 연기가 나기 직전까지(약 180℃) 달궈 시금치를 넣는 것이 좋다. '치직' 하는 소리가 가능하면 크게 나도록 하고, 팬에서 빨리 꺼내는 것이 중요하다. 냄비에 비해 채소를 지나치게 많이 넣지 말고, 불은 세게, 소금은 마지막에 넣는 것도 포인트다. 처음부터 소금을 넣으면 삼투압 작용으로 인해 수분이 빠져나가 맛이 없어진다. 또 소금을 많이 넣으면 시금치에 풍부한 칼륨과 나트륨의 효과가 줄어든다는 것도 명심한다.

참고로, 유럽에서는 데이트를 할 때 시금치 요리는 시키지 않는다고 한다. 우리가 식후에 치아 사이에 고춧가루가 낄까 봐 걱정하듯 유럽인들은 시금치가 낄까 봐 고민한다. 그래서 시금치 요리를 주문하는 남성은 에티켓이 없는 사람으로 통한다고 하나.

'시금치' 하면 많은 사람들이 뽀빠이를 기억할 것이다. "살려 줘요, 뽀빠이!"라는 올리브의 외침에 시금치 통조림 한 통을 입에 털어 넣고 악한을 때려눕히던 뽀빠이는 아이들에게 시금치를 먹으면 힘이 강해진다는 메시지를 남겼다. 이 만화는 원래 한 식품 회사가 시금치 통조림을 만들어 판매를 하기 위한 광고용으로 만든 것이라고도 하고, 미국 보건 당국이 어린이들에게 시금치를 많이 먹여 건강하게 하기 위해 만들었다고도 한다. 이유야 어찌되었든 뽀빠이는 1930년대 미국의 시금치 소비량을 33%나 증가시키는 데 일조했다.

쑥

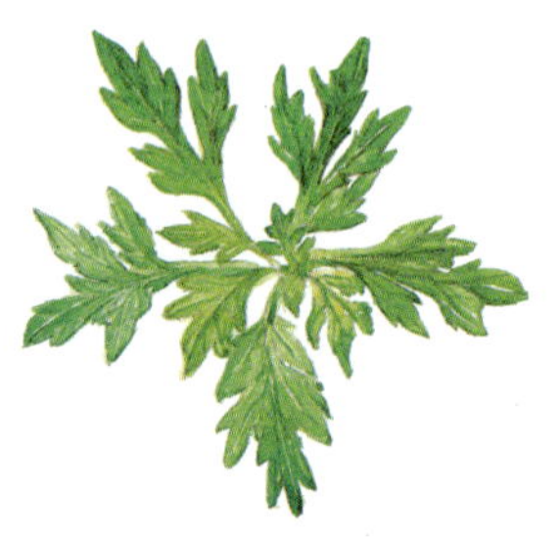

곰이 쑥을 먹고 환웅의 아내가 되어 단군을 낳았다는 신화와 환웅이 신시를 건설하고 인간 세상을 다스릴 때도 마늘과 쑥으로 병을 다스렸다고 할 만큼 오랜 역사와 의미를 가진 쑥. 혹자는 이런 쑥을 가리켜 '자연이 인간에게 베푼 가장 값진 선물의 하나' 라고 했다. 이러한 찬사만큼 많은 질병을 치료해 주는 풀도 드물 것이다.

봄 향기로 식욕을 증진시키고 소화를 촉진하며, 겨우내 얼어붙었던 몸을 녹여 주어 수족 냉증과 대하증을 풀고 체력을 보강해 주는 쑥. 그래서 '봄쑥은 처녀 속살을 키운다' 는 속담까지 있을 정도다.

우리나라에 자생하는 쑥은 38종으로, 종류에 상관없이 애용해도 건강 식품이 된다. 잎을 뜯어 비빈 것을 코에 대어 보아 쑥 냄새가 짙게 풍기는 것을 채취하면 된다. 쑥과 잎 모양이 비슷한 다른 식물이 많으므로 냄새로 분별하는 것이 좋다. 맹자(孟子)는 "만성 고질병에 삼 년 묵은 쑥이 명약"이라고 했다지만 실은 갓 뜯은 쑥도 명약이다.

예부터 단오 날 낮에 뜯어서 말린 것을 약쑥이라 하여 으뜸으로 쳤다. 하지만 일반적으로 키가 30cm 정도에 아랫줄기에 시든 잎이 없는 것이 가장 좋은 쑥이다. 쑥은 겨울에도 채취할 수 있는데, 워낙 성질이 질겨서 추위 속에서도 잎이 떨어지지 않는다. 흙갈색으로 변하여 줄기에 달린 마른 잎을 훑어다 차나 음료,

술, 목욕 재료로 삼으면 그윽한 향이 기분을 상쾌하게 하고 건강을 증진시켜 준다.

쑥은 가정에서도 민간 상비약으로 많이 이용되었다. 연한 잎을 말려 찐 것으로 즙을 만들어 마시면 해열 · 진통 · 해독 · 구충 효과를 볼 수 있다. 위암 등의 질병에도 귀한 약재로 쓰였다. 독충에 물리거나 습진, 상처가 났을 때는 쑥을 짓찧어 바르곤 한다. 코피가 날 때 말린 쑥으로 코를 막으면 신기하게도 코피가 멎고, 여름밤에는 쑥을 태워 모기를 쫓았다. 쑥뜸을 뜨면 백혈구의 수가 2~3배 정도 증가하여 면역 물질이 생긴다고 한다.

봄에 채취한 어린순으로 생즙을 내어 마시면 고혈압과 신경통에 좋고, 이것을 말려 쑥떡이나 쑥국수, 된장국, 나물로 이용하면 혈기가 좋아진다. 우리 조상들은 3월이면 쑥밥이나 쑥전, 쑥경단, 쑥국, 애탕(艾湯)을 해 먹었다. 그중에서도 쑥떡은 쌀의 산성을 쑥이 중화하고 영양을 보완한 건강떡으로, 빛깔이 곱고 향미가 풍부해 식욕까지 돋운다. 말린 쑥잎을 뜨거운 물에 우려내어 마시는 쑥차와 어린잎을 소주에 담가 1개월 이상 서늘하고 그늘진 곳에 보관해 두었다 마시는 쑥술은 천식에 효험이 있다. 쑥 80g이면 하루에 필요한 비타민A · C를 충족할 수 있다.

우리는 어리석고 융통성이 없는 사람을 가리켜 쑥맥이라 한다. 하지만 쑥이 들으면 섭섭한 말씀! 쑥은 어떤 땅, 어떤 곡물과 만나도 제 빛깔과 향기를 잃지 않는 지조와 성품을 지녔다. 또 지붕을 쑥대로 이은 가난한 사람의 집을 봉실(蓬室), 쉰 살이 되면 머리털이 약쑥처럼 하얘진다 하여 애년(艾年), 쉰 살이 넘으면 애로(艾老)라고 한 것으로 보아 쑥은 많은 것을 재는 자의 구실도 했다. 그러니 쑥맥이라는 말에 쑥이 섭섭한 것은 당연하지 않겠는가.

쑥은 성서에서도 큰 의미를 지니는데, 종말에 제3의 재앙은 "강의 물이 쑥같이 쓰다."(요한계시록 8 : 11) 하였다. 쓴별이 하늘에서 떨어져 물이 쑥처럼 되는데, 그 별 이름이 쑥이라는 것이다. 히브리어로 쑥은 '저주받은 식물'을 의미하는데, 그 맛이 써서 붙은 이름이다. 성서에 나오는 것은 유대 쑥으로, 매우 쓰긴 하지만 독이 되지는 않아, 고난이나 학대받은 정의, 우상 숭배의 결과, 여호와의 징벌, 창부와의 정교(情交) 등을 의미한다.

쑥갓

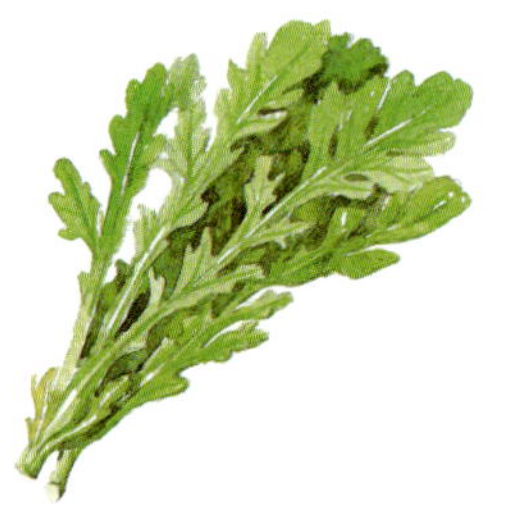

풋풋한 채소와 신선한 음식에서는 땅의 에너지가 느껴진다. 나른한 몸에 불어 넣어 주는 생기, '아삭아삭' '사각사각' 씹히는 질감과 혀끝에 닿는 맛, 그리고 영양은 자연의 신비라 할 만하다. 채소를 먹는 것은 곧 자연의 생기를 먹는 것이다.

독특한 향기로 사랑받고 있는 쑥갓은 지중해가 원산지인 국화과 식물이다. 학명(學名)은 금꽃이라는 의미를, 종명(種名)은 왕관이라는 뜻을 담고 있다. 쑥갓이 갓을 썼으니 어찌 반열(班列)이 높지 않겠는가. 게다가 노란 단추 모양의 쑥갓꽃은 텃밭에 놓아두기 아까울 정도로 고와 화초 역할까지 톡톡히 한다. 우리나라와 동남아권에서는 채소로 이용하지만 유럽에서는 관상용 화초로만 재배한다. 서늘하고 적당히 습기가 있는 곳을 좋아하며, 늦가을에서 봄 사이에 나오는 것이 가장 맛있다. 잎이 싱싱하고 줄기가 가늘고 연한 것이 최상품이다.

쑥갓은 모세 혈관을 넓히고 혈압을 내려 주며 비타민A가 풍부해 야맹증을 치료하는 데 효과적이다. 다른 녹황색 채소에 비해 무기질과 섬유질도 풍부하다. 신경을 안정시키는 칼슘, 생활습관병을 예방하는 칼륨, 암 예방과 피부 미용에 좋은 카로틴과 비타민C 등. 또 쑥갓은 심장 기능을 활성화해 주기 때문에 생즙을 내어 공복에 한 잔씩 마시면 중풍을 예방할 수 있을 뿐만 아니라 타박상과 가벼운 동상에도 효과를 볼 수 있다. 말린 쑥갓 잎은 입욕제로 사용하면 어깨 결림과 신경통에 효과가 좋다. 비록 열량은 100g당 26cal로 낮지만 특유의 향은 자율 신경에 작용하여 위장 활동을 원활하게 하고, 기침과 변비에도 효능을 발휘한다. 그래서 예부터 위를 따뜻하게 하고 장을 튼튼하게 하는 데 이용되어 왔다.

2003년 농촌진흥청 원예연구소의 발표에 의하면, 자외선을 쪼인 쑥갓 등의 엽채류에는 혈중 콜레스테롤을 낮추고 노화 방지 및 암과 생활습관병 예방에 효과적인 성분이 풍부하다고 한다. 인공 재배한 것보다 자연에서 햇볕을 받으며 자란 것이 더 건강에 좋다는 사실이 다시 한번 입증된 것이다.

쑥갓은 상추쌈을 먹을 때 많이 곁들이는데, 상큼한 쑥갓이 쌈의 풍미를 더해 쌈맛을 더욱 살려 준다. 싱싱한 쑥갓에 양념장을 얹어 살살 털 듯 무쳐 낸 쑥갓 겉절이, 싱그러움과 고소함이 살아 있는 쑥갓튀김, 쑥갓을 데쳐 초고추장에 찍어 먹는 쑥갓강회도 권할 만하다. 쑥갓은 조개탕에도 올려지는데, 먹기 전에 쑥갓을 얹으면 맛의 조화와 영양의 균형을 이룰 수 있을 뿐만 아니라 뽀얀 국물에 얹은 푸른 쑥갓이 시각을 즐겁게 하여 미각을 더욱 돋운다. 영양적인 면도 있지만 이러한 이유에서도 조개탕과 쑥갓이 궁합이 잘 맞는다고 하는 것 같다.

쑥갓을 비롯한 채소를 요리할 때는 고유의 영양소가 파괴되지 않도록 단순한 조리법을 사용하는 것이 중요하다. 쑥갓은 신선한 날것 상태로 먹는 것이 가장 좋지만 냄새를 싫어하는 사람이나 어린이를 위해 튀겨 먹는 것도 좋은 방법이다. 이렇게 하면 영양이 손실되는 것도 막을 수 있다.

또 비타민이 파괴되는 것을 막기 위해서는 소금을 조금 넣고 뚜껑을 연 채 데쳐야 한다. 데친 것은 곧바로 찬물에 헹구는 것이 포인트. 찌개에 넣을 때는 불 끄기 직전에 넣어야 비타민이 손실되는 것을 막을 수 있다. 또 쑥갓은 조금만 건조하면 금방 시들어 버리므로 바로 사용하는 것이 좋다. 보관할 때는 분무기로 물을 뿌린 뒤 신문지에 싸서 냉장고에 넣으면 된다. 좀 더 오래 보관하기 위해서는 소금물에 데쳐 물기를 뺀 뒤 랩에 싸서 냉동실에 넣는다.

싱싱한 식재료와 야무진 솜씨로 정성을 넣어 만든 음식은 기름진 음식에서는 맛볼 수 없는 담박함이 살아 있다. 제철 식품의 생명력과 입맛을 돋우는 쑥갓으로 식탁에 생기를 주는 것은 어떨까?

씀바귀

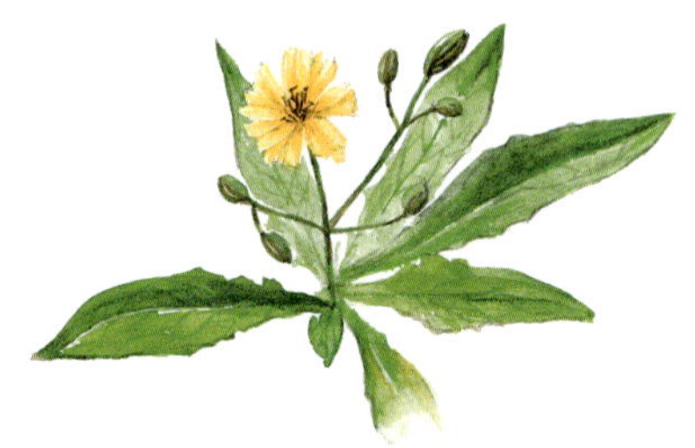

쓰디쓴 나물의 대표 씀바귀. 산과 들에 흔한 야생 채소지만 훌륭한 영양 식품이자 신진대사를 활성화해 주는 고마운 나물이다. 우리나라는 세계 제일의 씀바귀 소비국으로, 남도 지방에서는 씀바귀나물이나 씀바귀김치(고들빼기김치)를 상비해 두고 찬으로 먹었다.

씀바귀는 가을에 씨앗이 떨어져 겨울에 싹을 틔운 뒤 눈 속에서도 푸른 기운을 유지한다 하여 '유동(遊冬)'이라고도 부른다. 겨울날 먼 길을 갈 때 밭두렁의 눈틈에 푸릇푸릇한 씀바귀를 보면 뜯어서 얼음물에 헹궈 날로 먹었는데, 이는 씀바귀를 먹으면 추위를 덜 탄다는 속방 때문이었다.

《조선무쌍신식요리제법》에서는 "쓴 것이 입에는 쓰나 비위에 역한 법은 없다. 사람이 오미(五味) 중에 쓴 것을 덜 먹으나 속에는 대단히 좋으므로 약재로 쓰면 유익하다."고 했다. 흥미로운 것은 흥분했을 때 쓴 음식을 먹으면 약이 된다는 것이다. 쓴맛은 심장의 흥분을 가라앉히고 열을 내려 주는 효과가 있다. 맥주가 다른 술에 비해 시원한 느낌이 들고 마시고 난 뒤에 빨리 깨는 것도 쓴맛이 강하기 때문이다.

매운 음식은 입을 벌려 열을 위로 발산하게 하지만 쓴 음식은 자꾸 침을 삼키게 한다. 씀바귀즙은 그냥 먹기에는 쓴맛이 지나치게 강하므로 설탕을 넣거나 사과, 당근과 함께 갈아먹는다. 요즘에는 씀바귀가 건강에 좋다고 하여 고기를 먹을 때 상추나 쑥갓과 함께 쌈으로도 이용하는데, 쌉쌀한 맛이 소화에도 도움이 된다.

봄에 씀바귀 나물을 많이 먹으면 여름에 더위를 먹지 않는다고 한다. 오장의 사기(邪氣)를 제거하고 심신을 편히 하며 악창을 다스리는 효과도 있다. 씀바귀를 가리켜 '천정채(天淨菜)'라고 부르는 것도 이 때문이다.

로마의 박물학자 프리니우스(Plinius, 23~79)도 《박물지》에서 "씀바귀는 씹어서 입 냄새를 없애고 소변 속의 결석을 녹이며, 부인들의 분만을 돕고 젖이 많이 나게 하는 민간 약재"라 하여 씀바귀를 높이 평가했다.

씀바귀는 음식 재료로만 쓰이지 않았다. 과거를 앞둔 서생이나 부모를 간병하는 효자에게 있어 잠은 그야말로 수마였다. 이럴 때 잠을 쫓는 가장 흔한 처방으로 씀바귀즙을 먹었다고 한다.

중국에서는 아이가 태어나면 어미젖을 먹이기 전에 오향(五香)이라는 다섯 가지 맛을 보이는데, 여기에도 씀바귀가 이용되었다. 가장 먼저 초 한 방울을 핥게 하면 아이는 얼굴을 찡그린다. 이어 소금을 핥게 한 뒤 씀바귀를 자를 때 나오는 흰 빛깔의 즙을 떨어뜨리는 것이다. 그러면 아이는 오만상을 찌푸리고 울어 대기 시작한다. 씀바귀의 쓰디쓴 맛의 원천이 바로 그 뽀얀 유즙에 있으니 아이가 우는 것은 당연한 노릇이다. 그런 다음 가시나무에서 따 온 가시로 아이의 혀끝을 살짝 찌르고, 마지막에서야 달디단 사탕을 핥게 한다. 미국 선교사가 이 오향 습속을 보고 신생아 학대의 원시적 유속이라며 폐지할 것을 역설하자, 임어당(林語堂, 1895~1976)은 "서양 문명이 인생을 보는 한계를 그로써 볼 수 있다."며 비꼬았다고 한다.

인간의 오감(五感) 중 가장 마지막까지 남는 것이 미각이요, 그런 까닭에 입맛은 쉽게 바뀌지 않는다. 한 접시의 음식도 자연과 인간의 정성, 사랑을 토대로 빚어진다. 허나 성인이 되기까지 신맛, 짠맛, 쓴맛, 아픈 맛을 맛보고 그를 감내하지 않으면 인생의 단맛은 볼 수 없다. 한국인이 유독 쓰디쓴 나물을 좋아하는 것도 어쩌면 외적의 침입과 잦은 전쟁, 가난과 수탈이라는 쓰디쓴 경험을 많이 했기 때문은 아닐까?

아스파라거스

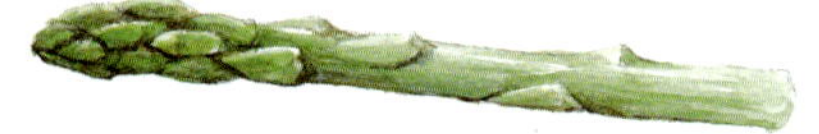

 '아스파라거스' 하면 많은 사람들이 꽃집에서 부케나 꽃다발을 만들 때 쓰는 휘늘어진 아스파라거스를 떠올릴 것이다. 남유럽이 원산지인 아스파라거스는 백합과의 다년생 풀로, 기원전부터 재배해 온 깊은 역사를 가지고 있으며, 그리스·로마 시대부터 높은 평가를 받아 왔다.

 아스파라거스는 봄에서 여름에 걸쳐 붓끝 모양의 굵은 싹이 나오는데, 이 새싹 부분을 베어 식용한다. 싹이 자라도록 놓아두면 푸른 줄기가 되고, 털이 달린 잎이 나온다. 이것이 바로 꽃집에서 꽃다발을 만들 때 쓰는 아스파라거스고사리다.

 아스파라거스는 그리스의 옛이름인 아스파라거스(Asparagus)에서 유래한 것으로서, 여기서 a는 '매우', '심히' 라는 뜻과 함께 '한 묶음' 이라는 뜻을 가지고 있고, sparasso는 '가시', '찌르다', '갈리다' 라는 뜻을 갖고 있다. Asparagus는 이 두 단어가 합쳐진 것으로, '잎이 심히 분리된다', '잎이 마치 한 묶음의 가시처럼 많다' 는 뜻이다.

 고대 서적에는 식용 식물의 줄기와 싹 중에 최음 효과가 있다고 알려진 것은 모두 아스파라거스로 분류했다. 아스파라거스가 이러한 명성을 얻을 수 있었던 것은 풍부한 인(P)과 비타민A, 옥살산 덕분이다. 큰 열매와 채소를 좋아했던 로마인들이 이상하게도 그리스인처럼 야생 아스파라거스를 좋아했다고 한다. 이 덕분에 아스파라거스는 구운 고기와 함께 19세기 유럽의 만찬 주요 메뉴로 특권층의 음식이 될 수 있었다. 미식가들을 포함한 극소수의 사람들만이 아스파라거스를 즐겼다고 한다.

1806년, 프랑스의 화학자 L.N. 보클랭과 P.J. 로비케 박사는 아스파라거스에서 아미노산의 일종인 아스파라긴이 다량 함유되어 있다는 사실을 발견했는데, 이 때문에 아스파라긴이라는 이름을 붙였다고 한다. 산성 아미노산인 아스파라긴산은 콩팥의 기능을 돕고 요산 배설을 촉진하며, 신장과 전 근육계의 옥산살이 결정되는 것을 파괴하여 요산 축적에 의한 신경통과 류머티즘을 막아 준다. 위염을 완화하고 성욕을 증진하며, 항산화 작용을 하고 콩팥과 위, 내장, 눈의 통증에도 효과가 있다고 한다.

아스파라거스는 크게 푸른색과 흰색 두 가지로 나눠지는데, 색깔에 따라 영양 성분의 차이가 크다. 최근에는 그린 아스파라거스가 주류를 이루고 있으며, 비타민A · B와 무기질도 푸른색에 더 풍부하다.

아스파라거스는 가시를 떼어 내고 깨끗이 씻어 물기를 제거한 뒤 가능하면 간단히 조리하여 질감이 살아 있을 때 먹는 것이 좋다. 그래야 아스파라거스 특유의 아삭아삭하면서도 고소한 맛을 만끽할 수 있다. 또 아스파라거스는 증기를 이용하여 익히는 것이 가장 좋다. 꼬치에 꿰어 올리브유를 바르고 소금과 후추를 뿌려 약간 강한 불에 그릴 자국이 남을 정도로 구워 먹는 것도 좋은 방법이다. 양념을 거의 하지 않는 것과 지나치게 많이 익히지 않는 것이 아스파라거스 요리의 포인트다.

아스파라거스는 보통 수확한 뒤에 일정한 길이로 잘라 묶어서 시장에 내놓는다. 그러나 한창 자라는 중에 수확하기 때문에 쉽게 상한다는 것이 문제다. 또 베어 내도 성장이 계속되기 때문에 습기가 많고 차가운 곳에 두지 않으면 섬유질이 생성되고 특유의 맛이 사라진다. 신문지에 말아 물에 살짝 담가서 종이가 수분을 머금은 상태로 랩으로 말아 냉장고에 넣으면 그나마 오랫동안 보관할 수 있다. 이러한 특성 때문에 산지에서 통조림으로 가공하거나 냉동 저장한다. 밑동을 손가락으로 불렀을 때 즙이 살짝 나오는 것이 싱싱한 아스파라거스다.

아욱

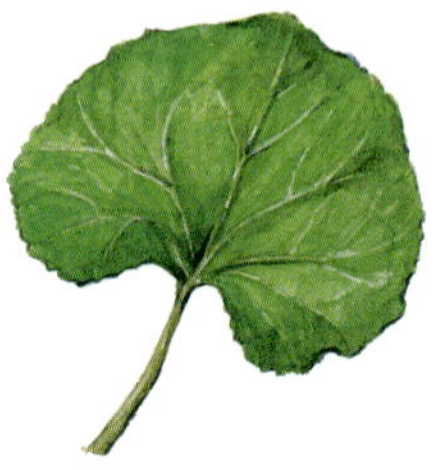

　토장(土醬)국이라고도 하는 구수한 된장국은 쌀뜨물에 된장을 풀고 철마다 나는 각종 푸성귀를 넣어 끓이는 가장 보편적인 서민의 국이다. 된장국의 건지로는 겨울철에는 시래기가 제맛이고, 봄에는 냉이 등의 봄나물과 조개, 여름에는 솎음배추나 근대, 시금치가 좋다. 가을철에는 배추속대나 아욱이 제맛이다.

　그중에서도 특히 서리 내리기 전에 먹는 아욱은 유난히 맛이 좋아 '도미 대가리와 가을 아욱국은 마누라를 내쫓고 먹는다', '사립문 닫고 아욱국 먹는다' 는 말까지 있을 정도다. "보리밥 향내 풍겨 광주리에 담겨 있고, 아욱국 단맛 숟갈에 줄줄 흐르누나." 하는 노래도 있다. 그 밖에도 아욱에 된장이나 고추장을 풀고 고기와 새우를 넣어 끓인 아욱죽은 소화력이 떨어진 사람에게 더 없는 별식이자 건강 음식이고, 살짝 데쳐서 갖은 양념을 하여 무친 아욱무침과 아욱을 삶아 만든 아욱쌈은 상큼한 별미다. 보리새우를 넣고 토장국에 끓인 아욱국은 맛과 영양이 균형잡인 건강식으로, 아욱에 부족한 단백질을 새우가 보충해 주어 궁합도 잘 맞는다.

　중국이 원산지로 알려진 아욱은 동양에서만 이용하는 '동양의 채소' 다.《시경(詩經)》에도 아욱이 나오는 것으로 보아 유사 이전부터 재배된 것으로 보인다. 중국 왕정의 농서에는 아욱을 "가뭄에도 잘 견디고, 맛은 달며 독이 없고 뿌리와 열매는 병에 잘 들어 어느 부분도 버릴 것이 없다. 식용하는 채소로 중요하며,

인류 생존에 유익하다.”고 기록해 놓았다. 그러나 중국과 일본에서는 아욱을 찾아보기 어려운 것으로 보아 우리나라에서만 아욱 문화를 이어 오고 있는 것 같다. 그런 의미에서 아욱국은 우리만의 독특한 문화라 할 수 있다.

아욱은 영양가가 높기로 유명한 시금치보다 단백질과 칼슘이 2배나 많고 지방은 3배나 풍부하며, 각종 비타민까지 고루 갖추고 있다. 특히 발육기에 있는 어린이들이 많이 먹으면 좋다. 옛 사람들이 채소의 왕이라 했음직한 이유를 알 것 같다. 그래서일까. 아욱은 ‘채소의 대장〔白菜之主〕’이라고도 불린다.

아욱은 임신 · 출산과 관련된 질환에도 치료 효과를 발휘한다. 가난한 농가에 해산한 산모(産母)가 있었다. 미역을 구할 형편이 못되어 마침 뜰에 자라는 상추와 아욱으로 아쉬운 대로 상추로 국을 끓여 먹었더니 산모는 배가 아프고 아이는 푸른 변을 보았다 한다. 그러나 아욱국을 먹으니 산모의 몸이 편안하고 젖이 잘 나와 아이에게도 좋았다고 한다. 그런 일이 있은 후 해산을 앞둔 가정에서는 아욱을 더 심기 위해 루(樓)를 한 채 헐어 버리고 그 자리에 아욱을 심었다. 그래서 아욱은 파루초(破樓草)라 하고, 상추는 강 건너 멀리 심었다 해서 월강초(越江草)라 부른다.

한방에서는 아욱 잎이나 줄기를 따서 깨끗이 씻어 말린 것을 동규자라 하여 약재로 쓴다. 6~12g 정도를 덜어 달여 먹거나 가루로 만들어 먹으면 대소변이 잘 나오고, 피에 들어 있는 독소가 제거되며, 젖이 잘 나오지 않거나 유방 염증 등이 있을 때 효과를 볼 수 있다.

또한 아욱은 정력에도 좋다고 알려져 있다. 조루 증상이 있던 남자가 아욱국을 먹고 나서 부부 관계가 매우 긴밀해졌는데, 다음 날 아침 아내가 집〔屋〕을 허물고〔破〕 아욱을 심었다 한다. 그래서 아욱을 파옥초(破屋草)라고도 한다. 방사(房事)에 좋아 중국 도교 신화에 나오는 불사의 여왕인 서왕모(西王母)의 이름을 따 ‘서왕모채’라고도 한다. 그러나 속이 냉한 소음인은 설사를 할 수 있으므로 주의해야 한다.

아욱은 해를 향해 움직이는 향일성(向日性)의 특징을 가지고 있다. 잎으로 햇빛을 가려 자신의 뿌리를 보호하는데, 이 때문에 동양에서는 예부터 아욱을 충성과 지혜의 상징으로 삼았다.

아카시나무

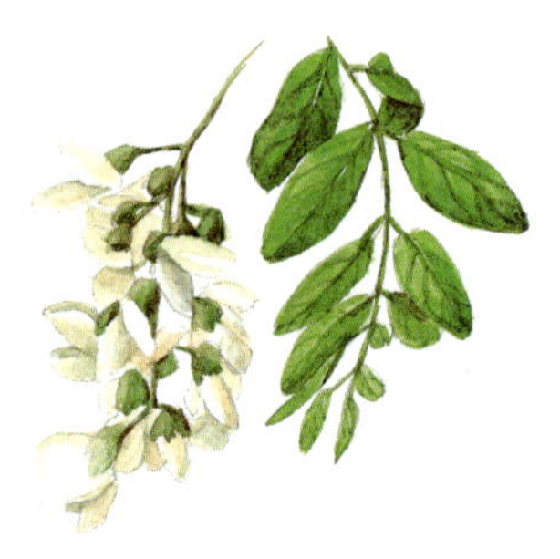

　바람결에 실려 오는 아카시꽃 향기에는 구성진 뻐꾸기 울음이 묻어 있다. 주렁주렁 하얀 나비 떼가 차례로 늘어선 것 같은 꽃송이는 5월 숲을 더욱 싱그럽게 한다. 아카시나무 잎을 보면 가위 바위 보를 하며 잎을 하나씩 떼어 내던 유년 시절로 달려가는 이들이 많을 것이다. 유백색 꽃을 따서 입으로 쭉쭉 빨면 꿀샘의 들큰한 맛이 입 안에 남았다. 감미로운 추억은 늘 푸르다. 그때나 지금이나 '아카시아'로 부르지만 '아카시나무'로 불러야 옳다.

　아카시나무의 학명은 로비니아 슈도아카시아(Robinia Pseudoacacia)로, 로비니아속에 속하는 가짜 아카시아라는 뜻을 가지고 있다. 일본에서는 가짜 아카시아라는 뜻의 '니세 아카시아'로 부른다. 우리나라에서는 앞에 붙은 '가짜'라는 말을 빼고 아카시아라 부르는 사람이 많은데, 아카시아와 아카시나무는 완전히 다르다. 진짜 아카시아(acasia)는 아프리카나 오스트레일리아의 사막 지역에 살며, 대개 노란 꽃이 뭉쳐 피는데, 우리나라에는 단 한 그루도 자라지 않는다.

　아카시나무는 1890년 중국을 거쳐 일본인의 손을 거쳐 우리나라에 처음 들어왔다. 일제 시대 때 온통 벌거벗은 민둥산을 긴급히 녹화(綠化)하기 위해 심은 것이 점점 번져 온 산기슭을 거의 뒤덮고 말았다. 그래서 우리에게는 좋은 나무를 다 몰아내고 심어진 몹쓸 나무라는 부정적인 인상이 남아 있기도 하다. 그래서 어떤 이는 아카시나무의 유용성을 강조하는 반면, 어떤 이는 제거해야 하는 나무라고 주장하기도 한다. 누군가에게는 아카시나무의 꽃과 향기가 아름다운 추억이 되기도 하지만 누군가에게는 우리 산을 망친 몹쓸 나무로 기억되어 있는 것이다. 하지만 척박한 우리 산을 푸르게 하는 데 일조했다는 공(功)만은 인정해 주어야 할 것이다.

아카시나무가 우거진 숲에는 대개 잡풀이 적다. 생장력이 워낙 왕성하여 다른 식물과 양분을 나눠 갖지 않기 위해 일종의 독성을 내보내기 때문이다. 흔히 식물을 수동적인 존재로 보는데, 살아남기 위해 자연에 순응하고 치열하게 진화되어 온 모습을 보며 식물학자들은 '식물의 생존 지혜는 정말로 경이롭다'고 말한다.

아카시나무의 상징은 향기이지만 향기 외에도 쓰임새가 많다. 잎은 가축의 사료나 녹비가 되고, 이뇨 작용이 뛰어나 신장을 치료하는 데 효과가 있다. 뿌리껍질은 주로 약재로 이용하는데, 봄이나 가을에 채취한 것을 잘게 썰어 말린 것을 달여 마시면 이뇨와 수종(물종기), 변비에 효과가 있다. 음식으로도 이용되는데, 봄철에 어린잎을 나물로 무쳐 먹고 샐러드로 만들어 먹기도 한다. 다 자란 잎을 살짝 쪄서 손으로 비벼 말린 것은 차로 이용한다. 꽃과 어린잎을 섞어서 튀김이나 무침 등의 다양한 요리를 해 먹을 수도 있다.

사람들은 보통 아카시나무는 목재로서 쓸모가 없는 잡목이라고 생각하여 예전에는 땔감으로 쓰기 위해 많이 베어 냈다. 하지만 아카시나무는 양봉업자에게 최고의 꿀을 제공하는 밀원식으로, 잘만 이용하면 세계적으로 꿀 값이 비싼 우리나라에 좋은 수입원이 될 수 있다. 또 자연 경관을 살리는 것이 목표가 아닌, 식물이 제대로 자라지 못하는 척박한 땅이나 버려진 땅에 아카시나무를 심어 제대로 가꾸어도 유용하다. 헝가리에서는 많은 아카시나무 품종을 만들어 개화기를 늘리고 아름다운 가로수를 조성하여 큰 덕을 보고 있다고 한다. 또한 아카시나무는 강도가 높고 내구성이 강하며, 매우 독특한 무늬와 색상을 가지고 있어 목재로서도 유용하다. 수입 고급 특수 목재보다 값도 싸서 앞으로 각광받을 것이라는 전망도 나오고 있다.

'인간은 영원에서 다시 살기 위해 어떻게 죽어야 하는지를 알아야 한다.'고 가르치는 희랍의 성약(聖約)을 상징하는 꽃이라는 것만으로도 아카시꽃이 있는 5월은 아름답다.

알로에

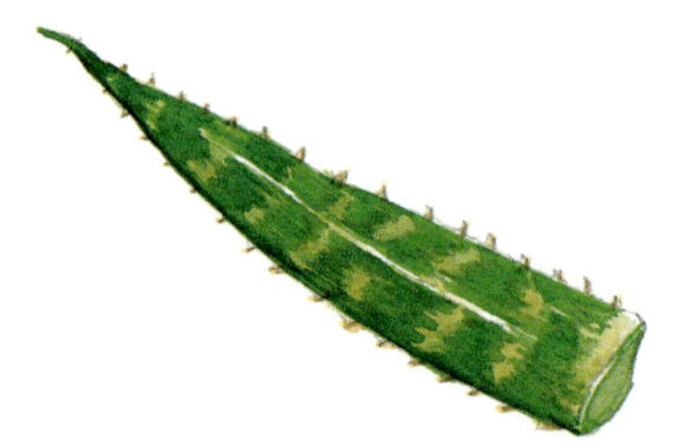

　알로에(aloe)는 아라비아어로 '맛이 쓰다' 는 뜻에서 붙여진 이름이다. 식물학 상으로 백합과(百合科)의 알로에에 속(屬)하는 식물 전체나 그 한 종을 가리킨 다. 여러해살이 다육 식물로, 아프리카 희망봉이 원산지이며 전 세계에 약 300여 종이 있다. 오늘날에는 열대와 온대 지방에 폭 넓게 자생하고, 그 밖의 지역에서 도 많이 재배되는 세계적인 약용 식물이다.

　알로에는 겉모습이 용설란류와 매우 비슷한데, 꽃이 피면 더욱 확실하게 구별 된다. 우리나라에서도 널리 재배되는데, 관엽 식물로 온실에서 재배하거나 약으 로 쓰기 위해 가정에서 기른다. 잎을 가로로 잘라 단면을 아래로 기울이면 노란 색 즙이 방울져 떨어진다. 이 즙을 모아 햇빛이나 불에 농축하여 얻은 황갈색, 적갈색, 검은색 건조 액기스를 앨로라고 하여 변비 해소제나 강장제로 이용한 다. 일반적으로 위장병이나 천식에는 내복하고, 베인 상처나 화상, 터지거나 튼 곳에는 외용한다.

　알로에에 대한 최초 기록은 기원전 1500년 경 고대 이집트 무덤의 미라 관에 서 발견된 파피루스 의약서에 나온다. 마케도니아의 정복왕 알렉산더(Alexander, BC. 356~323)가 군용 의약품인 알로에를 확보하기 위해 알로에 주산지인 소크트 라 섬을 점령했다는 기록이다. 절세가인 클레오파트라(Cleopatra, BC. 69~30)가 아름다움을 유지할 수 있었던 것도 알로에를 미용제로 썼기 때문이라고 한다.

알로에즙은 수렴·보습 효과가 뛰어나 이를 피부에 바르면 촉촉하고 고운 피부를 유지할 수 있다.

동양으로 전래된 알로에는 중국 한의서에 '노회(蘆薈)'라고 기록되어 있는데, 여기서 노회는 알로에의 '로에'를 한자로 바꾼 것이다. 일설에는 노(蘆)가 흑(黑), 회(薈)가 모은다는 뜻으로 나무의 수액이 굳어 검어진다 하여 붙여진 이름이라고도 한다. 우리나라 문헌에는《동의보감》에 처음 등장하는데, 감질·기생충·치질·옴 등의 치유 효능을 적은 뒤 페르시아에서 나는 나무진이라고 적고 있다.

알로에가 주목받기 시작한 것은 2차 대전 직후 원자탄으로 인해 피해를 입은 사람들이 알로에로 좋은 효과를 보면서부터다. 하지만 알로에는 고대부터 생리 불순이나 무월경 증상이 있는 여성을 위한 통경제, 즉 생리 유발제로 쓰여 왔다. 그래서 생리 중인 여성이 복용하면 과다 출혈의 위험이 있으며, 임신 중인 여성도 주의해야 한다. 체내 흡수율과 피부 침투력이 우수하고 혈액 순환을 원활하게 하므로 혈우병(血友病)이 있거나 기타 출혈성 질환을 앓고 있는 사람도 섭취를 금하는 것이 좋다. 위산 저하증이 있거나 알레르기가 있는 사람은 알로에베라 섭취를 금한다. 특히 사람마다 체질이 다르므로 자신의 체질에 맞게 양을 조절하는 것이 중요하다.

지금까지의 연구 결과 알로에에는 세균과 곰팡이에 대한 살균 효과와 독소를 중화시키는 효과를 가진 알로에친(aloecin) 성분이 들어 있다고 한다. 궤양에 효과적인 알로에우르신(aloeulcin)과 항암 효과가 있는 알로미친(alomicin)도 들어 있다고 보고되었다. 그 밖에도 피로를 풀어 주고 체질을 개선해 주며, 화상을 입거나 피부가 갈라진 데 바르면 효과가 좋으며, 기침이나 천식이 심할 때 가래를 삭혀 주며, 잎을 갈아 환부에 바르면 신경통을 멎게 해 준다고도 한다. 신경 진정 효과가 있어 불면증이나 두통, 숙취로 인한 두통에도 탁월한 효과를 발휘한다.

전문가들은 알로에를 질병으로부터 인류를 구원할 무한한 가능성을 가진 영약이라고 믿고 있다.

약모밀(어성초)

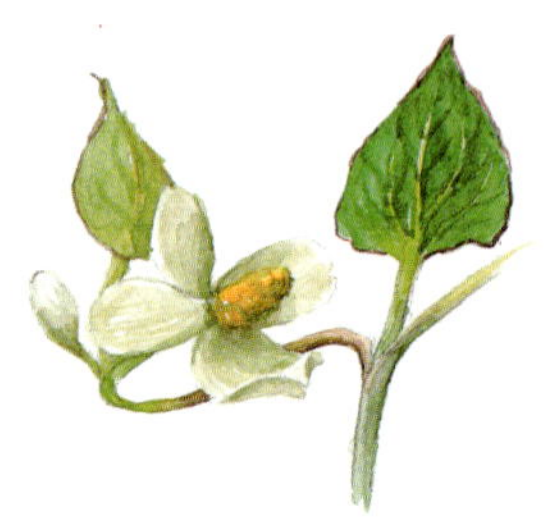

　'제3의 의학'으로 불리는 산야초는 하늘의 기운과 땅의 정기를 흠뻑 머금고 자란 생명의 풀이다. 산야초의 가장 큰 가치는 자연에서 살아남기 위한 생존 경쟁 과정에서 얻은 강인한 생명력에 있다고 할 것이다. 산나물은 몸속의 독소를 풀어 주고 백혈구와 림프구 등의 면역성을 높여 준다. 산나물에 들어 있는 약성 섬유질이 독소와 함께 몸 밖으로 빠져나가기 때문이다. 특히 재배한 채소는 채취 후 2~3일이 지나면 시들지만 산야초는 일주일이 지나도 싱싱함을 유지한다. 그래서 사람이 먹으면 건강해진다.

　우리나라에는 약 4천여 종의 식물이 분포되어 있는데, 그중 약초로 알려져 있는 것은 1천여 종이다. 이 중 약모밀이 관심을 끄는 것은 원자탄 투하로 초토화된 히로시마에 그 이듬해 태어난 풀로, 공해를 이겨내는 강인한 풀이라 알려졌기 때문이다. 잎과 줄기에서 마치 생선 비린내를 연상시키는 듯한 냄새가 나서 '어성초(魚腥草)'라고도 한다. 비린내 성분의 일부는 데카노일아세트히드(decanoilacetaldehyd)라는 물질에 의한 것으로, 곰팡이나 황색 포도상구균을 1/40,000 정도로 억제하는 효과가 있다.

　약모밀은 따뜻한 남부 지방과 울릉도 및 중부 지역의 낮은 곳, 그늘진 습지에서 자라는 삼백초과의 여러해살이 풀이다. 산속의 음습한 나무 그늘에 군락을 이루며, 뿌리줄기를 길게 뻗어 번식한다. 줄기와 잎에는 털이 없으며, 곧추 서서

20~50cm 길이로 자라는데, 몇 개의 줄을 가지고 있다. 흰꽃처럼 보이는 4장의 잎 중앙에 꽃잎이 없고 꽃가루도 없는 노란색 꽃이 핀다. 그래서 '꽃을 감춘 꽃'이라는 뜻에서 '즙채'라고도 부른다.

유명한 민간약으로, 약효가 무려 열 가지나 된다 하여 '십약(十藥)'이라고도 한다. 그 효능을 살펴보면 소염 · 해독 작용을 하고, '폐형초'라고 할 만큼 폐 질환에 탁월한 효능이 있으며, 백일해 · 기관지염 · 장염 · 비염 등에 효과가 좋다. 또한 곰팡이의 발육과 무좀균을 억제하고, 생잎을 짠 즙은 화농 · 종기 · 창상 등에 바르면 창독을 내려 준다. 무좀에는 식초에 약모밀 잎을 담가 열흘 정도 두었다가 뜨거운 물에 약하게 타서 무좀 부위를 담그면 된다. 항바이러스 효과가 있어 여드름 · 축농증 · 변비 · 상처에도 효과가 좋은데, 즙을 마시면서 일부는 마시고 일부는 얼굴에 바르면 여드름에 효과가 있다. 축농증에는 잎을 씻어서 비빈 것을 둥글게 말아 30분 정도 코 속에 넣으면 효과를 볼 수 있다.

약모밀에는 또한 모세혈관의 기능을 돕고 튼튼하게 하는 비타민P가 들어 있어서 뇌출혈이나 모세혈관 출혈 예방에도 효과가 있다. 이처럼 다양한 약효를 가진 약모밀이긴 하지만 과잉 복용하면 심장마비를 일으킬 수도 있으므로 주의해야 한다. 약으로 쓸 때는 꽃이 피는 여름철에 줄기째 채취하여 바람이 잘 통하는 그늘에서 바삭바삭하게 말려 쓰면 된다. 한방에서는 '중약'이라는 이름므로 불린다.

약모밀은 요리로도 많이 이용된다. 주로 연한 잎과 땅속줄기를 식용하는데, 생선 비린내가 나므로 데쳐서 우려낸 것을 무치거나 기름에 볶아 먹는다. 날것을 튀기면 비린내가 사라지고 맛도 좋다. 하지만 지나치게 오래 끓이면 호흡 기능을 원활하게 하는 휘발성 성분이 모두 사라지므로 짧은 시간 안에 끓여서 이용하도록 한다.

《자연 치유》를 쓴 앤드류 와일드 박사는 "신체는 스스로 치유할 수 있는 능력을 가지고 있으며, 비록 치료가 성공적이었다고 해도 그것은 우리 몸속에 있던 치유 체계의 활동에 의한 것이다."라고 했다. 오염되지 않은 자연식을 감사한 마음으로 적당히 먹는 것이야말로 자가 치유 능력을 향상시키는 길이다.

양배추

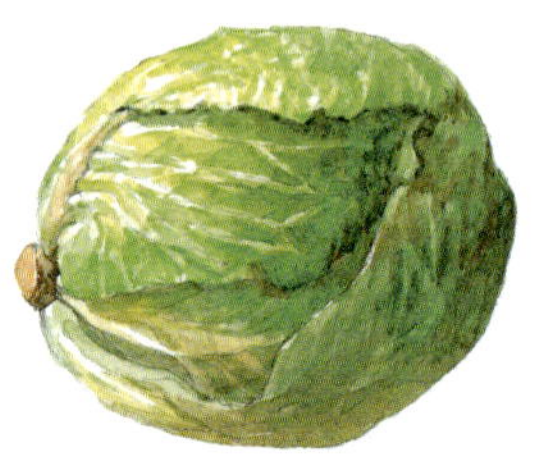

신선한 채소를 먹는 것은 자연의 생기를 먹는 것이다. 그중에서도 태양이 기른 식물의 엽록소는 식물이 가진 '푸른 생명의 피'로, 몸에 활력을 준다.

양배추는 식용 채소 가운데 가장 역사가 오래된 것으로, 17세기에 산업적으로 가공되기 시작한 최초의 식품이다. 배추의 변종인데, 기원전 2500년경 서유럽 해안의 야생종을 피레네 산맥 지방에 살던 바스크인들이 처음으로 사용했다고 전해진다.

고대 그리스의 유명한 철학자 디오게네스(Diogenes, ?~?)는 통 속에 살면서 위생에는 전혀 신경을 쓰지 않았지만 90세까지 살아 당시로서는 최고로 장수했다. 경제성과 이상주의를 추구한 그는 만병통치약이자 장수의 비결로 양배추만 먹었다. 피타고라스(Pythagoras, ?~?)도 양배추를 장수식으로 추천했다. 또 그리스인과 로마인들은 연회에서 양배추를 먹으면 술에 취하지 않는다고 믿어 싱싱한 양배추에 식초를 뿌려 먹었다. 중세에는 좌골 신경통과 궤양에 양배추고약을 썼고, 지금도 시골 일부 지역에서는 기침약의 처방으로 양배추를 쓰고 있다.

양배추는 다산(多産)의 상징으로도 여겨졌는데, 이는 양배추를 자르면 나오는 우유 같은 흰 액체 때문이다. 프랑스 여러 지방에는 신혼 부부가 첫날밤을 보낸 다음 날 아침에 양배추수프를 먹는 관습이 오랫동안 전해 온다. 또 서양에서는 지금도 요구르트, 올리브와 함께 양배추가 장수 식품으로 꼽히고 있다.

양배추는 꽃잎이 4장인 십자화과 채소로, 발암 물질에 작용하는 화학 물질을 가지고 있다. 1950년, 프랑스의 체니라는 사람이 양배추에서 궤양 예방 물질을 추출했는데, 체니는 그 물질에 비타민U라는 이름을 붙였다. 비타민U의 학명인 캐비진도 양배추(cabbage)에서 근거한 것이다. 비타민U는 손상된 위나 십이지장의 점막을 보호하여 재생을 돕는 효과가 있다. 궤양으로 인한 출혈을 억제하고 면역력을 높여 주어 자연 치유력을 향상시키는 비타민K도 들어 있다.

양배추는 암세포를 공격하는 백혈구의 작용을 강화하여 TNF(종양괴사인자)의 분비를 촉진함으로써 암 퇴치에 중요한 역할을 한다. 뿐만 아니라 칼로리는 낮지만 포만감을 주어 다이어트 식품으로도 인기가 많다. 정장 작용을 하고 초조함을 막아 주는 섬유질과 칼륨도 들어 있다. 피를 맑게 하고 몸의 저항력을 높여 당뇨병 예방과 치료, 위궤양과 통풍을 예방해 주며, 주근깨와 여드름 등의 피부 질환에도 효과를 발휘한다.

양배추는 가능하면 생으로 먹는 것이 좋지만 위가 약한 사람은 대량 섭취하지 말아야 한다. 생으로 먹으면 비타민 공급량은 증가하지만 위가 냉해져서 소화 흡수가 나빠지기 때문이다. 생주스로 만들어 마실 경우 지나치게 차갑지 않게 하여 조금씩 마시면 된다.

양배추는 생채나 쌈, 샐러드, 주스로 만들어 먹기 좋은 채소다. 우유도 위산을 중화시켜 위장 상태를 안정시켜 주므로 위궤양 치료제로 이용할 때는 우유 반 컵에 양배추 3장을 함께 넣고 갈아 마시면 효과가 있다. 푸른 겉잎과 단단한 심에는 칼슘과 비타민이 풍부하므로, 껍질과 심도 버리지 말고 이용한다. 기호에 따라 꿀을 조금 넣어 달콤하게 마시는 것도 좋다. 단, 가능하면 무농약이나 저농약 채소를 선택하여 통째로 이용한다.

양배추는 단단하고 들어 보았을 때 묵직하고 속이 꽉 찬 것이 좋다. 흰 속잎만 남은 것은 오래되어 겉잎을 떼어 낸 것이므로 되도록 푸른 잎이 많은 것을 고른다. 샐러드로 먹을 때는 결 반대 방향으로 썰어야 아삭아삭 씹히는 맛이 더 좋다. 양배추김치 · 양배추피클 · 양배추말이초밥 · 양배추볶음 · 양배추쌈 · 양배추롤도 권할 만하다.

양파

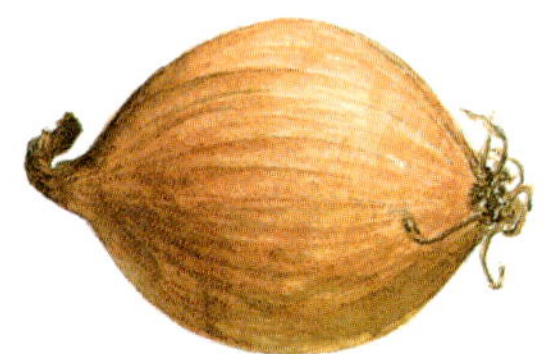

　고대 이집트 고분의 그림으로 보아 양파의 재배 역사는 5,000년 이상 되었을 것으로 추측된다. BC. 3700년경 세워진 이집트의 피라미드를 건설하는 농민에게 지급된 식품 목록이 흥미로운데, 그중 양파는 은전을 주고 구입한 것으로 활력을 가져다 주는 성스러운 먹거리로 기록되어 있다. 양파는 고대부터 중요한 식량이자 마력을 가진 건강 채소였다.

　양파의 독특한 향기가 악마를 쫓는 신통력이 있다고 믿어 벽사(辟邪)의 의미로 이용되기도 했는데, 그래서 중세의 기사들은 전쟁에 나갈 때 부적으로 양파를 가지고 갔다 한다. 유럽에서는 성 토마스절(St. Thomas's Eve)에 사랑을 점치는데, 이때 껍질을 벗긴 양파를 손수건에 싸서 베개 밑에 넣고 주문을 외우고 잠자리에 들면 꿈에서 미래의 남편을 만나게 된다고 한다.

　양파는 혈전 예방과 혈전 해소, 당뇨병 치료와 살균, 암 예방에 효과적인 강장제이자 자연산 항균제다. 이런 장점 때문에 19세기 말까지도 선원들에게 양파를 제공했다. 또한 양파는 쇠퇴한 시력을 회복시켜 주고 잠이 오게 하는 효과도 있다. 빵과 함께 먹으면 입의 통증을 가라앉고, 좌약으로 쓰면 치질에 효과가 있다. 매일 공복에 양파를 먹으면 장 활동이 활발해지고 건강한 상태가 계속된다.

　또한 양파는 동맥 혈관 내벽에 콜레스테롤이나 석회질이 굳어 혈관이 두터워지고 탄력을 잃어 약해지는 동맥경화의 묘약이기도 하다. 동맥경화는 중풍이나 협심증, 심근경색과 같은 심장 질환의 원인이자 주요 사망 원인이다. 이런 위중한 질환에 양파가 최상의 약이 되는 것이다.

양파의 매운맛과 자극적인 냄새는 유화아릴에 의한 것으로, 양파가 가진 약효의 비밀이다. 유화아릴은 몸과 마음을 안정시키고 소화액을 분비하며, 신진대사를 활발하게 하고 혈액 순환을 촉진한다. 하지만 양파를 볶거나 끓이면 유화아릴이 파괴되어 매운 냄새가 사라지므로 생으로 먹는 것이 좋다. 또한 양파는 비타민B₁을 활성화하여 식욕 부진 · 불안 · 초조 · 불면 · 신경 불안을 없애 주는 효과도 있어서 진득하게 앉아서 공부하지 못하고 주의가 산만하거나 사소한 일에 화를 잘 내는 수험생에게 효과적이다.

양파는 민간요법으로도 많이 이용되는데, 잘게 썰어 머리맡에 두고 자면 불면증이 없어지고, 숙취에는 양파즙을 마시면 효과를 볼 수 있다. 심한 치통에는 양파를 갈아 뺨에 붙이면 낫고, 복통이나 설사에는 볶은 양파 가루가 효과가 있다. 동상에 걸렸을 때는 양파와 소금으로 문지르면 얼음이 빠진다고 한다. 양파 겉껍질을 차처럼 마시면 고혈압 · 동맥경화 · 이명 등의 증상에 큰 도움이 된다.

예부터 절 입구에는 '불허훈주입산문(不許葷酒入山門)'이라고 새겨진 석주(石柱)를 세워 두었다. 훈(葷), 즉 냄새가 강한 채소와 술을 가지고 들어오면 안 된다는 뜻이다. 냄새뿐만 아니라 금기 채소의 강장 효과를 인식했기 때문일 것으로 추측된다. 수도와 고행을 하는 승려들에게 성욕(性慾)은 극복 대상이었기 때문이다.

양파의 뛰어난 강장 효과를 보여 주는 사례가 있다. 1976년 7월 7일자 AP통신 뉴스에는 양파의 원산지인 이란 북부에 사는 88세의 알리 아크바이크리누라는 노인의 결혼 사진이 실렸다. 나이도 나이지만 더욱 놀라운 것은 그 노인의 말이었다. "나는 머지않아 160번째 여자와 결혼한다. 나는 신부를 행복하게 해 줄 자신이 있다. 내 몸은 아직 20대이기 때문이다. 성적으로 전혀 쇠퇴하지 않는 건 날마다 1kg이나 되는 양파를 먹고 있기 때문이다." 그는 18세 때부터 양파를 먹었다는데, 계산해 보면 매일 1kg(양파 5개), 일 년에 365kg이라는 결론이 나온다. 보통 사람의 양파 소비량이 일 년에 약 10kg이니 36배나 많은 셈이다. 건강을 위해서라도 양파를 많이 먹어야 할 것 같다.

연근

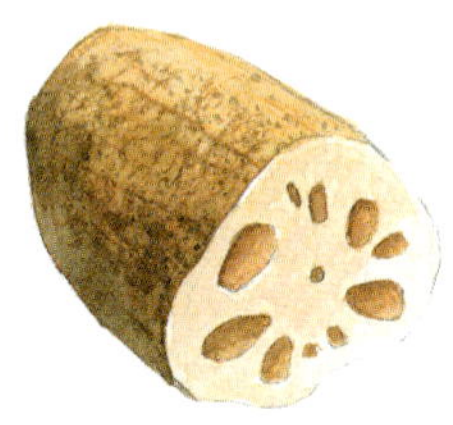

허전히 무너져 내린 내 마음 한 구석 그 어느 그늘진 / 개흙밭에선 / 감돌아 흐르는 향기들을 마련하여 / 연꽃이 그 큰 봉오리를 열었다.

김관식 시인의 〈연(蓮)〉이라는 시의 일부다.

호머의 대서사시 《오디세이(Odyssey)》에서 "그것을 먹으면 나라도 집도 친구도 모두 잊어버린다."고 표현한 신비의 대상 연밥. 불교에서 연(蓮)은 극락 세계를 상징하는 동시에 장수와 건강, 명예를 의미하며, 유교에서는 순결과 세속을 초월한 의미를 갖는다.

예부터 중국에서는 연근을 '불로식(不老食)'이라 불렀으며, 버릴 것이 없다 할 정도로 잎, 꽃, 열매, 뿌리의 모든 부분을 식용하거나 약용했다. 민간에서는 연생귀자(蓮生貴子)라 하여 연자를 먹으면 아들을 줄줄이 낳는다는 말이 전해 오기도 한다. 일본에서는 구멍이 길게 뚫어져 있어 '앞이 훤히 보인다'는 이유 에서 축하할 만한 날에 먹는 별식이다.

《동의보감》에서는 연근을 "성질이 따뜻하고 맛이 달며 피를 토하는 것을 멎게 하고 어혈을 없애 준다." 하였고,《향약집성방》에는 "신선한 피를 생기게 해 주 어 산후에 많이 쓰고, 입 안에서 피가 나거나 코피가 나는 것을 멈추게 한다."고 하여 식용보다는 약용으로 많이 썼다. 《본초강목》에서는 "연밥은 기력을 왕성하게 하고 모든 질병을 물리치며, 오래 복용하면 몸이 가벼워지며 수명을 연장시킨다."고 했다.

연실이라고 하는 연밥은 신경을 안정시켜 주는 효과가 뛰어난데, 일반적으로 달이거나 쪄서 먹는다. 연근이나 연밥을 잘라 끓인 죽은 어린아이의 아토피성 피부염을 진정시키는 효능이 있고, 칼륨이 들어 있어서 혈압이 높은 사람이 먹어도 좋다. 연근의 진정 작용은 신경 과민이나 스트레스로 인한 불면증을 해소해 준다. 연근 한 뿌리에는 레몬 한 개와 맞먹을 정도로 비타민C가 풍부하여 세포를 연결해 주는 콜라겐을 형성하고 암을 예방하는 데도 효과가 있다.

연근은 잘라 두면 단면이 검게 변하는데, 이는 탄닌과 철분에 의한 것으로, 탄닌은 수렴·지혈 작용이 뛰어나 위궤양과 출혈에 효과가 있으며, 코피가 날 때도 연근즙을 코에 몇 방울 떨어드리면 금세 멎는다. 변색을 막기 위해서는 식초물(물 1*l*에 식초 1큰술)에 담가 두면 본래의 색을 유지하고 아린 맛도 제거할 수 있다. 연근에는 또한 필수 아미노산인 레시틴이 들어 있어 간 기능을 활성화해 준다. 일반 식품에는 적은 비타민B12 함량도 높아 피로와 숙취를 빨리 풀어 주고 신경을 안정시킨다. 담배의 니코틴을 해독하는 아스파라긴산도 들어 있다.

출혈성 위궤양이나 위염에는 연근으로 죽을 쑤어 먹으면 좋다. 질병이 없더라도 연근에 현미를 섞어 꾸준히 먹으면 몸이 따뜻해지고, 몸속에 정체되어 있는 어혈이 풀어져 노화를 늦출 수 있다. 연근 간 것에 한 잔 분량의 뜨거운 물을 붓고 소금이나 꿀을 넣어 뜨거울 때 마시면 피로가 빨리 풀리고, 기침이 심할 때는 연근 생즙을 먹으면 효과를 볼 수 있다. 위궤양이나 결핵, 부인병 출혈에는 껍질째 간 것을 매일 한 잔씩 마시면 효과를 볼 수 있다. 입덧으로 고생하는 임산부의 경우 연근을 강판에 갈아 만든 연근즙을 반 잔 정도 마시면 입덧이 줄어들고, 수유기의 여성이 연근을 먹으면 젖이 잘 나온다. 햇볕에 타거나 기미가 생긴 피부를 회복시켜 주는 효과도 있는데, 이는 연근이 혈액 순환을 왕성하게 하여 피부의 신진대사를 촉진하고 기미, 주근깨의 원인이 되는 멜라닌 색소의 생성을 억제하기 때문이다.

살캉살캉 씹히는 맛이 매력인 연근으로 건강도 지키고, 식탁도 풍성하게 차려보는 것은 어떨까?

염교

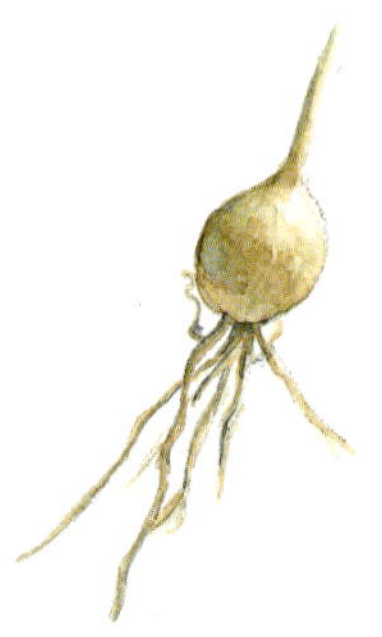

일본식 생선 초밥에 꼭 곁들여 나오는 것이 바로 염교다. 파 밑동처럼 생겼지만 달래 뿌리보다는 좀 더 크고 갸름하다. 염교는 마늘과 파의 중간 식물쯤 되며, 약리 작용과 냄새도 비슷하다. 우리 고유의 이름보다 일본명인 락교(rakkyo)라는 이름으로 더 많이 알려져 있다.

염교는 중국 중동부 지역이 원산지로, 베트남과 인도 히말라야 지역에 야생하며, 한국·중국·일본에서만 재배되고 있다. 재배의 기원은 분명하지 않으나 중국에서는 이미 3,000년 전부터 주목받아 온 것으로 보인다. 약용 식물로 알려져 중국에서는 오래 전부터 심장병·부인병 등의 질환과 정장 작용에 이용하기도 했다. 기이한 병이나 전염병이 유행할 때는 염교를 먹으라는 말이 있을 정도다.

한방에서는 해채(薤菜)라고 부르는데, 중국어로 염교가 '해'이고 부추와 흡사하며 톡 쏘는 맛[辛辣]이 있는 부추라는 뜻에서 지어진 이름이다. 경신내로(輕身耐老, 몸을 홀가분하게 하고 노화를 방지한다)하고 정신을 맑게 할 뿐만 아니라 '조양도(助陽道)'라 하여 남성의 양기를 북돋워 준다고 한다. 《동의보감》에서는 "해채라는 식물의 성질은 덥고 맛은 맵고 독은 없다. 소화 기능을 좋게 하고 오래된 설사나 배가 냉하여 생긴 설사를 멎게 하고 오한으로 인해 열이 나는 것을 내리고 부기를 빠지게 하며, 계속 먹으면 살찌고 건강한 사람이 되게 한다. 신선의 처방이나 식이요법에서 빼놓을 수 없다."고 하였다.

중국 최고(最古)의 의서인《황제내경(黃帝內經)》에는 인간의 생명을 지탱하는 오곡(五穀)·오과(五果)·오축(五畜)·오채(五菜)가 나오는데, "아욱은 단 것이요, 부추는 신 것이요, 콩잎은 짠 것이요, 염교는 쓴 것이요, 파는 매운 것이다." 하여 사람에게 유익한 채소로 염교를 넣었다.

염교는 당질이 많은 반면 비타민과 무기질은 적다. 하지만 독특한 매운맛과 냄새를 내는 자극 성분인 유화아릴이 비타민B_1의 작용을 오랫동안 지속시켜 주고 흡수를 도와준다. 비타민B_1이 부족하면 신경이 불안정해져서 쉽게 초조해하고 작은 일에도 화를 내고 짜증이 많아지며 놀란 사람처럼 심장이 두근거리는데, 유화아릴 덕분에 비타민B_1의 흡수가 증진된다.

몸이 나른하고 여름을 많이 타는 것도 비타민B_1 부족이 원인인 경우가 많다. 이때 염교를 먹으면 비타민B_1을 보충할 수 있다. 또한 염교는 심장병을 개선하고 혈액 순환을 도우며, 손발 냉증이나 생리통, 설사를 멎게 하고 천식을 완화하는 효과가 있다. 항균 효과도 있어서 장내 유해균은 제거하고 유익균은 키워 병에 걸리지 않는 몸을 만들고, 뱃속을 편하게 한다.

염교는 혈액이 산성화되는 것을 예방하는 효과도 있다. 혈액이 산성화되면 알레르기가 자주 발생하여 콧물과 재채기가 나고 피부가 가려우며, 긁으면 벌겋게 되고 질병에 대한 저항력이 떨어지는데, 염교를 많이 먹으면 혈액이 산성화되는 것을 막을 수 있다.

염교는 마늘처럼 요리에 사용해도 좋고, 식초를 넣어 절임을 만들어 먹어도 좋다. 제철은 초여름으로, 가능하면 진흙이 묻은 것을 구입할 것을 권한다. 땅딸막하게 굵고 입자가 크며 상처가 없고 절단면이 자라 있지 않은 것이 좋은 것이다. 염교는 대부분 초절임이나 소금절임, 간장절임, 설탕절임, 피클 등으로 만들어 먹는다. 여러 날 밑절임을 하여 젖산 발효한 뒤 풍미를 충분하게 내어 본절임을 하면 더욱 맛있다. 설탕식초절임을 가늘게 잘라 마요네즈와 섞어 먹거나 볶음에 넣으면 풍미가 더욱 살아난다. 생것을 얇게 잘라 가다랑어 양념을 하여 간장을 끼얹어 먹어도 맛있다.

파나 마늘을 먹으면 입 안에 오랫동안 냄새가 남는다. 하지만 염교는 파나 마늘에 비해 냄새가 적으므로 건강상 마늘을 먹고 싶은데 냄새가 걱정인 사람에게 좋다.

오이

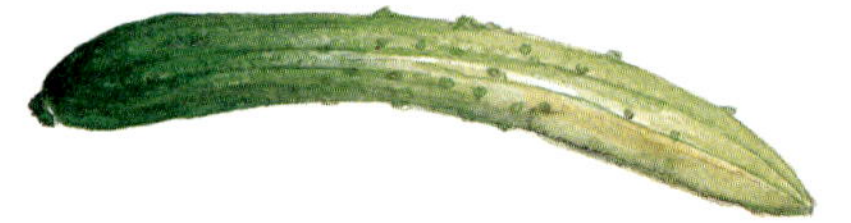

한 입 베어 물면 아삭아삭 씹히는 맛이 청량감을 더해 주는 오이. 상큼한 맛과 향기가 으뜸인 여름 채소이자 90% 이상이 수분으로 칼로리가 거의 없는 알칼리성 식품이기도 하다. 우리는 오이를 가난하지만 꿋꿋하게 살아가는 민초의 상징으로 여겨 주렁주렁 잘도 열린다 하여 친근한 채소로 보았다. 반면 유럽 사람들은 오이를 '차갑다'는 이미지로 받아들이거나 오이 밭의 원두막을 연상하여 '고독(孤獨)'이나 '음험(陰險)함'의 상징으로 여긴다.

고대 인도에서 실크로드를 통해 유럽으로 건너간 오이는 로마 시대부터 민간 약재로 다양하게 이용되었다. 프리니우스의 《박물지》에는 "오이즙을 포도주에 타 마시면 이뇨와 기침에 좋고, 부인의 젖에 타 먹으면 뇌염에, 초에 타 먹으면 이질에, 꿀에 타 마시면 간장병에 좋다."고 했다.

오이의 특징은 시원한 맛과 풍부한 수분이다. 그래서 더위에 시름시름 지쳐 갈 때 오이를 먹으면 칼륨의 작용으로 몸속의 염분과 노폐물이 배출되어 몸이 깨끗하고 맑아진다. 여름이 깊어질수록 오이 생각이 간절해지는 것은 어찌 보면 당연하다. 오이에는 비타민A·C가 풍부한데, 그중에서도 비타민C는 피부 미용에 매우 좋다. 오이팩은 햇볕에 그을린 얼굴의 열기를 제거하는 데 탁월하고, 땀띠가 났을 때는 오이즙을 바르면 효과적이다. 더위를 먹었거나 갈증이 날 때, 몸이 나른하고 식욕이 없을 때 먹어도 좋다. 오이 덩굴을 잘랐을 때 나오는 물도 화장수 역할을 하여 얼굴에 바르면 피부가 고와지고 땀띠가 없어진다. 열이 나는 원인인 목이 붓고 아픈 인후염과 편도선염, 급성 결막염에도 효과적이다.

　오이는 숙취를 없애는 효능도 있다. 까뮈(Albert Camus, 1913~1960)는《이방인》에서 "술꾼들의 뒷골목에는 항상 오이지 냄새가 가득하다."고 표현했고, 푸시킨(Pushkin Aleksandr, 1799~1837)도《대위의 딸》에서 "술 해독에는 오이지 만한 것이 없다."고 했다. 오이가 숙취를 푸는 데 효과적이라는 것은 동서고금을 통해 알려진 사실이다. 숙취로 인해 일어나지 못할 때 오이즙을 내어 마시면 된다. 커피 한 잔 분량의 오이즙에 식초 3~4스푼을 타서 마시면 더욱 효과적이다. 오이의 차가운 성질이 술의 과도한 열을 가라앉혀 주기 때문이다. 하지만 오이를 이용해 주스나 요리를 만들 때는 당근과 무를 함께 쓰지 않는다. 당근에 들어 있는 비타민C 파괴 효소가 오이의 비타민C를 파괴하기 때문이다. 생채를 만들 때 오이와 무를 함께 쓰는 경우도 많은데, 이 역시 피해야 한다. 오이를 잘게 썰면 아스코르비나제(ascorbinase)라는 효소가 발생하는데, 이 효소 역시 비타민C를 파괴한다. 하지만 아스코르비나제는 산(酸)에 약하므로 미리 식초를 뿌리면 비타민C가 파괴되는 것을 어느 정도 막을 수 있다. 또 오이는 생으로 먹는 것도 좋지만 위가 약한 사람은 설사를 할 수도 있으므로 주의해야 한다.

　오이는 겉에 오돌토돌한 가시가 돋아 있으므로 굵은 소금으로 문질러 씻은 뒤 쓴맛이 나는 꼭지 부분은 잘라 버리고 조리에 이용해야 한다. 보통 몸집이 짧막하고 통통하며 연두색을 띠는 '다대기오이'와 진초록의 길쭉한 '취정오이'가 있는데, 생으로 먹기에는 다대기오이가 맛있다. 취정오이로는 오이지를 담그거나 볶음 나물을 해 먹는다. 오이를 보관할 때는 물기 없이 종이에 싼 뒤 비닐 봉지에 넣어 냉장고에 넣으면 일주일 정도 보관할 수 있다.

　유럽에서 오이는 피클이나 샐러드 재료로 쓰고, 일본과 중국에서는 장아찌를 담그는 것이 고작이지만 우리나라에서는 오이를 매우 다양한 요리에 이용한다. 여름철 입맛을 확 잡아 주는 오이냉국, 짭짤한 맛이 일품인 별미 오이장아찌, 사각사각 씹히는 맛이 그만인 오이지, 산뜻하면서도 상큼한 맛이 매력인 오이샐러드 등 오이로 만들 수 있는 음식은 입맛 따라 다양하다. 어디 이뿐인가. 오이소박이 · 오이선 · 오이나물 · 오이무름국 · 오이감정 · 오리통장과 등 가히 오이 요리의 왕국이라 할 만하다.

우엉

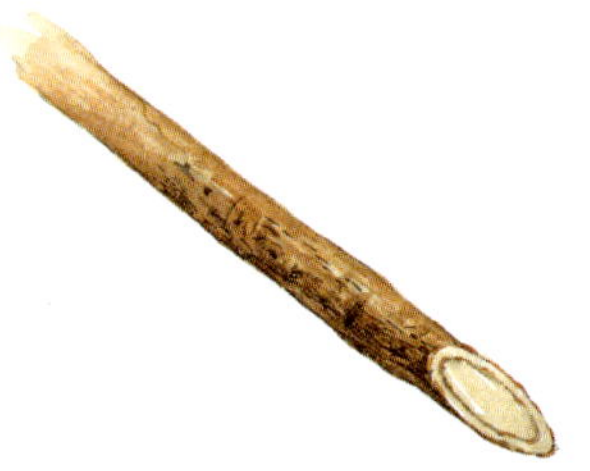

아작아작 씹히는 맛과 독특한 향기를 가진 우엉. '흙의 것' 이라고 하여 지하에서 생육하는 부분을 이용하는 뿌리채소다. 원산지는 유럽과 아시아 등 따뜻한 지방으로, 여름에 보라색 꽃이 피고 9월에 씨가 익으며, 뿌리를 식용한다. 우리나라에 들어온 것은 언제인지 정확히 알 수 없으나 어린순은 삶아서 무쳐 먹고, 부드러운 잎은 기름에 튀겨 먹고, 뿌리는 조려서 반찬으로 이용하는 유용한 채소다.

《선만식물지(鮮滿植物誌)》에는 우리나라와 중국인들이 예전부터 우엉을 식용했다고 나와 있으며, 이후 일본인까지 즐겨 먹기에 이르렀다고 한다. 북방의 산중에 자생하는 품종을 귀하게 여기며, 늙은 잎은 햇볕에 말려 불을 피우는 데 사용했다고도 한다. 우엉 종자는 약용으로 널리 사용했었는데, 《본초강목》에는 "종기의 독을 없애고 허리와 무릎에 응체한 기를 순조롭게 한다."고 했다. 종기가 곪았을 때 우엉씨를 먹으면 고름이 빨리 터지고 잘 아문다.

우엉은 오래 전부터 신진대사를 좋게 하는 식품으로 취급되었다. 식물섬유인 셀룰로오스(cellulose)가 풍부하여 변비를 해소하고 콜레스테롤 수치를 낮춰 주며, 뿌리채소 가운데 섬유질이 가장 풍부하여 자근자근 두드려 요리해 먹으면 신장 기능이 향상되고, 콜레스테롤과 지방이 대변과 함께 배설된다. 그래서 장이 깨끗해지고, 대장암이나 뇌졸중, 심장병 같은 병을 예방할 수 있다.

우엉을 잘랐을 때 나오는 끈적거리는 성분은 식이섬유의 일종인 리그닌 (lignin)으로, 암을 억제하는 데 탁월한 효과가 있다. 잘랐을 때 많이 나오므로 우엉은 가능하면 얇게 써는 것이 좋다. 또 우엉은 갈면 식이섬유가 배로 늘어나기 때문에 갈아서 즙으로 마시면 영양 흡수를 높일 수 있다. 소변을 시원하게 보지 못할 때는 우엉 생즙과 꿀을 2컵씩 넣고 끓여 마시거나 볶은 우엉씨를 가루 내어 물에 달여 1컵씩 마시면 효과가 좋다. 하지만 종기가 났을 때 먹으면 상처가 잘 아물지 않고, 성질이 차갑기 때문에 몸이 차거나 속이 냉한 사람은 섭취를 피하는 것이 좋다.

우엉은 보통 수확한 뒤 수염을 제거하고 흙을 털어 내어 출하한다. 지나치게 굵거나 가는 것은 피하고, 지름이 10원짜리 동전만 한 것을 고르는 것이 좋다. 뿌리가 곧으며 갈라지지 않은 것, 수염이 적은 것, 주름이 있고 단단한 것, 흙이 묻어 있는 상태의 것을 고른다. 우엉 껍질에도 각종 영양소가 풍부한데 미리 껍질을 벗긴 것 가운데는 표백을 하는 경우도 많기 때문이다.

우엉은 보통 볶음이나 조림, 튀김, 샐러드, 무침 등으로 이용한다. 반찬으로 먹을 때는 쌀뜨물에 삶아 껍질째 조리해야 맛과 영양이 훨씬 높아진다. 산화되기 쉬우므로 썰어서 식초물에 담갔다가 조리하면 검게 변하는 것을 막을 수 있고, 떫은맛도 빠져나간다. 우릴 때는 물을 두세 번 정도 갈아 가면서 충분히 우려내야 한다. 또 우엉의 감칠맛은 껍질에 있으므로 손질할 때는 표면을 가볍게 씻거나 칼등으로 살짝 긁어 내야 맛을 제대로 느낄 수 있다. 흙이 묻어 있는 것은 젖은 신문지에 말아 냉장 보관하고, 씻은 것은 밀폐 용기에 넣어 냉장 보관한다.

우엉은 기름에 볶으면 단맛이 증가하며, 생선이나 육류 요리에 조금만 넣어도 그 향기가 잡냄새를 없애 주어 음식의 풍미를 더욱 살린다. 아삭아삭한 맛을 살리려면 미리 데쳐서 천천히 조려야 한다. 손질한 우엉에 매콤달콤한 양념장을 발라 굽는 우엉양념구이, 양념에 볶은 우엉볶음, 쇠고기에 우엉을 돌돌 말아 조린 우엉고기말이조림은 물론 찜과 무침, 튀김으로도 이용할 수 있다. 숙취 해소에 좋은 우엉된장국과 아삭아삭 씹히는 맛이 일품인 우엉김치 역시 우엉을 영양 효과를 살려 준다.

음식 하나에도 이처럼 뛰어난 효과가 있다니 맛은 차치하고라도 대단한 일이 아닌가.

원추리

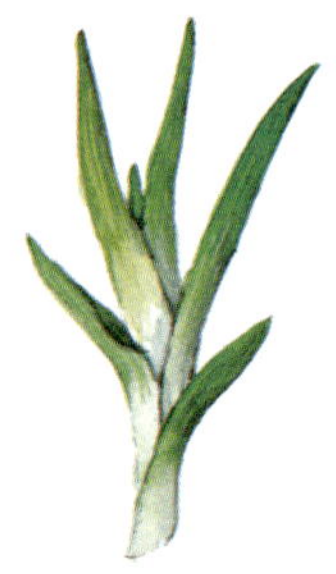

대나무 책상 창가에 놓고 부들자리 깔고 앉으니, 높은 뫼엔 구름 들고 그 아래론 맑
은 시내, 울타리엔 국화 심고 집 뒤에는 원추리를. 언덕 가득 꽃이 피어 지나는 길을
막고, 버들은 대문 앞을 버티고 서 있구나.
― 상촌(象村) 신흠(申欽)의 〈야언(野言)〉 중에서

산속에 묻혀 사는 사람의 청정한 삶을 담백하게 읊은 시다. 심지 않아도 절로
자라 아름다운 먹거리가 되어 주던 원추리도 보인다.

여름은 원추리꽃의 계절이다. 큰원추리, 각시원추리, 애기원추리, 노랑원추리
등 종류도 많다. 우리말로는 넘나물. 산과 절 주변에 흔한 백합과에 딸린 여러해
살이풀로, 종 모양의 주황색 꽃이 핀다. 황화채나 모애초라고도 하고, 꽃봉오리
는 금침채라 한다. 모애초란 가을에 말라 버린 잎들이 겨울엔 땅속의 씨를 덮어
주고 썩어서 거름이 되니 엄마의 사랑 같은 풀이라는 뜻이다.

원추리의 맛과 성질은 파와 비슷한데 산채 가운데서도 맛이 가장 뛰어나다.
원추리를 채취할 때는 잎이 흐트러지지 않게 뿌리 근처의 하얀 곳부터 칼로 잘
라 내야 한다. 이곳은 점액이 있어 특히 맛있는 부분이기도 하다. 초된장무침,
겨자무침, 기름지짐, 양념장무침 등 다양한 요리로 이용된다. 그중에서도 어린
순에 된장과 들깨를 넣고 끓인 토장국은 구수한 맛이 일품이다. 고기를 넣은 국

은 원추리탕이라 하여 궁중에서도 즐겼는데, 미역국 이상으로 맛이 좋다. 싹을 데친 나물은 달보드레하면서도 감칠맛이 나고, 꽃쌈과 노란 꽃밥은 운치와 풍류에 향기를 더한 음식이다.

생꽃은 샐러드나 생채, 튀김으로 해도 맛이 좋고, 잼이나 술을 빚어도 맛이 좋다. 꽃은 말려 두고 먹기도 하고, 겨울에는 뿌리를 나물로 먹는다. 당근이 없었던 시절에는 음식에 색을 주는 중요한 식재료이기도 했다.

원추리 뿌리 끝에는 덩이구슬이 여러 개 달려 있는데, 녹말과 단백질 등 영양소가 많고 맛이 좋아 우리 선조들은 오래 전부터 원추리를 자양 강장제로 먹었다. 뿌리에서 추출한 녹말에 곡식을 섞어 떡을 만들어 먹기도 했다. 하지만 뿌리에는 약간의 독이 있어서 과식할 경우 신장에 탈이 날 수 있다. 뿌리와 잎은 효과는 같지만 잎에는 독이 없다. 잎과 줄기, 뿌리를 함께 넣고 달여 먹으면 생리 불순을 다스리고 몸을 가볍게 하며 눈을 보호할 수 있다. 오장을 편안하게 하고 가슴을 맑게 하는 효과도 있다.

중국 주나라 풍토기(風土記, 어떤 지역의 풍토를 적은 기록)에는 임신한 부인이 원추리를 몸에 지니고 있으면 아들을 낳는다고 하여 의남초(宜男草)로 불렀다고 한다. 이것이 우리나라에도 전해져 향낭이나 주머니에 원추리꽃을 넣어 지니고 다니는 풍습이 있었다. 원추리는 사악한 기운이 침입하여 생긴 마음의 병인 흉격(胸膈)을 치료하는 약으로도 썼다. 약으로 쓸 때의 이름은 훤초로, 여기서 훤(萱)은 '잊을 훤(諼)'에서 비롯되었다. 원추리꽃차는 은은한 향기가 일품인데, 원추리차를 마시면 너무 황홀해서 근심을 잊게 된다는 것이다.

우리 선조들은 원추리 순을 지푸라기로 엮어서 처마 밑에 매달아 두었다가 정월대보름에 국을 끓여 먹기도 했다. 보름날 원추리를 먹으면 걱정이 생기기 않는다고 믿었기 때문이다. 시련 많은 시대에 살면서 나물국 한 사발로 우환을 털어 내려 했던 삶에 어찌 연민이 없을 수 있겠는가.

근심 없는 삶이 어디 있으랴. 허나 곤곤한 일상에서 '근심풀이꽃'이라도 먹으면 불운의 멱을 '콱' 쳐서 신바람을 불러올 수 있을까? 봄 식탁에 원추리국 한 사발 올려놓는 것은 어떨까?

인동초

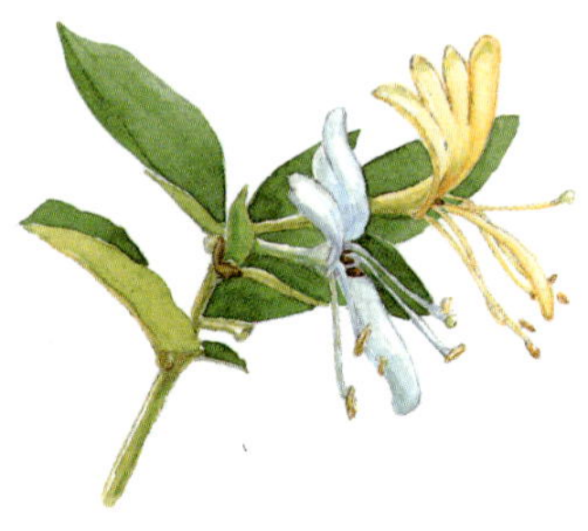

원시시대부터 어떤 음식을 먹었는가 하는 것이 사람의 신분을 확인시켜 주는 역할을 해 왔다. 귀하고 맛있는 음식을 특권층이 독점하는 만큼 사람들은 종교와 마찬가지로 권력자가 좋아하는 음식을 선호한다. 서민들은 사회적 위상을 나타내는 사람이 선호하는 이미지나 음식 문화를 모방하게 되고, 이것이 결국 모든 계층에 전파되고 자리잡는다. 그래서일까. 참을 인(忍), 겨울 동(冬) 자를 써서 겨울을 이겨내는 풀이라는 뜻을 가진 인동초는 한때 전직 대통령이 건너 온 인고의 세월을 상징하는 식물로 여겨져 세인의 관심을 끌었다.

가냘프지만 강인한 줄기에 초록빛 잎새 마디마디 사이좋게 두 개의 꽃을 매단 인동초. 인동꽃은 처음 필 때는 흰색이다가 며칠 지나면 노란색으로 변한다. 흰꽃과 노란꽃이 함께 핀 듯하여 금은화(金銀花)라고도 하며, 길조(吉兆)를 상징하는 식물이기도 하다. 고대 이집트를 시작으로 그리스, 로마, 중국에서 꽃을 피운 고대 문명지에서도 인동꽃은 건축과 공예의 장식 문양으로 이용되었다.

우리나라의 옛 문헌인 《산림경제》에는 '겨으사리 너튤'이라 하여 인동꽃을 겨울을 지내는 덩굴이라고 표현했다. 인동은 5~8월에 꽃이 피는 여름꽃으로, 자라는 지역에 따라 낙엽성 식물이 되기도 하고 상록성 식물이 되기도 한다. 남쪽 지방에서는 겨울에도 싱싱하게 남아 있다. 하지만 인동꽃이 상록수처럼 늘 푸르렀다면 겨울을 견딘다는 의미를 부여하지 않았을 것이다.

인동 덩굴 한 그루를 캐어다 햇볕 좋은 마당가에 심어 놓고 생선 찌꺼기 따위의 거름을 주면 해마다 꽃이 흐드러지게 피면서 온 뜰에 꽃향기가 넘친다. 막 피어난 흰 꽃을 녹차에 띄우면 매혹적인 향을 뿜는 차가 된다. 또 꽃송이가 피기 직전에 따서 그늘에 말린 것을 우려 마시면 은은히 풍겨 나오는 향기의 달콤함과 자연에 푹 빠지게 된다.

노주인의 장벽(腸壁)에 / 무시(無時)로 인동 삼긴 물이 나린다 / 자작나무 덩그럭 불이 / 도로 피여 붉고 / 구석에 그늘지어 / 무가 순 돋아 파릇하고 / 흙냄새 훈훈히 김도 사리다가 / 바깥 풍설(風雪) 소리에 잠착하다 / 산중에 책력(冊曆)도 없이 / 삼동(三冬)이 하이얗다.
— 정지용의 〈인동차(忍冬茶)〉

삼동은 하이얗고 자작나무 불빛은 붉다. 풍설만이 뒤척이는 고적함 속에 인동차를 마시고 또 마시는 시인의 청빈(淸貧)한 일상이 엿보인다.

인동 덩굴은 약성이 뛰어나 줄기와 잎, 꽃, 뿌리 하나 버리지 않고 모두 약으로 쓸 수 있다. 한방에서는 화농성 종기 치료와 정혈, 해독에 쓰며, 특히 관절통에 효험이 있다는 임상 보고가 있다. 인동초는 잎이 붙은 채로 덩굴을 베어 둥글게 타래로 감아 햇볕에 말려 두고 쓴다. 잎줄기를 넣어 약 탕욕을 하면 요통에 효험이 있으며 치질의 고통도 덜어 준다 하니 질병을 물리치는 자연의 선물이 아닌가.

인동주 또한 운치 있는 약용주다. 인동꽃 80g을 면 주머니에 넣어 약한 불로 데운 뒤 소주 1.8ℓ를 넣어 어둡고 시원한 곳에 30일 이상 보관하면 술이 완성되는데, 여기에 계피나 감초, 당귀 등을 조금 넣으면 향이 더욱 은은해져 뛰어난 술을 맛볼 수 있다. 아침저녁으로 반주 삼아 한 잔씩 마시면 좋다. 인동주를 담아 익기를 기다릴 수 없다면 말린 꽃을 소주에 담가 하루쯤 묵혀 두었다가 마셔 보라. 그 향기에 찬탄하게 될 것이다.

이처럼 흔하디 흔한 풀 한 포기에도 인간에게 유익하다 하나 알지 못하니 보이지 않는다. 그래서 '아는 만큼 보인다' 하지 않는가.

인삼

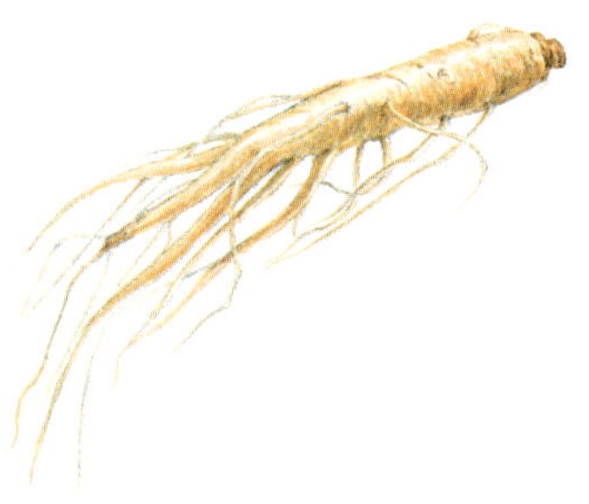

　사람이라면 누구나 불로장생과 무병장수을 꿈꾼다. '한 번 먹으면 늙지 않고 병 없이 오래 살게 해 주는 약'으로 알려진 불로초(不老草)로 흔히 산삼을 꼽는다. 하늘을 감동시켜야만 그 정성에 따라 발견된다고 하는 산삼은 죽어 가는 생명을 살린다는 신비의 만병통치약이다. 하지만 산삼은 너무 비싸고 귀하여 감히 넘보기가 힘들다. 허나 산삼을 대신하는 약으로 알려진 인삼이 있으니, 수천 년을 지내 온 영약 중의 영약이다.

　중국에서 가장 오래된 본초서인 《신농본초경》에는 식약일체(食藥一體)의 보약을 상약(上藥)이라고 하여 120종의 약품을 나열하고 있는데, 그중 으뜸이 바로 인삼이다. 인삼의 약효에 대해 "체내의 오장을 보하며 정신을 안정시키고, 오래 먹으면 몸이 가뿐해져 수명이 길어진다."고 적고 있다. 《홍재전서(弘齋全書)》 〈삼인(參引)〉 편에서 정조 임금은 "사람은 만물의 영물(靈物)이고, 삼은 백초(白草)의 영물"이라고 했다. 폭군으로 알려진 연산군도 인삼정과를 즐겼다고 전해진다.

　과학적으로 입증된 결과만 보더라도 인삼의 효능은 대단하다. 그중에서도 항암·원기 증진·혈액 순환 개선·신경 안정·갈증 해소·지사제·폐 기능 보강·체내 독소 제거 효과를 가리켜 인삼의 '칠효설(七效說)'이라 한다. 그 밖에도 인삼을 먹으면 숙취가 빨리 풀리고 정자의 활동이 증가하며, 정자의 체외 지속 시간이 길어진다고 한다.

인삼은 차로 마셔 온 역사도 깊다. 중국 사신이 왔을 때 임금이 베푸는 영접의 차례(茶禮)에도 삼차를 쓰는 것이 관례였다.

인삼의 효능은 우리나라뿐만 아니라 중국에서도 유명하다. 철종 때 편찬한 개경부읍지인 《중경지(中京誌)》에서 "청나라의 아편 중독자들은 인삼으로 치료한다."고 했을 만큼 인삼은 만병통치약으로 쓰였다. 조선에 온 명나라 사신들이 조선에서 가장 받고 싶어하던 선물도 삼차를 끓이는 데 쓰는 다삼이었다고 한다. 중국인들도 고려인삼의 가치와 효능을 알았던 것이다.

인삼은 조선과 청나라 간 가장 중요한 교역품이기도 했다. 심지어 인삼 값을 내리기 위해 중국 상인들은 조선 사신들의 귀환 날짜가 정해진 것을 이용해 값을 후려치는 교묘한 잔꾀를 부리기도 했다. 거상 임상옥(林尙沃, 1779~1855)이 북경에 갔을 때도 중국 상인들은 귀환 날짜만 기다리며 동정을 살폈다. 이를 눈치 챈 임상옥은 결국 인삼 포대에 불을 지르는 엄청난 일을 저지른다. 중국 상인들이 일제히 달려들어 불을 끄자 임상옥은 "영약(靈藥)을 천대하는 사람들에게 인삼을 파는 것은 조선의 영토를 욕되게 하는 것"이라며 다시 불을 붙이려 했다. 그 자리에서 값이 열 배나 뛰었다 한다.

인삼은 가공법이나 재배법, 재배 지역 등에 따라 다양하게 분류되는데, 가공법을 기준으로 나누면 4~6년근 생삼인 수삼, 수삼 껍질을 살짝 벗겨 그대로 햇볕에 말리거나 60℃도 이하로 열풍 건조한 백삼, 수삼을 쪄서 말린 붉은색의 홍삼이 있다. 이중 특이한 것은, 홍삼은 특이 반응이 없어 누구에게나 적응된다는 점이다. 특히 인삼은 몸을 따뜻하게 해 주는 열성 식품으로 소음인에게 좋다. 하지만 인삼을 먹으면 얼굴이 빨개지거나 숨이 가빠지는 사람, 고혈압 환자 아주 어린 아이, 아토피성 피부 질환이 있는 사람은 먹지 않는 것이 좋다. 무나 진한 녹차, 커피와는 궁합이 맞지 않는다는 점도 기억해 둘 필요가 있다. 또한 인삼은 특별히 허약 체질이 아닌 이상 장기 복용하지 않는 것이 좋다. 기가 허할 때는 효과가 강하지만 그 기가 채워지면 더 이상 작용하지 않거나 오히려 많은 열을 내기 때문이다.

건강에 대한 관심과 함께 인삼은 이제 약이 아닌 기능성 식품으로도 개발되고 있다. 다양한 인삼 요리로 입맛과 건강을 동시에 잡아 보는 것은 어떨까?

자운영

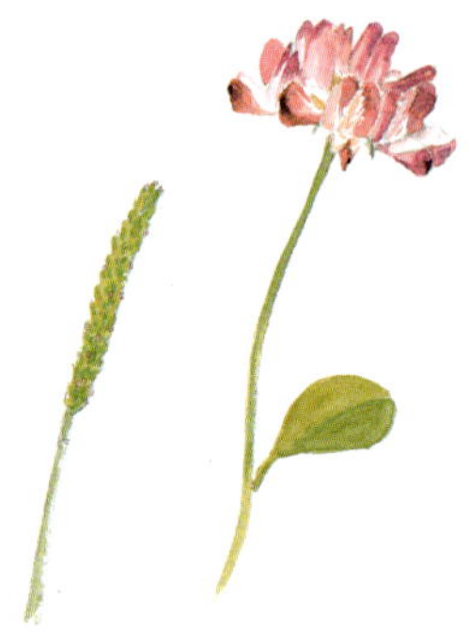

5월의 들길은 일렁이는 햇살에도 소리가 난다. 청보리를 밟고 오는 바람결, 흔들리는 풀잎에도 '차르륵 차르륵' 푸른 숨결 소리가 난다.

봄날, 남도를 여행하는 사람이라면 무심한 얼굴로 일 없이 창밖만 바라볼 수는 없을 것이다. 흙냄새에 사무치는 고향이 없어도, 야윈 어머니의 서걱이는 무명치마 소리를 잊었어도, 남도 들녘은 분홍 꽃융단을 깐 자운영 꽃밭, 꽃무더기가 널려 있으니 말이다. 봄날 멀미하듯 고뿔로 골골하며 꽃 피고 꽃 져도 아득히 가라앉던 육신이 풀꽃에 취해 "아! 곱다, 너무 곱다." 외에 다른 말은 할 수 없다.

지상에서 / 빛나는 이름 하나 누가 물으면 / 꽃이여, / 내 숨결 모두어 낸 한 마디 말로 / 그것은 '꽃' 입니다 / 고백하겠다.

이향아 님의 시 〈꽃이 있는 세상〉이다. 무슨 말이 더 필요하랴. 꽃이 있어 가슴 벅찬데 어찌 아름다운 꽃에 취하지 않을 것이냐.

자연이 주는 계절의 환희를 배경으로 가족 사진을 찍는 사람들의 미소가 환하다. 여릿한 풀잎 사이 목을 늘인 자운영으로 시계와 반지를 만들어 아이를 호사시킨다. 언젠가 시계꽃 반지를 끼워 주던 어머니처럼……

한자로 홍화채(紅花菜)라고 쓰는 자운영 중국에서 들어온 콩과에 딸린 두해살이풀이다. 땅의 폐해를 막아 땅의 힘을 기르고 벼농사의 풍년을 위한 녹비(綠肥) 작물로 들여와 재배하던 것이 전국 각지에 퍼졌다. 공기 중에 있는 뿌리혹박테리아가 질소를 빨아들여 스스로 질소 비료를 만들기 때문에 겨우내 심어 두었다가 봄에 갈아엎어 버리면 따로 비료를 줄 필요가 없다. 그래서 푸른 비료라고 불리기도 한다.

가을에 씨앗을 뿌리면 이듬해 봄 모내기 전에 넓은 논에 일제히 진홍빛 꽃무리가 펼쳐진다. 추위에는 다소 약해 남부 지방에만 귀화되지만 봄이면 들판에 화사한 생기를 선물한다. 하지만 그것도 잠깐, 모내기가 시작되면 갈아엎어져 논흙의 일부가 되어 녹비의 소임을 다하니 어찌 안타깝다 하지 않을 수 있겠는가.

자운영은 장미처럼 화려하지도, 작약처럼 요염하지도 않으며, 백합처럼 청초한 향기로 사람을 매혹하지도 않는다. 하지만 수수한 분홍 토끼풀 같은 수천, 수만의 작은 풀꽃이 모여 무리를 이룬 모습은 잊을 수 없는 풍경을 만들어 낸다.

보는 것으로도 만족하지만 자운영은 맛 또한 최고다. 꽃이 피기 전의 푸른 잎을 날것 그대로 양념장에 무친 생채와 된장국은 입맛을 확 살려 주는 봄 미각이고, 살짝 데쳐 참기름이나 된장에 조물조물 무친 자운영무침은 겨울철에 채우지 못한 갖가지 비타민과 미네랄을 보충해 주는 종합 영양제다. 자운영은 약초로도 쓰이는데, 기침을 멎게 하고 가래를 삭이며, 눈을 밝게 하고 소변을 잘 나오게 하는 효과가 있다. 단맛과 약간의 비린맛, 매운맛, 떫은맛이 모두 섞여 있어 오감을 만족시키기에 충분하다.

5월 들판에서 자운영샐러드나 생채를 맛본다면 미식가들은 어떤 평가를 내릴까? 신선한 공기와 마음이 담긴 계절 음식이야말로 가장 좋은 먹거리임을 다시 한번 느끼게 되는 순간이다.

음식은 소박할수록 좋다. 날것일수록, 섞지 않을수록 좋다. 이렇게 먹으면 조리가 간단해지고 소화가 잘되며, 영양가는 더 높고, 건강에 더 좋고, 돈도 많이 절약된다. 헬렌 니어링(Helen Nearing, 1904~1995)의 《소박한 밥상》이 차려 낸 것 같은 자운영으로 봄날의 식탁을 차려 보는 것도 좋으리라.

죽순

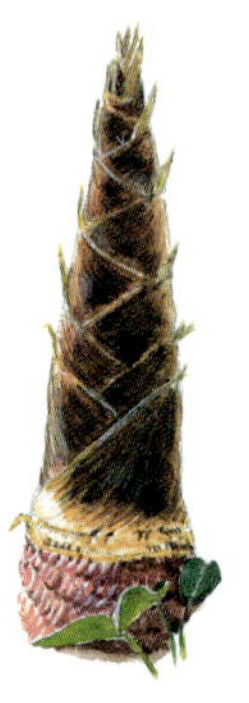

　속은 비어 있으나 잎은 늘 푸르고 수십 년간 꽃을 피우지 않으며, 불과 한두 달 만에 성장을 끝내고 마는 고고함의 상징 대나무. 대〔竹〕는 번식력이 강한 늘 푸른 나무라는 점에서 영생과 불변을 상징한다. 그리고 대나무의 어린순으로 아삭거리는 질감과 향취를 가진 죽순은 신비한 생명력을 느끼게 한다. 소동파는 다음과 같은 시로 대나무가 정신 문화에 끼친 영향을 표현했다.

　먹고사는 데 고기 없어도 가하다지만 / 거처하는 곳에 대나무 없음은 불가하다네. / 고기 못 먹으면 사람은 야월 테지만 / 대나무 없다면 사람은 속되어진다네. / 사람 야윈 것은 다시 살찔 수도 있지만 / 선비가 속돼지면 고칠 도리 없다네.

　처음 나온 죽순은 충해(蟲害)를 입지 않아 대로 키우고, 두 번째나 세 번째 나온 죽순은 충해 때문에 식용한다. 땅속의 죽순을 캔 것을 백자(白子)라 하고, 땅 위에 나온 것을 흑자(黑子)라고 한다. 죽순대라고도 불리는 맹종죽은 5월 초순, 솜대 부분인 분죽은 5월 25일~6월 초순에 나온 것이 제맛이다.

　맹종죽에 얽힌 효자담(孝子談)이 있는데, 눈 덮인 겨울에 병든 어머니가 죽순이 먹고 싶다 하여 눈 속에서 죽순 얻기를 기도하니 땅에서 죽순 한 개가 돋아났다고 한다. 자식은 그것으로 어머니를 봉양했는데, 그때 캤던 죽순이 바로 맹종

죽이다.

죽순은 보통 흙속에서 순으로 돋아 30~40cm 정도 자란 것을 채취해 껍질을 깐 뒤 하얀 알맹이만 식용한다. 죽순의 독특한 식감은 풍부한 섬유질 때문으로, 장을 규칙적으로 움직이게 하여 변비를 풀어 준다.

놀랄 만큼 생장이 빠른 것을 비유해 '우후죽순(雨後竹筍)'이라는 말을 쓰기도 한다. 한 달을 열흘씩 묶어 초순·중순·하순의 순(旬)으로 표시하는데, 죽순은 열흘〔旬〕이면 대나무로 성장하기 때문에 서둘지 않으면 먹지 못한다고 하여 붙여진 이름이다. 그래서 '죽순쟁이 한세월'이란 말도 있다. 하지만 죽순은 바람이 들면 딱딱해지므로 바람 부는 날에는 캐지 말아야 한다. 껍질을 벗겨서 삶으면 맛과 향이 날아가고, 생죽순에 칼을 대면 부드러움이 사라지므로 죽순을 다룰 때는 조심해야 한다. 박하 잎으로 싸서 잿불에 구워 사용하는 것이 최상이다.

죽순은 몸에 열이 많은 사람이 가슴이 답답할 때 먹으면 효과적이다. 열을 내리고 독을 발산하며, 가래를 삭이고 이뇨 작용을 하며, 온몸의 기관을 통하게 하고 헛배가 부른 것을 없애 준다. 머리를 맑게 하고 기를 강화하는 효과도 뛰어나다. 조선시대에 왕자들의 두뇌 발달을 위한 보양식에 죽순죽이 들어 있는 것만 보아도 죽순의 효과를 짐작할 수 있다. 콜레스테롤 수치를 낮추고 숙취·불면증·고혈압·비만 예방에도 효과적이다. 하지만 성질이 차므로 섭취에 주의해야 한다. 식물섬유가 풍부하기 때문에 골다공증이 있거나 설사를 자주 하는 사람, 알레르기 체질이나 중이염을 앓고 있는 사람도 섭취에 신경 써야 한다.

대는 줄기뿐만 아니라 잎도 활용 가치가 크다. 떡을 댓잎에 싸서 찌면 댓잎이 방부 작용을 하여 며칠씩 두어도 떡이 부패하지 않는다. 팥을 삶을 때도 조릿대 잎을 넣고 삶으면 빨리 삶아지고 쉽게 변하지 않는다.《신농본초경(神農本草徑)》에서는 댓잎을 "해열·거담·청량 등의 목적으로 썼으며, 댓잎죽은 고혈압과 노화를 방지하는 데 좋다."고 했다.

허균의《도문대작》에는 "죽순은 노령 이남에 있고, 중부권만 올라가도 대가 귀해진다." 했다. 우리나라 죽림(竹林)의 90%가 몰려 있는 담양은 기후와 토질 조건이 대나무의 생육에 알맞아 대의 품질은 물론 맛도 전국 최고를 자랑한다. 끝없이 펼쳐진 대나무 숲을 감상하는 것도 크나큰 즐거움이다.

질경이

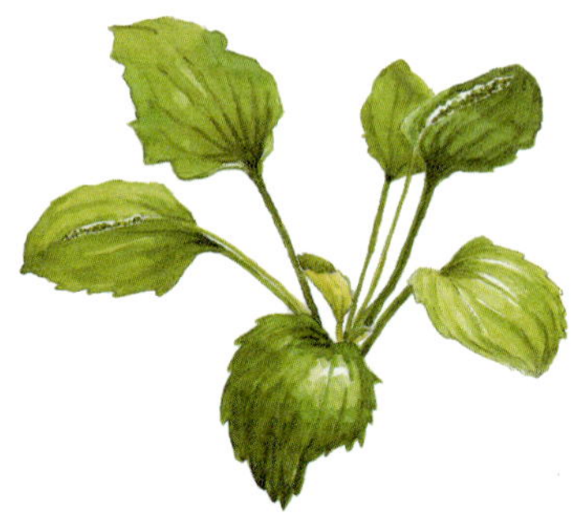

이름 모를, 그러나 지겹도록 낯익은 풀들 속 마구 짓밟혀도 다시 살아나는 끈질긴 풀이라는 뜻을 가진 '질경이'. 우리나라 각지의 산과 들, 풀밭과 길가, 빈터에서 흔히 자라는 여러해살이 풀이다. 잎이 타원형으로 가운데가 움푹하게 들어갔는가 하면 한쪽이 불룩하게 튀어나와 '배부쟁이'라는 별명도 있다. 마차나 사람이 많이 다니는 단단한 땅에 자란다고 해서 차전초(車前草)라고도 불린다. 유럽에서는 '그리스도의 발자취'라고 하여 질경이 잎이나 씨를 신발 속에 넣고 길을 걸으면 아무리 많이 걸어도 발이 부르트지 않는다고 한다. 차전자의 이름에 대해서는 다음과 같은 유래가 전해 온다.

한나라 광무제(光武帝, BC. 6~AD. 57) 때 유명한 마무(馬武) 장군이 이끄는 기마대가 무서운 파도처럼 적을 추격하다 황하 북쪽 평원에 이르렀다. 허나 가뭄이 심해 마실 물조차 없어 병사와 말이 배가 부풀어오르며 피오줌을 싸며 쓰러져 갔다. 그런데 죽음이 목전에 다다른 말들이 어떤 잡초를 뜯어먹더니 피오줌이 멈추고 생기를 되찾는 것 아닌가. 병사들 역시 말이 뜯어먹은 풀을 먹고 다시 살아났다. 마차 앞에 있던 풀이라 하여 '차전초'라 이름붙였다. 장군이 이끄는 최강 군단을 전멸 위기에서 살려 낸 약풀이라는 뜻에서 '마의초(馬醫草)'라는 이름도 얻었다.

명나라 지리서인 《성경통지(盛京通志)》에는 질경이를 조선과 만주 도처에서 나는 보편적인 잡초라고 했다. 또 "조선에서는 어린잎을 데쳐 나물 또는 국거리로 하고, 고기와 함께 기름고추장에 삶아 먹고, 때론 맥분(麥粉)이나 메밀가루에 넣어 떡을 만들어 먹기도 한다."고 되어 있다. 이런 기록으로 보아 질경이는 오래 전부터 식용으로 널리 이용되었음을 알 수 있다.

질경이는 봄에서 초여름까지 꽃대가 자라기 전에 잎과 뿌리를 채취하여 된장국에 넣어 먹거나 나물, 소금절임으로 이용한다. 생잎은 쌈으로 먹기도 하고, 데쳐서 말려 두었다가 겨울철에 먹기도 한다. 죽으로 쑤어 먹거나 다른 채소와 섞어 기름에 볶거나 튀겨 먹으면 식욕이 살아난다. 질경이 씨앗은 5~10월 사이에 딸 수 있다. 약용할 것은 질경이를 뿌리째 뽑아 물에 씻은 뒤 그늘에서 말려 보관해 놓고 이용해야 한다. 생잎을 그대로 달이거나 짓이겨 뜨거운 물에 부어 차 대신 마셔도 좋은데, 이때 쑥을 첨가하면 더욱 맛있고 향기롭다. 질경이차는 이뇨 효과가 있어 다이어트에도 도움을 준다. 질경이를 넣어 담근 진경이술은 신경통에 효험이 있다.

질경이는 민간요법에서 만성 간염 · 고혈압 · 부종 · 기침 · 변비 · 신장염 등의 갖가지 질병에 만병통치약처럼 두루 쓰인다. 오랜 세월 동안 구황 식물로 이용하면서 체득한 효과가 민간에 널리 알려진 것으로 생각된다.

질경이 잎에는 플라보노이드와 타닌, 플라타긴이라는 배당체가 들어 있는데, 이중 플라타긴은 호흡기의 운동을 조절해 주어 기침을 멎게 하는 효과가 있다. 분비 신경을 자극 흥분시켜 기관지 점액과 소화액 분비를 촉진하는 효과도 있다. 이뇨 작용이 뛰어나 몸속에 쌓여 있는 불필요한 수분을 배출하고 요소와 요산 등의 배설도 늘려 준다. 신장염이나 급성 요도염, 소변 불통에 쓰이고 눈병을 다스리며, 충혈이나 노인성 백내장, 각막 혈관 보호, 각막염 등에도 효과가 있다. 사포닌을 함유하지 않은 진해 · 거담제로도 효과가 뛰어나 소아의 백일해를 치료하는 데도 쓰인다. 간 기능을 강화하고 콜레스테롤을 낮추는 효과가 있어 최근에는 암 세포가 진행하는 것을 80% 정도 억제해 준다는 결과도 보고되었다. 질경이씨 또한 미국 FDA로부터 그 기능을 인정받아 기능성 식이섬유 보충제의 원료로 이용되고 있다. 잡초라고 생각해 눈길조차 주지 않았던 질경이가 인삼이나 녹용 못지 않은 건강 약초로 자리매김하고 있다.

찔레꽃

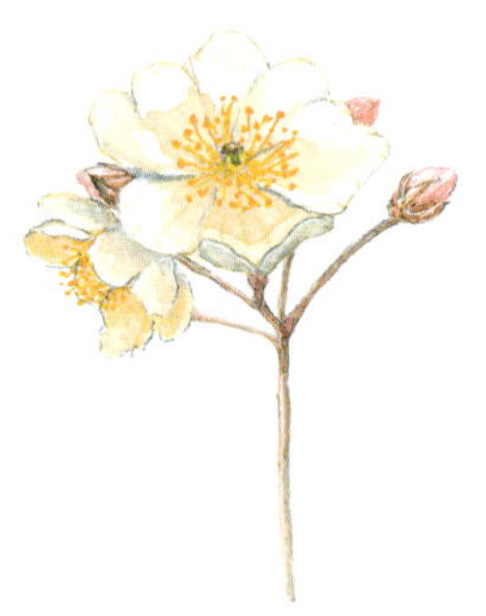

계절은 무성한 신록으로 치닫는데, 송이송이 핀 하얀 찔레꽃 향기가 발길을 멈추게 한다. 맑은 향과 다소곳한 모습이 순수한 산골 처녀 같아 다가가 한 송이 꺾으려니 뾰족한 가시가 손을 찌른다. 장미가시에 찔려 죽은 시인을 생각한다.

…… 어느 악기 위에 우리는 매어 있습니까? / 어느 연주자가 우리를 손에 쥐고 있는 것입니까? / 오, 달콤한 노래여.
— 릴케의 〈사랑의 노래여〉 중에서

릴케(Rainer Maria Rilke, 1875~1926)는 연인에게 줄 장미를 꺾다가 찔린 상처가 덧나 패혈증으로 죽었다. 지리한 병으로 목숨을 부지하다 죽은 것이 아니라 장미가시에 찔려 느낌표를 찍듯이 시적(詩的)으로 죽었다.

들장미라고도 하는 찔레는 한국의 토종 장미로, 전국 산기슭의 양지바른 곳에 흔히 자라는 가시 많은 나무다. 초여름으로 들어서는 5~6월의 찔레 향기는 잉잉대는 벌을 불러모으고, 아무리 무심한 사람도 그냥 지나칠 수 없게 하는 매력을 지녔다.

우리 선조들은 향기로운 열매를 담아 두고 겨울을 나기도 했고, 꽃잎을 모아 향낭을 만들거나 베갯속에 넣어 향을 즐기기도 했다. 그중 찔레는 '열입곱 소녀의 입술 같은 꽃'이라 하여 증류시킨 것을 꽃이슬[花露]이라 하였다. 신선한 찔레꽃 향수로 몸단장을 하거나 꽃잎을 비벼 세수를 하며 미인이 되기를 소망했다.

우리 조상들은 예부터 연한 찔레 순을 껍질을 벗겨서 먹었다. 떫떠름하면서도 들척한 맛이 입 안에 사각사각거리는데, 과자가 귀하던 시절 좋은 군것질거리였다. 산골이나 사찰에서는 어린 찔레 순의 껍질을 벗겨 간장·고춧가루·깨·참기름으로 양념장을 만들어 살살 무쳐 먹었다. 봄에 막 올라오는 찔레순으로 만든 겉절이는 채소와는 또다른 사각거림이 매력이다. 식물 성장 호르몬이 풍부하여 흑설탕이나 꿀에 재워 두고 먹으면 어린이의 성장 발육과 혈액 순환을 돕고 변비나 수종, 어혈도 풀어 준다.

찔레는 흰 꽃이 지고 나면 붉고 큰 열매가 열리는데, 한방과 민간에서는 꽃과 열매를 약용으로 썼다. 찔레나무 열매인 영실(營實)은 복막염에 효과가 좋아 약재로 썼다. 찔레나무 뿌리와 장미나무 뿌리는 둘 다 곪는 상처를 낫게 하는 데 특효다. 특히 찔레나무 뿌리는 발가락이 썩어 들어가는 버거씨병과 관절염, 산후풍 등을 치료하는 데 좋은 약이 된다. 릴케가 장미 뿌리를 달여 먹었더라면 패혈증에 걸리지 않았을 것이고, 그럼 우리는 더 많은 그의 시로 아름다운 여유를 누렸을 텐데……

찔레꽃을 손질하여 꿀이나 설탕에 재워 한 달 정도 두었다가 끓는 물을 부어 마시는 찔레꽃차도 일품이다. 차를 마시는 여유로움과 건강을 동시에 만족할 수 있다. 찔레주 역시 그 맛과 향이 입과 코끝을 자극한다. 깨끗이 손질한 꽃과 열매 200~300g에 소주 1l와 얼음 설탕 5~10g을 넣어 6개월 이상 숙성하여 마시면 된다. 걸러낸 꽃잎도 버리지 말고 설탕을 뿌려 말리면 맛있는 과자가 된다. 열매는 약간 덜 익은 것을 가지째 따서 이용하는 것이 좋다. 카엔페롤이라는 유효 성분이 들어 있어 신장병이나 월경 불순, 설사에 효과가 있다.

찔레순을 입에 넣는다. 먹을 만했던 주전부리감은 풀 냄새와 떫떠름한 맛이 이미 예전의 맛이 아니다. 세월과 기름진 음식에 길든 입맛의 변화가 찔레꽃 앞에서 무색해진다.

청경채

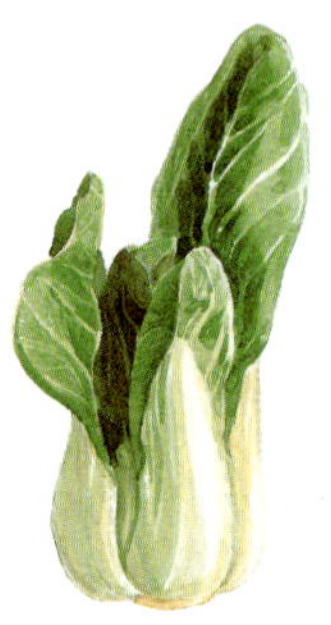

중국은 오랜 역사와 광활한 영토, 세계 최대의 인구를 가진 다민족 국가로, 일찍이 문명이 발달하여 수천 년 전부터 요리 기술을 연구하고 개발해 왔다. 중국에는 '백성은 먹는 것을 하늘처럼 섬긴다' 라는 말이 있다. 역대 황제들의 최대 과제 또한 백성을 어떻게 먹이느냐에 있었다. 그러나 그 문제를 완전히 해결한 적은 없다.

1983년에 발행된 《중국 연감》에 의하면 1958년에서 1960년까지 3년간 마오쩌둥에 의해 진행된 대약진 운동의 실패로 중국에서는 무려 2,400만 명의 인구가 굶어죽었다고 한다. 이러한 사정 때문인지 먹는 것에 대한 중국인들의 집착은 매우 강하다.

청경채는 일본에 가장 잘 정착한 중국 채소로, 원산지는 중국 화중 지방이다. 위로 자라며, 중앙의 맥은 넓고 두껍다. 연녹색을 띠는 잎은 둥그스름한 모양을 하고 있으며, 아랫부분이 비대하여 단단하고, 잎의 위는 열려 있다. 가열하면 녹색이 한층 선명해지고, 조리해도 분량이 거의 변하지 않는 것이 특징이다.

조직이 매우 연하고, 특별한 맛이나 향이 없어 소스의 맛을 살리는 데 많이 이용된다. 즙이 풍부하여 시원한 맛을 내 주고, 쌈채로도 많이 이용된다. 비타민C와 카로틴은 물론 칼슘·나트륨·인 등의 각종 미네랄도 풍부하다. 청경채나 시금치 같은 푸른잎 채소를 많이 먹으면 신진대사 기능이 촉진되고 세포 기능이 좋아진다고 한다.

청경채는 치아와 골격 발육, 피부 미용에도 효과가 좋다. 잇몸이 붓거나 치아 사이에서 피가 날 때 섭취해도 좋다. 또 사철 재배가 가능하여 언제라도 수확이 가능하다. 주로 볶음 요리에 많이 이용되는데, 육류에 함께 넣으면 영양적인 면에서나 맛에서 식욕을 돋운다. 잎은 한 장씩 떼어 사용해도 되고, 포기 아랫부분에 칼로 십자로 넣어 4등분하여 이용해도 좋다. 채소 특유의 떫은맛이 거의 없으므로 일반적인 방법으로 데치기보다는 중화풍 냄비에 끓는 물을 약간 넣고 소금과 기름을 넣어 청경채를 넣은 뒤 뚜껑을 덮어 요리해 먹는 것이 맛있다. 두툼한 아랫부분부터 넣으면 잎과 줄기가 골고루 익는다. 맛이 담백하기 때문에 볶음이나 크림조림, 국, 무침 등 어떠한 요리에도 잘 어울린다.

청경채처럼 녹색을 띤 채소에는 엽록소가 풍부한데, 엽록소는 천연 해독제로, 세균 감염을 예방하고 진통 작용과 암 세포의 발생을 억제하는 효과가 있다. 채소즙을 꾸준히 복용하면 몸에서 나는 냄새가 없어지는데, 이 또한 엽록소의 효능 덕분이다. 질병에 대한 자연 치유력도 높여 준다.

동양의 영양학적 관점에서 보면 청색 식품은 오행 중 목(木)에 해당하며, 그 기운이 간과 담(膽), 그리고 근육에 연결되어 있다. 간은 푸른색의 기운이자 신맛으로, 교감 신경계에 작용하여 화를 내거나 눈물을 흘리고 소리를 지르는 등의 감정과 연관된다. 간장의 기능을 돕고 공해 물질에 대한 해독 작용을 하며 신진대사를 원활하게 하고 피로를 풀어 주는 것도 청색 식품이 가진 힘이다.

서양의 영양학적 관점에서 보면 푸른잎 채소는 마그네슘을 가진 고리 구조의 화합물이다. 엽록소는 혈액 성분인 헤모글로빈과 그 구조가 유사하여 조혈 작용과 세포 재생 능력이 뛰어나다. 천연 해독제로, 암세포나 바이러스 같은 병원균의 발생을 억제하고 간장과 위장 기능을 촉진하기도 한다.

어떤 식으로 해석하든 동양이나 서양 모두 청경채가 가진 효능을 높이 샀음은 동일하다. 오늘 저녁엔 엽록소가 풍부한 청경채, 시금치, 쑥갓 등의 푸른잎 채소로 식탁을 풍성하게 꾸며 보는 건 어떨까?

취나물

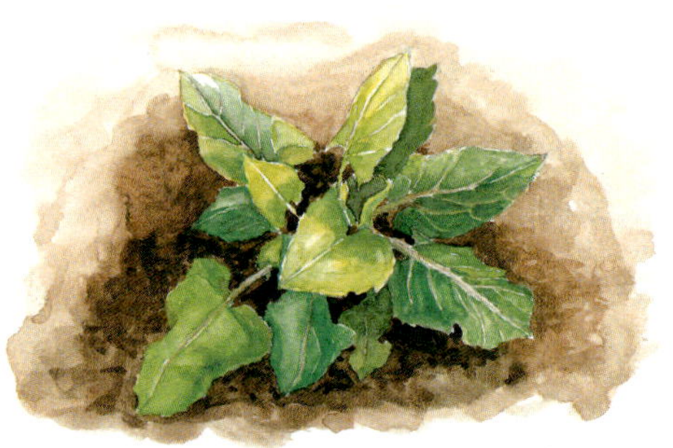

바람조차 감미로운 3월. 파릇한 봄기운이 들불처럼 퍼져 나간 양지바른 산비탈에는 나물들이 즐펀하다. 차갑고 긴 겨울을 부족한 식량으로 근근히 넘겨오던 선조들은 잔설이 남아 있는 이른봄부터 나물을 뜯느라 온 산야를 뒤덮었다.

조선 숙종 때 황해도 암행어사인 박만정(朴萬鼎)이 쓴 《해서암행일기(海西暗行日記)》에는 "져(쌀겨)를 구해다 나물과 죽을 쑤어 배를 채웠다. 굶주린 사람들은 부기가 나고. 사람이 사는 즐거움을 잃은 지 오래였다."는 기록이 나온다.

우리나라 방방곡곡에서 나는 나물거리는 수없이 많다. 한 상을 가득 차리고도 남을 정도다. 수많은 나무와 풀 중에서도 우리 조상들은 독이 없는 식물만 가려낼 줄 아는 지혜가 있었다.

산나물을 채취하는 가장 좋은 시기는 4~6월로, 이때 캔 것이 가장 맛있고 효과도 뛰어나다. 그중에서도 산나물의 왕으로 불리는 취는 곰취 · 참취 · 개미취 · 미역취 · 수리취 등 '취' 자가 붙은 산나물의 총칭이다. 여기서 곰취(곤달비)는 취나물 가운데 잎이 가장 크다. 깊은 산 냇가나 습지에 자생하며, 쌈을 싸 먹거나 삶아서 말리거나 소금에 절여 나물로 무쳐 먹는다. 정월대보름날 먹는 묵은 나물 아홉 가지에도 빠지지 않았으니, 보름날 아침 곰취에 오곡밥을 싸 먹으며 '복쌈' 이라 했다.

초원이나 고원 등 햇볕이 잘 드는 곳에서 자라는 수리취는 보라색 줄기 표면에 흰솜털이 있으며, 이뇨와 방광염에 효과가 있다.

전국 산야에 흔히 자라는 참취(취나물)는 하트 모양 잎 양면에 짧은 솜털이 나 있다. 어린잎을 나물이나 쌈으로 많이 먹는데, 살짝 볶아도 맛있다. 취를 볶을 때는 들깨즙을 넣으면 구수하고 영양가도 높아진다. 잿물이나 0.3%의 소다를 풀어 우리면 잡맛이 사라진다. 데친 취에 고추장과 된장을 넣어 무친 취나물, 삶은 취를 양념장에 무쳐서 밥을 싸먹는 취쌈, 쌀가루를 쪄서 삶은 취를 넣고 찧어 빚은 취절편, 절편에 팥소를 넣어 반달 모양으로 찍어낸 취개피떡도 취를 이용한 봄음식이다.

나물을 삶으면 비타민은 손실되지만 섬유소가 연해지고 전분이 호화되어 소화율이 높아진다는 장점이 있다.

취나물은 성질이 따뜻하여 혈액 순환을 촉진하고, 근육통이나 관절통에 효과가 좋다. 가래를 삭이고 기침을 멈추게 하며, 말을 많이 하여 목이 아플 때 먹어도 효과가 좋다. 하루 5~10g 정도를 꾸준히 먹으면 당뇨병을 예방할 수 있으며, 베타카로틴과 폴리페놀 화합물 같은 미량 원소가 풍부하여 발암 물질의 활성을 60~80%나 억제해 준다. 무기질 중 칼슘 함량이 무려 46%로, 시금치보다 수십 배나 많고, 비타민A 또한 배추에 비해 10배나 풍부하다.

지금은 재배 농가의 증가로 여름에도 구할 수 있는 산나물의 종류가 많아졌고, 산나물의 발암 억제 효과와 암세포 성장 억제 기능이 밝혀지면서 산나물은 이제 반찬을 넘어 건강 식품으로서의 의미까지 지닌다.

산야초가 이처럼 뛰어난 약성을 가질 수 있었던 것은 거친 환경에서 살아남기 위한 경쟁의 결과일 것이다. 즉 외부 침입자인 곤충과 세균으로부터 몸을 보호하기 위해 항균·항암·항염·면역·노화 방지 효과를 내는 생화학 물질을 만들어 가면서 지금에 이르렀다는 것이다.

배고픔 속에서 우리 민족이 끈질기게 살아남게 한 서글픈 음식이었던 산나물이 이제는 영양이 듬뿍 든 자연식이요, 최고의 웰빙 식품으로 변모해 가고 있으니 반가운 일이 아닐 수 없다.

칡

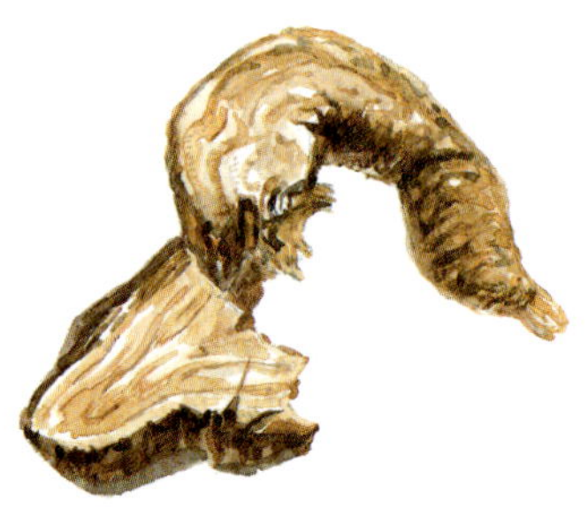

여름 숲, 보랏빛 칡꽃이 곱다. 다른 물체를 친친 감으며 올라오는 덩굴성 식물인 칡은 분명 나무다. 털이 뽀송뽀송한 칡 새순은 사슴뿔 같은데, 칡꽃의 아름다움을 아는 이는 별로 많지 않을 것이다. 철없는 아이처럼 산길까지 기어 나오는 칡넝쿨을 볼 때면 나는 넝쿨을 들어 숲 쪽으로 돌려놓곤 한다.

햇살이 따스한 봄이면 으레 학교 앞을 지키던 칡장수가 생각난다. 아이들 허벅지만큼 굵은 칡뿌리가 먹고 싶어 서로 손을 내밀곤 했다. 운 좋게 조금 얻어 질경질경 씹으면 밥알 같은 알갱이가 나오던 밥칡. 씹을수록 달착지근하면서도 싸하던 칡의 맛과 향기를 잊을 수 없다.

"사람이 풀뿌리를 씹을 수만 있다면 무슨 일이든 할 수 있다〔人能咬得菜根, 則百事可做〕."는 《소학(小學)》의 가르침은 풀뿌리를 캐어 씹는 마음만 있으면 못할 것이 없다는 뜻으로, 청렴하고 검소한 생활의 중요성을 말하고 있다.

《명심보감(明心寶鑑)》에는 "마음이 편하면 띠집이라도 편안해지고, 성품이 안정되면 나물국도 향기롭다〔安心芽屋穩 性定菜味香〕."고 하여 모든 것이 마음먹기에 달려 있으며, 마음이 편하면 나물국만으로도 편안하고 여유롭다는 것을 전하고 있다.

식용으로 많이 이용되는 칡은 우리나라 전역에 분포한다. 갈(葛) 또는 갈등(葛藤)이라 하며, 당분과 섬유질, 무기질, 비타민이 골고루 들어 있는 건강 식품이다. 땅속에서 막 올라온 새순의 맛과 향은 녹용과 비슷하고, 지속적으로 쓰면 효능이 비싼 녹용 못지 않다고 한다. 어린순을 뜯어 무친 나물은 그 맛이 일품이고, 쌀과 섞어 지은 칡밥 또한 별미다. 잎과 꽃을 우려낸 차와 뿌리와 꽃을 넣어 담근 술도 빼놓을 수 없다.

오래 묵은 칡뿌리에는 전분이 많아 흉년에는 구황식으로 이용했다. 민중에게는 구황식이었지만 상류층에게는 별식의 재료였다. 갈분에 녹두가루를 넣어 반죽한 갈분국수, 생강즙과 꿀로 반죽한 갈분다식, 메밀가루를 섞어 찐 갈분개떡, 멥쌀가루와 섞어 쑨 갈분죽으로 만들어 먹었다. 갈분을 묽게 쑤어 생강즙과 꿀을 탄 갈분의이(葛粉薏苡)는 술이 깬 뒤에 먹으면 좋은 민속식이다. 제주도에서는 칡을 '곡불히'라 하며, 갈분을 고아 만든 갈근엿을 위장병에 좋다 하여 즐긴다.

《본초강목》에서는 갈근에 대해 "울화를 흩어 버리고 술독을 풀어 주며, 갈꽃은 장풍(腸風)을 다스린다."고 하였다. 잎은 지혈 작용이 있어서 연장에 베었을 때 비벼 붙이면 피가 멈추고, 갈분 물은 약물 중독을 해독하는 효과가 크다고 한다. 또 갈근차라고 하는 칡차는 알코올을 분해 배출하는 효과가 좋아 주독과 숙취를 푸는 데 그만이다. 연근이나 우엉, 더덕, 당근 등의 뿌리채소는 흙의 영양분을 빨아들이기 때문에 박테리아나 효소, 미네랄 등이 풍부하여 세포를 튼튼하게 하는 효과가 있다.

먹는 것이 풍족해 병이 되는 현대에 구황 식물은 비만 치료와 체중 감량을 위한 식이요법에도 사용될 수 있다. 더욱이 칡은 공복감을 줄이고 영양분의 과잉을 막으며 체력을 유지할 수 있게 해 주므로 다이어트식으로도 기대할 수 있다.

하늘만 보고 농사를 짓던 시절에는 자연 재해로 인해 굶주리는 사람이 많았다. 기(飢)란 곡식이 여물지 않아 생기는 굶주림이며, 근(饉)은 채소가 자라지 않아 일어나는 굶주림으로, 기근이 들면 풀뿌리 등으로 겨우 목숨만 연명해 가야 했다. 먹을 것이 많다 못해 넘쳐나는 지금, 구황식으로 다이어트를 생각하는 세태에 웃어야 할지, 말아야 할지……

케일

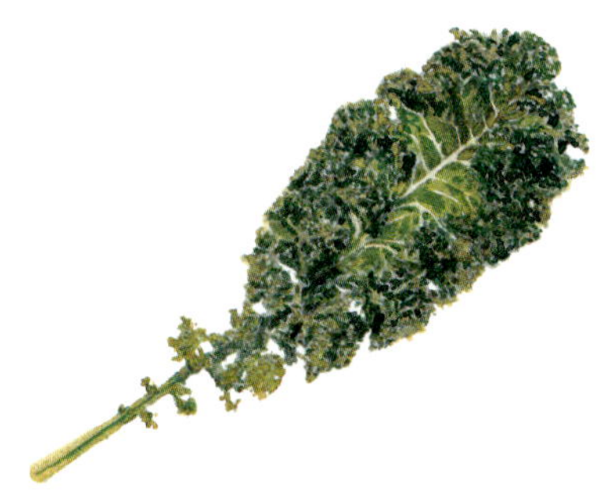

세계보건기구(WHO)가 '최고의 채소'로 평가했고, '하나님이 주신 최대의 선물'이라 격찬 받는 케일. 케일(kale)은 지중해의 케일 섬이 주요 원산지인 양배추의 원종으로, 녹황색 채소 가운데 하나다. 이탈리아에서는 2천여 년 전부터 재배되었다고 한다.

케일 잎은 하나하나가 넓고 길고 두껍게 자라면서 태양 빛을 듬뿍 받아 짙은 녹색을 띤다. 이 역시 엽록소라는 화합 물질에 의한 것으로, 엽록소는 우리 몸에 들어와 혈액에 산소를 공급하는 헤모글로빈으로 변해 건강한 피를 생성한다. 그래서 케일이나 미나리, 시금치 등의 녹황색 채소를 많이 먹으면 장내에 독소가 생성되는 것을 억제할 수 있으며, 신선한 산소와 영양이 각 세포에 보내져 장기의 기능도 향상된다.

우리나라에는 유럽을 통해 들어온 곱슬케일이 주를 이루는데, 현재 재배 중인 것은 원래의 케일이 아닌 콜라드(쌈 싸먹는 케일)이다. 진한 녹색에 단맛이 더 풍부하고 잎이 부드러운 콜라드는 상추처럼 잎을 한 장씩 떼어서 생산한다. 케일에는 비타민A · C와 칼슘이 풍부할 뿐만 아니라 우수한 단백질이 들어 있어 서양에서는 채소가 적은 겨울에 비타민을 보충하기 위한 용도로 많이 이용한다. 내한성이 있어 신선한 채소를 먹을 수 없는 겨울에도 녹색 그대로 수확할 수 있기 때문이다.

케일은 베타카로틴이 당근의 3배, 비타민A가 시금치의 7배에 달하고, 식이섬유 함량은 녹색 채소 가운데 최고를 자랑한다. 칼슘 함량도 100g당 320mg으로, 칼슘의 왕으로 통하는 우유(104mg)보다 많다. 골다공증 환자에게 케일을 권하는 것도 이처럼 칼슘과 비타민은 풍부하고 수산 함량은 낮기 때문이다. 그런 면에서 케일은 가히 비타민과 미네랄의 보고(寶庫)라 할 수 있다.

케일의 영양소를 고스란히 섭취하기 위해서는 생잎으로 먹거나 주스로 마시는 것이 좋다. 가열하면 열에 의해 유용한 성분들이 파괴될 수 있기 때문이다. 그중에서도 케일은 녹즙으로 만들어 마시면 가장 좋은 채소로, 녹즙은 여러 가지 질병에 효과가 있다. 특히 케일에는 뼈 건강에 필수인 칼륨이 풍부한데, 칼륨은 칼슘이 뼈에 달라붙게 하는 오스테오칼신(osteocalcin)이라는 단백질의 생성을 돕는다. 칼륨의 하루 필요량이 50~65ug인데, 케일즙 한 잔이면 550ug의 칼륨을 보충할 수 있다.

하지만 케일 녹즙을 마실 때는 몇 가지 주의할 것이 있다. 먼저 속이 쓰릴 수 있으므로 빈속에 마시는 것은 피해야 한다. 갑상선 기능이 떨어져 있거나 신장 질환을 앓고 있는 사람도 섭취를 금해야 한다. 칼륨이 몸밖으로 원활하게 배출되지 않기 때문이다. 그리고 주스로 만들 때는 사과나 레몬즙처럼 신맛이 나는 과일이나 식초를 함께 넣어야 비타민C가 손실되는 것을 줄일 수 있다.

많은 연구 결과에 의하면 과일과 채소를 많이 먹는 사람들은 심장병이나 특정 암에 걸릴 확률이 낮다고 한다. 채소와 과일에 풍부한 비타민과 미네랄 때문이다. 비타민은 인간의 성장과 생명 유지, 신체 기능을 조절하는 데 필수이지만 우리 몸에서 생산할 수 없는 것도 있으므로 반드시 음식을 통해 섭취해야 한다. 그중에서도 비타민을 섭취할 수 있는 가장 이상적인 방법은 햇빛을 충분히 받고 자란 제철 채소와 과일을 꾸준히, 다양하게, 그리고 많이 먹는 것이다.

신이 주신 최고의 선물 케일을 달콤한 보약인 녹즙으로 만들어 건강과 젊음을 지키자.

콩

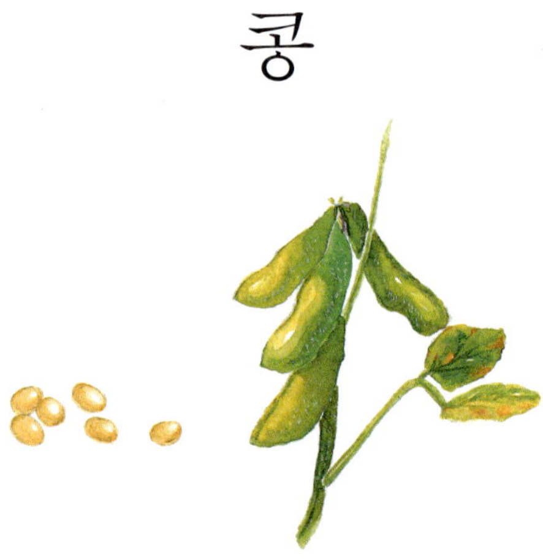

콩은 오곡(五穀)의 하나로, 쌀을 주식으로 하는 우리 민족에게 쌀에 부족한 단백질과 지방질을 보완하고 공급해 주는 최고의 식품이다. 특히 단백질(40%)과 지방(20%) 함량은 높은 반면 전분 함량은 거의 없어 곡식이라기보다는 고기에 더 가깝다. 콩을 가리켜 '밭에서 나는 쇠고기'라고 하는 것도 이 때문이다. 게다가 비타민E가 풍부하여 항산화 작용을 통해 동맥경화 같은 생활습관병을 예방하고 혈액 순환을 촉진하며, 호르몬의 균형을 유지해 주니 '현대인의 건강을 책임지는 도우미'라 해도 과언이 아니다.

《동의보감》에서는 콩에 대해 "장기간 복용하면 보신 효과가 있고, 체중이 증가한다. 위장의 열을 제거하며, 장의 통증과 열독에 효과가 있고, 대소변의 배설을 다스리며, 부종이나 복부 팽만 등에도 효과가 있다."고 했다.《본초강목》에서는 "콩을 오랫동안 복용하면 안색이 좋아지고 흰머리가 검은색으로 변하며, 늙지 않고 피를 돌게 하고 모든 독을 풀어 준다."고 했다. 여기서 피를 돌게 하고 모든 독을 풀어 준다는 것은 콩에 콜레스테롤이 없고 불포화 지방산이 풍부하다는 것을 의미한다.

한방에서는 콩을 갈아 먹으면 뱃속과 장을 다스리는 데 효과를 볼 수 있고, 곡물의 소화를 돕고 종기를 제거한다고 하여 콩의 다양한 약리(藥理) 효과를 인정했다. 이러한 효능을 증명이라도 하듯 콩은 육류나 일상의 단백질을 대체하는 기능 외에도 콩나물·콩가루·두부·두유·된장·간장·청국장 등 수많은 식품으로 이용되고 있다.

그중에서도 두부는 콩을 이용한 대표적인 식품으로, 콩의 영양이 그대로 들어 있는 콩의 분신이라 할 수 있다. 무엇보다 값이 저렴하여 우리 식탁에 자주 오르고, 사계절 내내 이용할 수 있으며, 담백한 맛과 뛰어난 소화성을 가지고 있어 아이의 이유식에서 가족을 위한 반찬, 노인의 건강식, 환자의 식이요법까지 그 쓰임이 매우 다양하다. 게다가 열량과 포화 지방(15%) 함량이 낮아 비만을 걱정하거나 다이어트 중인 사람도 안심하고 먹을 수 있다. 특히 두부에는 수분에 풍부하여 같은 양을 먹어도 콩보다 포만감은 크면서도 칼로리는 낮다. 또한 우리 몸에서는 합성되지 않는 필수 지방산인 리놀렌산이 풍부하여 콜레스테롤과 지방이 몸에 축적되는 것을 막아 주기도 한다. 식물성 식품임에도 불구하고 칼슘이 풍부하여 치아와 뼈 건강을 도울 뿐만 아니라 이소플라본의 작용으로 뼈가 손상되는 것을 막아 주고 뼈 조직을 새롭게 형성해 주어 골다공증 예방에도 효과가 있다. 뇌에 활력을 주는 레시틴도 풍부하여 뇌를 건강하게 하고 치매를 예방하는 데도 효과적이다. 영양사들이 식단을 짤 때 두부를 빠트리지 않는 것도 두부를 통해 콩의 우수한 성분을 그대로 흡수할 수 있기 때문이다. 특히 삶은 콩의 흡수율이 65%인 반면 두부의 흡수율은 95%로, 두부로 만들어 먹었을 때가 흡수율이 훨씬 높다. 육식을 즐겨 먹던 서구인들이 두부를 주목하는 것도 두부의 이러한 효능을 알고 있기 때문이다.

콩은 민간요법으로도 효과가 좋아 냉이 심하거나 분비물 색깔이 이상할 때(적색이나 흰색) 은행 7개를 으깨어 두부 짜낸 물에 풀어 아침저녁으로 식전에 한 잔씩 마시면 효과를 볼 수 있고, 종기가 나거나 피부 습진이 있을 때도 납작하게 썰어 하루 3~4회 정도 환부에 붙이면 효과가 좋다. 아이가 열이 날 때는 밀가루와 두부를 주물러 으깨 가제에 펴서 이마에 3~4회 정도 갈아 붙이면 열이 내린다. 먹는 것 하나하나에 신경 써야 하는 산모에게도 해열제로 좋다.

식품으로는 물론 민간요법으로도 이렇게 뛰어난 효과를 발휘하니 과연 완전 식품이라는 수식어가 아깝지 않다.

콩나물

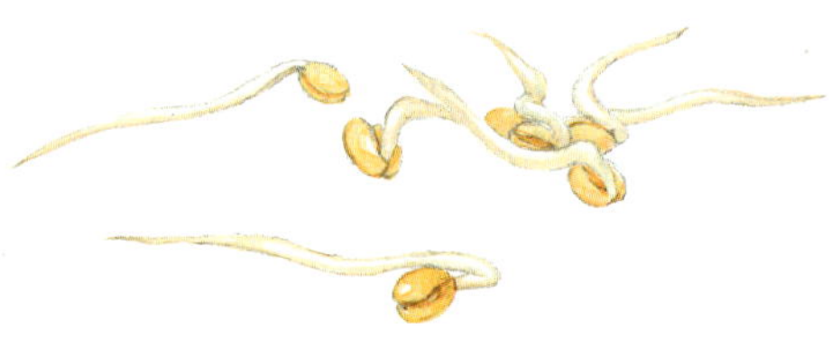

가장 서민적이고 친근한 식품의 대명사 콩나물. 감기에 걸렸을 때 뜨거운 콩나물국에 고춧가루를 풀어 먹고 푹 쉬면 감기가 쉬 낫는다. 《본초강목》은 이런 콩나물을 두고 '채중지가품(菜中之佳品)'이라 하여, 채소 중에 으뜸이라고 극찬했다.

우리나라는 콩의 원산지이자 종주국으로, 한국 음식의 기본인 간장과 된장 모두 콩을 원료로 하여 만든다. 옛날에는 법도 있는 집으로 시집가려면 서른세 가지 장 담그는 법을 익혀야 한다고 했을 정도다.

조선 영조 때의 실학자인 성호 이익(李瀷, 1681~1763)은 우리나라와 민족이 유지되어 온 저력으로 '대두 국력론(大豆國力論)'을 펴기도 했다. 만약 콩이 나지 않았더라면 그 많은 흉년과 기근, 외적의 침입에서 살아남지 못했을 것이라는 논리다. 실제로 옛날에는 전쟁이 나면 쌀 대신 콩을 들고 피난을 갔다고 한다. 한방에서는 콩나물을 대두황권(大豆黃卷)이라 하며, 부종과 근육통, 위 속의 열을 다스려 준다고 했다.

그중에서도 우리나라의 콩 음식 가운데 최고는 콩나물이라 할 수 있다. 모든 식품과 잘 어울릴 뿐만 아니라 가녀린 몸과 달리 수많은 영양을 담고 있기 때문이다. 또 계절에 상관없이 물만 주면 자라는, 말 그대로 착한 식품이자 칼로리가 낮아 많이 먹어도 부담이 없는 고마운 식품이기도 하다.

콩나물은 발아(發芽)됨과 함께 비타민B₁과 아스파라긴산 함량이 급격히 증가하여 5~6일간 지속되다 그 후부터 줄어들기 시작한다.

콩은 단백질은 풍부하지만 비타민C는 들어 있지 않다. 그러나 콩나물이 되는 과정에서 비타민C가 생성되고, 피로 회복과 숙취에 효과가 큰 아스파라긴산이 많아진다. 콩나물 200g(두 줌 정도)이면 성인에게 필요한 1일 비타민C의 양(70mg)을 충족할 수 있는데, 이 때문에 콩나물은 감기와 피부 미용에 많이 이용된다. 콩나물과 엿을 사기 그릇에 담아서 아랫목에 묻어 두었다가 삭힌 액도 감기 치료에 큰 도움이 된다. 해장국으로 콩나물국을 즐겨 먹던 선조들의 지혜가 놀랍다.

콩나물을 고를 때는 줄기가 하얗고 두툼하며 튼튼한 것을 선택해야 한다. 물을 적게 주어 기른 콩나물은 잔뿌리가 많아 질기고 맛이 없다. 왕겨와 톱밥을 켜켜이 넣어 기른 콩나물이 맛이 부드럽고 잘 썩지 않으며 콩나물 특유의 비린내도 나지 않는다.

하지만 우리와 달리 서양에서는 콩이 부정적인 이미지로 남아 있다. 고대 희랍과 로마인들은 콩에 죽은 사람의 혼령이 산다고 믿었다. 심지어 콩 속에 사는 유령을 그릴 때 콩나물처럼 털이 달린 발을 하나로 표현했을 정도다. 또한 여자가 콩을 먹으면 죽은 자의 영을 잉태하고, 콩나물을 먹으면 광기와 악몽으로 이성과 오감이 마비된다고 믿기도 했다.

전쟁에 얽힌 콩나물 이야기도 재밌다. 1904년, 거대한 러시아 군대가 그만 일본군의 공격에 무너지고 말았다. 대부분의 군인은 전사한 것이 아니라 이유를 알 수 없는 병으로 죽었다. 알고 보니 전쟁으로 인해 100일간 채소 보급이 차단되면서 비타민C 결핍증인 괴혈병으로 병사(病死)한 것이다. 더 웃지 못할 것은 나중에 창고를 열어 보니 콩이 가득 쌓여 있었다는 것이다. 러시아 군사들이 콩가마에 물을 뿌려 콩나물만 키워 먹었더라도 러일전쟁의 결과는 달라졌을 것이다. 어쩌면 세계사가 바뀌었을지도 모르는 일이다. 괴혈병 예방에 특효인 콩나물의 원료를 창고 가득 쌓아 두고도 그들은 콩나물의 비밀을 알지 못해 그리 비참하게 죽어 갔던 것이다.

토란

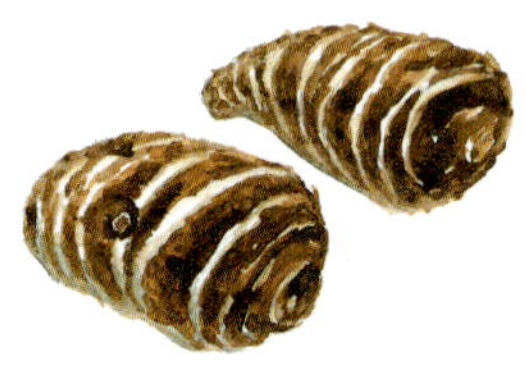

여름 나절, 토란잎에 내리는 빗줄기는 아련한 그리움을 불러온다. 토란잎을 우산 삼아 달리던 유년의 추억이기도 하고, 장독대 뒤란에 심어져 있던 토란잎의 나른한 슬픔이기도 하다.

흙 속의 알, 토란(土卵)은 연잎처럼 잎이 퍼졌다 하여 토련(土蓮)이라고도 불리는 버릴 것 없는 채소다. 원산지는 인도 동부와 동남아의 열대·아열대 지역으로, 알뿌리 채소이자 잎줄기 채소다. 감자처럼 뿌리가 따로 있으며, 먹는 부위는 줄기가 굵어진 것으로 알뿌리 나누기로 번식한다. 토란이 나오는 최초의 기록은 고려 때 약제 자급을 위해 편찬한 《한약구급방(鄕藥救急方)》이다.

토란의 주성분은 당질과 단백질로, 그 밖에도 칼륨이 풍부하고, 다른 감자류에 비해 칼로리가 낮다. 탄수화물 대사에 필요한 비타민B1과 지방 연소에 필요한 비타민B2, 변비와 다이어트에 효과적인 섬유질도 풍부하다. 토란의 미끈미끈한 점액 성분은 갈락탄(galactan)이라는 당질로, 소화는 잘 안 되지만 해독 작용을 하고 간 기능을 높이며, 궤양을 방지하는 효과가 있다. 특히 토란 전분은 입자가 작아서 가루로 만들어 섭취하면 소화가 잘되고, 변비 예방과 치료에도 효과를 볼 수 있다. 뱃속의 열을 내리고 간장과 신장을 튼튼하게 하며 노화 방지에도 효과가 있다. 하지만 토란은 생으로 먹으면 중독 증세가 나타날 수 있으므로 주의해야 한다. 뿌리를 많이 식용하지만 줄기도 스트레스 해소와 야뇨증, 알레르기성 비염, 잠잘 때 식은땀을 많이 흘리는 증상에 효과가 있다. 단, 토란대와 토란에는 수산석회가 들어 있어 지나치게 많이 먹으면 결석의 원인이 될 수 있으므로 주의한다.

토란은 주로 추석 무렵에 많이 나는데, 잎과 줄기는 말려서 나물을 해 먹고 알뿌리는 탕이나 산적, 찜, 조림, 구이, 장아찌, 튀김, 엿 등으로 해 먹는다. 우리 민족은 추석 명절이면 햇토란을 수확하여 쇠고기에 무 대신 토란을 넣은 토란탕을 해 먹는다. 서울 지방에서는 맑은장국으로, 남도 지방에서는 들깨즙을 넣어 고소하게 끓이는데 가을철 별미다. 먹을 것이 풍족하여 과식하기 쉽고, 배탈이 나기 쉬운 명절에 소화를 돕고 변비 치료와 식중독을 예방하는 완화제인 토란을 먹어 속을 편하게 해 주려던 조상들의 지혜와 배려가 여기서도 엿보인다. 토란탕에는 다시마를 함께 넣어 끓이는데, 이렇게 하면 다시마가 토란의 떫은맛을 제거하고 시원한 맛을 더해 준다. 요오드와 섬유질이 풍부한 다시마가 갑상선 호르몬의 생성을 도와 신진대사를 촉진하는 효과도 있다.

토란을 조리할 때는 쌀뜨물이나 소금물에 토란을 데쳐 미끈거리는 성분을 제거한 뒤 이용해야 한다. 특히 토란나물을 무칠 때는 들깨가루를 넣어 볶으면 구수한데, 토란과 들깨는 영양적으로도 궁합이 잘 맞는다.

토란은 구황 식품이기도 하다. 《산림경제》에는 각조산의 어느 사찰의 스님이 해마다 토란을 심어 절구공이로 찧어 벽돌처럼 담을 쌓아 두었는데, 몇 년 뒤 흉년이 들자 토란으로 마흔 명이나 되는 스님들을 굶주림에서 구했다는 이야기가 나온다. 또 사찰에 오래 전부터 내려오는 건강식에도 토란죽이 있다. 참기름을 둘러 현미찹쌀과 토란을 넣어 충분히 볶다가 물을 부어 끓어오르면 불을 줄여 은근한 불에서 쌀알이 퍼질 때까지 오랫동안 끓이면 된다. 토란죽은 수액 대사를 조절하는 동시에 장 기능을 활성화하여 가슴이나 윗배의 팽창감을 풀어 주고 식욕을 증진시켜 변통을 도와준다. 참기름이 토란의 아린 맛을 없애 주어 구수하면서도 맛깔스럽다. 스님들은 토란을 한 달 정도 땅에 묻어 두었다가 그냥 구워 먹기도 하는데, 이렇게 하면 황토의 작용으로 토란의 아린 성분이 말끔히 사라진다고 한다.

알토란, 살림이나 재산 등이 옹골차게 실속 있다는 의미만큼이나 그 영양과 효능이 꽉 찬 토란으로 건강도 알토란처럼 챙겨 보자.

토마토

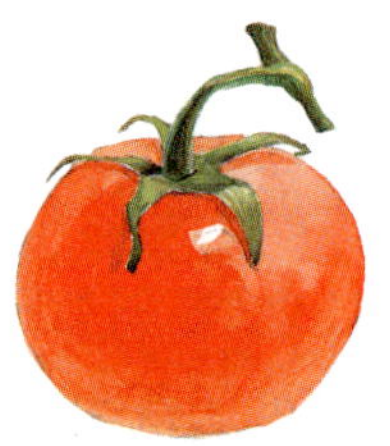

　토마토를 영국에서는 '사랑의 사과', 이탈리아에서는 '황금의 사과' 라고 부른다. 터질 듯 붉은 토마토의 모습이 사랑의 열정으로 불타오르는 연인들의 심장과 같기 때문이다.

　토마토는 멕시코 말이고, 원산지도 멕시코다. 토마토가 스페인에 들어가 유럽 여러 나라로 전파되어 일반적으로 이용되기 시작한 것은 17세기 이후다. 1614년에 간행된 《지봉유설(芝峰類說)》에 '남만시(南蠻柿)' 로 기록되어 있는 것으로 보아 우리나라에 들어온 것은 17세기 초로 추측된다. 처음에는 관상용이었고, 식품으로 이용되기 시작한 것은 50년에 불과하다.

　과일의 빨간색은 몸속의 '유해 산소를 제거하는 청소부' 역할을 하기 때문에 일 년 내내 먹어도 좋고, 또 먹으면 젊어지는 항산화 음식으로서의 역할을 한다. 유럽 속담에 '토마토가 빨갛게 익으면 의사의 얼굴이 파랗게 된다' 는 말이 있는데, 이것만 보아도 토마토가 건강에 얼마나 좋은지를 알 수 있다.

　그중에서도 토마토의 붉은 부분에 들어 있는 리코펜(lycopene)은 토마토의 핵심이자 상징으로, 항암 작용과 노화 방지, 심혈관 질환 예방, 혈당 저하 등의 효과를 가지고 있다. 모세혈관을 튼튼하게 하고, 지방의 소화를 도와 고혈압이나 동맥경화 같은 질환에도 효과를 발휘한다. 리코펜은 특히 폐를 건강하게 하는 효과가 있어서 담배를 많이 피우는 사람이 섭취하면 좋다. 혈압을 내리고 혈관을 튼튼하게 하는 루틴도 들어 있어 매일 토마토 주스를 3잔씩 꾸준히 마시면 혈압을 높이는 동맥경화를 예방하는 데도 효과를 볼 수 있다. 골다공증을 예방해 주는 효과도 있어 갱년기 여성에게도 좋다.

토마토는 또한 최적의 비타민C 공급원으로도 꼽힌다. 한 개만 먹으면 하루에 필요한 비타민C의 2/3를 보충할 수 있고 피부가 고와지며, 감기와 스트레스에 대한 저항력도 높아진다. 또한 토마토는 100g당 열량이 16kcal에 불과한 저칼로리 식품으로, 열량은 밥의 1/9밖에 되지 않지만 수분과 식이섬유는 풍부하여 상당히 큰 포만감을 준다. 그래서 식사하기 전에 토마토 한 개를 먹으면 식사량을 줄여 주어 다이어트 효과를 볼 수 있다. 비타민·칼륨·칼슘 등의 미네랄이 많아 다이어트 중에 일어나기 쉬운 영양 결핍까지 막아 주니 최고의 다이어트 식품이다.

토마토는 생으로 먹는 것보다 살짝 익혀 먹어야 리코펜을 더욱 효율적으로 흡수할 수 있다. 게다가 리코펜은 지용성이어서 기름에 조리했을 때 더 잘 흡수된다. 특히 고기나 생선 등 기름기 있는 음식을 먹을 때 토마토를 곁들이면 위 속에 들어가 소화를 촉진하고 위의 부담을 줄여 주며 산성 식품을 중화해 주어 일거양득의 효과를 볼 수 있다. 하지만 토마토는 설탕과 함께 먹으면 비타민B가 설탕을 분해하는 데 쓰여 효과가 반감되므로 가능하면 설탕에 재워 먹지 않는 것이 좋다. 환자들에게도 토마토 주스를 많이 권하는데, 유기산이 적어 자극적이기 않은 데다 소화성까지 좋기 때문이다. 식물성 지방이 풍부한 견과류를 곁들여 마시는 것도 좋은 방법이다.

토마토를 고를 때는 겉으로 보아 광택이 나고, 만져 보아 단단하고 무거우며 꼭지가 덜 마른 것을 선택해야 한다. 덜 익은 토마토를 냉장 보관하면 빨갛게 변하지 않는다. 리코펜은 붉은 토마토에 많이 들어 있으므로 숙성시켜 냉장고에 넣어야 한다.

지금은 일반 토마토보다 앙증맞고 귀여운 방울토마토가 많이 이용되고 있다. 비록 크기는 작아도 영양소는 큰 토마토 못지 않아 작은 방울토마토 몇 개만 먹어도 영양소를 충분히 섭취할 수 있다. 같은 양을 먹을 것이라면 일반 토마토보다 방울토마토를 먹는 것이 영양 면에서 훨씬 유리하다.

파

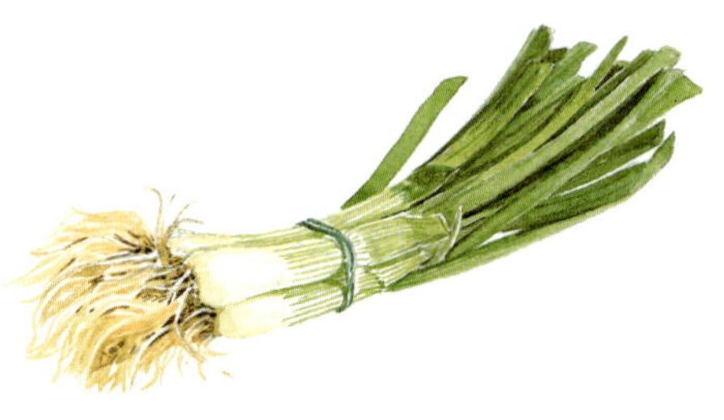

　빈곤한 음식의 상징인 '보리밥에 파국'. 어느 날 주자(朱子)가 시집간 딸의 집에 들렀는데 가난했던 딸은 보리밥에 파국뿐인 '총탕맥반(葱湯麥飯)'을 차려 냈다. 모처럼 오신 친정아버지에게 간장 푼 물에 파만 썰어 넣은 파국을 낼 수밖에 없었던 딸은 몸둘 바를 몰라 했다. 딸의 형편을 눈치챈 주자는 "파는 단전(丹田)을 보하고, 보리는 굶주림을 가시게 하느니라. 이 두 가지 모두가 자양에 좋은 것이니 고맙게 먹으마." 하며 딸의 마음을 위로했다. 자식을 아끼는 부모의 배려를 비유할 때 자주 인용하는 문구인데, 영양학적으로도 근거가 있는 말이다.

　파의 원산지는 중국으로, 3000년 전 중국 서북쪽에서 재배하기 시작했다. 후한 시대의 장수 요흥(姚興)은 군량으로 파를 필수로 삼았는데, 군사들에게 파를 먹이면 사기가 올랐던 체험에 근거한 것이다. 파는 군량뿐만 아니라 구급약으로도 필수였다. 졸도하여 죽은 사람이 있을 때 파의 노란 심지를 남자는 왼쪽 콧구멍, 여자는 오른쪽 콧구멍에 꽂아 두면 코피를 흘리면서 다시 살아난다고 했다. 이는 파가 몸을 따뜻하게 하고 혈액의 흐름을 원활하게 해 주기 때문이다.

　우리나라에 파가 들어온 연대는 정확히 알 수 없지만《향약구급방》에 파가 약재로 등장하고, 고려 때 이규보의 문집에도 다음과 같은 시가 나온다.

　가냘픈 손인 양 무성한 파줄기 옹기종기 많은데 / 아이들 그 잎 뜯어 피리삼아 불어 댄다. / 술자리에 좋은 안주가 될 뿐 아니라 될 뿐 아니라 / 고깃국에 파를 넣으면 맛이 배가하니 그 아니 좋은가.

파는 '총아' 라고도 하는데, 양귀비의 양아들이자 그녀의 정부였던 안녹산(安祿山, 703(?)~ 757)이 젊음을 유지하던 비결도 모든 음식에 파를 넣어 먹은 것이라 한다. 《예기》에는 "고기회를 먹을 때, 봄에는 파와 더불어 먹고 가을에는 갓과 더불어 먹는다." 했다. 생선회와 생선찌개에 파가 필수인 것은 파가 생선 비린내를 중화하고 해독해 주기 때문이다.

오신채(五辛菜)의 하나이기도 한 파는 입춘 날이면 시식으로 먹는 음식에 포함된다. 자극이 강해 먹으면 음욕을 일으키고 화를 내게 하며 수행을 방해한다 하여 불교에서는 오신채를 금하지만 우리 민족은 입춘오신반(立春五辛盤)이라 하여 이른봄에 나는 매콤한 파 · 산갓 · 당귀싹 · 미나리싹 · 무 다섯 가지 햇나물로 생채를 만들어 봄의 미각을 돋우었다. 오신채를 구하기 어려운 지방에서는 잎이 푸르고 대가 노랗고 뿌리가 희며 실뿌리가 검은 파를 붉은 고추장에 찍어 먹는 것으로 오신채를 대신하기도 했다. 이는 파가 신진대사를 촉진하는 효과가 뛰어나서 겨우내 쌓인 피로와 독소를 제거하고 몸에 활력을 불어넣어 주기 때문이다.

파에는 칼슘, 염분, 비타민 등의 영양소도 풍부하지만 특이한 향취가 있어 생식하거나 요리에 많이 쓴다. 하지만 양념으로 많이 이용하는 만큼 파를 주재료로 한 음식은 그리 많지 않다. 초고추장에 찍어 먹는 파강회, 살짝 데쳐 무친 파무침, 코끝이 톡 쏘는 파김치, 고기에 꿰어 지진 파산적 정도다.

파의 비타민과 단백질은 소화를 돕고 땀을 잘 나게 하여 죽으로 끓여 먹으면 감기에 효과적이다. 특히 초기 감기 치료에 효과적인데, 잠자기 전에 흰 줄기를 끓여 마시면 감기가 낫고, 생강을 섞어 달여 마시면 감기로 인한 두통이 멎는다. 기침이 심할 때는 파를 잘게 썰어서 헝겊에 싼 뒤 콧구멍에 대고 숨을 쉬면 좋다.

조촐한 식탁에 갓 부쳐 낸 파전은 한 접시만으로 넉넉하다. 해물이라도 하나 얹어 따끈따끈할 때 죽죽 찢어 먹으면 그 향이 피로를 싹 잊게 한다. 주머니가 가볍고, 별난 재료가 없어도 맛있는 파전은 서민의 마음을 달래는 별미다.

피망

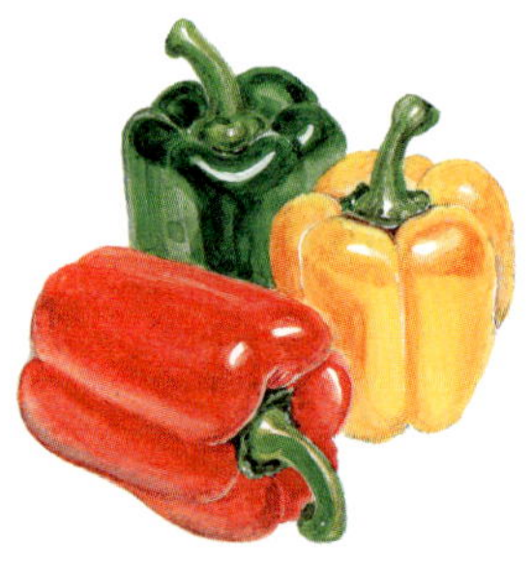

　단맛이 많고 아삭아삭하게 씹히는 맛이 매력인 서양 고추 피망. 가늘고 길며 매운 우리의 관념을 무너뜨리기라도 하듯 피망은 빨간색, 초록색, 주황색, 노란색, 보라색 등 갖가지 색을 자랑한다. 크기는 손톱만 한 것(3g)에서 주먹만 한 것(300g)까지 다양하고, 모양도 가늘고 긴 것에서 원통형, 원추형에 이르리까지 여러 가지다.

　피망의 원산지는 중앙아메리카로, 15세기 말 콜럼버스가 유럽으로 가져간 것이 전 세계에 퍼졌다. 유럽에서는 모든 고추를 파프리카라고 하는데, 일본에서는 프랑스어인 'piment'을 발음 그대로 읽어 피망이라 부른다. 우리나라에는 피망을 개량한 작물이 파프라카라는 이름으로 들어왔기 때문에 피망과 파프리카를 다른 것으로 인식하는 경향이 있다. 그러나 한국원예학회에서 발간한 《원예학 용어집》에서는 모두 '단 고추(sweet peppe)'로 적어 놓았다.

　피망은 비타민 캡슐이라고 불릴 만큼 비타민A · C가 풍부하다. 베타카로틴과 캡사이신 유사 물질도 들어 있는데, 캡사이신은 체지방을 분해하여 열량 소모를 촉진한다. 그래서 고춧가루를 먹으면 살이 빠진다. 김치 다이어트의 핵심도 캡사이신의 지방 분해 효과를 이용한 것이다. 비타민C와 베타카로틴은 발암 물질 억제와 항산화 작용으로 널리 알려져 있다. 비타민C가 산화되는 것을 막아 주는 비타민P도 들어 있어서 피망을 먹으면 비타민C를 더욱 효율적으로 섭취할 수 있다.

  컬러 피망은 색깔에 따라 들어 있는 성분이 다르므로 골고루 섞어 먹는 것이 좋다. 녹색에는 유전자가 손상되는 것을 막아 주고 항암 작용을 하는 클로로필(chlorophyll)이 풍부하고, 보라색과 갈색에는 지방 세포의 기능을 개선하여 비만을 억제하는 안토시아닌(anthocyanin)이 들어 있다. 녹색이 숙성된 붉은 피망에는 피로 회복에 좋은 비타민류가 풍부할 뿐만 아니라 베타카로틴도 녹색보다 100배나 많이 들어 있다. 특히 몸속에 들어가 비타민A로 변환되는 카로틴이 푸른 피망의 3배 이상, 비타민C가 2배, 비타민E가 5배 이상이다. 비타민C는 여름철 식욕이 떨어지는 것을 막아 주고, 세포의 작용을 활성화하여 신진대사를 높여 준다. 멜라닌 색소의 생성을 방해하여 기미와 주근깨를 예방하는 효과도 있다. 중간 크기의 피망 한 개면 성인에게 필요한 1일 비타민C의 양(70mg)을 충족할 수 있다. 특히 피망에 들어 있는 비타민C는 가열해도 잘 파괴되지 않는다. 가열하면 오히려 조직이 부드러워지고 풍미도 좋아진다. 하지만 오랜 시간 가열하면 색과 식감이 나빠지므로 강한 불에 잠깐 볶아 쓴다.

  피망은 요리에 많이 넣어 먹지만 생으로 먹는 것이 가장 좋다. 컬러 피망은 샐러드나 주스용으로 많이 이용된다. 일반적으로는 길게 반으로 잘라 큼직하게 썰지만 샐러드를 만들 때는 피망의 모양을 살려 둥글게 썬다. 달콤한 맛이 나고 향이 은은하여 사과나 레몬즙과 섞어 주스로 만들어 마시면 맛도 좋고 한꺼번에 많은 양을 섭취할 수 있다. 기호에 따라 벌꿀을 넣어 마시면 피로 회복 효과도 볼 수 있다.

  피망은 짙은 녹색으로 광택이 나고 살이 두꺼우며 탄탄한 것이 싱싱하다. 저장성이 좋아 신문지에 싸거나 비닐에 넣어 두면 냉장고에서 열흘 정도 보관 가능하다. 요리할 때는 기본적으로 꼭지 부분을 잘라 내고 꼭지가 붙어 있던 흰 부분을 자른 뒤 씨를 털어 내고 이용하는 것이 좋으며, 둥글게 썰어 사용할 때는 꼭지 부분만 잘라 내고 칼끝으로 속과 씨를 통째로 제거하면 된다.

  알록달록 다양한 색깔과 색깔마다 다른 영양을 품고 있는 피망으로 눈과 입이 모두 즐거운 피망 요리를 해 보자.

호박

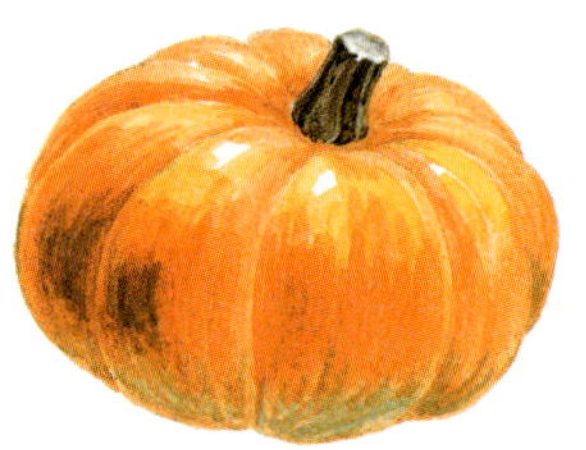

아름다움을 어떻게 규정한단 말인가 / 호박꽃이 피어 / 그 안에 벌이 들어가 떨고 있고 / 그 밖에서 내가 떨고 있었다. / 아 삶으로 가득찬 호박꽃이여 아름다움이여!
— 고은 〈호박꽃〉 중에서

꽃이 수수하여 흔히 호박꽃도 꽃이냐고 하지만 시인은 소박한 꽃에서 '삶으로 가득 찬' 아름다움을 본다. 사람이든 물건이든 외양만으로 가치를 평가하는 인간 세태에 호박꽃은 많은 가르침을 준다.

'굴러온 호박', '소경 제 호박 따기', '자라는 호박에 말뚝 박는다.' 등 우리나라에는 유독 호박과 관련된 속담이 많다. 긍정적인 것도 있고, 경고성이 다분한 것도 있다.

못나고 어리석은 것의 대명사 호박. 하지만 호박은 알고 보면 정겹고 유익한 먹거리다. 여름철 밭둑이나 담장 밑에 덩굴지어 자라는 호박은 친숙한 만큼 요리에도 많이 이용된다. 추적추적 비 오는 날 궁금한 입도 마음도 즐겁게 하는 호박전, 달착지근한 것이 입에 착착 붙는 호박범벅, 긴 겨울밤 주전부리로 까먹던 호박씨, 활짝 피기 전의 꽃을 살짝 데쳐 무친 호박꽃나물, 고기와 버섯을 꽃 속에 넣어 쪄 낸 호박찜은 그야말로 일미다. 모든 식물에서 꽃은 영양분의 집합체인데, 호박꽃요리 또한 색과 맛, 영양이 어느 하나 빠지지 않는다.

연한 잎을 따다 자잘하게 박힌 가시털을 벗겨 밥 위에 쪄 낸 호박잎쌈도 빼놓을 수 없다. 호박잎쌈은 된장에 찍어 먹어야 제맛이다. 된장에 풋고추와 버섯, 멸치를 썰어 넣고 짭짤하게 간을 하여 뚝배기에 끓이면 맛있는 쌈장이 된다. 탑탑하게 받은 쌀뜨물에 호박잎을 큼직하게 뜯어 문질러 풋냄새를 제거한 뒤 풋고추와 애호박을 듬성듬성 썰어 넣고 끓인 호박잎국은 보리밥을 술술 넘어가게 한다.

호박은 보통 연한 애호박이냐 늙은 청둥호박이냐에 따라 쓰임새와 맛이 다른데, 애호박은 주로 볶음이나 나물, 전에 이용하고, 청둥호박은 떡에 넣거나 약으로 쓴다.

늙어서 좋은 것은 호박이다. 한방에서는 호박을 자주 먹으면 풍이 예방된다 하고, 산후 부기를 빼는 데도 호박을 이용한다. 호박은 기름과 함께 요리하면 좋다. 호박에 들어 있는 비타민A가 약해진 피부 점막을 튼튼하게 해 주는데, 기름으로 조리하면 흡수가 잘되기 때문이다.

호박은 과육뿐만 아니라 씨도 약용과 식용으로 많이 이용한다. 식용유의 원료이기도 하다. 맛도 좋고 단백질과 지방이 풍부하기 때문이다. 레시틴이 들어 있어 머리를 좋게 하고, 필수 아미노산과 비타민B가 간장 기능을 도와주므로 술안주로도 좋다. 기침이 심할 때 호박씨를 구워서 설탕이나 꿀에 섞어 먹으면 기침이 멎고, 젖이 부족한 산모가 먹으면 젖이 많이 나온다. 호박에 얽힌 전설 하나를 옮겨 본다.

옛날 인도의 한 스님이 성금을 모아 영원히 변치 않는 황금 종을 만들었는데, 절반도 만들지 못하고 죽었다. 저승에 간 스님은 부처께 다시 태어나 끝내지 못한 일을 마치게 해 달라고 애원했다. 이를 가상히 여긴 부처는 다시 세상에 내려주며 만들지 못한 범종이 땅에 묻혔으니 찾아 쓰라 했다. 세상에 돌아와 보니 이미 몇백 년의 세월이 흘러 있었다. 오랫동안 찾아 헤매던 중 종 모양의 황금빛 꽃줄기를 따라가 그 밑을 파 보니 황금 종이 묻혀 있었다. 황금 범종을 완성하여 치니 종 모양의 꽃에 황금 열매인 호박이 아침저녁으로 한 개씩 열렸다고 한다.

범종이 사람의 마음을 정화하듯 호박은 버릴 것이 없는 유익한 채소다. 겉모양은 볼품 없어도 내면은 그 무엇과도 비교할 수 없을 만큼 꽉 찬 호박이 아름답다.

자연의 기(氣)가 살아 있는 봄나물을 먹자

파릇한 봄기운이 들불처럼 퍼져 나가는 3월. 만물은 소생하나 겨울 동안 신선한 채소를 섭취하지 못한 까닭에 우리 몸은 저항력이 약해져 있다. 봄을 타느라 힘들고 나른한 계절, 기력을 회복시켜 주는 풋풋한 봄나물로 건강 식탁을 꾸며 보자.

녹음방초 승화 시에 / 해는 어찌 쉽게 가노 / 나물 먹고 물 마시고 / 팔을 베고 누웠으니 / 대장부 살림살이 / 요만하면 족하다…….

초라한 밥상의 상징이었던 '나물'에 관한 시조다. 입춘, 우수 지나 아직 날선 바람이 차가워도 '주린 배를 채워 줄 나물을 캐려 가난한 사람들이 언덕과 들판에 허옇게 엎드려 있었다'던 서글픈 음식 나물은 영양이 듬뿍 든 자연식이자 최고의 웰빙 식품이다.

나물은 먹을 수 있는 풀이나 나무의 싹, 잎을 조리한 찬으로, 비타민은 물론 칼슘과 철분 등의 무기질이 듬뿍 들어 있어 나른한 봄철에 먹으면 좋다.

지금은 굳이 산으로 들로 나가지 않아도 나물을 쉽게 구할 수 있다. 대부분 비닐하우스에서 대량 재배한 것으로, 노지에서 자란 것처럼 못생기거나 지저분하지 않고 깨끗하고 예쁘다. 그러나 노지 나물이 맛과 향은 물론 영양도 월등히 뛰어나다는 것은 누구나 알 것이다. 노지 나물은 모양이나 크기가 일정하지 않고, 뿌리가 짧고 잔뿌리도 많다. 반면 하우스에서 자란 나물은 색이 연하고 곧고 반듯하다. 이러한 구별법을 잘 알아두면 맛과 향, 그리고 영양까지 풍부한 자연산 봄나물을 먹을 수 있다.

자연의 생기와 기운을 실은 봄나물을 조리할 때는 나물 특유의 향긋함과 쌉쌀한 맛을 살리는 것이 가장 중요하다. 맛깔스런 나물은 입에 척척 붙지만 나물을 맛있게 무치기란 힘들다. 손질하여 삶는 과정, 양념의 배합, 조리 순서, 무치는 사람의 손맛 이 네 박자가 맞아들어야 고유의 맛과 향을 지닌 맛있는 나물이 완성된다. 봄나물은 초를 넣어 상큼하게 무쳐야 입맛을 돋운다는 사실도 알아두자.

먼저 봄나물국의 향을 살리고 개운한 맛을 내기 위해서는 멸치나 조개를 넣고 끓이면 좋다. 또 봄나물을 무칠 때는 새콤달콤한 초고추장이나 국간장과 참기름을 이용한 양념, 된장과 고추장을 섞은 양념을 많이 사용한다. 하지만 양념이 지나치게 강하면 봄나물 특유의 맛을 덮어 버리므로 적당히 넣도록 한다. 봄철에는 통마늘 대신 갓 나온 풋마늘을 채쳐 넣는 것도 나물을 더 맛있게 먹을 수 있는 요령이다.

양념에 자신이 없다면 시중에 판매되고 있는 양념장을 이용하는 것도 괜찮은 방법이다. 시판되는 초고추장에 레몬즙을 한 방울 떨어뜨리거나 깨소금과 풋마늘만 넣어도 산뜻한 맛이 살아난다. 쌈장에 참기름이나 들기름, 풋마늘을 다져 넣고 조물조물 무쳐도 파릇파릇한 봄맛을 느낄 수 있다. 샐러드용으로 나오는 간장소스를 냉이나 달래, 쑥, 씀바귀에 뿌려 먹거나 고춧가루와 깨소금을 섞어 살짝 버무려 먹어도 맛있다. 무치고 데치고, 쌀뜨물 받아 끓인 나물국만으로도 밥상은 푸짐해진다. 나물을 먹는 것은 자연을 먹는 일이다. 나물 하나에서도 자연을 느낄 줄 알았던 조상들의 지혜가 엿보인다.

나물의 맛내기 포인트

1. 씻기 전에 깨끗이 다듬는다. 다듬지 않고 여러 번 씻으면 나물이 쉽게 상한다.

2. 그릇에 물을 받아 나물을 살살 씻는다. 흐르는 물에 씻으면 수압 때문에 나

물이 상하고 풋내가 난다.

3. 쓴맛이 강한 나물은 데쳐서 여러 번 헹구고, 떫은맛이 나는 것은 물을 자주 갈아 주어 떫은맛을 충분히 우려낸 뒤 된장에 무친다.

4. 생채는 먹기 직전에 양념장을 넣고 살살 버무려야 아삭아삭하고 풋내가 나지 않는다.

5. 데칠 때 끓는 물에 소금을 넣으면 나물의 색과 향, 맛을 살릴 수 있다.

6. 데친 나물은 찬물에 1~2회 헹구어 체에 건져 놓는다. 물기를 너무 꼭 짜면 나물 특유의 맛이 빠져나가 맛이 없다.

7. 데친 나물도 먹기 직전에 양념이 배도록 다시 한번 살살 무쳐 낸다.

8. 고사리나 마른 나물의 억센 줄기는 푹 삶는다. 입에 들어갔을 때 부드럽게 하는 것이 요령이다.

9. 초무침을 할 때는 맛이 약한 양에서 강한 양념순으로 넣는다. 설탕 → 식초 → 고춧가루 → 간장 → 액젓. 해산물은 초고추장에 무치면 더 맛있다.

10, 볶는 나물에는 설탕을 넣지 않는다. 단, 도라지와 취나물에는 설탕을 조금 넣으면 맛이 부드러워진다.

11. 참기름과 깨소금은 넉넉히 넣는다.

12. 나물의 향과 맛을 제대로 느끼고 싶다면 자극적인 마늘이나 파 등은 넣지 않는다.

봄의 적(敵), 춘곤증

봄은 모진 겨울을 견뎌 온 생명에 활력을 불어넣는 양기가 상승하는 계절이다. 따스한 햇살에 물오른 나무의 연둣빛 새싹이 눈물겹게 아름다운 생동의 계절이지만, 그에 아직 순응하지 못한 우리 몸은 봄을 탄다. 그래서 봄이 되면 온몸이 나른하고, 졸음이 쏟아지고, 식욕이 없고 소화도 안 되며, 기억력과 집중력이 떨어지는, 이른바 춘곤증을 앓는 사람이 많다.

겨우내 부족해진 비타민과 미네랄을 보충하고 춘곤증을 퇴치하는 데 봄나물만한 것이 없다. '봄에는 쓴맛'이 나는 음식을 먹으라는 것도 봄을 타는 데는 쌉싸름한 봄나물이 명약이기 때문이다.

1. 봄나물로 식단을 꾸민다. — 산나물에는 비타민과 무기질이 풍부하여 몸이 산성화되는 것을 막고 피와 머리를 맑게 해 준다. 그래서 우리 몸에 기운을 불어놓고 활력을 충전해 준다.

2. 비타민이 풍부한 음식을 많이 먹는다. — 봄에는 신진대사가 활발해져서 비타민 소모량이 겨울에 비해 3~10배 정도 증가한다. 신선한 과일과 채소, 해조류에는 비타민C가 풍부하여 피로를 줄이고 면역 기능을 높여 준다. 탄수화물의 대사 기능을 돕는 비타민B_1이 풍부한 현미와 율무, 통보리, 도정하지 않은 곡류, 돼지고기, 버섯, 호두나 잣 등의 견과류, 콩을 많이 섭취한다.

3. 인스턴트 식품은 섭취하지 않는다. — 라면이나 햄버거 등의 인스턴트 식품으로 오랫동안 끼니를 때우다 보면 대뇌 중추 신경을 자극하는 티아민(비타민B_1)과 비타민C가 결핍되어 춘곤증이 더욱 심해진다.

4. 커피나 술, 청량 음료 대신 녹차를 마신다. — 녹차에는 비타민과 미네랄, 카페인과 탄닌이 풍부하여 정신을 맑게 하고 신진대사를 촉진하여 피로를 푸는 데 효과가 있다.

5. 규칙적인 식생활과 적당한 운동을 한다. — 아침 식사를 거르고 점심에 과식하면 춘곤증이 더욱 악화된다. 낮에는 졸음을 쫓아 주는 성분이 들어 있는 단백질이 풍부한 육류를 먹어도 좋다. 밤에는 곡류나 과일, 채소를 섭취하는 것이 좋다.

가장 근원적인 인류의 먹거리

곡류 편

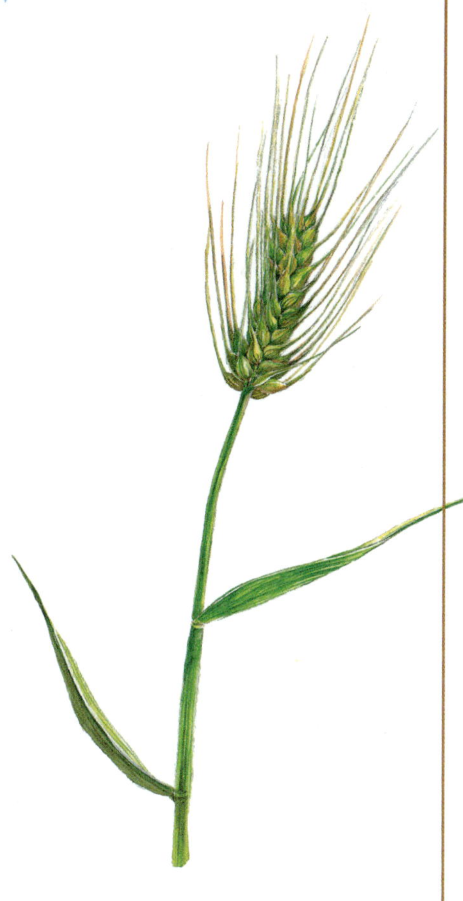

녹두

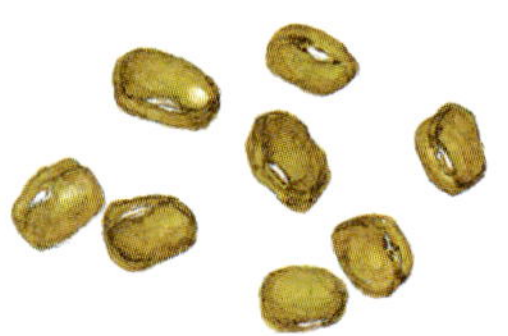

'녹두' 하면 동학 농민 운동의 선봉장이었던 '전봉준(全瑒準, 1855~1895) 장군을 떠올리게 된다. 유난히 키가 작아 녹두장군이라 불렸다는 그. 민족의 한(恨)이 서린 또다른 노래를 들어보자.

새야 새야 파랑새야 / 전주 고부 녹두새야 / 어서 바삐 날아가라 / 댓잎 솔잎 푸르다고 / 봄철인줄 알지마라 / 백설이 휘날리면 먹을 것 없다 / 새야 새야 파랑새야 / 윗녘 새야 아랫녘 새야 / 전주 고부 녹두새야 / 함박쪽박 열 나무 딱딱 후여…….

녹두는 콩과에 속하는 일년초로, 원산지는 인도로 추정된다. 인도에서는 이미 3,000년 전부터 재배되었다고 하며, 한국과 인도 등에 주로 분포한다.

녹두의 주성분은 전분(55%)과 단백질(21%), 지방(1%)인데, 특히 단백질을 구성하는 로이신이나 라이신, 발린 등의 필수 아미노산이 풍부하다. 지방은 함량은 적지만 불포화 지방산인 데다 소화성도 좋은 편이다. 녹두는 기르면 성분이 달라지는 특성이 있다. 단백질이 분해되어 당질의 양은 급격히 떨어지는 반면 아르기닌과 아스파라긴산 등의 비단백질은 많아지고, 비타민A는 2배, 비타민B는 30배, 비타민C는 무려 40배 이상 증가한다.

녹두는 기의 통로인 경락(經絡)을 잘 통하게 하고 오장을 조화롭게 하며, 위장을 튼튼하게 하는 효과가 있다. 열을 내리고 갈증을 풀어 주므로 여름에 더위를 먹었거나 갈증이 심하고 가슴이 답답할 때 먹으면 효과적이다. 피부 질환을 치료하는 약으로도 쓰이는데, 땀띠가 났을 때 녹두 가루를 뿌리면 효과를 볼 수 있다. 신장 기능이 떨어져 몸이 붓고 배가 불러오는 증상과 당뇨병에도 효과가 좋다. 해독 작용도 탁월하여 염증 질환을 앓고 있거나 약물 중독으로 발진이 생긴 경우에 섭취해도 좋다. 녹두를 갈아서 물에 개어 바르면 기름기가 빠져 피부가 고와지고, 여드름이나 햇빛에 그을린 데도 효과를 볼 수 있다. 입맛을 잃었거나 원기가 부족할 때는 녹두죽을 쑤어 먹으면 기력이 좋아지고 생기가 돈다. 한방에서도 열이 나는 환자에게 녹두죽을 권한다. 수포나 농포에도 녹두죽이 효과적이다. 또 녹두로 베갯속을 채워 베고 자면 습기와 열이 달아나 머리가 시원해져 눈이 밝아지고, 머리가 무겁고 어지럽거나 아픈 증상이 낫는다. 하지만 녹두는 몸을 차게 하는 효과가 있으므로 저혈압이나 냉증이 있는 사람은 섭취에 주의해야 한다.

우리 조상들은 녹두를 음식으로도 다양하게 이용했다. 녹두묵(청포묵)·녹두빈대떡·떡고물·녹두차·녹두죽·숙주나물 등 녹두를 이용한 음식은 다양하다. 그중 청포묵은 묵 가운데서도 가장 고급스러운 묵으로, 수분과 전분은 풍부한 반면 지방은 거의 없고 소화가 잘되어 다이어트식으로 좋다. 녹두묵에 고기볶음과 미나리, 김 등을 섞어 초에 무친 탕평채(蕩平菜)는 맑은 색과 산뜻한 맛이 일품이다. 탕평채라는 이름은 조선 영조 당파 싸움이 심하던 시절, 당파가 서로 협력하자는 탕평책의 격론을 펴는 자리에 처음 등장했다 하여 붙여진 이름이다. 가난한 사람들이 해 먹는다 하여 빈자떡, 귀한 손님을 접대하는 데 올린다 하여 빈대떡이라고도 불리는 녹두지짐은 계층을 막론하여 입에 군침을 돌게 할 만큼 고소한 맛이 일품이다. 녹두지짐을 할 때는 보통 돼지고기와 돼지비계를 쓰는데, 이렇게 하면 돼지고기가 녹두에 부족한 메티오닌(methionnine)과 트립토판(typtophan)을 보충해 주어 영양이 보완되고 입맛도 더욱 돋워 준다.

한약을 먹을 때 녹두를 먹지 말라고 하는 것은 녹두가 모든 약물과 상극 관계에 있어 약과 함께 먹으면 소화 장애를 일으키거나 심할 경우 건강을 해칠 수도 있기 때문이다. 이 점만 주의한다면 녹두를 얼마든지 건강에 이용할 수 있을 것이다.

메밀

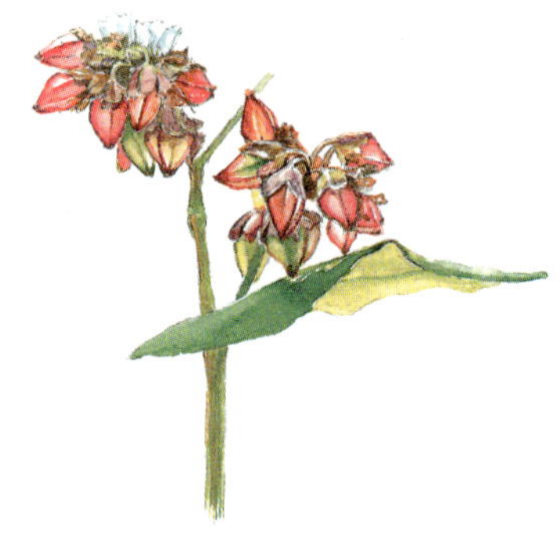

산허리는 왼통 메밀밭이어서 피기 시작한 꽃이 소금을 뿌린 듯이 흐뭇한 달빛에 숨
이 막힐 지경이다.
— 이효석의 《메밀꽃 필 무렵》 중에서

중앙아시아 북부가 원산지로, 마디풀과에 속하는 메밀은 오색(五色)을 갖춘
식물이다. 꽃은 희고, 줄기는 붉으며, 잎은 푸르고, 열매는 검고, 뿌리는 노르스
름하다. 오색을 갖추었으니 오륜을 아는 식물로 쳤다. 기온이 서늘하고 높은 지
대에서 수확한 것이 맛이 좋으며, 함경도나 평안도, 강원도에서 많이 재배되어
그 지방의 토속 음식으로 전해 온다. 초가을에 흰 꽃이 피며 세모난 열매를 맺으
면 이 열매를 가루 내어 냉면이나 묵, 국수, 만두, 과자 등으로 만들어 먹거나 밥
을 짓는 데 넣는다. 생육 기간이 짧고 척박한 땅에서도 잘 자라 구황 작물로 이
용해 왔다. 연한 잎사귀는 데쳐서 나물로 먹고, 꿀을 얻기 위해 집 주변에 심기
도 한다.

　메밀의 대표 성분은 루틴(rutin)으로, 잎과 줄기, 열매에 모두 들어 있고 혈압
강하제로 쓰인다. 모세 혈관을 강화하여 뇌출혈을 예방하고, 췌장의 활동을 돕
고 인슐린의 분비를 촉진하여 당뇨병을 막아 주는 효과도 있다. 알코올을 분해
하는 콜린(choline)이 들어 있어서 지방간을 예방하는 데도 효과가 있다. 메밀가

루에는 배아가 뒤섞여 있는데, 이 속에는 전분 분해 효소와 산화 효소 등이 많아서 가루 형태로 오랫동안 두면 이들 효소가 작용하여 메밀가루의 효능이 사라진다고 한다. 그러므로 메밀가루로 음식을 만들 때는 새로 빻아서 이용하는 것이 좋다. 또 메밀가루에는 이러한 효소가 많아 소화가 잘되기 때문에 부담 없이 먹을 수 있다.

메밀은 기를 아래로 끌어내려 위장과 창자에 쌓인 노폐물을 제거하는 효능도 있어 생활습관병을 예방하고 치료하는 데 좋다. 식이섬유도 풍부하여 다이어트에 효과적이다. 쌀이나 밀가루보다 아미노산이 풍부하고, 다른 곡류에 비해 필수 아미노산인 트립토판과 트레오닌, 라이신도 많은 편이다. 루틴의 하루 필요 섭취량은 약 30mg으로, 메밀 100g에는 약 100mg의 루틴이 들어 있으므로 메밀국수 한 끼면 필요량을 충족할 수 있다.

기온이 낮고 지대가 높은 곳에서 잘 자라는 만큼 메밀은 주로 추운 지방에서 많이 이용된다. 특히 운동 부족으로 몸속에 열기와 노폐물이 쌓이기 쉬운 추운 겨울, 얼음이 동동 뜨는 시원한 동치미 국물에 메밀 사리를 담가 건져 먹는 맛은 말로 표현하기 어렵다. 땀을 많이 흘림으로써 몸속에 쌓인 열과 노폐물을 배출하는 여름날, 고추장 양념에 비벼 먹는 메밀국수는 또 하나의 잊지 못할 즐거움이다. 메밀가루로 죽을 쑤어 차갑게 식힌 메밀묵은 겨울 밤을 유혹하는 또다른 별미다. 하지만 메밀의 단백질은 끈기가 적으므로, 면을 만들 때는 밀가루를 30~80% 정도 섞거나 소금을 넣어 물로 먼저 반죽한 뒤 국수를 만들어야 한다.

메밀국수에는 꼭 무즙이 따라 나오는데, 이는 무가 메밀의 독을 풀어 주는 효과가 있기 때문이다. 오이나 배를 함께 넣으면 서늘한 기운이 보강되어 속열을 풀어 주는 효과가 강해진다. 고혈압 환자는 메밀가루를 물에 타서 꿀을 넣어 마시면 효과를 볼 수 있다. 메밀국수 삶은 물에도 삶을 때 빠져나온 루틴과 효과적인 성분이 풍부하므로 국물도 버리지 말고 이용한다. 단, 비와 위장이 허약하고 찬 사람은 메밀을 먹으면 소화도 안 되고 설사가 날 수 있으므로 주의해야 한다. 몸이 찬 사람이 메밀을 계속 먹을 경우 원기가 빠져나가 현기증이 일거나 몸이 마비될 수도 있기 때문이다. 속이 찬 사람은 오이와 배를 넣지 말고 겨자를 넣은 뒤 따뜻한 국물을 부어 온면으로 먹는 것이 좋다. 이렇게 하면 겨자가 메밀의 찬 기운을 완화해 준다.

밀

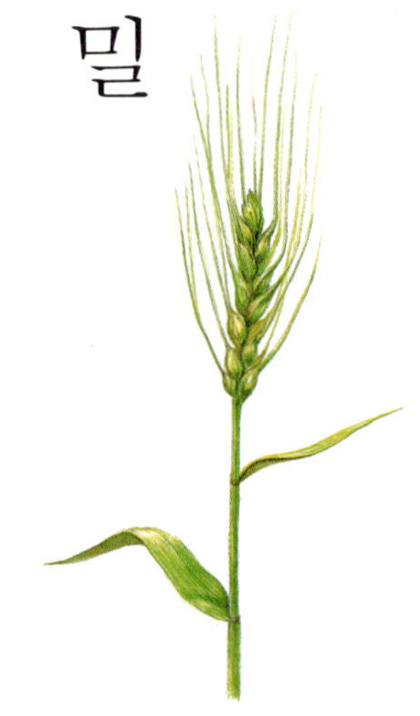

곡물은 신이 태초부터 내려 준 선물이다. '땅은 그 스스로 모든 생명체를 탄생시키고 영양을 주며, 번식력을 가진 씨앗을 다시 받아들인다.' 씨앗이 싹트고, 식물이 태어나서 죽고, 그 열매가 땅으로 돌아가 다시 태어나는 것은 모두 부활을 뜻한다. 고대에는 이런 과정을 생명의 신비와 영원한 계절의 순환으로 이해했으며, 그래서 자연을 어머니로 여겼다.

소맥이라고도 불리는 밀은 쌀과 더불어 세계 2대 식량 작물의 하나로, 아프가니스탄 또는 러시아 남서부 끝의 산 지역인 카프카스가 원산지다. BC. 1만~1만 5000년경에 재배되기 시작한 가장 오래된 작물이기도 하다. 인류의 문화가 밀과 함께 발달했다고 할 정도로 서양에서는 밀을 주식으로 이용하고 있으며, 많은 나라에서 주식과 각종 음식 재료로 애용한다.

지난 6천 년 동안 밀 재고량은 국력의 상징이기도 했다. 그래서 '빵'이 돈을 뜻한다는 말이 생겼고, 우리나라에서도 수천 년 동안 '쌀은 곧 돈'이었다. 호메로스는 인간을 가리켜 '밀가루를 먹는 동물'이라 표현하기도 했다.

과거, 계급 사회에는 가난한 사람과 부자가 먹는 음식이 뚜렷이 나뉘어져 있었다. 중세 시대에는 이른바 '좋은 빵'과 '나쁜 빵'을 그 색깔과 특성으로 구분했다. 그중 농부들이 먹는 빵은 껍질이 있는 곡물 가루로 만들어 색깔이 진하고, 귀리나 기장 같은 수확량이 많은 곡물을 사용하여 부풀지 않은 '무거운 빵'이었다. 밀은 많은 노동력을 필요로 하는 반면 수확량은 적어서 당시에는 밀가루로 만든 하얀 빵을 아무나 먹을 수 없었다. 상인이나 잘사는 수공업자들이 먹던, 비록 덜 고급이지만 체에 친 곡물 가루를 원료로 만든 중간색을 띤 이른바 '도시빵'도 있었다.

우리나라에서 밀이 90% 이상 제분되어 면이나 빵, 과자를 비롯한 음식과 공업용으로 쓰인다. 간장과 된장의 원료로도 쓰고, 밀을 빻아 체에 거르고 남은 찌꺼기인 밀기울은 사료로 쓰기도 한다. 밀가루는 보통 글루텐의 양과 질에 따라 질이 구별되고 가공 용도가 달라지는데, 보통 강력분·중력분·박력분으로 나눈다. 글루텐을 형성하는 단백질이 많은 강력분은 제과류, 중력분은 국수류, 박력분은 과자나 만두, 카스텔라, 튀김, 전유어용으로 많이 이용한다. 밀가루를 빵보다 면으로 많이 이용하는 만큼 우리나라에서는 중력분이 가장 많이 생산된다.

밀가루는 열량원인 데다 단백질 함량도 쌀(6.5g)의 2배에 달하지만 필수 아미노산 함량은 적은 편이다. 대신 칼슘이나 인, 철분, 비타민B₁은 비교적 많이 들어 있다. 또 쌀과 달리 씻지 않고 가루로 만들어 먹기 때문에 비타민 B₁의 손실도 적은 편이다. 그러나 비타민A·C·D는 전혀 들어 있지 않으므로 동·식물성 단백질이나 채소와 함께 섭취해야 한다. 밀가루를 먹으면 소화가 안 되는 사람도 있는데, 이는 밀가루의 산도가 주로 인산화물과 약간의 유기산이기 때문이다.

과거에는 긴 여름 해에 쌀과 보리가 동나면 별미로 밀가루나 메밀로 수제비나 칼국수를 해 먹었다. 고려시대만 해도 국수는 상류층의 별미로, 선택받은 사람만 먹을 수 있었으며, 칼국수 역시 품이 많이 드는 사치스런 여름 음식으로 여겨졌다. 《고려사(高麗史)》에 의하면, 송나라를 왕래하던 고려의 스님들이 국수를 도입했다고 하는데, 이를 계기로 상류 사회의 제사 음식이나 잔치 음식으로 번져나갔던 것으로 추측된다.

부와 특권의 상징에서 이제는 누구나, 언제나 먹을 수 있는 대중의 음식이 된 밀. 허나 배고픔에 대한 두려움이 사라지면서 병이 더 많아졌다는 사실은 우리로 하여금 먹을거리에 대한 생각을 다시금 하게 한다. 뽀얀 밀가루를 보고 있노라면 '최대의 자연 파괴는 고속 정미기에 의해 이루어지고 있다.'는 말이 계속 머리를 친다.

보리

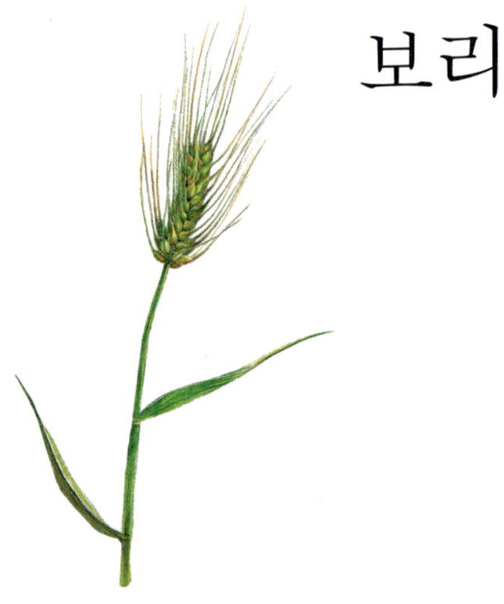

사흘 안 끓여도 / 솥이 하마 녹슬었나 / 보리 누름철은 / 해도 어이 이리 긴고 / 감꽃
만 / 줍던 아이가 / 몰래 솥을 열어보네.

이영도의 〈보릿고개〔麥嶺〕〉라는 시조다. 태산보다 높다는 보릿고개는 춘궁기
의 어려움을 한 마디로 표현한 말이다. 일제 치하의 우리 농민들은 양식을 착취
당해 1년간 먹을 양식을 비축할 수 없었다. 가난한 농촌에서는 4~5월경이면 양
식이 거의 떨어져 보리가 익기만을 기다렸는데, 이 시기를 가리켜 보릿고개라
했다.

춘궁기가 되면 사람들은 산나물이나 솔잎, 송기(소나무의 속껍질) 따고, 냉이나
쑥, 달래 등의 푸성귀를 뜯어다 약간의 곡물과 섞어 죽을 끓여 겨우 굶주림을 면
했다. 절반 굶다시피 하는 농가에서는 보리가 누릇누릇 익을락 말락 하면 베어
다 덜 여문 곡식을 쪄서 손으로 비벼 양식을 마련했는데, 그것이 햇보리다. 눈물
겨운 햇보리로 밥을 지으면 그래도 구수한 맛이 났다. 유럽에서도 한때 가난한
사람들의 주식으로 이용되어 가난의 상징이 되기도 했다 한다.

가을에 심어 겨울을 나고 봄에 자라 여름에 열매 맺는 보리는 봄 기운〔溫性〕,
여름 기운〔熱性〕, 가을 기운〔惊性〕, 겨울 기운〔寒性〕을 모두 가지고 있다. 그래서
한방에서는 가을에 파종해 다음 해 여름에 수확하는 가을보리를 좋은 것으로 보

았다. 《동의보감》에서는 보리에 대해 '성질이 온화하며 짠맛을 가졌다'고 했으며, 한방에서는 오장을 튼튼하게 하고 설사를 멎게 하는 효능이 있다 하며, 엿기름을 만들어 소화제로도 쓴다.

보리는 쌀에 비해 섬유질이 5배나 많아 비록 소화율은 낮아도 변비 해소에 큰 도움이 된다. 단백질은 많으나 단백가가 낮고 색도 거무튀튀하지만 쌀에 비해 칼슘과 철분, 비타민B 복합체가 풍부하여 당뇨병 환자에게 좋다. 보리새싹 또한 활성 산소를 제거하는 효과가 뛰어나다고 알려져 보리새싹즙을 즐기는 사람들도 많다. 위스콘신 대학의 영양학자인 찰스 엘슨 박사는 보리에 항암 물질이 들어 있다는 사실을 밝힌 바 있다. 프로테아제(protease)라고 하는 물질이 장 내에서 발암 물질의 작용을 억제해 암을 예방해 준다는 것이다. 게다가 보리는 현대인들에게 많이 나타나는 암과 생활습관병, 그리고 변비에도 효과가 있는 것으로 알려져 있다.

여기에 한 가지 효과를 더한다면 정력에도 좋다는 것이다. 이미 5,000년 전부터 보리는 활력과 정력 식품으로 사랑받아 왔다. 로마의 검투사들은 체력 보강을 위해 보리를 즐겼다는 이유에서 '보리 먹는 사람들'이라 불렸을 정도다. 그 밖에 칼슘 · 인 · 철분 등의 미네랄과, 비타민A · B₁ · B₂ · C · 니아신 등의 비타민도 골고루 들어 있다.

달래뿌리 같이 허연 / 무주할머니 치마폭에선 / 늘 된장 냄새가 났다 / 봄이면 비둘기빛 새벽에 산으로 가서 / 노을녘에야 산나물을 이불짐 이듯 이고 와 / 머얼건 나물죽 한 그릇 먹기도 어렵던 / 당신의 보릿고개 / 회약 먹은 듯 노랗던 / 배고팠던 날들을 얘기했었다. // 확독에 보리쌀 갈아 지은 밥 / 밥바구리에 그득하게 퍼 놓아도 / 밥티도 주어 먹던 할머니…… 탱자꽃 울타리 병풍처럼 두르고 / 보리밥도 달디달게 먹던 때가 그리운 날 / 봄탄다 탓하며 밥을 푼다 / 하얀 쌀밥을 푼다.
― 졸시 〈밥을 푼다〉 중에서

먹는 것이 풍족해진 지금, 사람들은 향수와 건강을 위해 보리밥을 먹으러 간다. 푹 삶은 보리밥에 열무김치 얹고 고추장 넣어 쓱쓱 비벼 먹는 꿀맛. 잃어버린 시간의 아쉬움과 어머니를 향한 안쓰러운 그리움이 보리밥을 먹게 한다.

빵

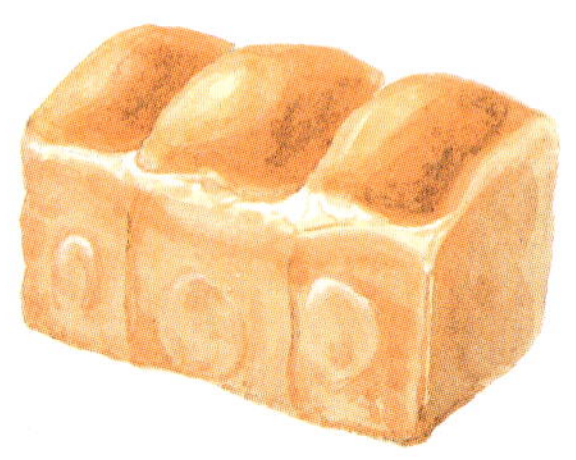

잊혀지지 않는 괴테의 명언 "눈물 젖은 빵을 먹어 보지 못한 사람은 인생의 맛을 모른다." 인생의 맛을 알기 위해 우리는 얼마나 많은 눈물을 흘려야 할까? 21세기인 지금도 이 말은 유효하다. 한 조각의 빵은 하늘의 은혜와 인간의 땀방울로 이루어진 노력의 결정체다. 그러니 "일하지 않은 자 먹지도 말라."

인간이 자연에서 생명을 유지할 수 있는 음식을 골라 낼 수 있는 지혜와 가공할 수 있는 기술을 갖게 된 것은 신이 주신 선물이다. '신이 내리고, 땅이 키우며, 인간이 취한다'는 빵. 서양 사람들의 주식이기도 한 빵의 어원은 포르투갈어인 팡(pao)에서 왔다.

빵은 약 6,000년 전 수렵과 목축을 하던 인류가 농경 생활을 시작하면서 곡식을 반죽하여 돌에 구운 것이 그 기원이다. 초기에 인류는 곡식으로 미음을 끓여 먹었다. 이것이 죽으로 발전했고, 다시 납작한 무발효 빵으로, 그리고 발효 빵으로 발전했다. 기원전 2600년경 고대 이집트 사람들이 최초로 누룩을 넣어 빵을 만들었는데, 이것이 오늘날 발효 빵의 시초(始初)라고 할 수 있다.

기원전 5세기, 그리스인들에게 있어 식사는 감사의 표시로 신에게 제물을 바치는 의식과 같았다. 빵은 때론 혁명의 이유가 되기도 했다. 1789년, "빵이 없으면 과자나 케이크를 먹으면 된다."는 마리 앙투아네트(Marie Antoinette, 1755~1793) 발언은 급기야 프랑스 혁명이라는 화약을 폭발시키고 만다. 그렇지 않아도 감정이 고조될 대로 고조된 상황에서 민중의 배고픈 삶을 이해하기는커녕 알지도 못하는 여왕의 말에 결국 민중들은 봉기하고 만다.

고대부터 유럽인들은 빵과 포도주, 그리고 기름을 인류의 번영과 건강에 필수 요소라고 생각했다. 빵처럼 소득이 많고, 포도주처럼 자극적이고, 기름처럼 부드러운 하루를 원한 것이다. 또 베이커들은 빵 한 조각에도 네 가지 기본 원소인 흙·불·공기·물이 모두 들어간 가루를 사용해야 한다고 믿었다. 흙에서 자란 곡물의 낱알이 공기를 담아 가루가 되고, 물이 들어가 반죽이 되며, 마지막으로 불에 구워져 빵이 되기 때문이다.

빵은 재료에 따라 밀가루빵·보리빵·옥수수빵·호밀빵·혼합빵 등으로 나누고, 빛깔에 따라 흰빵과 흑빵으로 분류된다. 재료를 어떻게 배합하느냐에 따라 밀가루·이스트·식염만을 넣어 만든 프랑스식 빵과, 설탕·우유·유지 등을 배합한 미국식 빵이 있다. 유럽식은 겉을 두껍게 굽는 반면 미국식은 겉을 얇고 부드럽게 굽는다. 용도별로는 식빵·테이블빵·과자빵 등이 있는데, 과자빵은 빵 반죽에 유지를 층 모양으로 속까지 깊이 넣은 파이 모양의 페이스츄리로 만든다. 식빵은 빵의 뒷부분을 산 모양으로 부풀린 영국식과 눌러서 판판하게 구운 미국식이 있는데, 미국식을 샌드위치형이라고도 한다. 테이블빵으로는 겉을 바삭하게 구운 것과 부드럽게 구운 롤형이 있다. 둘 다 식사 코스에 곁들일 수 있도록 작게 만든다.

그 밖에 특징 있는 빵으로는, 껍질은 딱딱하지만 자르면 속이 부드럽고 쫄깃한 긴 막대 모양의 프랑스 빵인 바게트, 독일의 아침 식사용 빵인 브뢰첸, 스틱처럼 긴 이탈리아의 그리시니, 달걀과 버터를 넣어 컵 모양으로 구운 브리오시, 간간한 소금 맛이 나는 햄버거빵, 호밀로 만든 흑빵인 픈파니켈, 호밀가루에 신맛이 나는 야성(野性) 이스트를 넣은 사워라이브레드 등이 있다.

이른 아침, 빵 굽는 냄새는 단잠을 깨운다. 다양한 종류만큼이나 맛도 제각각인 빵을 뜯어 물며 빵처럼 소득이 많고, 포도주처럼 자극적이고, 기름처럼 부드러운 하루를 소망해 본다.

수수

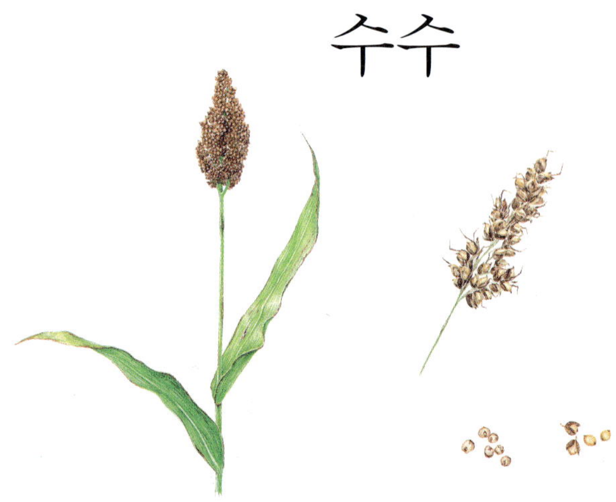

　수수하면 제일 먼저 떠오르는 중국 영화 《붉은 수수밭》. 끝없이 펼쳐진 수수밭과 배갈을 제조하는 술도가를 배경으로 한 여인이 겪는 운명을 그린 영화다. 중국의 대표적인 술인 배갈은 고량주(高粱酒)라고도 부르는 독한 술이다. 고량(高粱)은 수수의 한자 이름으로, 촉서(蜀黍)나 당서(唐黍)로도 불린다.

　'황량일취몽(黃粱一炊夢)'이라는 중국 고사가 있다. '수수로 밥을 짓는 정도의 짧은 시간 동안 인생의 즐거운 꿈을 꿨다'는 의미로, 영고성쇠(榮枯盛衰)의 덧없음을 비유한다. 여기서 황량은 수수로, 고사에 언급될 정도로 중국에서는 식량으로 비중이 아주 높다.

　수수의 원산지는 열대아프리카로, 4세기 초에 인도를 거쳐 중국에 전해졌으며, 재배 역사가 오래된 곡류 가운데 하나다. 우리나라에 들어온 것은 그보다 훨씬 이후로 짐작되는데, 재배 면적이나 소비량은 미미한 편이다.

　수수는 잡초보다 강인하여 재배한다기보다는 저절로 자란다는 말이 더 어울린다. 환경에 대한 적응력도 강해 건조하거나 척박한 것을 가리지 않고 햇빛만 있으면 쑥쑥 키가 커서 다른 잡초는 감히 경쟁할 엄두를 내지 못한다.

　수수는 알곡을 얻는 곡용 수수와 사탕수수류에 속하는 당용(糖用) 수수, 비를 만드는 소경 수수로 나눈다. 수숫대는 가축의 사료가 되고, 알곡은 식량을 대신할 수 있지만 우리나라에서는 재배량이 그에 미치지 못한다. 이 중 곡물용은 껍질 잎에서 뻘건 핏빛이 배어 나오고 이삭에 붉은색이 돌 때 수확하면 된다. 또 멥쌀성을 띠는 모수수와 찹쌀성을 가진 차수수가 있는데, 모수수는 밥이나 죽에 이용되고, 동유럽에서는 이를 이용해 비알코올성 음료를 만들어 마시기도 한다. 차수수는 떡이나 술, 엿으로 이용한다. 알곡을 털어내고 남은 빈 이삭대로는 빗자루를 만드는데, 거칠어서 실내용보다는 부엌용으로 많이 쓴다. 수수 이삭대는 수수깡 공작으로도 자주 활용된다. 별다른 놀잇감이 없던 시절, 칼만 있으면 어느새 수수깡안경과 집, 놀이터가 완성되곤 했다.

수수의 주성분은 전분이며, 살이나 보리에 비해 단백질 함량도 높다. 그러나 이 단백질은 소화율이 절반 정도밖에 되지 않는다는 단점이 있다. 칼로리는 옥수수보다 높지만 지방 함량은 훨씬 낮다. 겉겨에는 비타민B군이 많으므로 가능하면 정제하지 않고 먹는 것이 좋다. 또한 수수는 씨를 맺는 볏과 식물 가운데 특이하게 탄닌을 함유하고 있어서 위 점막을 수축시켜 위장을 보호하고 숙취를 푸는 데 좋다. 골격 유지와 성장, 식욕 증진, 기침과 천식에도 효과적이다.

수수는 쌀과 함께 밥을 지어 먹거나 가루 내어 떡이나 경단으로 이용하고, 부꾸미를 만들어 먹는다. 부꾸미는 찹쌀이나 차수수, 밀가루, 녹두 등을 물에 불린 것을 갈아서 기름에 지지면서 소를 가운데 넣어 반달 모양으로 접은 떡이다. 함경도에는 '가랍떡'이라는 것이 있는데, 수수가루를 반죽하여 가랍잎(갈참나무)으로 싼 것을 옥수수잎으로 묶어 찐 뒤 콩고물을 묻혀 먹는 특이한 떡이다.

우리 민족은 정월대보름이면 오곡으로 지은 밥과 아홉 가지 나물을 만들어 먹고 부럼을 깨며 일 년의 안녕을 빈다. 이때 오곡밥에 넣는 곡식 가운데 하나가 수수다. 오곡은 다섯 가지 곡물이지만 넓은 의미로는 온갖 곡식을 아우르기도 한다. 또 '돌에는 수수떡을 해야 명이 길다'는 말처럼 붉은 수수떡을 해 주어야 어린 아이가 무병장수한다고 믿어 돌에는 수수팥떡과 수수경단을 빚어 사람들과 나눠 먹었다. 붉은색이 액(厄)을 막아 준다는 토속적인 믿음에서 비롯된 것이다. 두 사람 사이를 친하게 하기 위해 '수수떡을 해 먹어야겠다'라거나 경계나 구별 없이 흐릿한 경우를 이르는 말로, 어른과 아이도 모른다는 뜻에서 '수수팥떡이 안팎이 없다'는 말을 하기도 한다.

쌀·현미

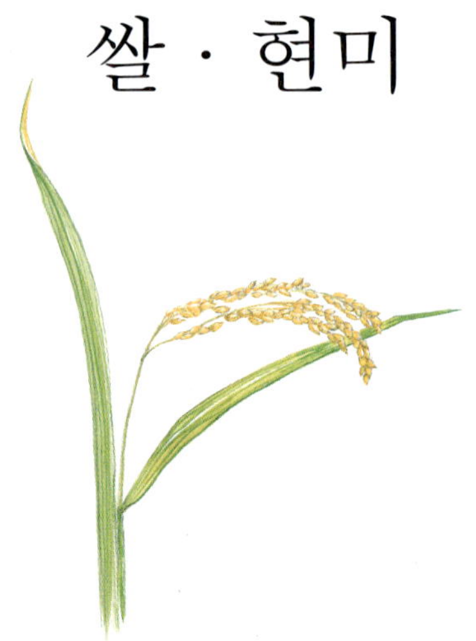

　우리 민족의 주식인 쌀은 4천 년의 역사를 갖고 있다. 생명을 유지해 주는 에너지일 뿐만 아니라 우리 민족의 혼과 생명력을 이어 온 힘의 상징이기도 하다. 다른 곡식에 비해 맛이 부드럽고 담백하여 많은 사람들에게 선호되나 과거에는 생산량이 적어 쌀밥은 부자들만 먹을 수 있는 부(富)의 상징이기도 했다.

　'제사 덕에 이밥'이라는 말이 있을 정도로 쌀로 만든 음식은 명절이나 제삿날 같은 특별한 날에나 먹을 수 있는 귀한 음식이었다. 그러나 그때 먹던 쌀밥은 오늘날 우리가 먹는 것처럼 백미로 지은 것이 아니라 누런 현미로 지은 것이었다. 당시에는 지금처럼 백미를 만드는 기술과 시설이 없었기 때문이다. 현미밥을 부드럽게 하기 위해 찹쌀을 많이 섞어 먹게 되었고, 이 때문에 가마솥이 꼭 필요했던 것이다.

　'밥이 보약'이라는 어른들의 말씀은 사실이다. 철새들은 한번 비행을 시작하면 목적지에 도착할 때까지 수만 리를 쉼 없이 날아간다. 작은 날개에 숨겨진 놀라운 지구력의 원동력은 옥타코사놀(octacosanol)이라는 에너지원 덕분이다. 극미량이긴 하지만 쌀의 배아와 밀랍에는 이 옥타코사놀이 들어 있다고 한다. 우리나라에서는 쌀을 가공할 때 나오는 현미유를 통해 옥타코사놀을 얻는데, 사탕수수나 밀에서 추출하는 수입 옥타코사놀에 비해 인체를 활성화해 주는 기능이 훨씬 뛰어나다.

쌀은 도정 정도에 따라 종류가 다양하다. 최근에는 각종 성분을 첨가한 기능성 쌀도 많이 나오고 있어 종류와 영양, 기호에 맞춰 마음대로 골라 먹을 수 있다. 쌀 표면에 면역력 증강 효과와 항암 효과가 뛰어난 영지, 상황, 동충하초 등의 버섯균을 배양시킨 버섯쌀, 단백질과 엽록소, 비타민, 무기질이 풍부한 클로렐라를 강화한 클로렐라쌀 등이 대표적이다. 이런 기능성 쌀은 지금까지의 흰밥 문화에 많은 변화를 가져다 줄 것으로 기대된다. 어쩌면 맛있는 밥의 대명사인 '윤기가 자르르 흐르는 흰쌀밥' 이 머지 않아 효력을 잃을지도 모른다.

쌀과 함께 늘 비교되는 것이 검은쌀, 즉 현미(玄米)다. 현미는 벼에서 겉껍질을 한 번 벗겨 낸 1분도미로, 색이 거무스름하여 현미라 부른다. 백미는 벼를 열 번 도정한 것, 즉 10분도미이며, 현미와 백미의 중간 단계인 5분도미와 7분도미도 있다. 현미는 도정 횟수가 적기 때문에 쌀겨와 씨눈이 그대로 살아 있고, 이 쌀겨와 씨눈에는 다양한 비타민과 칼슘, 인, 철분 등의 미네랄, 지방이 풍부하다. 또한 씨눈에는 피틴산(phytic acid)이라는 성분이 들어 있어 몸속의 유해 물질과 중금속을 배출해 준다. 섬유질이 풍부하여 장의 연동 작용을 활성화하여 변비를 예방하고 장내 노폐물을 제거하여 혈중 콜레스테롤 수치를 떨어뜨리는 효과도 있다. 현미보다는 많이 알려져 있지는 않지만 황금쌀(카로틴 쌀)과 분홍쌀(바이오 홍국쌀)도 있다.

쌀은 이제 일용할 양식의 기능을 넘어 더 큰 의미를 갖는다. 마음껏 먹으면서 다이어트 효과를 볼 수 있고 콜레스테롤 수치도 조절해 주니 그야말로 신기하지 않은가?

단지 배고픔을 면하기 위해 허리가 휘도록 일하던 시절, 쌀은 식량 이상의 신성함과 소중함을 지닌 곡물이었다. "곡식 중의 곡식, 서리처럼 신선하고 즐거운 눈부신 보석, 이 보석을 어디에 비길 수 있으랴."는 찬미의 대상이었던 쌀. 이제는 더 이상 부의 상징도, 찬미의 대상도 아니지만 지난 수천 년간 이어 온 우리 민족의 주식이요, 상징이다.

옥수수

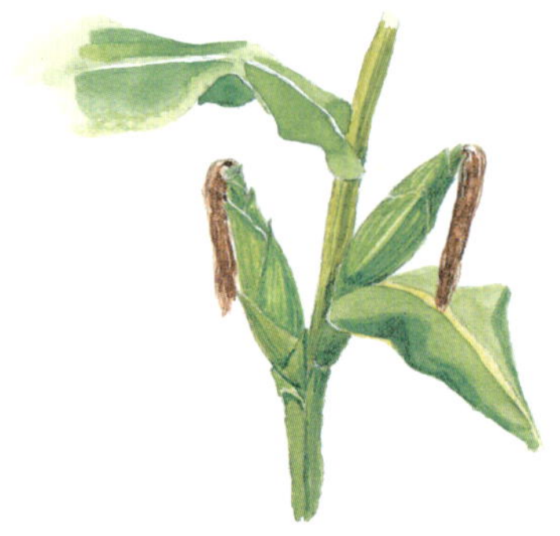

옥수수 숲의 바람 소리에는 '시간이 떼 지어 몰려가고 몰려오는 소리'가 난다. 쭉 뻗은 줄기에 바람 끝에 너울거리는 이파리는 은갈색 수염을 휘날리며 자루 안에 빼곡이 박힌 노오란 알갱이를 여물게 한다. "옥수수나무 열매엔 하아모니카가 들어 있네. 니나니 나니나……."

… 알알이 쟁여 둔 욕망들 / 웃자란 몸속의 뿌리들 / 우르르 봄을 향해 발을 뻗는다 / …… 딱딱한 알갱이 속 / 활활 타는 푸른 불이 숨어 있다 / 빈들에 닿아 / 숲이 도리, 저 무성한 불씨들.

마경덕의 〈씨옥수수〉라는 시다. 시인은 겨우내 처마 밑에 매달린 씨옥수수에서 생명을 향해 줄달음치는 푸른 불씨를 보고 있다. 주린 배를 채워 주고, 궁금한 입을 채워 줄 주전부리감이 줄 키 큰 포만감의 행복인 것이다.

옥수수의 원산지는 남미 볼리비아나 멕시코로 추정되고 있다. 종교의 자유를 찾아 메이플라워호를 타고 새로운 땅을 찾아간 영국 청교도들이 가장 먼저 지은 농사가 옥수수였다. 그들은 원주민인 인디언에게 옥수수씨를 얻어 뿌리고 재배법도 배웠다. 그리고 이듬해 가을, 옥수수 수확을 기념하여 감사의 제사를 지냈는데, 이것이 추수감사제의 기원이다. 추수감사제는 곧 옥수수에 대한 감사제인 것이다. 오늘날 전 세계 옥수수 생산량의 50~60%를 미국이 차지하고 있는 것은 어쩌면 당연한 일인지 모른다.

우리나라에는 고려시대 때 원나라 군이 전해 준 것으로 보이는데, 중국 강남(江南)에서 왔다 하여 '강냉이'라고도 한다. 옥수수는 알갱이가 탱탱하고 촘촘한 것이 좋고, 찰옥수수의 경우 은빛의 광택이 나야 맛있다.

옥수수는 쪄 먹는 것 외에도 맷돌에 타거나 찧어서 밥을 짓거나 죽을 쑤어 먹기도 한다. 가루로는 떡이나 묵, 국수, 엿 등을 만들어 이용한다. 옥수수 가루로 만든 올챙이국수는 강원도를 대표하는 향토 음식이고, 옥수수 대궁으로는 즙을 짜서 화주(火酒)를 만들기도 한다. 계속 손이 가는 옥수수튀밥, 아이들 간식으로 좋은 옥수수튀김, 노란 빛깔이 고운 옥수수샐러드, 버터를 발라 구운 옥수수도 입맛을 당긴다. 특히 옥수수 씨눈에는 신경 조직에 필요한 레시틴과 비타민E가 풍부하여 피부 미용에 좋고, 지방 성분도 우수하다.

옥수수는 알뿐만 아니라 수염도 그 쓰임이 만만치 않다. 수염을 그늘에 말려 끓인 것을 차 대신 마시면 이뇨제로서 신장병이나 오줌소태, 동맥경화 예방에 도움이 되고, 식은땀에는 약한 불에 옥수수 심을 한 시간 정도 끓여 마시면 특효다. 하지만 옥수수에는 필수 아미노산 함량이 낮아 옥수수를 주식으로 하는 사람들은 피부염인 펠라그라(pellagra)에 잘 걸린다고 한다. 게다가 다른 단백질원은 먹지 않고 옥수수만 먹으면 발육이 제대로 되지 않아 성장이 멎기도 하므로 옥수수를 먹을 때는 다른 단백질 식품과 함께 먹을 것이 좋다. 특히 우유와 함께 먹으면 좋다. 서북 지방의 산간 초가에서는 옥수수 알을 따고 난 뒤 옥수수 속잎을 휴지를 대신하여 밑씻개로도 썼다고 한다.

옥수수는 날씨를 점치는 많은 민속을 낳기도 했다. 습도에 민감하여 줄기나 잎이 말라서 버석버석 하면 쾌청하고, 축축해서 축 늘어지면 비가 온다고 한다. 또 이삭의 껍질이 두껍고 질기면 엄동(嚴冬)을 만날 것이라고 한다.

옥수수는 버릴 것이 없다. 심지어 옥수수를 먹고 남은 열매 자루인 깡탱이마저 말려서 꼬챙이에 끼우면 효자손 역할을 톡톡히 한다. 자연의 은혜를 충분히 이용할 때 몸도 마음도 건강해진다는 것을 다시 한번 느낀다.

율무

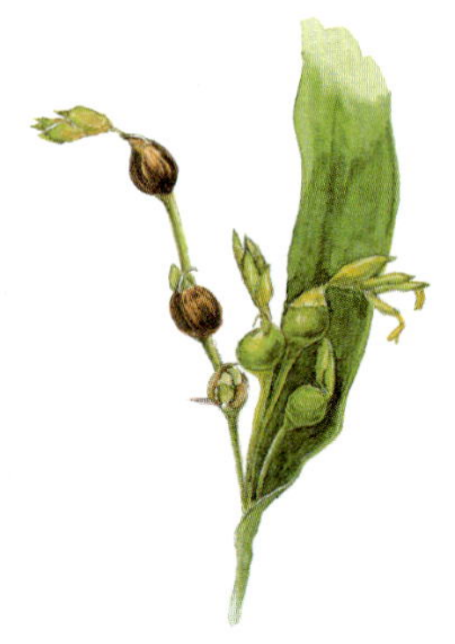

율무쌀 또는 의이인(薏苡仁)이라고 하는 율무는 율무의 껍질을 벗긴 것으로, 화분과의 일년생 초본이다. 끈끈한 맛이 나며, 오래 먹으면 몸이 가벼워진다고 한다. 이뇨 작용이 좋아 부종이나 만성 신염 등이 있을 때 먹으면 효과를 볼 수 있다. 습기를 제거하는 효과도 뛰어나 습으로 인해 저리고 아프거나 근육 경련에 의한 통증을 완화하며, 식욕을 증진하고 소화를 도와준다. 지루한 장마철, 신경통이나 근육통으로 고통스럽다면 식탁에 율무를 올려 보자. 특히 초조하거나 분노가 일어나는 등 정서적으로 감정의 기복이 커서 발생하는 발작적 · 반복적 통증에 효과가 좋다.

《동의보감》에서도 율무가 습비, 즉 습기에 의한 저림증에 좋다 했고, 《본초강목》에서는 "위에 좋으며, 비장을 튼튼하게 하고 폐를 보한다."고 했다. 하지만 약효가 천천히 나타나기 때문에 오래 먹어야 효과를 볼 수 있다.

율무는 곡물 중 영양가가 가장 높다. 백미에 비해 단백질이 2배, 지방이 4.5배, 철이 5배, 칼슘이 2배, 칼륨이 3배, 비타민B$_1$이 2배, 비타민B$_2$가 3.7배나 많은 데다 풍부한 단백질(13~16%)과 지질(3.7~6.4%)까지 갖춘, 말 그대로 영양소의 집합체라 할 수 있다. 특히 단백질에는 갑상선 호르몬과 부신 피질 호르몬의 원료가 되는 아미노산인 티록신(thyroxine)이 들어 있다. 고단백 · 고칼로리 식품이지만 살찔 염려하지 않고 먹어도 되는 다이어트 식품이기도 하다.

한방에서는 율무를 이뇨·미용·진통·소염 등의 묘약으로 이용하고, 고혈압이나 당뇨, 동맥경화 등의 질환에도 처방한다. 율무가 부스럼을 없애고 피부 미용에 좋다는 것은 이미 알려진 사실이다. 닭살 같은 피부나 사마귀, 기미, 주근깨, 여드름을 없애는 데도 효과적이다. 폐 질환이나 늑막염이 있는 경우 율무 20~40g에 물 400ml를 넣어 반으로 줄어들 때까지 끓여 밥 먹기 1시간 전에 마시면 탁월한 효과를 볼 수 있다고 한다. 볶은 율무 한두 줌을 망에 담아 목욕물에 담가 율무 성분으로 목욕을 하면 피부에 윤기가 돈다. 유지방과 다당류가 풍부하여 보습 효과가 높기 때문이다.

율무는 서민들에게는 구황 식품으로 이용되어 왔다. 《선만식물지(鮮滿植物誌)》에는 "우리나라와 만주에서 재배하는 작물로, 죽 또는 면으로 먹거나 술을 만드는 데 썼다."고 했다. 율무는 약효가 있다고 알려진 많은 곡류 가운데 쌀이나 보리처럼 주식이 된다는 이점도 있다. 그래서 쌀과 섞어 밥을 짓고, 죽을 끓이고, 밀가루를 섞어 빵이나 과자를 만드는 데 이용한다.

율무는 색깔이 희고 알갱이가 큰 것이 좋다. 삶아서 냉동 보관해 놓고 필요할 때마다 조금씩 꺼내 밥이나 요리에 조금씩 이용하면 된다. 볶은 율무 가루를 끓는 물에 탄 율무차는 다이어트와 생활습관병 예방에 효과가 크다. 오래 먹어도 탈이 없으므로 계속 마셔도 된다. 하지만 땀이 잘 나지 않거나 변비가 있는 사람은 섭취하지 않는 것이 좋다. 또 임신 중에는 절대 금물이다.

중국에는 율무와 관련된 고사 하나가 전해진다. 율무가 중국에 전해진 것은 한나라 명장 마원(馬援)이 베트남 원정에서 돌아오면서다. 사마천의 《사기(史記)》에는 "마원이 율무를 사용하면 몸이 가볍고 내병성이 있음을 알고 군량으로 비축했다."고 되어 있다. 그런데 마원 장군은 바로 율무로 인해 죽게 된다. 마원을 시기하는 자들이 마원을 모함하여 귀한 진주나 코뿔소의 뿔 같은 귀중품을 독차지하고 무제(武帝)에게 바치지 않았다고 고해 바친 것이다. 마원의 목숨을 잃게 한 보석은 바로 율무로, 그 후로 율무가 세인의 관심을 끌게 되었다. 의이인이라는 이름은 억울하게 누명을 쓴 청백리를 의미한다.

조

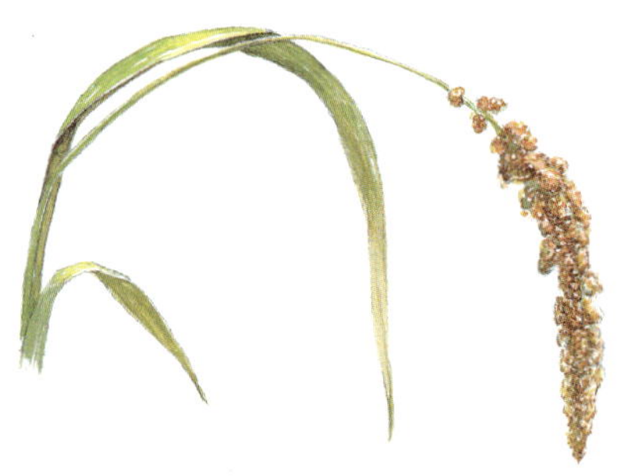

인간의 가장 원초적인 목표는 굶어 죽지 않는 것이고, 인류의 역사는 한 마디로 '먹거리의 역사'라고 할 수 있을 것이다. "끊임없이 고함치고 으르렁거리게 만드는 굶주림에 대한 두려움은, 세상의 심장을 요동치게 만드는 강력한 샘이고, 먹을 것을 가진 자는 숙명적으로 선택된 자이다."

다니엘 르쉬외르는 자신의 시 〈생존을 위한 투쟁〉에서 인간의 가장 큰 두려움 중 하나인 굶주림을 읊었다. 굶주림은 인간을 가장 비참하게 만드는 요소이자 살아남기 위해 인간을 역동적으로 만드는 에너지원이기도 하다.

주로 쌀이나 보리 등의 주식을 일컬어 식량(食糧)이라고 한다. 양(糧) 자에는 '활동의 근원'이라는 의미가 들어 있고, 그런 만큼 식량 문제(食糧問題)는 인류의 생존이 걸린 일이기도 한다.

조는 구황 작물로, 흉년이 나 굶주릴 때 부처의 목숨을 연명하게 한 곡식이다. 조나 수수, 피, 율무와 같은 잡곡은 성육(成育) 기간이 짧고 토양이 좋지 않거나 비가 적은 지방에서도 잘 자라는 데다 종자는 작아도 오래 두어도 병충해를 잘 입지 않기 때문에 흉작 시에 구황 작물로 도움이 된다.

조는 서숙이나 서속(黍粟)으로도 불리며, 보통 기장(黍)과 조(粟)를 말한다. 조와 기장을 구분하지 않고 서속이라고 묶어 부르는 지역도 있다. 조의 원산지는 중앙아시아지만 온대 지방의 모든 지역에서 유사(有史) 이전부터 재배된 역사가 오랜 작물로, 야생 선조종은 가을 강아지풀이다. 보통 누런색을 띠는 것이 대부분이나 흰색이나 갈색을 띠는 것도 있다. 곡식 가운데 한 이삭에 거느린 종자 수가 가장 많기도 하다.

중국 주(周)나라 황제들의 선조는 천상의 '기장 왕자'이며, 살아 있는 모든 백성은 농사의 순환으로 상징되는 자연의 질서를 지켜야 하는 수탁자라고 믿었다. 그래서 기장을 뿌리고 수확하는 일은 곧 천상과 지상의 관계를 부활시키는 것이라 믿었다.

조는 중국을 통해 우리나라에 전해졌는데, 그 시기가 삼국시대 훨씬 이전으로 짐작된다. 《삼국사기(三國史記)》에 "신라 문무왕(文武王) 8년 고구려를 공격한 후 공을 논할 때 조를 나누어주었다."는 기록이 나온다.

조는 오곡의 하나로 중요한 식량원이기도 했다. 조는 보통 상식용인 메조와 혼식용인 차조로 나뉘는데, 옛날에는 쌀과 섞어 조밥을 짓거나 조를 넣어 떡을 만들어 먹었다. 함경도는 우리나라에서 기온이 가장 낮은 지역으로, 벼농사 비율은 적은 반면 밭농사가 많아 조나 수수, 콩, 강냉이의 품질이 좋다. 특히 메조나 메수수는 남쪽에서 난 것보다 훨씬 차져서 떡을 하기에 좋다. 잡곡이 흔한 황해도 지방에서도 좁쌀떡과 좁쌀인절미를 많이 만들어 먹는다.

조는 녹말이 주성분이고, 단백질과 지질, 비타민B_1·B_2가 백미보다 2배 정도 많이 들어 있다. 섬유소도 풍부해서 장벽을 자극하여 배변을 도우며, 장내에 독소가 생성되는 것을 막아 변비와 대장암을 비롯한 생활습관병을 예방해 준다. 혈당을 조절하고 황달을 치료하는 데도 효과적이다.

《동의보감》에서는 "조는 성질은 약간 차고 맛이 짜며 독이 없다. 신의 기운을 보양하고 비위 속의 열을 없애며, 기를 보하고 오줌을 잘 나가게 하여 비위를 돕는다."고 했다. 소화기 계통에 열이 쌓이면 먹어도 금방 소화가 되어 늘 배가 허전하여 먹을 것이 당기고 입 냄새가 심해지거나 대변이 굳는데, 이때 조를 먹으면 열이 쉽게 내린다. 열이 많아 설사를 하거나 열 때문에 눈이 충혈되었을 때, 붉은 소변이 나오는 증상에도 조를 먹으면 효과를 볼 수 있다. 단, 열을 내리는 작용이 매우 뛰어나므로 위장이 찰 때는 먹지 않는 것이 좋다. 알은 작아도 영양과 효능은 결코 작지 않은 조의 야무진 모습이 대견하다.

팥

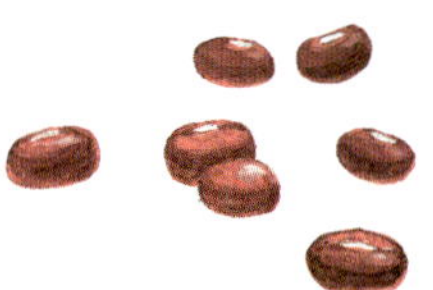

연중 밤의 길이가 가장 긴 동지(冬至)는 예부터 팥죽을 먹는 날이다. '동지팥죽을 먹어야 진짜 나이를 한 살 더 먹는다.'는 말도 있다. 붉은 팥에 찹쌀가루를 새알 모양으로 만들어 이 속에 꿀을 넣어 먹기도 하고, 나이대로 새알심을 챙겨 먹는 풍속도 있다. 대문판이나 벽 같은 데 팥죽을 뿌려 액(厄)을 쫓는 데 이용하기도 했다.

붉은색은 재앙과 악귀를 물리치는 벽사(辟邪)의 색으로, 아들을 낳았을 때는 붉은 고추를 끼워 금줄을 대문 앞에 걸어 사악한 기운이 접근하는 것을 막고, 이사를 하면 으레 팥죽을 쑤어 집안의 평안을 기원했다.

그중 팥은 우리나라에서 쌀과 콩 다음으로 치는 오곡으로, 원산지가 동양이며, 한국·중국·일본 등에서 널리 재배되고 있다. 팥의 성분을 보면 당질(56%)과 단백질(21%)을 비롯하여 비타민B$_1$이 풍부하다. 특히 흰쌀밥을 많이 먹는 우리 민족에게 부족해지기 쉬운 비타민B$_1$이 풍부하다는 점에서 팥밥은 영양을 보완할 수 있는 매우 합리적인 방법이다.

비타민B$_1$이 풍부한 만큼 팥은 각기병(脚氣病)의 묘약이기도 하다. 찹쌀팥밥, 단팥죽, 팥경단, 팥떡 등 다양한 음식으로 만들어 이용하는데, 영양가도 뛰어나지만 소화 흡수율도 매우 좋다. 이들 음식에 소금을 넣으면 독을 풀고 배변을 부드럽게 하는 팥의 작용이 항진된다. 그러나 설탕을 넣으면 변비가 되기 쉽고 비타민B₁도 소모되므로 팥 요리에는 가능하면 소금을 넣어 먹을 것을 권한다. 팥죽에 설탕을 넣어 먹는 사람들이 많은데, 가능하면 조금만 넣는 것이 좋다.

팥은 진한 붉은색으로 광택이 있고 알이 통통하며 껍질이 얇은 것이 좋다. 팥은 몸속에 흐르는 호르몬 작용을 하는 식재료로도 유명한데, 체내에 수분이 쌓여 생기는 부종이나 살이 찌는 것을 예방해 준다. 물에 불린 팥을 삶아 식전에 한두 숟가락을 먹거나 중간 불에 15분 정도 볶아 가루 낸 것을 차로 끓여 마시면 다이어트에도 큰 도움이 된다.

또한 팥 껍질에는 4% 정도의 섬유소가 들어 있어 연동 운동을 도와 변비에 효과를 발휘하고, 장벽까지 깨끗하게 해 준다. 그러나 위장이 약한 사람은 팥을 먹으면 가스가 발생하기 쉬우므로 주의해야 한다.

팥을 이용할 때는 한번 삶아서 물을 따라 버리고 조리해야 팥에 들어 있는 사포닌 성분에 의한 쓴맛을 제거할 수 있고, 위장이 약한 사람이 먹어도 배탈이 나지 않는다. 하지만 팥 삶은 물은 그 자체로 급성 신장염에 좋은 약이 된다. 간장의 건강을 유지하는 데 중요한 성분인 콜린도 들어 있다.

팥은 민간요법으로도 널리 이용되어 왔는데, 출산 후 젖이 잘 나오지 않을 때 먹으면 팥이 호르몬의 균형을 잡아 주고 젖을 잘 돌게 한다. 해독 작용도 하여 곤충이나 개에 물렸을 때 팥가루를 마시면 독이 퍼지지 않는다. 손가락이 부어 아플 때는 팥가루와 동일한 분량의 찹쌀가루를 식초에 개어 바르면 상처가 덧나지 않고 잘 낫는다.

팥은 숙취를 푸는 데도 많이 이용된다. 팥죽을 끓여 먹거나 팥국물을 마시면 숙취 해소에 효과가 좋고, 팥꽃 역시 숙취를 풀어 주는 효과가 있다. 팥꽃과 칡꽃을 절반씩 섞어 살짝 볶은 것을 빻아 가루로 만들어 4~8g 정도를 물에 타 마시면 술에 취하지 않는다는 말도 있다. 두 가지 꽃으로 만들었다고 해서 쌍화산(雙花散)이라고 부른다.

'콩 심은 데 콩 나고 팥 심은 데 팥 난다'는 자연적 원리를 담은 속담이 있다. 내 몸에 팥이라는 건강을 심어 보는 것은 어떨까?

탁월한 장수 식품 검은 음식

건강과 장수를 위해 식품을 골라 먹으려는 것은 당연한 일이다. 최근에는 검은 음식이 '장수 식품'으로 부각되면서 블랙 푸드(black food)가 건강식으로 자리잡았다.

블랙 푸드의 비밀은 안토시아닌(anthocyanin)으로, 안토시아닌은 원래 꽃이나 과일, 곡류의 붉은색·푸른색·보라색을 나타내는 플라보노이드계의 수용성 색소다. 검은색으로 보이지만 사실은 검은색이 아니고 진붉은색이나 진보라색에 가깝다. 자연계에 널리 분포되어 있으며, 질병과 노화의 원인이 되는 활성 산소를 중화하는 항산화 효과가 뛰어나다. 혈중 콜레스테롤 수치를 낮출 뿐만 아니라 항암 효과도 가지고 있다. 한방에서는 검은색 식품이 신장과 방광에 관여하여 신장 기능을 강화하고 탈모를 완화하는 데 도움을 준다고 한다.

그중에서도 블랙 푸드의 주역은 검은쌀·검은콩·검은깨로, 곡물 위주의 식생활을 하는 우리로서는 식생활에서 손쉽게, 장기적으로 섭취할 수 있다는 것이 장점이다.

중국에서는 역대 황제에게 진상될 정도로 귀한 식품이었던 검은쌀은 영양이 풍부하고 맛과 향이 구수하여 장수미나 약미라고도 불린다. 검은콩보다 4배나 많은 안토시아닌을 함유하고 있을 뿐만 아니라 각종 미네랄 함량이 쌀의 5배 이상이다. 그래서 지나치게 많이 먹으면 오히려 신장에 무리를 줄 수도 있다. 밥을 지을 때는 백미에 3~5% 정도 섞어 먹는 것이 가장 좋다. 하지만 안토시안 색소는 물에 녹는 성질이 있으므로 오래 불리는 것은 금물이다. 노화 방지와 비만 예방, 변비에 좋으며, 볶아서 미숫가루나 부침개를 만들면 고소하다.

해독제로 알려진 검은콩은 흔히 약콩으로 통한다. 검은콩에는 여성 호르몬인 에스트로겐과 비슷한 역할을 하는 이소플라본(isoflavon)이 풍부하여 폐경기 여성의 골다공증 예방과 갱년기 장애 개선에 큰 효과가 있다. 특히 검은콩의 이소플라본은 몸에 흡수되면 일반 콩보다 거의 4배 이상의 효과를 발휘한다. 또한 뇌 기능 향상을 돕는 레시틴이 풍부하여 성장기 아이들에게도 좋다. 밥에 넣어 먹거나 콩조림, 식초콩, 콩볶음, 콩주스 등으로 만들어 먹을 수 있다. 콩 껍질에 들어 있는 항산화물은 볶았을 때 그 효과가 더 커지므로 볶아서 먹으면 좋다.

검은깨는 곡식 중 으뜸이라 하여 거승(巨勝)이라 했으며, 중국에서는 불로장생의 묘약으로 일컬어진다. 우리나라에서도 예부터 참깨를 먹으면 천수를 누린다 했고, 신라 화랑들은 수련할 때 7가지 곡식을 섞은 자연 영양식을 먹었는데 그중 하나가 검은깨였다. 검은깨에 들어 있는 항산화 물질 m-100은 동물 실험에서 피부암 60%, 위장암 85%, 폐암 75%를 억제하는 능력이 있음이 밝혀졌다. 검은깨를 꾸준히 먹으면 뇌 기능 활성화와 탈모 방지는 물론 인지질과 비타민E의 작용으로 피부 건조증과 가려움증이 완화된다. 검은깨를 넣어 만든 흑임자죽은 양질의 단백질과 미네랄이 풍부해 병후 회복식으로 인기가 높으며, 아이들 영양식과 이유식으로도 좋다. 맛과 향이 좋아 가루를 내어 꿀과 섞어 강정을 만들어 먹거나 우유 또는 선식에 타 먹으면 좋다. 살짝 볶아서 간 것을 조미료 또는 고명으로 사용하거나, 고기 기름장에 검은깨 가루를 넣으면 고기의 누린 맛이 사라져 더욱 고소한 맛을 즐길 수 있다.

'의식동원(醫食同原)' 이라 하여 약과 음식은 근원이 같다고 했다. 특히 잘 먹은 음식은 열 보약 부럽지 않을 정도다. 늘 감사한 마음으로 음식을 대하고, 맛있게 먹으면 보약을 먹는 것처럼 몸도 마음도 건강해질 것이다.

과일 · 견과류 편

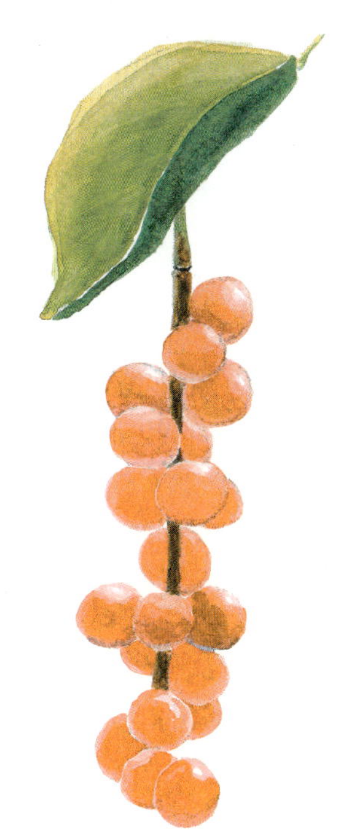

감

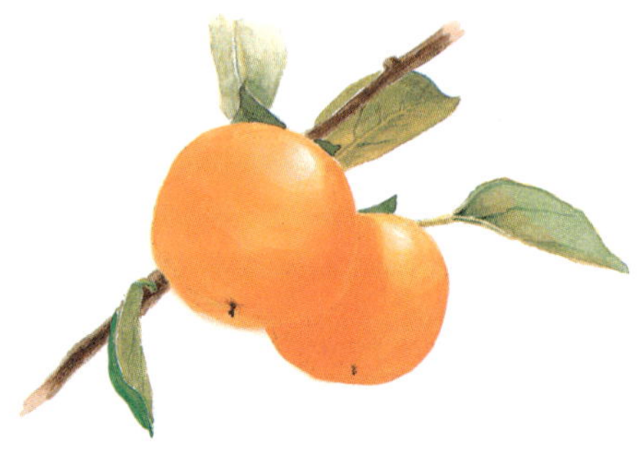

천 길 물속처럼 눈이 시린 하늘 아래 주렁주렁 매달린 진홍빛 감은 꽃보다 고운 가을의 상징이다. 신석정의 〈추과삼제(秋果三題)〉라는 시를 읽으면 감꽃 목걸이만으로도 행복했던 시절의 추억이 아련히 떠오른다.

하아얀 감꽃 꿰미꿰미 꿰미던 것은 / 오월이란 시절이 남기고 간 빛나는 이야기어니 / 물밀듯 다가오는 따뜻한 이 가을에 / 붉은 감빛 유달리 짙어만 가네 / 오늘은 저 감을 또옥똑 따며 하늘 밑에서 살고 싶어라 / 감은 푸른 하늘 밑에 사는 열매이어니.

황금 겉옷 속에 신선이 마시는 달콤한 액체가 들어 있다 하여 '금의옥액(金衣玉液)'이라 불리는 감. 우는 아이의 울음도 멈추게 하는 곶감은 남녀노소를 막론하고 누구나 즐기는 겨울철 전통 간식이다.

감은 중국과 한국이 원산지인 동북아시아 특유의 과일로, 재배 역사도 깊어 중국에서는 이미 기원전부터 재배해 왔다. 우리나라에서의 재배 역사는 정확하게 알 수 없으나 알려진 바에 의하면 고려 명종(明宗) 때 고욤(黑棗, 감과 비슷하나 열매가 더 작다)에 대한 기록이 있고, 고려 원종(元宗, 1284~1351년) 때의 《농상집요(農桑輯要)》에도 감에 대한 기록이 있다.

감은 예부터 칠덕(七德)이 있는 나무라 예찬받았다. '수명이 길고, 녹음이 짙고, 새가 집을 짓지 않으며, 벌레가 꼬이지 않고, 단풍이 아름다우며, 열매가 좋고, 낙엽이 거름이 된다'는 것이다. 특히 감나무는 성스러운 열매가 달리는 나무라 하여 신성시했다. 1백 년 된 감나무에는 1천 개의 감이 열린다 하여 감나무 고목은 자손의 번창과 아들을 낳길 바라는 기도목(祈禱木)으로 신앙의 대상이 되기도 했다. 오뉴월에는 감꽃 목걸이를 만들어 걸면 아들을 낳는다는 주술적인 민속도 있었다. 감을 딸 때 전부 따지 않고 꼭대기의 것은 까마귀 몫으로 남겨두는 민속은 군자지국(君子之國)의 인심이기도 했다.

감은 위궤양이나 순환기계 환자, 고혈압이 있는 사람이 먹으면 좋으며, 지혈 효과도 널리 알려져 있다. 하지만 임산부에게는 금한다. 감의 떫은맛은 탄닌에 의한 것으로, 수렴 작용을 하여 설사를 멎게 하므로 변비가 있는 사람은 먹지 말아야 한다. 탄닌은 철분과 결합하면 빈혈을 유발하기도 하므로 빈혈이 있거나 저혈압인 사람도 먹지 않는 것이 좋다. 많이 먹으면 몸이 냉해진다는 말도 있다. 그러나 곶감은 그럴 염려가 없고, 체력을 보강하는 효과도 뛰어나다.

곶감은 신경 진정 효과가 있어 술독을 풀어 줄 뿐만 아니라 술독으로 인해 생긴 위장에 탈이 생겨 토하거나 설사를 하는 증상에 효과가 좋다. 알코올의 산화 분해를 도와주는 과당(fructose)과 비타민C, 콜린 성분이 풍부하기 때문이다. 술을 마신 뒤 속이 메스껍고 토할 것 같은 것은 위가 냉한 사람이 찬술을 마심으로써 횡격막에 경련이 일어나기 때문이다. 이럴 때는 술독을 푸는 것뿐만 아니라 복부를 따뜻하게 하여 횡격막을 진정시켜 주어야 하는데, 여기에 곶감이 상당히 효과적이다. 시체(枾蔕)라고 하는 감 꼭지나 곶감 꼭지는 달여 마시면 딸꾹질을 멎게 하는 데 특효이고, 곶감을 술에 담근 시침(枾浸)은 목의 갈증을 멎게 해 준다. 생선 자반의 짠맛을 뺄 때 마른 감잎을 함께 물에 담그면 짠맛이 잘 빠져나간다.

감(곶감)은 설탕이 없던 시절에 요긴한 감미료로 쓰였다. 그중에서도 가루(분)는 특히 귀했다. 궁궐에 바치는 진상품으로 곶감의 하얀 가루〔白枾〕를 모아 감미료로 썼다는 기록이 남아 있을 정도다. 홍시죽·수정과·곶감죽 등의 민속식으로도 이용되었다. 그중 감 가루·대추·밤·귤병·계피가루·잣·꿀을 넣어 찐 감설기떡은 맛이 어찌나 좋은지 차마 삼키기 아깝다 하여 석탄병(惜呑餠)이라 불렸다. 신선이 마시는 달콤한 액체라는 찬사가 괜히 붙은 것은 아닌 듯싶다.

결명자

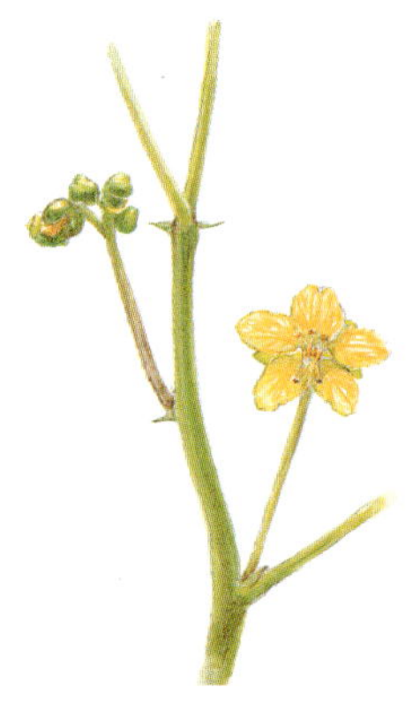

결명초의 씨앗인 결명자는 멕시코가 원산지로, 약용 식물로 재배하기 위해 들여온 일종의 귀화 식물이다. 세계 각지에서 재배 이용하고 있으며, 고온을 좋아하여 여름에 발육이 왕성하기 때문에 한랭한 곳보다는 따뜻한 곳에서 자란 씨앗이 더 충실하다.

우리 몸에서 가장 중요한 기관인 간장과 신장의 강장 효과가 있다 하여 오래전부터 애용해 왔으며, 각종 미네랄과 비타민B, 니아신, 탄수화물, 단백질 등이 영양소가 골고루 들어 있다. 강장·이뇨 작용을 할 뿐만 아니라 고혈압과 위 건강에 효과를 발휘하는 안즈라퀴논 유도체 성분도 들어 있다. 콜레스테롤을 낮춰 주어 관상 동맥 경화로 인한 협심증을 예방하고 숙취를 풀어 주며, 신장병을 예방하는 데도 효과가 좋다.

씨앗인 결명자뿐만 아니라 잎도 효능이 좋아 오장을 이롭게 하고 눈을 밝게 하는 데 효과가 있다. 풍열(風熱)을 없애고 모든 눈병을 다스린다 하여 결명(決明)이라 부르는데, 눈동자를 회춘시켜 준다 하여 '환동자(還瞳子)', 천리를 볼 수 있다 하여 '천리관(千里光)'이라는 이름도 얻었다. 그래서 보리차 대신 결명자를 볶아 차로 이용하면 눈 건강에 특효다. 볶아서 곱게 빻아 가루 낸 것을 5g씩 끓는 물에 넣어 5~10분 정도 기다렸다가 하루 세 번 마시면 된다.

또 선천성 비만이거나 비만 체질인 사람은 결명자 날것을 갈아서 하루 세 번

식후 30분에 1/2티스푼을 물과 함께 먹으면 몸속의 노폐물이 배설되어 변비가 해소된다.

옛 문헌에서도 눈에 미치는 결명자의 탁월한 효과를 인정하고 있다. 《동의보감》은 "결명자를 1백 일 동안 복용하면 밤에 촛불 없이도 사물을 볼 수 있다." 했고,《신농본초경》에서는 "눈이 붉고 눈물이 나오는 것과 바람을 쐬면 눈물이 흐르는 풍안(風眼)을 다스린다." 했다.《죽보》에는 "결명자 가루로 죽을 쑤어 먹으면 실명(失明)이 치료되고, 달여 낸 국물로 죽을 쑤어 먹으면 눈이 밝아진다."고 했다. 또 생것 그대로 쓰면 알레르기성 결막염에 효과를 볼 수 있다. 결명자죽은 볶은 결명자와 백국화를 달여 국물을 따라낸 뒤 이 국물에 쌀을 넣고 끓이면 된다. 봄 · 가을에 먹는 것이 가장 좋고, 하루 한 번씩 5~7일 정도 꾸준히 먹으면 효능을 볼 수 있다. 열로 인한 변비나 장이 건조하여 생긴 변비에 끓여 먹거나 가루로 만들어 먹어도 효과를 볼 수 있다.

하지만 결명자는 성질이 차가워 속이 냉한 사람이 먹으면 소화 장애나 설사가 날 수 있으므로 주의해야 하고, 성질이 차가운 만큼 볶아서 쓰는 것이 좋다. 또 결명자를 베개 속에 넣고 자면 두통을 다스리고 눈을 밝게 해 주어 불면증으로 밤에 고생하는 사람이나 머리가 맑지 못한 수험생에게 효과가 좋다. 중풍으로 오래 누워 지내는 사람에게도 결명자를 넣은 약베개가 도움이 된다. 알맹이가 고르고 충실하며 황갈색이나 흑갈색을 띠는 것이 좋은 결명자다.

결명이라는 약재로는 초결명과 석결명이 있다. 초결명은 결명자의 다른 이름이기도 하고, 맨드라미의 씨앗(청상자)를 말하기도 한다. 석결명은 전복 껍질을 말한다. 보통 결명자는 결명초를 심어 얻으며, 가을에 열매가 검게 익었을 때 줄기째 채취하여 씨를 받아 약으로 쓴다.

혹사당하는 눈을 위한 특식(特食), 결명자. '사랑은 눈으로 오고 술은 입으로 온다' 는 말처럼 맑은 눈은 사랑을 부르는 세레나데보다 더 마음을 끌어당긴다. 눈을 맑게 하는 결명자의 마력에 취해 보자.

구기자

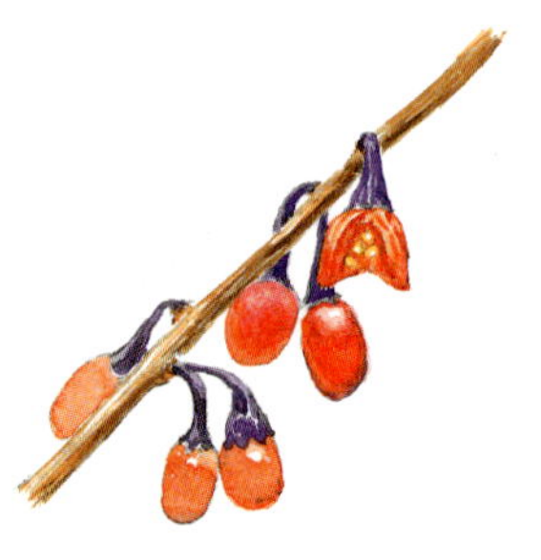

하늘이 내려준 보배라고 불리는 구기자. 가지과에 속하는 구기는 가을에 열매가 붉게 익는데, 그 열매를 구기자라고 하며, 강장 해열제로 이용된다. 옛날부터 '하늘의 정기', '땅의 신선', '선인의 지팡이'라 불렸으며, 노화와 노쇠를 막는 효과가 있다 하여 '각로(却老)'라고도 한다. 중국에서는 구기자를 약용으로 쓴 역사가 매우 깊은데, 일설에 의하면 유사 이전부터 쓰였다고도 한다. 그래서인지 중국 음식에는 구기자가 들어간 것이 많다. '집을 멀리 떠나면 구기를 먹지 마라. 정력이 강해져 주체하기 힘들기 때문이다'라는 속담까지 있을 정도다.

명대(明代)의 유송석(劉松石)은 그의 저서 《보수당방(保壽堂方)》에서 "어느 날, 얼굴이 좀 괴상한 장모(張某)라는 사람이 한 노인에게 구기자 먹는 법을 배워 노인이 시키는 대로 하루도 빼지 않고 계속 먹었다. 그는 백여 살이 넘도록 장수했다. 장씨 노인이 달리기를 하면 마치 새가 날아오르는 것 같고, 백발은 검은 머리로 바뀌었으며, 빠졌던 이가 다시 나고, 규방(閨房)에도 출입했다."고 밝히고 있다. 구기자가 노화를 예방하고 수명을 연장하는 항노연수(抗老延壽) 효과가 있음을 적은 것이다. 그만큼 구기자가 간장과 신장에 좋다는 의미로 해석된다.

구기는 잎에서 뿌리까지 하나도 버릴 것이 없다. 봄에 나오는 잎은 천정초(天精草), 여름에 나오는 꽃은 장생초(長生草), 가을의 열매는 구기자(拘杞子), 그리고 겨울 뿌리는 지골피(地骨皮)라 한다. 잎과 열매, 뿌리껍질 모두 약으로 이용한다. 어린잎은 나물로 무쳐 먹고, 뿌리껍질은 한방에서 소갈증(消渴症)이나 식은땀이 나는 도한증(盜汗症)을 치료하는 데 쓴다. 《본초강목》에서는 "정기를 보하고 폐와 신장 기능을 강화하여 시력을 향상시켜 꺼져 가는 등불에 기름을 부은 것처럼 된다."고 소개하고 있다.

구기자 잎과 열매에는 각종 아미노산과 비타민, 칼륨, 루틴 등의 성분이 들어 있다. 루틴은 모세혈관을 강화해 주는 성분으로, 혈관 기능을 정상화하여 고혈압이나 저혈압, 동맥경화 등에 효과를 발휘한다. 또 간세포 신생을 촉진하고 지방간을 억제하며, 베타인(betaine)이라는 성분이 들어 있어 지질 대사를 원활하게 하는 효과도 있다. 폐와 신장 기능을 촉진하고 당뇨에도 좋다.

구기자는 차로도 많이 이용하는데, 잎을 넣어 끓인 구기엽차와 열매를 이용한 구기자차가 있다. 구기엽차에 쓸 것은 보통 봄과 여름에 신선한 잎을 채취하여 그늘에 말려 이용한다. 향기를 좋게 하기 위해 차를 끓이기 전에 잎을 살짝 볶기도 한다. 열매를 이용할 경우에는 잘 익은 열매를 따서 말린 것을 은근한 불에 올려 붉은색이 우러날 때까지 끓여 꿀을 넣어 마시면 된다. 일반적으로 열매를 끓여 마시는 것이 효능이 더 좋다고 알려져 있다.

양기를 보하고 허리와 다리를 튼튼하게 해 주는 효과가 있는 구기자술도 빼놓을 수 없다. 구기자 300g에 설탕 적당량과 소주 1.8 l 를 부어 한두 달 정도 숙성한 것을 매일 한두 잔씩 마시면 강장·강정 효과를 볼 수 있다.

어제 밤부터 계속 내린 저 눈도 이제는 그치고 초가집에서 듣는 경소리가 맑게 들리지, 아침 일찍 서재에 나와 구기죽 한 그릇 마시니 참으로 좋구나〔雲霽芽堂鍾磬淸 晨拘杞一杯羹〕.

중국 남송(南宋)의 대시인 육유(陸游)의 시다. 그는 나이가 들자 관직을 내놓고 초가집에 살면서 시를 지으며, 85세까지 장수했는데, 노년에 안질을 앓아 시력이 떨어지자 매일 구기자를 복용했다고 전한다. 식품이 가진 향과 특성을 기본으로 현명한 식생활을 한다면 건강은 물론 장수를 누리는 데 큰 도움이 될 것이다.

귤

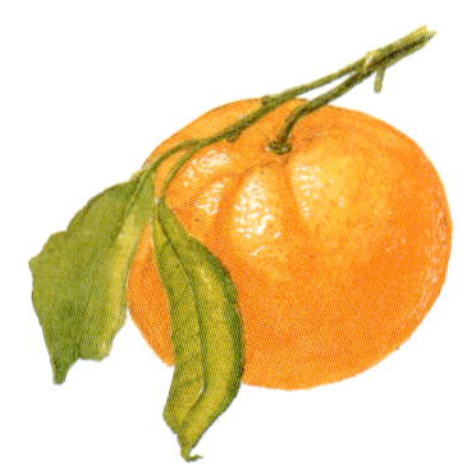

귤은 경옥(瓊玉 : 아름다운 구슬)처럼 무늬가 아로새겨져 있다 해서 '나무[木]에 달린 경옥[瓊]'이라는 의미로 귤(橘)이라 부른다. 겉은 붉고 속은 노란색이면서 쪼개면 상큼한 향이 흩어진다. 이것이 마치 상서로운 구름 같다 하여 오색 꽃구름 경(慶)과 뭉게뭉게 피어나는 구름 율(矞)자가 붙었다고도 한다.

귤은 일본이 원산지인 운향과의 상록 소교목으로, 우리나라에서는 주로 제주도에서 재배된다. 높이가 5m 안팎에 달하고, 가지에 가시가 없다. 껍질을 까면 손끝에도 향긋함이 묻어나고, 알을 하나씩 떼어 입에 넣으면 시원한 것이 몸속까지 충전해 주는 듯한 상큼함을 자아낸다.

감귤류에는 독특한 향기와 쓴맛 성분이 들어 있는데, 이들 성분이 항산화 작용을 한다. 그중 대표적인 것이 쓴맛 성분인 리모닌(limonin)과 향 성분인 리모노이드(limonoids)이다. 특히 귤에 들어 있는 베타크립토산틴(betacryptoxanthin)은 베타카로틴보다 강력한 항암 물질로, 암 예방 효과를 더욱 강화한다.

귤의 신맛은 구연산(枸櫞酸)에 의한 것으로, 신진대사를 촉진하여 피로를 풀어 주고 피를 맑게 하며, 속 쓰림을 해소하는 효과가 있다. 비타민P가 풍부하여 모세 혈관을 강화하는 데도 효과적이다. 과육뿐만 아니라 껍질 안쪽의 흰 부분에도 비타민P가 들어 있으므로 가능하면 흰 부분을 제거하지 말고 먹도록 한다. 비타민P는 비타민C의 흡수 작용을 높이는 효과도 있어서 함께 섭취하면 혈관이 노화되는 것을 방지하고 동맥경화와 뇌출혈을 예방하는 데 더욱 효과가 좋다. 칼륨도 풍부하여 불필요한 나트륨을 몸 밖으로 배출해 주므로 혈압도 낮출 수 있다.

귤은 과육뿐만 아니라 껍질도 유용하게 쓰인다. 귤 껍질에는 과육에 비해 4배나 많은 비타민C가 들어 있고, 향기 성분인 정유도 풍부하다. 귤 껍질 말린 것을 진피 또는 귤피라고 하는데, 기관지 계통 질환에 특효일 뿐만 아니라 발한에도 효과가 있다. 생강과 함께 달여 차로 마시면 더욱 효과적이다.

특히 귤은 아침에 먹으면 바로 에너지로 전환되므로 아침마다 2개씩 먹으면 좋다. 단, 하루에 6~7개 이상 먹으면 당분이 증가하여 중성 지방이 늘어나 살이 찔 염려가 있으므로 주의한다. 생선이나 육류의 탄 부분, 직화구이한 채소에 들어 있는 발암 물질을 줄이기 위해서도 하루 2개 정도가 적당하다.

우리나라 사람들은 과일은 살이 찌지 않는다고 생각하는데, 실은 그렇지 않다. 중간 크기의 귤 한 개(100g)의 열량은 50kcal로, 5~6개만 먹어도 밥 한 공기와 같은 열량을 섭취한 것과 같아진다. 또 과일에는 과당이 들어 있어 밤에 먹으면 몸속에 들어가 중성 지방이 되기 쉽다. 이렇게 되면 오히려 살이 더 찔 수 있으므로 아침이나 점심에 먹을 것을 권한다. 주스로 만들어 마시는 것도 좋은 방법인데, 매일 아침 마시는 주스 한 잔은 흡수율이 높을 뿐만 아니라 콜레스테롤과 혈압을 낮추는 데도 효과가 좋다. 암 예방과 항산화 효과까지 볼 수 있다.

감귤류는 신선한 것을 구입하여 가열하지 않은 채 생으로 먹는 것이 가장 좋다. 칼로 자르거나 껍질을 벗겨 방치해 두면 비타민류가 손실되므로 먹기 직전에 까 먹고, 가능하면 설탕을 넣지 않은 상태로 즐기는 것이 재료 본래의 맛도 즐기고 영양소도 덜 손실되어 좋다.

맛은 인간의 감정에도 영향을 준다. 특히 긴장하면 미각이 둔해지는데, 신맛은 긴장감과 스트레스를 완화해 주는 효과를 지녔다. 신맛에 빠져드는 것도 이 때문이다. 상쾌함을 주어 기분이 살아나게 하는 새콤한 귤로 아침을 열어 보는 건 어떨까?

대추

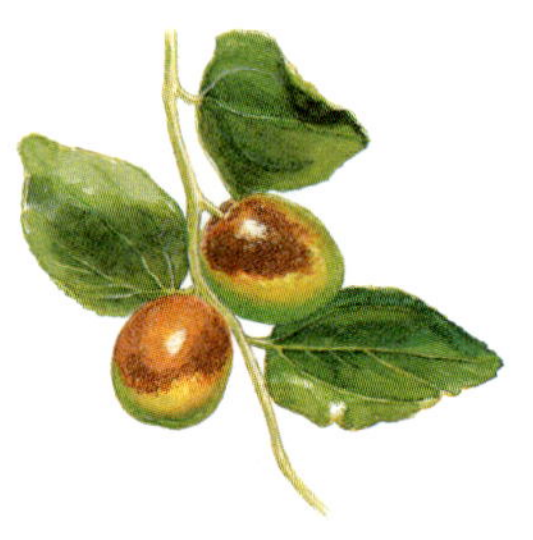

척박한 땅에서도 끈질기게 자라 가지가 휘어지게 열매를 맺는 대추나무를 보면 안쓰럽다. 가녀린 몸에 주렁주렁 열린 자식들과 버거운 생활에 허리가 휘고 시들어 가는 어머니의 모습이 겹친다. 이어령 교수는 "대추는 향수를 불러일으키는 대낮의 등불이며, 외할머니의 얼굴을 닮은 데가 있다."고 했다.

대추는 수천 년 동안 한방에서 사용되어 온 생약(生藥)으로, '보고 안 먹으면 늙는다'는 말이 있을 정도로 노화 방지 효과를 인정받고 있다. 《동의보감》에서는 "대추는 위장을 튼튼하게 하고, 속을 편안하게 하며, 진액과 기운 부족을 낫게 하며 온갖 약의 성질을 조화한다. 오래 먹으면 몸이 가벼워지면서 늙지 않게 된다."고 했다. 우리나라에는 삼국시대 이전부터 있었다.

대추는 중국에서 특히 많이 재배된다. 중국의 태원왕(太原王) 중덕(中德)이 젊은 시절 전쟁터에서 굶어 쓰러졌을 때의 일이다. 비몽사몽간에 꿈을 꾸었는데, 동자 하나가 나타나 "누워 있지만 말고 어서 일어나 대추를 먹으라." 하고는 사라졌다. 정신을 차려 보니 눈 앞에 대추가 한 봉지 있어 그것을 먹으니 기운을 찾았다. 대추를 먹고 죽음의 문턱에서 돌아왔다 하여 장수하는 과일로 알려지게 되었다.

대추는 열매 외에도 쓰임이 많은데, 대추나뭇잎은 더위 먹은 데 좋고, 산후 복통에는 씨를 달인 물이 효과가 있다. 기침이 심할 때는 씨를 제거한 대추 스무

개를 미지근한 우유에 담갔다가 하나씩 먹으면 효과를 볼 수 있다. 단, 풋대추는 과식하면 위장 장애를 일으킬 수 있으므로 주의한다. 관혼상제에서도 빠뜨릴 수 없는 귀한 제물로, 밤·감과 함께 삼색 과실에 속한다. 폐백을 드릴 때도 줄줄이 아들을 낳기 바라는 마음으로 장수와 다복을 기원하며 대추를 던졌다.

모질고 단단하게 생긴 사람을 비유하여 흔히 '대추나무 방망이 같다' 고 한다. 또 키는 작으나 성질이 야무지고 빈틈없는 사람을 두고 '대추씨 같다' 고 표현한다. 그만큼 대추가 우리 생활과 밀접한 관계가 있다는 뜻일 것이다.

대추에는 비타민B·C 등의 비타민과 칼슘과 철분이 풍부하므로 접시에 담아 놓고 생각날 때마다 한두 개씩 먹으면 자연스럽게 건강 증진 효과를 볼 수 있다. 강정·보양 효과가 뛰어나고 음양을 조화시키는 식품으로, 달여 먹으면 부부 화합이 되는 묘약이라고도 한다. 약재로도 귀중하게 쓰이는데, 그중 사포닌은 대추와 인삼 등에만 들어 있는 특수 성분으로, 피부 각질 내피층에 내피층에 습윤 능력을 보강하여 탄력성을 주고, 모세혈관을 확장하여 피부결을 유지해 준다. 쇠약한 내장 기능을 회복하고 영양소의 공급을 원활하게 해 주므로 산후풍이나 불면증, 신경통, 감기 등에 먹어도 효과가 좋다.

대추는 다른 과일에 비해 당질 함량이 월등히 높아서 말려 저장해 두고 약용이나 식용은 물론 구황 식량과 군량으로도 많이 이용했다. '대추 세 개로 한 끼 요기를 한다' 는 속담이 있을 정도로 몸에 기운을 더해 주며, 오래 먹으면 허기가 없어진다고 한다. 대추밥, 대추인절미, 대추전병, 약밥 등으로 만들어 먹는다. 삶은 대추를 꿀에 버무린 대추초, 꿀과 기름으로 버무려 잣가루를 뿌린 대추주악, 대추를 푹 고아 만든 대추미음도 잊혀지기에 아까운 민속 음식이다.

자연은 만물을 거두고 익히지만 대추 한 알이 익는 데도 그저 익는 법이 없음을 시인 장석주는 꿰뚫는다.

…… 저게 저 혼자 둥글어질 리는 없다. / 저 안에 무서리 내린 몇 밤 / 저 안에 땡볕 한 달 / 저 안에 초승달 몇 날이 들어서서 둥글게 만드는 것일 게다. / 대추나무야, 너는 세상과 통하였구나!
— 장석주 〈대추〉 중에서

도토리

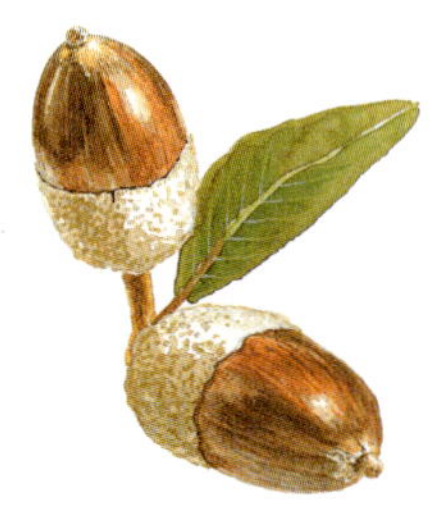

　곡실(穀實) 또는 상실(橡實)이라 부르며 과거에는 기근을 당해 굶어 죽지 못해 먹는 구황 식품이었던 도토리가 이제는 다이어트식이자 건강식으로 각광받고 있다.

　도토리는 상수리나무와 떡갈나무의 열매로, 자연 알칼리성 식품이다. 중국 한나라 문공(文公)이 산둥성을 다스리던 시절, 기근에 대비하여 곳곳에 도토리나무를 심었다 하여 '한목(韓木)'이라고 부르기도 한다.

　예부터 우리나라는 칠 년 고비로 가뭄이 들거나 난리가 난다고 했을 정도로 주기적으로 기근이 몰아닥쳤다. 그래서 고을 수령들은 부임하면 가장 먼저 도토리나무를 심어 기근에 대비할 정도였다. 지금 도토리나무가 우리 산야에 가장 많은 것도 이 때문이라 한다.

　도토리나무의 종류가 다양한데, 졸참나무의 도토리는 떫은맛이 나지 않아 생으로도 먹을 수 있지만 갈참나무와 그 밖의 도토리는 탄닌이 많이 들어 있어 떫은맛이 난다. 도토리의 주성분은 녹말과 탄닌인데, 추운 지역에서 생산된 것일수록 탄닌 함량이 더 높다고 한다. 깍지를 벗겨 빻은 것을 물에 여러 번 우려내면 탄닌의 쓴맛을 제거할 수 있다.

　도토리에는 몸속의 중금속과 유해 물질을 흡수 배출하는 작용을 하는 아콘산이 들어 있어서 노폐물 제거 효과가 뛰어나다. 도토리 1kg에서 추출한 아콘산이 중금속에 오염된 폐수 4.5톤을 정화한다고 할 정도다. 당뇨·대장암·뇌졸중·심장병 등의 생활습관병과, 잇몸염·인후두염·화상 등을 치료하는 데도 효과가 좋다. 식체와 위염으로 인해 위 기능이 약해져 오는 체증과 설사, 변비에도 도토리가 효과적이다.

《동의보감》에는 "늘 배가 부글거리고 끓는 사람, 불규칙적으로 또는 식사를 끝내자마자 대변을 보는 사람, 소변을 자주 보는 사람, 몸이 자주 붓는 사람은 도토리묵 한 가지만 섭취해도 원인 치료가 쉽게 이루어진다."고 되어 있다. 피로를 풀어 주고 숙취를 해소하며, 소화 기능을 촉진하고 장과 위를 강하게 하며 설사를 멎게 하는 효과 덕분이다. 도토리는 열매 자체가 치질을 다스리고 하혈과 혈통을 그치게 하며, 장을 튼튼하게 하는 치료제이기도 하다.

또한 도토리는 지방 흡수율은 낮춰 주고 풍부한 수분을 가진 반면 포만감은 크고 칼로리는 낮아(100g당 45kcal) 다이어트 음식으로도 각광받고 있다. 연구 결과에 의하면 도토리는 체내 지방 대사를 개선하는 효과가 있어 비만 억제에 탁월한 효과가 있다고 한다. 고지방식을 먹인 쥐에게 4주간 도토리 추출물을 먹인 결과 혈중 지질 농도가 37% 감소하고, 몸에 나쁜 콜레스테롤 LDL의 농도도 33%나 낮아졌다고 한다.

최근에는 웰빙 바람과 함께 도토리묵무침 외에도 막국수, 도토리빈대떡 등도 큰 인기를 끌고 있다. 도토리 껍질을 벗겨 삶은 것을 오랫동안 물에 담가 떫은맛을 제거한 뒤 말려서 가루로 쑨 도토리죽, 그 가루로 만든 도토리떡, 밀가루와 섞어 밀어 만든 도토리국수, 달콤한 꿀에 잰 도토리다식, 반죽하여 끓인 상실운두병(橡實雲頭餅, 수제비)은 도토리를 이용한 대표적인 민속 음식이다. 이중 도토리다식은 예부터 '기침막이 떡'이라 하여 효자다식으로도 알려져 있다.

흔히 상수리나무를 의미하는 역(櫟)과 가죽나무를 의미하는 저(樗)를 합쳐 '역저(櫟樗)'라 하여 쓸모 없는 존재 또는 능력 없는 사람을 부르는 의미로 사용한다. 하지만 도토리의 다양한 효용과 효능을 볼 때 거리가 먼 쓰임이 아닌가 싶다.

딸기

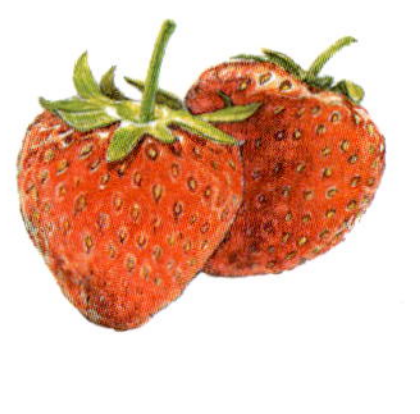
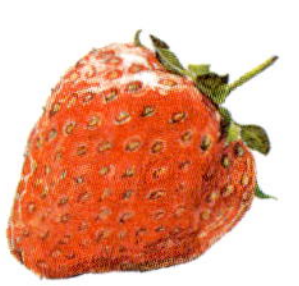

주인 집 남자가 따 준 한 개의 딸기가 운명을 바꾸게 한 《테스》의 딸기는 치명적 독이 든 운명의 딸기였다. 달콤하고 아름다운 것에는 독이 있다는 비유를 토마스 하디(Thomas Hardy, 1840~1928)는 적절하게 표현한 셈이다.

한 입 베어 물면 새콤달콤한 맛과 함께 씹히는 씨가 매력적인 딸기. 멍석딸기 · 중딸기 · 장딸기 · 나무딸기 · 감대딸기 · 곰딸기 · 닷딸기 · 배암딸기 등 그 종류가 많음에 놀랄 따름이다.

딸기는 남미의 칠레가 원산지로, 수백 년 동안 딸기라고 하면 야생의 산딸기를 의미했다. 정교한 향기 때문에 미약(媚藥, 상대편에게 연정을 일으키게 하는 약)으로 알려졌으며, 언제나 맛이 좋은 과일로 여겨지기도 했다. 우아한 향기를 풍기는 열매를 맺는다 하여 붙여진 이름도 많다. 딸기를 뜻하는 스트로베리(strawberry)는 열매가 땅에 닿지 않도록 밑에 막대기를 받쳐 둔다는 데서 유래했다. 독일어로는 '땅에서 나는 견과'라는 뜻에서 에르드베레(erdbeere)라고 한다.

딸기가 재배되기 시작한 것은 15세기이고, 1715년 프랑스에 소개되어 영국을 비롯한 유럽에 퍼지기 시작했다. 우리나라에는 19세기 중엽 이후 기독교 선교사들에 의해 도입된 것으로 보인다.

아름다운 과일 딸기를 가리켜 '먹는 화장품'이라고도 한다. 과일 가운데 비타민C 함량이 가장 높아 사과의 10배, 귤의 1.5배에 이르며, 멜라닌 색소가 생성되는 것을 억제하여 얼굴을 하얗게 해 주는 성분이 들어 있기 때문이다. 비타민C가 100g당 80mg으로, 매일 4~5개만 먹어도 성인에게 필요한 하루 비타민C 필요량인 70mg을 충족할 수 있다. 비타민C는 몸속에서 인터페론(interferon)이라는 바이러스 증식 억제 성분을 생성하여 면역력을 증강시키고, 암세포를 박멸하는 매크로파지(macrophage)의 능력을 강화하여 항암 작용을 발휘하기도 한다. 안토시아닌도 들어 있어 암 예방 효과도 있다.

충치 예방에 도움이 되는 자일리톨(xylitol) 성분도 풍부하다. 자작나무 수액을 정제한 성분으로 알려져 있는데, 채소와 과일에도 자일리톨이 들어 있다. 그중에서도 딸기에 특히 많아 100g 중 326mg이나 함유되어 있다. 따라서 식후에 디저트로 딸기를 먹으면 충치를 예방할 수 있다. 하지만 설탕을 뿌려 먹으면 충치 예방 효과가 반감되고, 비타민B 섭취를 방해하므로 가능하면 생으로 먹는 것이 좋다. 칼로리도 설탕보다 75%나 낮아 다이어트에 도움이 되고, 당뇨병 환자의 요양식으로도 이용된다.

딸기와 천생연분이라 할 수 있는 것이 바로 우유다. 딸기의 구연산이 우유에 들어 있는 칼슘의 흡수를 도와주기 때문이다. 그러므로 딸기 주스를 만들 때 우유를 함께 넣으면 딸기의 영양가를 더욱 많이 흡수할 수 있다.

딸기는 항아리처럼 풍만하면서도 균형 잡힌 원추형이 좋다. 전체적으로 선명한 빨간색이 돌고 표면이 반짝반짝 윤이 나면서 매끈하고, 잎이 파릇파릇한 것이 갓 따 낸 싱싱한 딸기다. 딸기는 지나치게 커도 맛이 없고, 적당히 큰 것이 맛과 향이 좋다. 그러나 조직이 물러 30초 이상 물에 담가 두면 비타민C가 빠져나간다. 소쿠리에 담아 흐르는 물에 재빨리 헹구어 꼭지를 따야 맛있게 먹을 수 있다. 과일로서는 기본이고, 샐러드·전채 요리·잼·젤리·주스·케이크 등에 다양하게 이용된다. 계절의 여왕이라는 눈부신 5월의 식탁에 딱 어울리는 과일이다.

6월이 다가오면 / 가서 산딸기를 보아라. / 푸른 풀 속에 붉게 물드는 / 밝은 산호보다 더 붉은 / 세 가닥으로 갈라진 잎은 / 부채처럼 퍼진다.
— 프랑스 루이 14세 때의 시 경연 수상작

땅콩

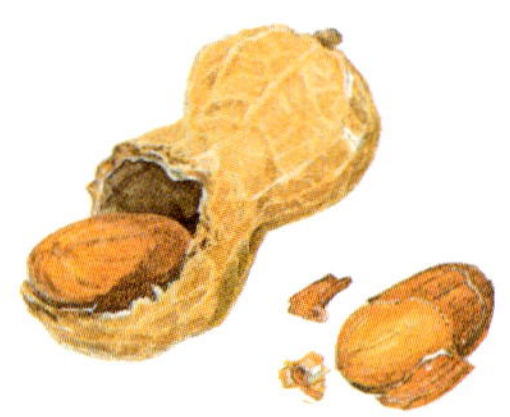

간식 중의 간식 땅콩은 뿌리일까? 열매일까? 땅속에서 캐내지만 땅콩은 열매다. 잎이 붙어 있는 부분에 노란 나비 모양의 꽃이 피고, 꽃이 진 뒤 씨방이 땅속으로 뚫고 들어가 콩깍지가 커지면서 열매를 맺은 것이다.

땅콩의 원산지는 브라질로, 우리나라에는 프랑스를 거쳐 중국을 통해 들어왔다. 땅콩(唐豆)이나 호콩(胡豆)이라고 부르며, 꽃이 지면 자방이 길게 뻗어 땅속으로 들어가 결실을 맺는다 하여 낙화생(落花生), 땅속에서 생긴 콩이라 하여 지두(地豆)라고도 한다. 중국인들은 땅콩이 강장 효과가 있다 하여 장생과(長生果)나 화생(花生)이라 하고, 과자를 만들 때 땅콩 기름을 많이 사용한다.

우리나라에서 땅콩이 널리 재배된 것은 19세기 이후로 추정된다. 땅콩의 명산지는 큰 강 유역으로, 퇴적토인 사질 양토 지역이 재배하기 좋다. 그러나 이어짓기를 싫어하므로 돌려짓기해야 한다.

땅콩은 약 60%가 지방으로 매우 풍부한 편이며, 비타민B₁·C·E도 많이 들어 있다. 지방 중에서도 필수 지방산인 리놀산(linol acid)과 아라키돈산(arachidonic acid) 같은 불포화 지방산이 풍부하다. 이들 필수 지방산은 고혈압의 원인이 되는 혈청 콜레스테롤 수치를 조절할 뿐만 아니라 혈관 벽에 늘어붙는 콜레스테롤을 씻어 내는 효과가 있어 피를 깨끗하게 한다. 인지질의 하나인 레시틴도 풍부하여 췌장의 기능을 높이고 인슐린 분비를 촉진한다. 레시틴은 간장 기능을 강화하고 혈액 순환을 원활하게 하는 효과도 있다. 따라서 숙취에 시달릴 때 땅콩을 먹으면 몸 상태가 한결 좋아진다. 레시틴은 참깨·들깨·콩 등에 많이 들어있으며, 부족해지면 정신 질환에 걸릴 수도 있다. 공부하는 학생이나 성장기 어린이, 정신 노동을 하는 사람에게 권한다. 그러나 혈압이 높은 사람이나 심장병 환자, 여드름이 난 사람은 삼가는 것이 좋다. 위장이 약하거나 위장병이 있는 사람도 많이 먹지 않는 것이 좋다. 또한 땅콩 열 개면 하루에 필요한 비타민E와 F의 하루 필요량인 5mg을 충분히 공급할 수 있어 노화 방지 효과를 볼 수 있다.

하지만 땅콩은 껍질을 벗겨 오랫동안 놓아두면 쉽게 산화되므로 가능하면 껍질이 있는 것을 구입하는 것이 좋다. 또 습한 곳에 두면 독성이 강한 아플라톡신(aflatoxin)이라는 발암 물질이 생기므로 주의해야 한다. 영국에서는 곰팡이가 생긴 땅콩을 사료로 주었다가 칠면조 수만 마리가 전멸하는 일도 있었다고 한다.

땅콩은 보통 볶아서 먹는다고 생각하는데, 중국에는 땅콩 속껍질까지 소금물에 담갔다가 찜통에 쪄서 뜨거울 때 껍질을 벗겨 먹는 자화생(煮花生)이라는 음식이 있다. 딱딱하지 않고 담백한 맛으로 독특한 미감을 선물한다. 땅콩 껍질에는 비타민B₁이 풍부하지만 지나치게 많이 섭취하면 변비가 될 수 있다. 땅콩을 속껍질째 끓는 물에 넣었다가 건져 내기를 세 번 되풀이하여 말려 두고 먹으면 껍질째 먹어도 이물감이 없고, 불순물도 빠져나간 것이라 몸에도 좋다. 껍질을 벗겨 땅콩죽을 끓여 먹으면 변비가 없어지고 피부가 윤택해진다. 하지만 지방분이 많아 과식하면 배탈이 나므로 적당히 먹는 것이 좋다. 볶은 땅콩 250~300g에 소주 1 l 에 얼음설탕 10~15g을 넣어 만든 땅콩주는 자양·강장·강정제이기도 하다. 오래 숙성할수록 맛이 순해지는데, 하루 2회 20ml 정도를 식사와 식사 사이에 장복하면 효능을 볼 수 있다.

전 미국 대통령, 지미 카터(James Earl Carter Jr., 1924~)는 땅콩 농장 주인이었다고 한다. 그 때문에 '남부 촌놈, 땅콩 장수'라는 비아냥거림을 많이 들었다. 하지만 그 스스로 땅콩 농사꾼으로 불리기를 즐기며, 퇴임 후 전 세계 분쟁 지역을 돌며 평화의 사절로 활동하고 있다.

레몬

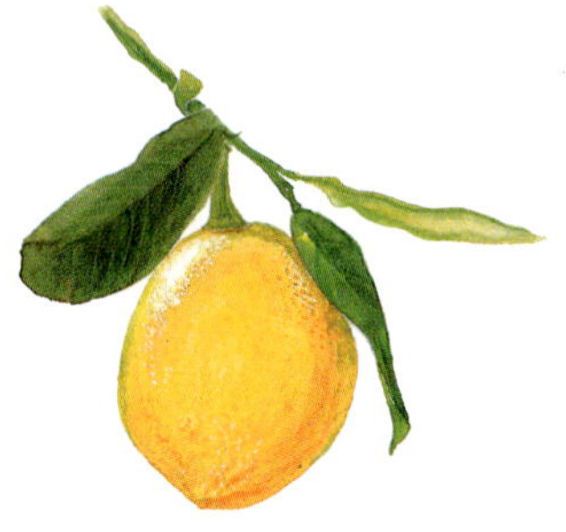

그대는 아는가? 레몬꽃 피는 나라를 / 황금빛 오렌지가 / 깊은 숲 속의 어둠 속에서 자라고 / 푸른 하늘에서 언제나 부드러운 바람이 불어오고 / 무덤들은 월계수와 머들나무와 장미로 장식되어 있는 그곳을.

괴테(Goethe, 1749~1832)의 《빌헬름 마이스터의 수업시대》에 나오는 한 대목이다.

레몬은 지중해 연안의 나라들과 하얗고 주황색을 가진 지붕들로 이뤄진 해변가 마을을 떠올리게 한다. 더불어 그 향기는 유럽이라는 곳에 대한 막연한 그리움과 미지로의 떠남을 꿈꾸게 한다.

레몬의 원산지는 히말라야로, 비교적 시원하고 기후 변화가 없는 곳에서 잘 자란다. 이탈리아나 에스파냐, 미국 캘리포니아, 오스트레일리아 등에서 많이 재배하는데, 지중해 연안에서 재배한 것이 가장 품질이 좋다. 레몬나무는 일년에 꽃이 세 번 피면서 계속 열매가 열리기 때문에 일 년 내내 수확할 수 있다.

로마 사람들은 레몬이 모든 독을 풀어 준다고 믿었다. 이 믿음이 지나쳐 '점심때 독사 굴에 떨어졌는데 아침에 레몬을 먹은 덕에 죽지 않았다'는 소문이 나돌 정도였다고 한다. 요즘에는 맛을 좋게 하기 위해 생선 요리에 레몬을 뿌리지만, 근세 이전까지만 해도 레몬이 목에 걸린 가시를 녹일 것이라는 믿음에서 생선

요리에 레몬을 함께 올렸다고 한다.

레몬의 유효 성분 가운데 단연 으뜸인 것은 항산화 물질인 비타민C다. 레몬이 선원들에 대한 저주라고 여겨지던 괴혈병(壞血病)을 막아 주는 효과로 명성을 누릴 수 있었던 것도 모두 비타민C 덕분이다. 괴혈병은 비타민C가 부족해서 생기는 병으로, 근육이 약해지고 상처가 낫지 않으며 멍이 생기고 잇몸에서 피가 나며 약해지는 무서운 병이다. 영국에는 선원들이 항해를 시작한 지 열흘 뒤부터 하루에 약 30g 정도의 레몬 주스나 라임 주스를 마실 수 있도록 그에 달하는 레몬이나 라임을 배에 싣도록 하는 법이 있었을 정도라고 한다.

강한 신맛은 피로를 푸는 데 좋다. 그래서 운동 선수들은 하루에 한 개를 통째로 먹기도 하고, 등산을 하거나 몸이 몹시 피로할 때도 레몬즙을 마셔 몸의 피로를 푼다. 레몬에는 비타민C 외에도 비타민P와 칼슘, 구연산 등이 풍부하여 충분히 섭취하면 세포의 움직임이 활발해져 전신에 활기가 돈다. 비타민P는 C의 보조 역할을 하며 모세혈관을 튼튼하게 함으로써 고혈압이나 동맥경화, 뇌일혈 등을 치료해 준다. 껍질 안쪽의 흰 부분에 특히 많이 들어 있으므로 레몬을 이용할 때는 껍질까지 다 먹는 것이 좋다. 하지만 껍질에는 잔류 농약이 묻어 있을 수 있으므로 가능하면 흐르는 물에 소금으로 깨끗이 문질러 씻어 끓는 물을 부어 안전하게 이용해야 한다. 또한 레몬 껍질에는 산화 방지 효과도 있어서 암 발생과 노화 억제 효과도 기대할 수 있다. 위궤양인 사람은 공복을 피하여 꿀물에 즙을 타서 먹는 것이 좋다.

레몬은 신맛이 강하기 때문에 주로 초를 넣는 음식에 이용되거나 튀김에 향과 맛을 더하기 위한 목적으로 많이 쓰인다. 그대로 먹기에는 지나치게 시기 때문이다. 특히 소금량을 제한해야 하는 식이요법에 레몬으로 맛을 내면 풍미가 좋아져 식욕을 돋울 수 있다. 얇게 저며 홍차에 띄우거나 생선구이 또는 생선국의 양념장에 곁들이면 좋다. 레몬 1/2개 분량의 즙이면 항산화 물질을 적당히 섭취할 수 있다. 단, 비타민C의 파괴를 막기 위해 가능하면 요리하기 직전에 짜서 쓰는 것이 좋다.

매실

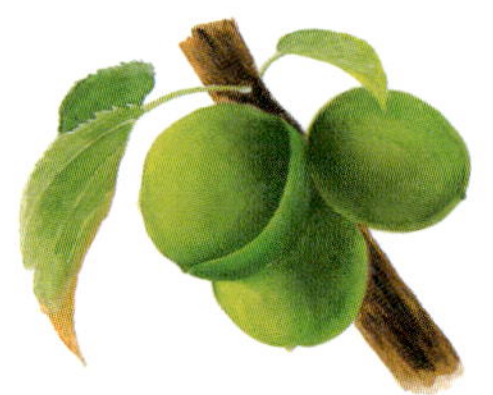

고금의 많은 시인 묵객들이 매화를 읊었다. 그중 조지훈(趙芝薰, 1920~1968)의 〈매화〉가 가슴에 절절하여 적어 본다.

매화꽃 다 진 밤에 / 호젓이 달이 밝다 / 구부러진 가지 하나 / 영창에 비춰나니 / 아리따운 사람을 / 멀리 보내고 / 빈방에 내 홀로 / 눈을 감아라 / 비단 옷 감기듯이 / 사늘한 바람결에 / 떠도는 맑은 향기 / 암암한 옛 양자라 / 아리따운 사람이 / 다시 오는 듯 / 보내고 그리는 정도 / 싫지 않다 하여라.

'서리 하늘의 달과 같은 자태'라는 매화. 매화는 고고한 풍모와 청아한 향기를 높이 사는 과수(果樹)로, 원산지가 중국으로 알려져 있다. 우리나라는 삼국시대에 이미 널리 재배되었고 지금까지 사랑을 받아온 동양의 꽃이다. 매화는 매실의 열매로 중국 고전에서는 매화보다 매실(梅實)이 주로 언급된다. 한시에서 매화를 노래하기 시작한 것은 더 후의 일이다.

매실은 6월 중순에서 말경에 걸쳐 나오는 것이 좋다. 수확 시기 시기와 가공 방법에 따라 분류해 보면, 가장 흔히 보는 초록빛의 '청매(靑梅)'는 과육이 단단하고 신맛이 가장 강하다. 노랗게 익은 '황매(黃梅)'는 향기가 좋으나 과육이 물러 흠이 나기 쉽다. 청매를 증기에 쪄서 말린 '금매(金梅)'는 술을 담그면 빛깔도 좋고 맛도 뛰어나 술을 담그는 데 많이 이용한다. 청매의 껍질을 벗겨 나무나 풀 말린 것을 태운 연기에 그을려 만든 '오매(烏梅)'는 빛깔이 까마귀처럼 검다 하여 붙은 이름이다. 해독과 갈증 해소에 탁월한 효과가 있다. '백매(白梅)'는 청매를 옅은 소금물에 하룻밤 정도 절였다가 햇볕에 말린 것으로, 만들기도 쉽고 먹기도 좋다.

매실에는 구연산과 미네랄이 풍부하여 피로 회복·간장 보호·변비 치료·해독·살균 효과가 있다. 여행 시 물을 갈아 마셔서 나는 배탈이나 여름철에 도시락에 생긴 세균으로 인해 탈이 났을 때 매실을 먹으면 효과가 있다. 또한 망간(Mn)이 풍부하여 정신 안정을 도와준다. 탁월한 소염 작용으로 위와 장의 상처와 염증을 다스린다 하여 '최고의 상처 치료사'라는 별명도 있다. 간 기능을 향상시켜 주는 피루브산(pyruvic acid)이 들어 있으니 해독 효과가 크고, 풍부한 구연산과 미네랄이 몸속의 피로 물질을 분해해 준다. 구연산은 포도당의 10배에 달하는 효력이 있어 당질의 소화 흡수를 돕고, 보다 많은 에너지를 생산한다. 또 임산부가 매실을 즐겨 먹으면, 산(酸)이 체내의 칼슘을 대사하여 태아의 골격 형성에 도움을 준다 하고, 매실로 마사지를 하면 피부가 고와진다 하여 옛날 기생들은 매실을 즐겨 사용했다. 하지만 어린 매실에는 아미그달린(amygdalin)이라는 '청산 배당체'가 들어 있어 식중독을 일으킬 수도 있으므로 주의해야 한다. 이런 다양한 효능을 어찌 알았는지, 매실을 상비약으로 썼던 옛사람들의 지혜가 놀라울 따름이다.

매실은 예부터 약과나 장아찌·주스·식초·농축액·잼·술 등에 들어가는 만능 요리 재료였다. 그중에서도 매실주는 식욕을 증진하고 메스꺼움을 가라앉히며 신경통과 류머티즘에 특효가 있다고 알려진 건강주이자 회춘주다.

매실의 활용은 동방 삼국이 다른데, 중국에서는 음료로, 일본은 장아찌인 우메보시로, 그리고 우리나라에서는 술로 많이 담가 먹었다. 그중 일본에서 즐겨 먹는 우메보시는 일본 음식에서 빼놓을 수 없는 반찬이기도 하다. 매실에 차조기 잎을 넣어 담그면 붉은빛이 도는데, 섣달그믐날이나 춘분 밤에는 복차(福茶)라고 하여 여기에 뜨거운 차를 부어 마시는 습관이 있다. 병을 물리치고 복을 불러들이기 위함이었는데, 때마침 걸리기 쉬운 감기와 배탈에 효과가 좋았기 때문이다.

모과

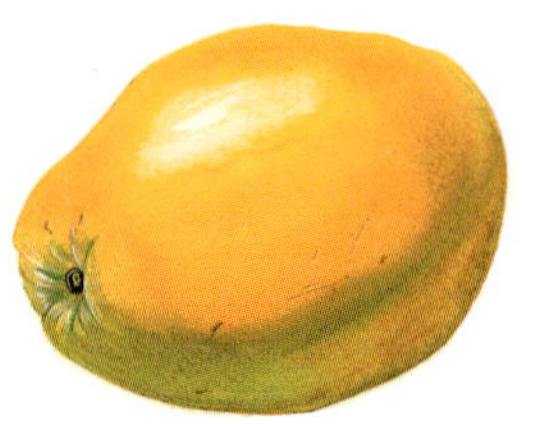

　자연이 인간에게 준 최상의 선물, 과일. 풍요와 번영의 상징일 뿐만 아니라 불멸과 다산에 대한 염원이 담겨 있다. 태초부터 인간이 자연과 어울려 살아온 증거이자 건강을 위한 소중한 선물이기도 하다. 미각은 계속 발달되어 왔지만 맛이 달고 즙이 많아 먹으면서 즐거움을 느낄 있다. 무엇보다 고유의 단맛과 쓴맛, 신맛, 떫은맛에 향과 과육의 조직, 수분이 어우러져 독특한 맛을 선물한다. 그중에서도 모과는 향으로 먹는 과일의 대표다.

　모과는 목과(木瓜)에서 따온 말로, 나무참외라는 뜻이다. 딱딱하고 떫은맛에 모양도 별로 예쁘지 않아 ‘모과도 과일이냐’고 하거나 사람에 비유해 ‘모과처럼 생겼다’고도 한다. 또한 석세포가 많아 과육을 먹을 수 없다 하여 더더욱 과일 대접을 받지 못했다. 하지만 비길 데 없는 향기 덕분에 풍류를 즐기던 선비들의 문갑 위에서 모과다움을 과시할 수 있었을 뿐만 아니라 차와 약재로 많이 이용되었다.

　모과나무 그늘로 / 느린 햇발의 땅거미가 지고 있었다 / 지는 석양을 받은 / 작은 비탈 위 / 구기자 몇 알이 올리브빛으로 타고 있었다.

　김춘수는 〈처용단장(處容斷章)〉이라는 시에서 모과를 이렇게 읊었다. 시인의 눈에 비친 모과는 한 폭의 수채화처럼 아름답다.

모과를 처음 보면 네 번 놀란다고 한다. 울퉁불퉁 못생긴 모양에, 노란 열매의 향기로움에, 아름다운 꽃에, 그리고 건강을 지키는 한약재라는 데.

모과의 치료 효과 중에서도 주목할 만한 것은 목 질환에 효과가 좋다는 점이다. 《본초강목》에서도 "주독을 풀고 가래를 제거한다." 했으며, 한방에서는 천식이나 감기로 기침이 심할 때 모과를 처방했다고 한다. 또한 모과에는 과당이 들어 있어서 혈당이 상승하는 것을 막아 주고, 탄닌이 들어 있어서 설사에도 효과가 있다. 특유의 신맛은 신진대사를 도와 소화를 촉진한다.

모과는 세로로 반을 갈라 햇볕에 말려 이용하거나, 물에 넣고 약 5분간 끓여 껍질에 주름이 생길 때까지 햇볕에 말려 이용하면 좋다. 얇게 저며 설탕이나 꿀에 재워 모과청을 만들기도 하고, 말리지 않은 채 살짝 삶아 꿀이나 설탕에 절여 끓이기도 하다. 꿀 대신 소주를 부으면 건강주인 모과술이 된다. 말린 모과로 담근 모과주는 2~3개월 이상 숙성할수록 좋다. 건져 낸 모과도 버리지 말고 얇게 썰어서 푹 끓여 설탕을 넣어 뭉근하게 조려 뜨거울 때 으깨면 맛있는 모과잼이 된다. 모과잼 1~2티스푼을 따뜻한 물에 타서 기침이 날 때 마시면 감기에 효과가 좋고, 기관지도 튼튼해진다. 뿐만 아니라 말린 모과 찌꺼기 한 줌을 주머니에 넣어 10분 정도 우려낸 뒤 목욕을 하면 매우 개운하다. 그 밖에도 모과 껍질을 벗겨 푹 삶아 꿀에 담가 삭인 모과숙, 삶은 모과를 으깨어 꿀을 넣고 되직하게 끓인 모과정과, 말린 모과 가루에 쌀뜨물과 생강즙을 섞어 끓인 모과죽, 모과 가루에 녹말과 꿀을 넣고 끓여 만든 모과떡 등의 민속식도 있다.

모과나무는 열매뿐 아니라 광택과 붉은 재질이 아름다워 장롱으로도 만들었는데, 이를 '화류장(樺榴欌)'이라 하여 매우 귀하게 여겼다. 옷에 차고 다니는 작은칼인 장도(裝刀)의 자루와 칼집인 화류목(樺榴木)의 중요한 재료이기도 했다.

꽃은 분홍색으로 아름답고, 줄기는 비늘 모양으로 벗겨져 무늬가 있으며 매끄럽고, 과실은 노랗게 익으면 가지가 휘어 늘어지고 향기가 진동하니 즐겨 심는 나무의 수종으로도 좋고, 정자목으로도 유용하다.

무화과

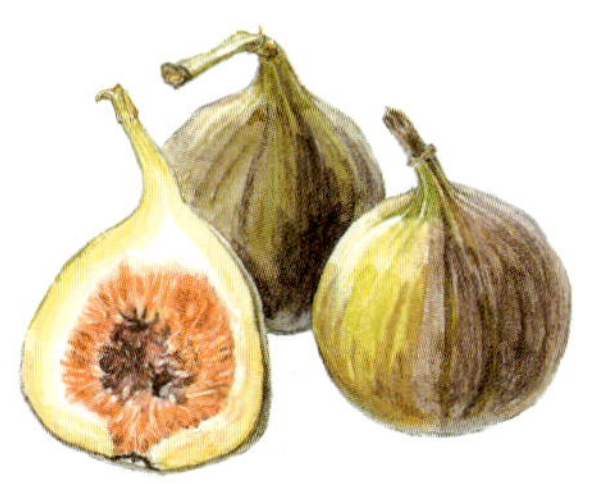

무화과는 성서에 가장 먼저 언급된 나무다. 아담과 이브가 금지된 과일을 따 먹었을 때 "두 사람은 눈이 밝아져 자기들이 알몸인 것을 알고 무화과나무 잎을 엮어 앞을 가리웠다."(창세기 3:7)고 한다. 에덴으로 추측되는 지역에 무화과가 많았다면, 아담과 이브가 먹었던 지혜의 과일은 사과나 살구가 아닌 무화과나무 에서 딴 무화과였다고 주장하는 학자도 있다.

무화과처럼 씨앗이 여러 개인 과일은 여성 또는 자연의 비옥함을 나타내어 풍 요를 상징한다. 그런 의미에서 볼 때, 그리스도교의 상징 체계에서 열매가 달린 무화과나무는 올리브나무나 포도나무처럼 신의 왕국에서의 자유로운 삶을 표상 한다. 반대로 말라 버린 무화과나무는 그리스도에게 저주받은 나무를 상기시킨 다.

말리거나 구워서 먹는 무화과는 지중해 지역 모든 고대인들의 주식이었다고 한다. 로마인들은 무화과를 먹여 거위를 살찌웠는데, 세계 3대 진미인 푸아그라 (foie gras, 거위 간 요리)의 푸아(foie)도 '무화과를 채운 간'을 의미하는 라틴어 '에주르 피카툼(ejur ficatum)'에서 유래한 것이다.

무화과는 아라비아반도 남부에서 서남아시아가 원산지로, 우리나라에서는 전 남의 남해안 지방에서 주로 생산된다. 꽃받침이 처음부터 열매 모양으로 돋아 그 모양 그대로 열매가 되기 때문에 외부에서는 꽃이 보이지 않는 상태로 과실이 발육한다 하여 무화과라는 이름이 붙었다.

무화과의 여름 열매는 전년의 가지에 착생한 유과가 월동하여 7월경에 익고, 가을 열매는 그 해 8~10월에 익는다. 열매의 암자색은 안토시안(anthocyan)이며, 포도당과 과당도 들어 있다. 섬유질이 풍부하여 몸속의 독소를 제거하고 심장 질환 위험을 낮춰 주며, 칼륨이 풍부하여 혈압을 조절하고 심장 질환 위험을 낮추는 데 효과가 좋다. 기억력을 강화하고 스트레스 해소에 효과적인 비타민B$_6$도 풍부하다. 비타민B$_6$는 자연에서 쉽게 구하기 어려운 비타민인데, 무화과를 먹으면 쉽게 섭취할 수 있다. 단백질 분해 효소인 리신도 풍부하여 쇠고기 요리를 할 때 함께 넣어 고기를 부드럽게 하거나 육류를 먹은 뒤 후식으로 이용하기도 한다. 효소를 별도 추출하여 고기 연화제로도 쓴다.

잎에는 단백질과 고무질(natural gums)이 풍부한데, 그 유즙을 짜서 회충 등의 구제약과 신경통 약재로 쓰면 효과가 있다. 북아프리카에서는 부인의 불임을 치료하거나 젖 분비를 촉진하기 위한 연고로 사용한다고 한다.

하지만 무화과는 과피와 과육이 모두 연해서 저장 기간이 짧으므로 작은 상자에 솜을 깔고 고르게 펴서 저장하는 것이 좋다. 실온에서 1~2일, 냉장고에서 일주일 정도 저장 가능하다. 건조 저장하는 경우도 있다. 열매는 말려서 간식이나 술안주용으로 많이 이용하고, 생식 또는 푸딩이나 잼, 가공된 통조림 형태로 만들어 이용하기도 한다.

이처럼 쓰임새도 다양하고 비할 데 없는 달콤함을 갖진 무화과이지만 정원수로는 기피하는 과수 중에 하나란다. 잎이 무성해지는 성질이 있어 그늘이 지기 쉽고, 그래서 병이 걸린다거나, 줄기나 가지 안에 나무좀이 들어가면 큰 가지가 부러진다는 이유에서 불길함의 상징으로 여긴 것이다. 그러나 동아시아에서는 전통적으로 무화과나무를 성스럽게 생각해 왔다. 이유야 어찌되었든 무화과를 한 번이라도 맛본 사람이라면 그 부드럽고 풍부한 맛의 매력에서 빠져나오기가 힘들 것이다.

바나나

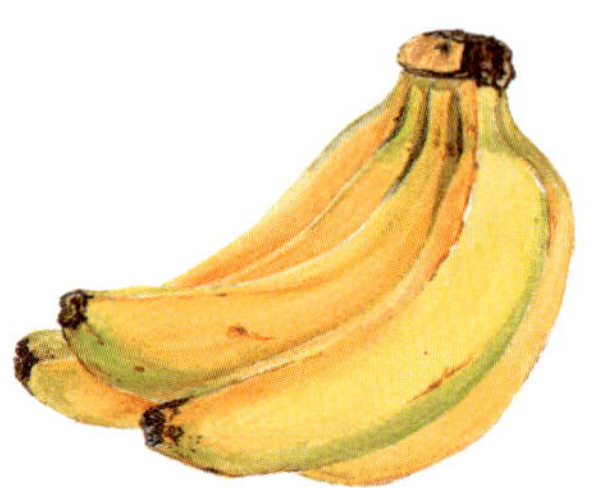

바나나는 나무가 아니라 파초과(芭蕉科)에 속하는 여러해살이풀로, 열대 아시아가 원산지다. 기원전 327년, 알렉산더 대왕이 인도 원정길에서 처음 보고 유럽으로 전래시켰다. 바나나의 학명은 무사 사피엔툼(Musa sapientum)인데, '현자(賢者)의 과일'이라는 뜻이다. 생김새가 독특할 뿐만 아니라 향기도 좋고 맛이 좋아 많은 사람들이 좋아하는 인기 과일이다. 마호메트 교전에는 인류 최초의 재배 식품이라고 수록되어 있다.

바나나는 날것 그대로 먹는 것(common banana)과 요리해서 먹는(plantain banana)이 있다. 열매의 색깔은 잿빛을 띤 흰색, 노란색, 귤색 등이 있는데, 품종과 색깔에 따라 향기와 단맛 등에 차이가 많다.

바나나는 뿌리줄기에서 싹이 터서 매우 빠른 속도로 자라 일 년 만에 9m까지 자란다. 잎이 자라고 줄기 주변에 왕관처럼 피는 한 무리의 꽃이 한 덩어리의 바나나가 되는 것이다. 그래서 부처는 바나나를 땅의 다산성을 상징하는 식물로 삼았다. 고대 중국의 도해서에는 부처가 바나나 아래에서 지혜를 얻기 위해 명상에 잠겨 있는 모습이 있다.

바나나는 당질이 풍부하여 과일 중에서 에너지가 가장 많고, 소화가 잘되기 때문에 주식으로 이용할 수도 있다. 당질 외에도 칼륨·칼슘·카로틴·펙틴이 풍부하다. 당질과 칼륨은 신체 리듬을 빠르게 회복시켜 주며, 하루 한 개만 먹어도 성인에게 필요한 칼륨의 양을 충족할 수 있다. 이 때문에 땀을 많이 흘리는 더운 지방 사람들에게는 바나나가 특히 유용하다. 또한 바나나의 당질은 소화 흡수가 잘되기 때문에 위장 장애나 설사 또는 위하수 증상이 있는 사람에게 좋다. 비타민B가 풍부해 성 호르몬 생산에도 도움을 주는데, 특히 '부포테닌' 이라는 물질은 기분을 상승시키고 자신감을 높여 저하된 리비도(여기서는 성적 욕망을 뜻함)를 높여 준다고 한다. 바나나는 지방과 나트륨 함량이 낮아 심장병·신장병·간경변 환자처럼 나트륨에 대한 부담이 큰 환자도 안심하고 먹을 수 있다.

바나나는 열대 지방 사람들의 주식이기도 한데, 작을수록 더 달다. 바나나는 입에 넣었을 때 부드러운 맛이 나야 하며, 떫거나 비린 맛이 없어야 한다. 꼭지가 약간 녹색을 띠는 것을 구입하면 4~5일간 상온에 보관할 수 있다. 그러나 사서 곧 바로 먹을 것은 껍질에 한두 개의 갈색 점이 도는 것을 골라야 가장 맛있게 먹을 수 있다. 바나나는 온도가 12℃ 이상일 때는 빨리 익지만 그보다 낮으면 색이 변해 버린다. 또한 바나나는 냉장고에 넣으면 껍질이 까맣게 변하므로 바람이 잘 통하는 곳에 두어야 한다. 완전히 익지 않은 바나나는 껍질째 끓는 물에 익혀 먹는 것이 좋다. 나무에 달려 있을 때 독성이 강한 살균제인 싸이오벤자돌이라는 물질을 뿌리기 때문이다. 어린아이나 연세 드신 분이 먹을 것이라면 더욱 신경 써야 한다. 또 한 가지, 껍질을 벗긴 뒤 윗부분을 1cm 정도 잘라 내고 먹으면 방부제의 위험에서 어느 정도 벗어날 수 있다.

바나나를 이용한 음식으로는 으깨어 만든 바나나퓌레, 도톰하게 썰어 말린 바나나플레이크, 바바나를 갈아 만든 바나나넥타 등이 있다. 케냐에서는 바나나 끓인 즙을 발효하여 맥주를 만들어 마시기도 한다. 하지만 바나나의 천연 향기는 휘발성이 강하므로 익힌 음식에는 넣지 않는 것이 좋다. 집에서 조리한 바나나 음식에 레몬즙을 짜서 섞으면 오래 두어도 갈색으로 변하지 않고 향도 보존할 수 있다. 요즘에는 대형 매장에 가면 붉은 바나나도 볼 수 있다 하니 바나나는 노란색이라는 고정관념도 바꿔야 할 것 같다.

미국에서는 바나나를 먹을 때 통째로 입에 넣고 먹으면 성적인 오해를 받을 수 있다고 한다. 문화의 차이긴 하지만 알아두면 좋을 것이다.

밤

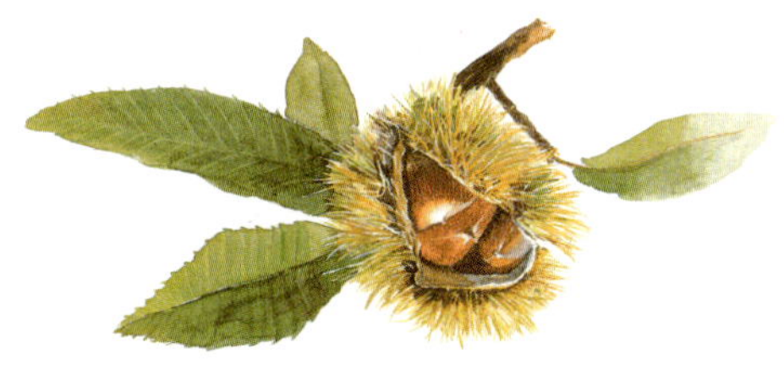

그 봄날 심은 그 밤 이리도 굵었으리 / 가을바람에 외오 굴러들은 아람 / 잊었던 옛
날 그 맛을 다시 알려 주어라 / 그리 보배로운 과일은 아니라도 / 그나마 나의 고향
그립던 풍물이니 / 한두 개 상머리에 남겨 두어 두고 보리라.

고향에서 보내온 밤을 받고 가람 이병기(李秉岐, 1891~1968)가 남긴 시조다.
이제 밤이 흔해졌으니 어디 가서 이런 정취를 만나리요. 시인의 시심(詩心)이 사
뭇 정겹다.

정기를 보태 주는 대표적인 열매, 밤. 밤꽃 향취는 남성의 정액과 비슷한 냄새
를 가졌고, 송이의 날카로운 가시는 강함의 상징이다. 그래서 밤은 아랫도리에
효과가 좋다고 알려져 있다.

밤은 성질이 따뜻하여 기운을 북돋우고 정기를 보태며, 배고픔을 견디게 한
다. 밤나무는 아름드리나무가 되어도 씨밤이 썩지 않고 뿌리 곁에 계속 남아 나
무를 지키는 묘한 특성이 있다. 이러한 씨밤과 밤나무의 관계를 조상과의 영원
한 연결에 비유해 제상에는 반드시 밤을 올린다. 제상에는 신선한 것을 올린다
는 뜻으로 반드시 생것을 쓴다. 밤나무는 과수로서만 아니라 목재로서도 귀중하
다 여겨 조상의 신주(神主)와 신주를 모시는 궤를 만들 때도 쓴다. 《세종실록(世
宗實錄)》의 〈오례의(五禮儀)〉에서도 신주와 위패는 밤나무로 만들어야 한다고

강조했다.

밤의 원산지는 중국과 유럽이지만 화강암 지대인 우리나라의 기후 풍토에 적합하여 예부터 우리나라 밤이 유명했다. 조선 초엽에는 밤나무를 재배하는 자는 나라의 부역에서 제외되는 혜택을 받을 정도였다고 한다. 그러나 정치가 부패함에 따라 밤 재배는 수난을 겪어 쇠퇴하고 말았다.

밤은 무겁고 껍질에 윤기가 도는 것이 좋은데, 날것 그대로는 과실이지만 삶아서 꿀에 버무리거나 조려서 익히면 율란(栗卵)이라는 숙실과가 된다. 숙실과는 대체로 모양이 둥근 알 모양을 띤다. 신라의 시조 박혁거세나 가락국의 시조 김수로왕 등이 알에서 태어났다는 난생 설화(卵生說話)에서도 알 수 있듯 알을 신성하게 여기는 생각에서 비롯되었다.

밤은 한 톨에도 영양이 꽉 차 있어서 어린이 건강식이나 환자의 회복식으로 좋다. 특히 몸이 쇠약한 사람이 먹으면 식욕이 살아나고 혈색이 좋아져 건강을 되찾을 수 있다 한다. 또한 밤에는 폴리페놀 성분이 들어 있어서 설사를 멎게 하고 이질을 치료하며, 위장 기능 강화와 식욕 증진, 피부 미용, 감기 예방 등에도 효과를 발휘한다. 견과류 가운데 유일하게 비타민C가 들어 있어서 하루에 생밤 10개만 먹으면 하루에 필요한 비타민C 필요량인 70mg을 충족할 수 있다.

과수로서 역사가 오랜 만큼 밤을 이용한 민속식도 많이 발달하여, 밤떡이나 밤경단, 밤다식, 밤단자, 밤초, 밤주악 등으로 많이 만들어 먹는다. 특히 밤을 강판에 갈아 끓인 밤암죽은 훌륭한 이유식이다. 또 밥을 지을 때 햇밤을 함께 넣으면 구수함이 더해진다. 송편의 밤소나 찰진 약밥, 신선로에 꼭 들어가는 재료이기도 하다. 말린 밤인 황률(黃栗)도 귀중한 음식의 재료인데, 특히 황률에 두충을 함께 넣고 달여 먹으면 훌륭한 정력제가 된다.

봄에는 가지가 성글어 그 사이로 꽃이 서로 비치고, 여름이면 잎이 우거져서 그늘에서 놀 수 있으며, 가을에는 밤이 먹을 만하며, 겨울이면 밤송이를 모아 아궁이에 불을 땔 수 있다.

14세기의 선비 백문보(白文寶, 1303~1374)는 〈밤나무 예찬〉이라는 글에서 일년 내내 밤나무를 바라보며 즐기는 방법을 잘 나타냈다.

배

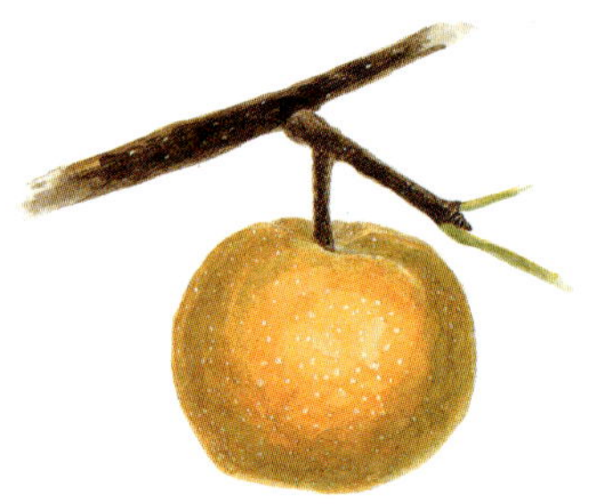

배꽃이 필 때는 전남 나주의 금천으로 갈 일이다. 청초한 배꽃의 흐드러진 아름다움에 아! 하는 느낌표만 비명처럼 외쳐도 좋다. 봄밤은 바람에 날리는 향기로 짧겠지만 보름달을 보기엔 아직 몇 날을 더 기다려야 한다.

달빛이 배이면 술보다 독하다던가. 휘영청 밝은 달밤이면 희디흰 배꽃은 소복 입은 청상보다 더 가슴 시림을 불러오고, 으스름 달밤이면 배꽃은 몽롱한 무늬를 그린다. 꽃 그림자를 입고 달빛 아래 마시는 한잔 술이나 달빛 잠긴 차 한 잔에 뉘라서 취하지 않을 건가.

배꽃에 대한 서양의 정서가 배꽃은 과실을 기다리는 실익(實益)이라면 동양의 정서는 정적이면서도 지극히 시적이다. 미국 초월주의 문학의 대표 작가이자 자연주의자이며 사상가인 헨리 데이빗 소로우(Henry David Thoreau, 1817~1862)는 〈배나무〉라는 시에서 이렇게 읊었다.

내 팔이 닿지 않는 / 땅 위 아주 높은 곳에 달려 있는 / 은가루여…… 오오 하이얀 배꽃이여 / 가지마다 송이송이 피어난 / 꽃송이들이여 / 아름다운 그들 가슴 속에 여름을 가져다가 / 이윽고 잘 익은 열매를 갖게 하라.

배를 가리키는 한자어 '이(梨)'는 이로울 이(利)와 나무 목(木)이 합해진 자로, 사람에게 이로운 나무라는 의미를 갖고 있다. 배 재배를 장려했다는 삼한 시대의 문헌 기록으로 보아 오래 전부터 재배되었음을 알 수 있다. 과거에는 봉산 배, 평양 밤, 울릉도 복숭아, 풍기 감, 보은 대추, 제주 감귤이 대표적인 과수(果樹) 명산지였으나, 지금은 나주가 배의 명성을 이어가고 있다.

배는 푸른기가 없고 맑은 황갈색에 껍질이 두껍지 않은 것이 좋다. 크기가 클수록 좋고, 차갑게 해서 먹을수록 맛있다. 배의 과육은 대부분(90%)이 수분과 당분이다. 나트륨과 마그네슘, 유산이 들어 있어 혈액을 중성화해 주는 효과도 있다. 소화 효소가 풍부해 육류에 넣으면 고기가 연해지고 소화도 잘된다. 또한 배에는 석세포(石細胞)가 풍부하여 변비 해소와 이뇨 효과도 볼 수 있다. 배를 먹고 남은 속으로 이를 닦으면 이가 잘 닦이는데, 이 덕분에 '배먹고 이 닦기'라는 말도 생겨났다. 목이 아프거나 가래가 끓을 때 먹어도 좋다. 배 속을 파낸 뒤 속에 꿀을 채워 중탕하거나 과육만 갈아서 꿀과 생강즙을 섞어 마셔도 효과가 있다. 한방에서는 담이 나오는 기침에 배즙과 생강즙, 꿀을 타 먹으면 효과가 있다고 한다.

배즙과 생강, 꿀을 넣어 중탕하여 만든 이강고(梨薑膏)라는 술도 유명한데 '이고(梨膏)'에 관한 전설이 있다. 옛날, 아들과 사는 구두쇠 노인이 있었는데 그만 아들이 폐병에 걸려 죽을 날만 기다리고 있었다. 그해 가을 폭풍우가 불어 익지도 않은 배들이 떨어지자 노인은 배를 삶아 밥 대신 먹었다. 폐병에 걸린 아들도 밥 구경은커녕 계속 삶은 배만 먹었다. 어느 날, 의원이 와서 아들의 맥을 짚어 보더니 "참 반가운 일이오. 병이 많이 좋아졌소. 무슨 약을 먹었소?" 하고 묻는 것 아닌가. 삶은 배를 먹었다 하니 "그럼 배가 폐병에 좋은 듯하니 계속 배를 먹어 보시오." 하고는 돌아갔다. 이튿날, 의원이 폐병을 앓는 사람에게 배를 먹였더니 신기하게도 기침도 덜하고 각혈도 없어졌다. 그런데 폐병은 치료 기간이 매우 긴 병인 반면 배는 오랫동안 저장하기 어렵다는 것이 문제였다. 결국 배를 삶아 이고를 만들었고, 덕분에 언제나 환자들에게 줄 수 있었다.

이강주(李薑注)는 위를 건강하게 하고 피로를 풀어 줄 뿐만 아니라 강장 효과가 있으며, 취해도 정신이 맑아진다고 한다. 조선의 3대 명주에 속한다고 하니, 과연 그 명성이 아깝지 않다.

복숭아

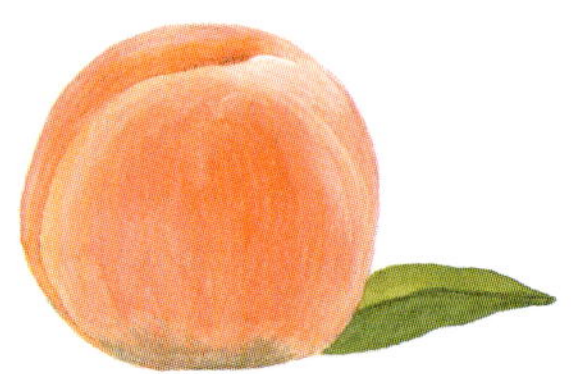

농익은 봄볕에 복사꽃이 자지러지는 과수원을 지나며 〈몽유도원도〉를 떠올린다. 기괴한 바위를 병풍처럼 두른 복숭아 꽃밭은 안개에 휘감겨 있고, 꿈꾸듯 일렁이는 황홀한 분위기는 사람들이 흔히 꿈꾸는 도원향(桃園鄕). 안평대군의 꿈 이야기를 듣고 안견이 그린 이상향의 땅이다.

영원한 평화와 완벽한 자유가 보장되는 도원향은 어두운 현실에 절망하여 이상향을 그리고자 한 도연명의 《도화원기(桃花源記)》에서 비롯한다. 옛날 중국의 무릉이라는 어부가 갔던 곳. 사방이 복사꽃으로 환하고, 아름다운 여인과 사랑을 나누고, 달콤한 과일을 먹으며 지내는 별천지가 바로 그곳이다. 옛사람들은 복사나무를 통해 이상향을 꿈꾸었던 것이다.

복숭아는 중국인들이 예부터 '백 년을 살 수 있는 선약(仙藥)' 이라 여겼을 정도로 불로장생을 상징하는 과일이었다. 중국 고사에 등장하는 복숭아나무 역시 대부분 장수나 힘과 연결된다. 손오공은 1백 년에 한 번씩 열리는 천도복숭아를 훔쳐 먹고 괴력을 얻었고, 한나라 때의 동방삭(東方朔, BC. 154~93) 역시 서왕모가 한무제에게 가져가는 복숭아 세 개를 훔쳐 먹고 3천 년을 살았다고 한다.

복숭아는 원산지 역시 중국으로, 실크로드를 통해 서양에 전해져 지금은 미국 캘리포니아에서 가장 많이 생산되고 있다. 비타민A · C와 펙틴, 칼륨이 풍부하여 피로를 푸는 데 탁월한 효과가 있고, 폐 기능을 강화하며 대장을 부드럽게 한다. 혈액 순환을 도와 어혈을 풀어 주고 저항력을 높이기도 한다. 껍질에 있는 특수 성분은 해독 효과가 있어 예부터 폐결핵을 앓는 사람에게 처방되었다.

복숭아는 살이 흰 백도와 노란 황도로 나누는데, 품종별로 성분의 차이가 있다. 맛을 즐기기에는 수분이 많고 부드러운 백도가 좋고, 통조림용으로는 살이 단단한 황도를 사용하는 것이 좋다. 우리나라 사람들은 백도를 즐겨 먹으며, 주스나 잼을 만들어 먹거나 술을 담가 마시기도 한다. 하지만 복숭아는 장어와 상극이어서 장어를 먹고 복숭아를 먹으면 설사를 하므로 주의해야 한다.

복숭아를 고를 때는 껍질에 상처가 없는 것을 선택해야 한다. 흠집이 생기면 맛이 떨어진다. 지나치게 차가우면 단맛이 떨어지므로 먹기 2~3시간 전에 냉장고에 넣거나 미리 꺼내 두었다가 먹어야 제맛을 느낄 수 있다.

한방에서는 복숭아 씨앗과 꽃도 약재로 사용한다. 《본초강목》에는 "복숭아나무는 병마를 쫓고 귀신을 물리치는 효력이 있다."고 했다. 특히 동쪽으로 뻗은 가지가 가장 효험이 있다고 하였는데, 옛날부터 봄은 만물이 소생하는 원동력이고 동쪽은 해가 뜨는 곳이므로 동쪽과 봄을 같은 개념으로 받아들여 여기에 복숭아의 마력을 활용한 것으로 보인다.

또 복숭아나무는 백 가지 귀신을 이긴다 하여 선목(仙木)이라 하며 무당의 전용물로 쓰였다. 그래서 점치는 윷과 굿하는 도구도 복숭아나무로 만들었다. 복숭아가 귀신을 쫓는 데 효험이 있다고 믿었던 만큼 제사에는 올리지 않았다. 하지만 타락한 여색을 상징한다 하여 집 안에는 심지 않았고, 모양이 여성의 성기를 닮았다 하여 고상하지 못하다 여기기도 했다.

고려 때는 갓 낳은 아이를 복숭아꽃과 흰 눈으로 세수시키는 풍속이 있었다. 아기의 수명장수를 기원하는 목적이었다. 변형되긴 했지만 그 풍속은 지금까지 이어져 아이의 돌날 복숭아 모양이 새긴 반지를 손가락에 끼워 준다. 의학이 발달하지 못해 영·유아 사망률이 높던 시절, 잡귀로부터 아이를 지키기 위한 믿음이었던 것이다.

삼천 년에 한 번 열리는 복숭아를 먹으면 영원히 사는 선인(仙人)이 된다 하지만 지금 도원향이 어딘지 굳이 따져 무엇하랴. 긴듯 짧은 듯한 인생길에 붉은 꽃 피어나는 봄날의 삶은 그 자체로 아름답다.

사과

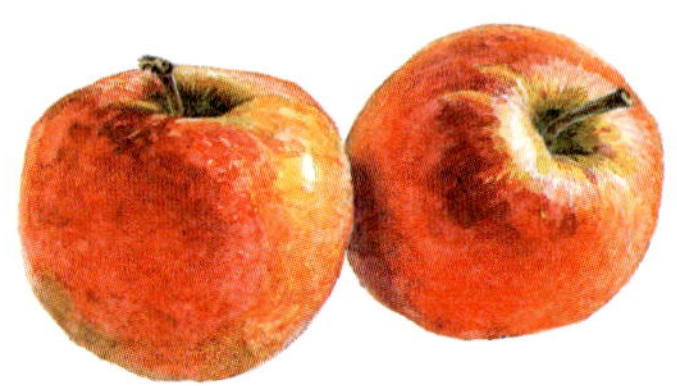

세상에는 세 개의 사과가 있다. 아담의 사과와 뉴턴의 사과, 그리고 빌헬름 텔의 사과이다. 아담의 사과는 종교를 낳았고, 뉴턴의 사과는 과학을, 텔의 사과는 정치를 만들어 냈다.

사과에 대한 이어령 교수의 명쾌한 정의다. 그리스에서는 영원한 생명과 행복을 주는 과일이요, 아라비아에서는 만병통치약이며, 북유럽에는 영원한 청춘의 상징으로 여겨지는 사과. 이처럼 수많은 과일 가운데 유독 인류사에 많은 영향을 끼친 사과는 과연 어떤 과일일까?

신이 최초의 남자와 여자를 창조한 뒤 함께 살게 한 에덴 동산에는 풍요와 번영을 상징하는 모든 종류의 과일 나무가 있었다고 한다. 신비의 정원인 '태초의 과수원'에는 불멸의 상징인 생명수와 선과 악을 구별하는 금단의 열매가 자라고, 어느 날 배도 나타났는데……

숙명의 과일이 어떤 과일인지 아무도 알지 못했다. 결국 그것은 5세기에서 12세기에 이르기까지 그리스도교 신학자들을 대립시키는 뜨거운 논쟁을 낳고 만다. 아담과 이브, 사과에 얽힌 역사의 전통은 사과나무가 라틴어로 '악(惡)'과 동음이의어인 말루스(malus)라는 사실에서 유래했다고 한다. 언어학적으로 유사하다는 이유로 금지된 나무의 열매가 된 것이다. 그러나 어린 예수의 손에 들려 있는 사과는 구원이나 원죄에 대한 속죄를 암시한다.

중세까지만 해도 과일은 그 자체로 귀족적인 것으로 평가받았다. 농민들이 재배하는 흙투성이 채소와는 격이 다른 과일을 식물의 귀족으로 여겼던 것이다. 16세기 중엽에는 사과와 버찌, 자두를 거친 음식을 먹어도 소화를 잘 시키는 위가 튼튼한 '하층 계급'의 식품이라고 생각했다. 과일은 정신의 명민함을 유지해 주는 고마운 식품이었으며, 귀족들에게는 레몬이나 오렌지처럼 향이 좋고 신맛이 나는 과일을 권장했다.

관련된 전설과 얽힌 이야기가 많은 만큼 사과는 술이나 식초, 파이, 소스 등 그 쓰임새도 매우 다양하고 몸에 좋은 성분이 풍부하여 '아침마다 공복에 먹는 사과 한 알은 의사를 울게 한다'는 말이 있을 정도다. 무엇보다 펙틴의 일종인 식이섬유가 풍부해 변비에는 말할 것도 없고, 설사가 심할 때도 사과를 갈아 밥 대신 먹으면 속이 한결 편안해진다. 사과의 펙틴은 수분을 머금으면 한천 상태로 굳어져 소화 흡수되지 않고 그대로 배설된다. 따라서 변비일 때는 변의 부피를 늘려 밀어내고, 설사일 때는 수분을 흡수하여 적당한 상태로 굳혀 주는 요술을 부린다. 껍질 부분에 많으므로 가능하면 깨끗이 씻어 껍질까지 먹는다. 펙틴 외에도 항산화 성분인 비타민C와 비타민E, 카로틴이 들어 있다. 피로를 풀고 장을 깨끗하게 해 주는 유기산의 작용으로 급성 장염이나 변비, 혈압을 조절해 주기도 한다.

사과는 익을수록 녹말이 당과 알코올로 바뀌면서 맛이 든다. 사과씨 주변을 말갛고 투명하게 둘러싸고 있는 것이 바로 녹말에서 당을 거쳐 알코올로 바뀐 막으로, 우리는 보통 '꿀사과'라고 부른다. 꿀사과일수록 껍질의 붉은색을 내는 안토시안이 색소가 많아지므로 붉을수록 잘 익었다는 증거다.

서양에서는 두 쪽으로 자른 사과의 단면을 여성의 성기, 씨가 박힌 심이 있는 부분을 남자의 성기에 비유한다. 즉 사과는 빈틈없이 결합된 여자와 남자의 성기라는 의미다. 우리나라에서도 사과를 여자의 성기 질환에 약으로 쓴다. 생리 때마다 아랫배와 허리가 매우 쑤시고 아플 때 사과를 껍질째 구워서 하루에 한 개씩 먹으면 좋다. 껍질째 구운 사과는 부인들의 요통이나 산후 복통에도 효과가 좋다. 사과가 오랫동안 인류의 역사와 문화와 함께 해 온 이유를 이해할 수 있다.

산수유

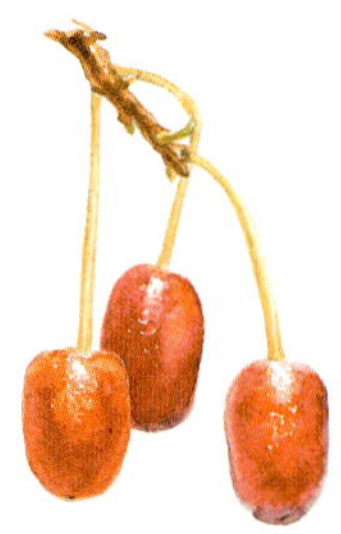

대지에 온기가 느껴지고 봄기운이 먼 기적 소리처럼 떠나고 싶게 유혹한다면 지리산 자락 구례 산동 마을로 가 볼 일이다.

3월이면 봄을 알리는 대표 나무 산수유가 터트린 꽃망울이 노란 안개처럼 환상적이다. 가만히 들여다보면 샛노란 작은 꽃들이 안개꽃처럼 수백 수천 송이 두루 어울려 비로소 하나의 꽃을 이루고 있다. 화려하지도 않고 향기를 풍기지도 않지만 다른 꽃들보다 먼저 노란 물감을 점점이 찍어 낮은 돌담에도, 산골 마을에도 구석구석 봄을 알린다.

그중에서도 구례는 전국 산수유 생산량의 60%를 생산하고, 그것의 80%가 지리산 만복대 기슭에 자리한 산동면에서 생산된다. 산동에는 우리나라 최초의 산수유나무가 있는데, 돌에 새긴 안내문에는 '1천여 년 전 중국 산동(山洞)성에서 가져와 국내에 가장 먼저 심은 시조수'라는 설명이 있다.

층층나무과에 속하는 산수유는 키가 작고, 산에서 자란다. 처음 익어 마르지 않은 열매는 붉고 살이 통통하며 윤택하다. 그래서 산(山) ― 붉다〔茱〕 ― 살찌다〔萸〕라고 하여 '산수유'라 부른다. 열매는 대추보다 작고 길쭉한데, 처음에는 녹색이었다가 8~10월경 붉게 익는다. 10월 중순 상강(霜降)이 지나 수확한다. 잘 익은 열매를 따서 씨를 빼고 그늘이나 약한 불에 말려 쓰거나 술에 적셔 찐 후 약으로 쓴다.

산수유는 맛이 시고 약간 떫다. 신맛은 갈산(gallic acid, 몰식자산)과 타르타르산(tartaric acid, 주석산) 등으로, 몸에 들어가 수렴 작용을 한다. 그래서 유난히 땀을 많이 흘리는 허약 체질인 사람이나 신장 기능 약화로 인한 탈모 증상에 효과가 좋다. 특히 밤이면 소변을 보느라 잠을 설치는 사람이나 어린이들의 야뇨증에 효과가 있다. 오랫동안 먹으면 허리나 무릎이 저리고 아픈 사람, 노인들의 원인 모를 귀울음에도 효과가 있다 한다.

한방에서도 중요한 약재로, 잘 익은 열매를 따서 씨를 뺀 것을 그늘이나 약한 불에 말리거나 술에 쪄서 약으로 쓴다. 산수유 20g을 물 500ml(2.5컵)에 넣고 반으로 줄어들 때까지 끓여 물처럼 마시는 산수유차는 혈압 강하 작용이 있어 겨울 추위에 혈압이 걱정될 때 도움이 된다. 또한 산수유 과육은 원기를 강하게 하고 정액을 거두어 저장하게 하는 효과가 있다. 하지만 씨는 정액을 빠져나가게 한다는 이유로 쓰지 않고 과육만 이용한다. 빨갛고 통통한 산수유 300g을 씨를 빼고 흐르는 물에 물기를 제거한 뒤 소주 1.8 l를 부어 서늘한 곳에 2~3개월 숙성하여 아침저녁으로 20ml씩 2회 공복에 마시면 된다.

산수유를 많이 재배하는 곳에서는 마을 처녀들이 입에 열매를 넣고 씨를 발라서 뱉으며 과육을 입 속에 모으는 방법을 쓴다고 한다. 그래서 '산동 처녀와 입맞춤만 하여도 산수유의 약효를 볼 수 있다' 고 한다나. 심지어 처녀들이 입으로 모은 것은 더욱 약효가 좋아 정력을 높여 준다는 소문도 있었을 정도라고 한다. 발그레한 술빛의 은은함도 매력이지만 그 효과는 더욱 매력적인가 보다.

또 하나, 산수유나무 껍질에는 독특한 무늬가 있으니 그것을 즐기는 것도 또 하나의 즐거움이다. 이는 나무의 껍질이 얇은 조각으로 벗겨지고 난 뒤 다시 새 껍질이 생기는 과정을 반복하여 만들어진 것이라 한다.

어김없는 약속처럼 겨울을 지나 봄이 오고 "부활에 대한 모든 신앙은 봄이면 다시 살아나는 식물에 근거를 두고 있다."는 말에 고개를 끄덕이며 대자연의 진리에 새삼 경이로움을 느낀다.

산초나무

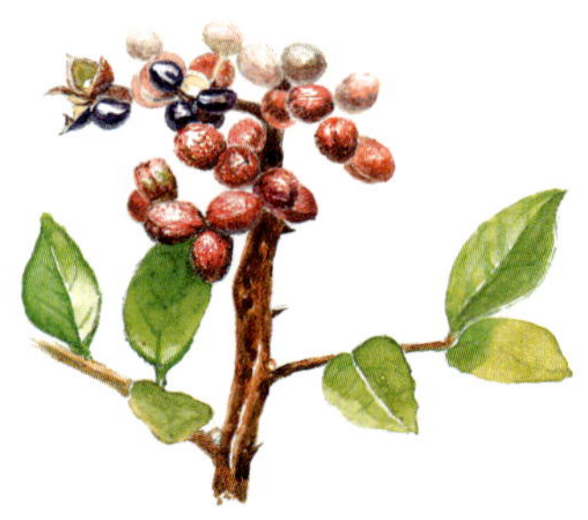

프랑스 요리에서 가장 중요한 준비물은 허브(herb)다. 허브의 풍미는 봄날 아침이나 정원의 싱그러움을 미각에 가져다 준다.

허브는 줄기나 잎, 꽃 봉오리 등 향기가 있는 식물의 총칭으로, 푸른 풀(HERB)을 뜻하는 라틴어에서 왔다. 주로 요리에 풍미와 식욕을 더해 주는 향신료나 건강 증진을 위해 첨가되며, 서양 음식에서 빼놓을 수 없는 식재료이기도 하다.

중세 시대에는 양념과 허브가 신분의 상징이었다. 음식에 후추나 정향, 계피 등을 넣는 것도 맛을 좋게 하기 위함이 아니라 음식의 품위를 높이고, 나아가 자신의 품격을 높이기 위함이었다. 유혹적인 향기와 특유의 맛을 통해 사람들은 자신이 더 나은 세계에 있는 것으로 느꼈던 것이다.

허브라고 하면 보통 로즈마리나 라벤더, 타임, 재스민 등의 서양 허브를 떠올리지만 우리의 전통 채소인 마늘과 쑥, 박하, 생강, 고추, 깻잎, 산초도 모두 허브다. 그중에서도 산초는 특유의 맛과 향기로 많은 인기를 끌고 있는 대표 허브다.

산초 특유의 매운맛은 산시올(sanshol)이라는 성분으로, 국부 마취 작용과 살충 효과가 있다. 그래서 생선 독에 중독되었을 때 해독제로 이용하며, 옻이 올랐을 때 산초 잎이나 나무껍질 삶은 물로 목욕을 하면 효과를 볼 수 있다고 한다. 다 자란 산초 잎도 목욕제로 유용한데, 잎을 진하게 끓여 목욕 물로 쓰면 향취로 인해 기분이 상쾌해지고 피로도 풀 수 있다.

산초에는 매운 성분뿐만 아니라 소화기 계통의 기능을 원활하게 하는 효과가 있는 성분도 들어 있다. 주로 위하수나 위확장 치료제로 이용되며, 거담제 · 소염제 · 이뇨제로서도 효과가 좋다. 따라서 여름철에는 음식에 산초가루를 넣어 먹는 것도 더위를 이기는 좋은 방법이다. 특히 산초나무의 잎은 방향성 조미료로, 생선회의 비린내를 없애고 찌개의 맛을 깔끔하게 하는 효과가 있어 추어탕에 반드시 들어간다. 또한 산초 기름은 그 자체가 기침약이기도 하여 옛날 어머니들은 산초기름을 상비해 두고 약으로 쓰기도 했다.

열매나 잎을 소주에 담가 3개월 이상 숙성한 산초주도 최고의 약이다. 매일 반 컵 정도 마시면 오장이 편안해지고 소화력이 증진된다고 하니 말 그대로 약술 아닌가. 단, 자극적이므로 산초는 소주의 1/5 정도만 넣는 것이 좋다. 하루 권장량이 2~5g이라 많이 섭취하면 오히려 실명이나 건망증, 혈맥 손상을 불러올 수 있기 때문이다.

산초나무는 가시가 많고 냄새까지 풍부해 귀신을 쫓는 나무로 여겨지기도 한다. 그래서 집에 울타리 대신 심으면 병마가 오는 것을 막을 수 있다 하며, 노인들 역시 산초나무로 만든 지팡이를 짚고 다님으로써 액운이 미치지 않길 바랐다. 과거에는 귀신을 쫓는 민속으로 섣달 그믐날 밤에 산초나무 열매 일곱 알과 측백나무 잎 일곱 장을 넣어 초백주(椒柏酒)라는 술을 빚어 정월 초하루에 마시기도 했다. 이 역시 한 해의 사악한 기운과 질병, 액운을 모두 물리치고 싶은 바람은 담은 것이었다.

산초나무는 작지만 많은 열매를 달고 있다 하여 다산의 상징으로 여겨지기도 한다. 그 예로 중국 한나라에서는 황후의 방을 산초나무의 이름을 따 초방(椒房)이라 불렀고, 벽에 산초나무를 발라 사악한 기운을 제거하고 임신을 기원했다고 한다. 오향장육이라는 요리에도 팔각 · 정향 · 계피 · 진피와 함께 산초를 넣는다.

우리 고유의 토종 허브, 산초. 맛과 향으로 미각을 돋우는 것도 매력이지만 그 효능을 보니 앞으로의 쓰임새가 더욱 기대된다.

살구

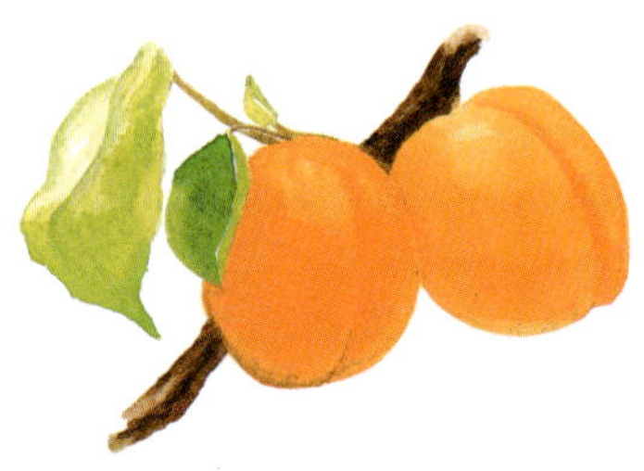

해마다 강기슭에 피는 살구꽃 / 떨어져선 하얗게 물 위 돌다가 / 어디론지 물 따라 흘러가는 꽃 / 해마다 부질없이 폈다 지는 꽃……

김억은 〈살구꽃〉이란 시에서 떠돌다가 스러지는 마음의 꽃으로 덧없는 봄날을 읊고 있다. 봄과 정겨운 고향의 살구꽃은 마음속의 이상향이자 떠도는 자의 유토피아(Upopia)다.

꽃등인양 창 앞에 한 그루 피어 오른 / 살구꽃 연분홍 그늘 가지 새로 / 작은 멧새 하나 찾아와 무심히 놀다가나니…….

유치환의 〈춘신(春信)〉은 그린 듯 곱다. 시인이 떠나간 먼 세상에도 봄이면 살구꽃이 피고 지는지 모를 일이다.

장미과에 속하는 살구나무는 4월에 잎보다 먼저 화사한 꽃이 피었다가 아차 하는 순간 사그라진다. 나무〔木〕에 열매〔口〕가 주렁주렁 달린 모양을 본떠 '행(杏)'이라 부르며, 열매는 매실과 비슷한데 맛이 시면서도 달아 '달달한 매실'이라는 뜻에서 '첨매(甛梅)'라고도 부른다.

살구는 다른 어떤 과일보다 비타민A의 전구체인 카로틴이 풍부하여 아름다운 오렌지색을 띤다. 말리지 않은 진한 색의 완숙 살구일수록 카로틴 함량이 높은데, 살구 100g이면 성인에게 하루에 필요한 카로틴의 절반에 해당하는 2,700IU의 카로틴을 섭취할 수 있다. 카로틴 외에도 인과 마그네슘 등의 미네랄이 풍부하여 두뇌에도 좋다. 기억력을 높여 주고 적혈구 수를 증가시켜 준다는 연구 결과도 있다. 치아에 좋은 불소 성도 많이 들어 있어 살구를 먹으면 치아가 건강해진다. 빈혈에도 좋아 소의 간만큼이나 효과가 뛰어나고 시력 향상에도 효과를 볼 수 있다. 위를 편안하게 하고 대장 운동을 촉진하므로 습관성 변비 개선에도 효과가 좋다. 살구씨를 검게 볶아 가루 내어 물에 갠 것을 솜에 사서 귀에 꽂아 두면 중이염 치료에도 효과를 볼 수 있다. 피부 미용에도 좋아 가루 낸 살구씨 5g을 1개의 달걀 흰자에 개어 팩을 만들어 자기 전에 얼굴에 바른 뒤 20~30분 후 미지근한 물로 닦아 내면 기미가 없어진다고 한다. 여드름에는 살구씨 기름이 효과가 있다.

옛사람들은 산길을 갈 때 살구나무로 만든 지팡이나 목탁을 들고 다녔는데, 이렇게 하면 맹수가 덤벼들지 못했다고 한다. 그래서인지 죽은 뒤에서 살구나무로 만든 관에 들어가고 싶어했는데, 이렇게 하면 악령이 영혼을 괴롭히지 못할 것이라 믿었던 것 같다.

살구나무가 무성하게 꽉 들어찬 것을 일러 '행림'이라고 하는데, 여기에는 훈훈한 이야기가 전해 온다. 중국 한나라 후관에 살던 동봉(董奉)이라는 의사가 있었는데, 독약을 먹고 죽은 지 사흘이나 되는 시체를 살릴 정도로 명의였다고 한다. 그는 병을 치료해 준 뒤에는 중환자에게는 살구나무 5그루를, 경환자에게는 1그루를 심으라고 했다. 그러기를 수십 년, 어느덧 동네에는 10만 그루나 되는 살구나무가 자라 숲을 이루게 되었다. 엄청난 살구가 열리자 그는 동네 사람들에게 곡식을 가져와 그 값어치만큼 살구를 따 먹으라 하고는 그렇게 바꾼 곡식으로 가난한 사람을 도와주었다. 그 후부터 인술을 베푸는 의사를 가리켜 행림(杏林)이라 부르게 되었다.

살구는 주로 말려 먹거나 절임으로 이용한다. 워낙 달아서 그냥 말리기만 해도 설탕에 절인 것처럼 달콤하다. 마음이 흐트러졌을 때 먹어도 좋다 하니 흐트러진 마음을 살구로 다잡아 보는 것은 어떨까?

석류

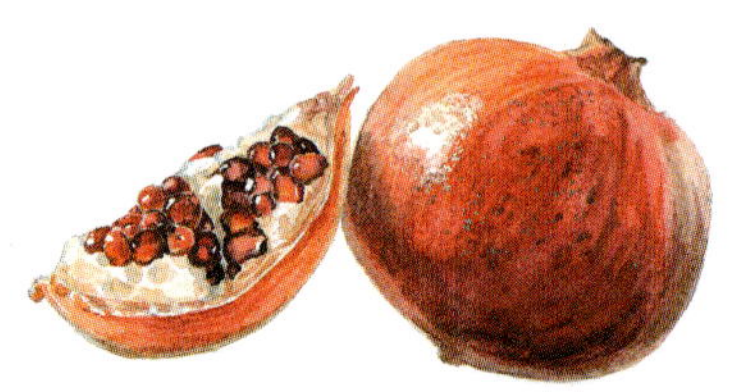

석류는 스페인의 국화(國花)다. 서리가 내리면 열매가 스스로 터져 씨가 내비치는 석류는 생각만 해도 입 안에 침을 고이게 한다. 루비처럼 빛나는 열매가 선사하는 새콤달콤한 그 맛.

애굽을 탈출한 이스라엘 백성들이 광야를 떠돌며 그리워했다는 기록이 있을 만큼 석류는 오래 전부터 재배해 온 과일의 하나다. 특히 기독교와 관련이 깊어 그리스도교에서는 부활과 영적 풍요로움의 상징으로 여기며, 기독교 미술에서도 역시 희망과 영원한 생명의 의미로 받아들인다. 나아가 사랑과 피의 색인 붉은 주스는 성인의 순교를 떠올리게 한다. 심지어 아담이 이브에게 준 금단의 열매는 사과가 아니라 석류라고 하는 설(說)도 있다.

석류의 원산지는 이란 북부, 인도 북서부, 히말라야 등으로 알려져 있다. 예부터 석류는 자손이 흥하고 부귀를 불러오는 과일로 여겨져 양지 바른 정원에 많이 심었다. 석류의 씨는 다산을 의미하며, 열매가 익어 가는 과정이 남성의 음낭과 비슷해 음양의 상징성을 지닌 과일로도 생각했다. 혼례용 활옷이나 원삼에 열매가 많은 석류나 포도 문양을 새기는 것도 석류의 이러한 상징성 때문이다. 복 있는 사람〔子福者〕을 뜻하여 혼인식 상에 차리기도 하고, 신혼 축하 선물로 보내는 풍속도 있었다. 또한 석류는 추석날 풋밤, 대추와 함께 제수로도 쓰이는데, 이 풍속은 중국에서 들어와 우리나라를 거쳐 일본으로 전해졌다고 한다.

석류는 껍질에서 뿌리까지 모두 식용 가능한 고마운 과일이다. 특히 과실에는 당질과 식물성 에스트로겐과 비타민 등이 들어 있어 강장·미용·갱년기 장애 개선 등의 효과가 뛰어나다. 껍질에는 탄닌이 들어 있어 설사나 대하증 치료에 좋고, 꽃은 코피가 날 때 가루로 만들어 콧속에 넣으면 지혈 효과를 발휘한다. 나무뿌리의 껍질을 짓찧은 즙은 무좀에 더 없이 좋은 치료제이고, 잎을 달인 물은 입 냄새 제거에 좋다. 잎 달인 물로 양치를 하면 충치에도 효과를 볼 수 있다.

석류에는 단맛이 있는 감과와 신맛이 있는 신과가 있는데 생과로 먹는 것은 단맛이 많은 감과가 좋고, 과즙으로 먹는 것은 신맛이 많은 신과를 이용하는 것이 좋다. 열매나 꽃은 술이나 차로 만들어 마시거나 샐러드에 넣어 새콤달콤한 맛을 즐긴다. 특히 석류꽃으로 만든 차는 장을 편안하게 해 주고, 석류꽃과 감초로 만든 석류감초차는 심장 강화와 아토피 개선에 효과가 있다고 한다. 맛이 달아지기 직전의 석류씨를 설탕에 절여 만든 석류주는 위염이나 소화 불량, 곽란 등에 치료제로 이용한다. 만성 위염에는 말린 석류씨를 가루 내어 양배추 주스에 타서 마시면 좋다고 한다.

하지만 과한 것은 모자람만 못한 법. 지나치게 많이 먹으면 오히려 폐와 치아를 상하게 하고 가래도 많이 생긴다고 하니 적당히 섭취해야 한다. 또 한 가지, 석류의 강한 산은 금속을 녹슬게 하므로 철제 용기에 담으면 안 된다.

우리 속담에 제 잘난 맛에 산다는 뜻으로 '석류는 떨어져도 안 떨어지는 유자를 부러워하지 않는다' 는 말이 있다. 조지훈은 "문득 석류꽃이 터진다 / 꽃망울 속에 새로운 우주가 열리는 파동!"이라고 노래했다. 그 표현만큼이나 정열적인 과실임에 분명하다.

팔레스타인에서는 석류를 축복의 하나로 꼽는다. 영국의 헨리 4세도 '지독하게 시고 그 속에 단맛이 있는 것이 엄하면서도 온정 있는 왕이야말로 진정한 명군' 이라는 의미에서 석류를 모토로 삼았다고 한다. 하지만 석류처럼 세상을 다스리진 못했으니 석류가 아깝다.

수박

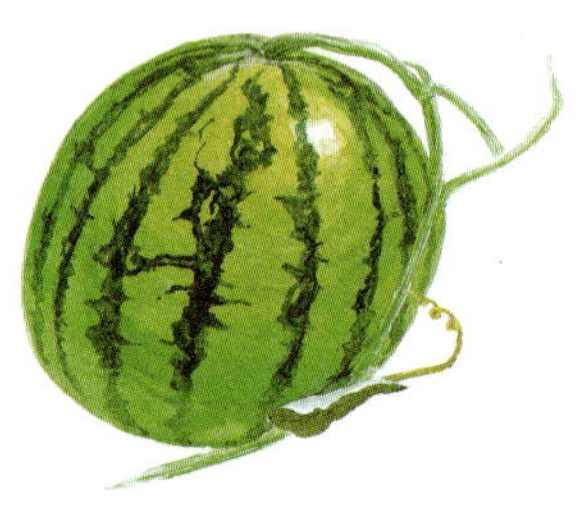

여름날 주홍색 소반 가운데에 짙푸른 수박을 올려놓고 손수 쾌도를 빼어 쓱쓱 자르니 이 또한 즐거움이 아닌가.

중국 청 나라 때 소설가 김성탄(金聖嘆, ?~1661)이 쓴 《부역쾌재삼십삼칙(不亦快哉三十三則)》의 일부다.

온 가족이 둘러앉아 썰어 먹는 수박은 한여름 더위를 식혀 주는 과일로, 신경을 안정시키고 갈증을 풀어 주는 여름 과일의 왕이다.

수박의 원산지는 아프리카로, 박과에 속하는 일년생 덩굴풀이다. 우리나라에는 고려 때 원나라를 통해 처음 들어왔으나 겉과 속이 다른 데다 오랑캐가 가져온 과일이라 하여 조선 초까지 선비들은 수박을 먹지 않았다고 한다.《연산군일기(燕山君日記)》에 수박에 대한 기록이 나오는 것으로 보아 그 이전부터 재배되었음을 알 수 있다.

서과(西瓜), 수과(水瓜), 한과(寒瓜)라고도 하며, 우리나라에서 재배되는 것은 대부분 원형에 과육이 붉은 것이지만 노란색이나 흰색을 띠는 것도 있다.

수박은 100g당 칼로리가 21kcal에 불과한 저열량 식품으로, 거의 대부분 수분으로 이루어져 있어 소변을 통해 자연스럽게 몸속의 노폐물을 배출하는 효과가 있다. 덕분에 해열·해독제로 많이 이용하고, 일사병에도 효과가 있다. 아르니

킨과 시트룰린이라는 특수 성분이 들어 있어 부종을 없애고, 이뇨 작용을 도와 신장염이나 방광염, 요도염 등의 신장 질환에도 효과가 좋다. 간에서 효소의 생성을 빠르게 해 주기 때문에 혈압을 낮추고 알코올을 분해 촉진하는 효과가 좋아 숙취 해소에도 도움이 된다.

수박에 들어 있는 당분은 과당과 포도당으로 피로 회복에 효과가 좋은데, 수박 중심부의 빨간 부분에 더 풍부하다. 비타민C를 파괴하는 아스코르비나제의 활동을 억제하는 효과도 있어 아스코르비나제가 들어 있는 오이나 당근과 함께 먹으면 더욱 효과적이다. 하지만 몸속의 열을 식히는 청서(淸暑) 효과가 강해 몸이 차고 소화 기능이 약한 사람은 많이 먹지 않는 것이 좋다.

수박은 껍질이 두껍고 많아 먹을 수 있는 부분이 58% 정도지만 한방에서는 과육은 물론 씨앗과 껍질도 유용하게 쓴다. 말 그대로 버릴 것 없는 여름 선물인 것이다. 흰 껍질 부분 60g에 물 3컵을 넣고 중간 불에서 물이 반으로 줄 때까지 끓여서 물처럼 마시면 갈증 해소는 물론 당뇨병과 위염에 효과를 발휘하며, 이 물로 입을 헹구면 구내염을 치료하는 데 좋다고 한다.

과육과 껍질뿐만 아니라 씨에도 우수한 효과가 있다고 알려져 요즘에는 수박을 먹을 때 씨를 먹는 사람도 많다. 수박씨는 볶아서 차로 만들어 마시면 좋은데, 수박씨에는 고혈압이나 동맥경화 등에 좋다고 알려진 리놀렌산이 풍부하여 고기 등의 기름진 음식을 먹은 뒤에 수박씨차를 마시면 좋다. 또한 수박씨에는 진정 작용을 하고 방광염을 완화하며 피부를 깨끗하고 윤기 나게 하는 효과도 있다.

수박을 고를 때는 껍질의 색이 선명하고 줄무늬가 뚜렷하며, 꼭지가 움푹 들어간 것을 선택해야 한다. 또 두드려 보아 맑은 소리가 나며 씨가 검은 것이 싱싱하고 품질이 좋은 것이다. 특히 수박의 과당은 차가워지면 단맛이 더 증가하는 특성이 있으므로 차갑게 해서 먹으면 더욱 달콤한 수박을 맛볼 수 있다.

베트남에서는 설날 다복을 점치는 방법으로 수박을 잘라 보는 풍습이 있다고 한다. 그 속이 빨갛게 잘 익었으면 그 해에 복을 받는다고 믿는다. 과일 하나에 부여하는 의미는 제각각이지만 크고 잘 익은 것을 선호하는 것은 어디나 똑같은가 보다.

앵두

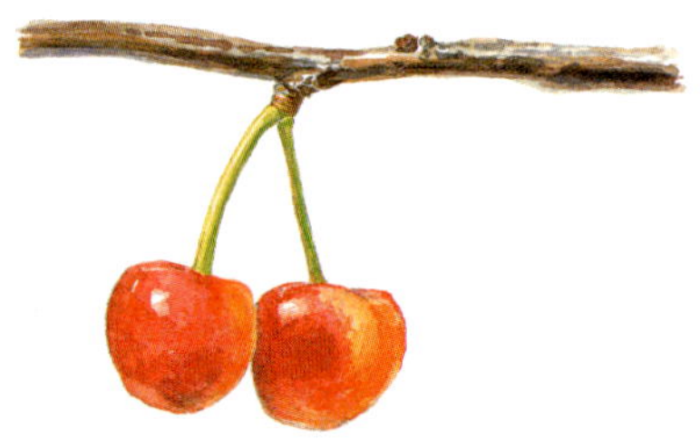

흔히 앵두꽃과 열매는 사랑을 속삭이는 남녀와 깊은 관계가 있다 하여 예부터 남녀의 애정을 그리는 배경으로 나타난다. "앵두나무 우물가에 동네처녀 바람났네."라는 노래 소절이나 "님이 가신 후에 소식이 돈절하니 창밧긔 앵도화가 몇 번이나 픠였는고. 밤마다 등하(燈下)에 홀로안자 눈물계워하노라."던 송대춘(松臺春, 연대 미상)의 글이 그렇다.

달콤새콤하면서 떫지만 빠알갛고 사랑스러운 열매는 붉은 입술을 연상하게 하고, 흰 듯 붉은 듯 수줍게 피어난 꽃은 사랑의 결실을 의미한다.

앵두의 원산지는 중국 또는 우리나라라고 하며, 3월 하순에서 4월 상순에 흰색 또는 담홍색 꽃을 피워 5~6월에 열매가 익는다. 종묘에도 올리던 과일로, 초여름에 가장 먼저 열린다. 열매는 비록 1cm에 불과하지만 입에 넣고 싶을 정도로 예뻐 식용과 약용으로 두루두루 이용되었다. 주로 양지 바른 산기슭에 많이 자라며, 집 담 주변에도 많이 심어 즐긴다. 앵두가 많이 열리면 그 해는 풍년이 든다고 할 정도였으나 요즘은 시골에서도 보기 드문 나무가 되었다.

앵두는 그 작은 알 속에 꽉 찬 효능을 담고 있다. 피와 원기를 보충하고 풍습(風濕)을 제거하며, 피부를 윤택하게 할 뿐만 아니라 변비를 풀어 주며 기침을 치료하는 약재로도 이용된다. 신장 기능이 약해 요통에 시달리는 사람이 먹어도 효과를 볼 수 있다 하니 제몫을 다하고도 남지 않는가?

특히 앵두주는 조루증이나 수면 중 정액이 흘러나오는 증상 등에 민간요법으로 쓰인다. 잘 익은 앵두와 소주를 1 : 2 비율로 섞어 술을 담가 1개월 이상 숙성하여 하루 3회, 1잔씩 식간에 마시면 확실한 효과가 있다고 한다. 식후 조금씩 마시는 앵두주 역시 혈액 순환과 피로 회복에 좋다. 앵두즙을 바르면 얼굴의 각종 부스럼이 없어지고 피부가 고와진다고도 한다. 잘 익은 앵두를 병에 담아 밀봉하여 땅속에 6개월 이상 묻어 두면 담녹색의 즙이 생기는데 이 즙을 걸러 내어 얼굴에 바르면 된다.

앵두와 관련된 속담도 있다. '앵두장수' 란 말은 잘못을 저지르고 어디론가 자취를 감춘 사람을 이르는 말이고, '처갓집 세배는 앵두꽃 꺾어 가지고 간다' 고 하여 처갓집 세배는 늦어도 괜찮다는 의미를 담기도 했다.

앵두는 음식으로도 많이 이용되는데, 알이 작고 씨가 커서 과육이 별로 없기 때문에 날로 먹기보다 잼·과편·정과·화채 등으로 많이 만들어 먹는다. 과편을 만들 때는 먼저 잘 익은 앵두를 씻어서 물을 붓고 끓이다 앵두가 터지면서 끓기 시작하면 체에 밭쳐 주걱으로 앵두를 으깬다. 체에 걸러진 걸쭉한 즙에 설탕을 넣고 조리다가 녹말을 풀어 넣어 잘 저은 뒤 네모진 그릇에 쏟아 식히면 과편이 완성된다. 새콤달콤 말랑말랑한 묵의 질감을 가진 과편은 말 그대로 별미다. 씨를 빼고 물을 부어 끓이다가 물을 따라 내고 꿀을 넣어 조린 앵두정과 역시 그 색이 눈길을 사로잡는다. 단오식의 하나인 앵두화채도 빼놓을 수 없는 앵두 요리다. 씨를 빼고 꿀에 재우면 앵두에서 과즙이 나와 붉은 앵두청이 되는데, 이 앵두청 한 숟가락에 시원한 물을 한 잔 타서 마시면 여름 음료로 그만이다.

한 쌍의 아름다운 손은 천 사람의 베개가 되고 / 조그마한 앵도 같은 입술을 만인이 맛을 보네.
　―〈춘향가〉 중에서

예나 지금이나 미인의 붉은 입술을 '앵두 같다' 고 표현하는 것은 하나의 불문율인가 보다.

오미자

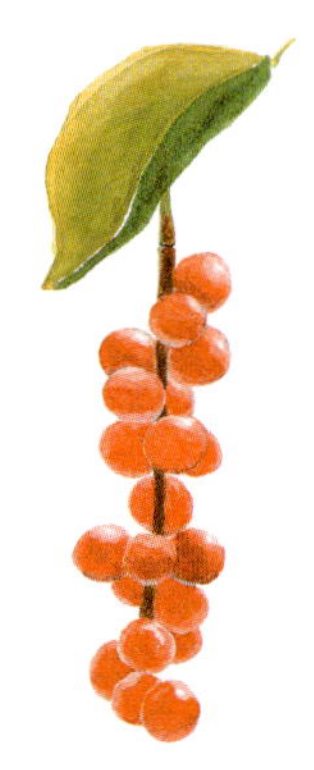

다섯 가지 맛[五味]을 가진 열매라는 뜻의 오미자(五味子). 껍질은 달고 알맹이는 시며 씨는 매운맛이 나는데, 이런 맛들이 어우러져 짠맛을 낸다고 한다. 그 중 신맛이 가장 강하고, 다른 맛들은 따로 구분하기 어렵지만 이들 맛이 어우러져 오미자만의 독특한 맛이 난다. 한자에서는 열매나 종자를 말할 때 흔히 '아들 자(子)' 자를 붙이곤 한다. 특히 열매를 약으로 쓰는 나무에 이런 경우가 많다.

오미자는 우리나라와 중국, 시베리아, 사할린 지방에 자생하는 목련과의 낙엽수의 열매다. 등나무처럼 다른 나무를 휘감고 올라가는 성질이 있고, 7~8월경 붉은 빛이 도는 흰 꽃이 피는데 이 열매를 말린 것이 오미자다.

오미자는 은행나무처럼 암나무에는 암꽃이, 수나무에는 수꽃이 달린다. 오미자의 붉은 빛은 내 주는 것은 안토시안으로, 질병과 노화의 원인인 활성 산소를 효과적으로 중화시키는 항산화 작용이 뛰어나다.

《약용식물사전》에는 "식전에 오미자를 내복하면 자양 강장과 거담, 진해 효과가 있고 내분비액의 분비를 촉진시킨다."고 했으며,《동의보감》에는 "허한 곳을 보하고 눈을 밝게 하며, 장을 따뜻하게 하고 음(陰)을 강하게 하며 남자들의 정(精)을 더한다."고 적고 있다. 두뇌 활동을 주관하는 신장과 비장을 도와 기억력을 높여 주는 효과도 뛰어나 수험생에게 권할 만하다. 하루 적정 섭취량은 4~15g 정도다.

오미자는 약성이 완만하고 순하며, 독과 부작용이 전혀 없어 오랫동안 쓸 수 있다는 것이 장점이다. 오미자를 약으로 쓸 때는 보통 붉게 익은 열매를 햇볕에 말렸다가 은근한 불에 달이거나 가루로 만들어 복용한다. 술을 담가 마셔도 좋은 효과를 볼 수 있으며, 바람이 잘 통하고 햇빛이 밝은 곳에 오미자를 하루쯤 말려 냉장 보관해 두면 일 년 내내 새콤한 오미자차를 즐길 수 있다.

시중에서 구입할 때는 선홍색을 띤 깨끗한 것을 골라 냉동이나 냉장 보관해 두어야 오래 먹을 수 있다. 하지만 빛이 고운 오미자는 말리지 않고 그대로 차를 만든다. 수분이 날아가지 않도록 오미자를 한 번 씻어서 오미자와 백설탕을 1 : 1 비율로 준비한 뒤 오미자와 설탕을 켜켜이 담아 바람이 잘 통하는 어두운 곳에 놓아두면 된다. 이것을 40일 정도 숙성시켜 소쿠리에 씨를 받쳐 낸 뒤 오미자 즙만 냉장 보관해 놓고 물과 섞어 마시면 된다. 말린 오미자를 우린 것보다 색이 선명하고 맛도 신선할 뿐만 아니라 계절에 상관없이 언제나 신선하게 즐길 수 있다. 오미자차는 특히 봄철에 입이 자주 마르는 증상이 있는 사람에게 좋은데, 신맛과 쓴맛이 입 안을 부드럽게 해 주는 효과가 있기 때문이다. 하지만 오미자를 우릴 때 뜨거운 물을 부으면 신맛이 지나치게 강하고 쓴맛과 떫은맛도 많이 우러나므로 차가운 물에 넣어 하루 반 정도 천천히 우려내는 것이 좋다. 특히 오미자 국물 맛은 종류와 우린 시간에 따라 빛깔이 다르기 때문에 더욱더 기다림이 요구된다.

차가운 오미자즙에 국수를 말아 먹는 오미자냉국수와 오미자 국물에 배 등의 과일을 채 썰어 넣은 오미자화채도 빼놓을 수 없는 오미자 요리다. 맛이 시원하여 갈증을 해소하는 여름 음료로 으뜸이다. 녹두를 곱게 갈아 가라앉힌 녹말을 끓이다 오미자즙을 넣어 만든 오미자응이라는 궁중 음식도 별식으로 권할 만하다. 빛깔이 곱고 산뜻한 맛이 풍부하며, 궁중 음식으로 이용된 만큼 건강에도 좋다. 신맛을 싫어하는 노인들에게는 찹쌀가루로 쑨 죽에 오미자차를 올리면 효자 음식이 된다.

맛과 영양은 물론 고운 빛깔까지 그 이름처럼 다양한 매력을 가진 오미자. 입이 먹어도 즐겁고 눈이 먹어도 맛있는 것이 오미자 아닌가 싶다.

유자

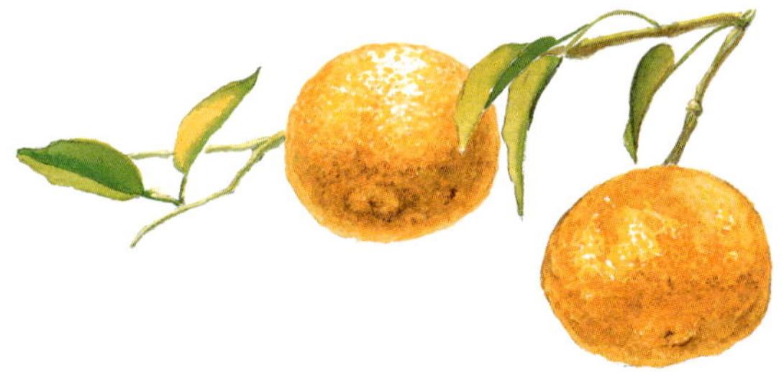

울퉁불퉁 못생겼지만 노란 빛깔과 향기가 좋은 유자. 하지만 그냥 먹으면 신맛이 너무 강해 꿀이나 설탕에 재워 후식으로 주로 먹는다. 늦가을부터 초겨울까지 남해에서 나는 귤과 비슷한 과실로, 우리나라에서 유자가 언제부터 재배되었지는 알 수 없다. 다만 신라 문성왕 2년(840년)에 장보고가 당나라에서 유자를 가지고 돌아올 때 풍랑을 만나 남해안에 안착하면서 도포 자락 속에 있던 유자가 깨져 씨앗이 전파되었다는 이야기만 전해 온다.

《본초강목》에서 "유자를 먹으면 답답한 기운이 가시고 정신이 맑아지며, 몸이 가볍고 수명이 길어진다."고 했을 만큼 유자는 그 효능을 인정받아 오래 전부터 건강 식품과 치료 식품으로 많이 이용되어 왔다. 특히 유자는 비타민C가 매우 풍부한 과일로, 100g당 150mg이 넘는 비타민C를 함유하고 있다. 이는 비타민C의 상징으로 여겨지는 레몬보다도 3배나 많은 것으로, 겨울철 부족해지기 쉬운 비타민을 섭취하는 데 매우 적합하다.

유자는 과육과 씨앗, 껍질까지 버릴 것이 하나도 없는 고마운 과일이다. 그중에서도 특히 씨 부분에 비타민C가 풍부해서 천연 화장품으로 만들어 이용하면 피부 트러블을 효과적으로 제거할 수 있다. 먼저 25도의 소주와 적당량의 유자씨를 준비한 뒤 열탕 소독한 병에 유자씨를 1/3 정도 넣고 소주를 2/3 정도까지 채워 뚜껑을 닫는다. 1~3개월 정도 지나면 미끈미끈한 점액이 생성되는데, 여기서 씨만 걸러 내고 남은 것을 화장수로 이용하면 되는 것이다.

유자씨는 항염증 · 항균 · 지혈 작용을 하여 세균 침입에 의한 방광염을 치료하는 데 효과가 좋다. 그늘에 말린 유자씨 15개 정도를 $300ml$의 물과 함께 넣고 반으로 줄어들 때까지 끓여 하루 3회에 걸쳐 3일 정도 마시면 잔뇨감이 없어져 방광염에 효과를 볼 수 있다.

껍질에는 혈관 벽을 유연하게 하는 성분이 풍부하여 뇌졸중이나 심근경색 예방에 효과가 좋다. 목의 염증과 기침을 가라앉혀 기침과 기관지 천식에 효과를 발휘하는 정유 성분도 들어 있다.

과육을 짜서 만든 유자즙은 혈액을 깨끗하게 하고 흐름을 좋게 하여 혈당치를 내려 준다. 매일 밤 잠자리에 들기 전에 한 달 정도 마시면 효과를 볼 수 있다. 일주일에서 열흘 정도 꾸준히 복용하면 심한 기침과 담도 해소할 수 있다. 유자즙은 몸을 따뜻하게 하고 피부도 부드럽게 하는 최고의 입욕제이기도 하다.

유자는 차나 화채, 정과, 화장수, 즙, 마멀레이드 등으로 다양하게 활용된다. 설탕에 절인 유자와 유자청을 한 숟가락 퍼서 잔에 담고 끓인 물을 부어 마시면 그 향도 향이지만 감기에 탁월한 효과를 낸다. 채 썬 배와 유자에 설탕이나 꿀을 넣어 빨간 석류를 띄워 내는 유자화채는 한 모금만 마셔도 입 안이 유자 향으로 가득 찬다. 유자를 썰어 꿀에 조린 유자정과와 곱게 다진 유자절임을 팥과 함께 소로 넣은 유자단자도 그윽한 향이 그만이다. 유자를 두 쪽으로 갈라서 속을 긁어내고 그 속에 들기름으로 버무린 된장을 채워 겉껍질이 약간 탈 때까지 구운 유자된장은 밥맛이 없거나 소화가 안 될 때 먹으면 좋다.

옛말에 '탱자는 고와도 개똥밭에 뒹굴고 유자는 얽어도 큰상에 오른다'고 했다. 겉치레만 번지르르할 뿐 속은 볼품 없는 탱자와 달리 유자는 혼인대례상이나 잔칫상에 오르는 고급 과일이다. 자녀가 탱자처럼 겉만 번드르르하고 속은 실속 없는 탱자 같은 사람이 아닌 유자처럼 고귀한 인품을 지녀 다른 사람에게 귀하게 쓰이기를 바란 부모의 마음을 담고 있는 말이다. 유자의 덕(德)이 부럽다.

은행

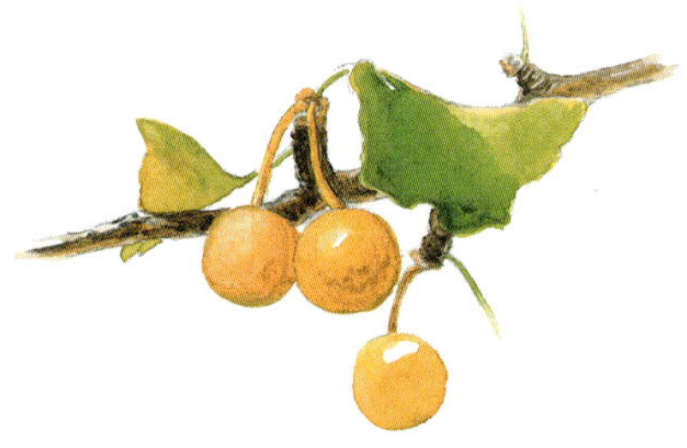

가을의 풍광 중 가장 아름다운 것은 노랗게 물든 은행나무일 것이다. 김영랑 (金永郎, 1903~1950)의 수필 가운데 은행나무를 예찬한 글이 있어 눈길을 끈다.

봄에 은행잎은 송아지 첫 뿔나듯이, 뾰족하니 돋기 시작하여 차차 나팔같이 벌어지고, 한 여름은 동백잎에 못지않게 강렬히도 태양에게 도전하고, 이 가을 들어선 바람 한 번에 푸름이 가시고, 바람 한 번에 온통 노래지고, 바람 한 번에 아주 흩어지는데, 순전히 노란 빛이 한 잎 두 잎 맑은 허공을 나는 것은 어떻다 말씀할 수 없습니다.
— 〈감나무에 단풍드는 전남의 9월〉 중에서

'은행'이라는 말은 '은빛살구'를 의미하는데, 은행 알이 살구씨와 닮았다 하여 이렇게 부른다. 오래 사는 나무를 가리켜 보통 '신목(神木)'이라 하는데, 은행나무는 신목에 걸맞은 수령과 기상을 지녔다. 지구상에 살고 있는 가장 오래된 식물로, 거의 모든 생명이 사라진 빙하기에도 거뜬히 살아남은 '살아 있는 화석'이다. 나무를 심어 열매를 맺기까지 수십 년이 걸려 할아버지가 심고 손자가 열매를 따 먹는다고 하여 '공손수(公孫樹)'라고도 부른다.

은행나무를 가리켜 선비나 군자의 기상을 닮았다고도 하고, 풍성한 열매를 가리켜 인재에 비유하기도 한다. 그래서인지 서원이나 향교에는 유독 은행나무가 많다. 가로수로도 많이 심어지는데, 이는 은행나무가 각종 공해 물질을 정화하는 능력이 있기 때문이다.

은행은 오랜 옛날부터 경사스러운 날이나 제사에 쓰는 음식에 이용되어 왔다. 은행단자나 은행정과 같은 고급 음식을 비롯해 신선로에도 절대 빠지지 않았다.

중국에서는 예부터 혼인날 신랑 신부에게 반드시 은행을 먹였다. 우리나라에서도 신부가 가마 타고 시집갈 때 친정어머니가 은행을 먹였다. 가마 속에 작은 요강을 넣어 두었지만 장정들이 맨 가마 속에서 새색시가 자주 소변을 보기란 쉽지 않은 일이었기 때문이다. 이는 은행의 소변 억제 효과를 이용한 것이다. 재미있는 것은 구운 은행은 소변 억제 효과가 있는 반면 생 은행은 소변이 잘 나오게 하는 이뇨 효과가 있다는 것이다. 그래서 오줌소태나 야뇨증으로 고생하는 사람에게 은행은 좋은 처방이 된다. 생것과 불을 거친 것이 정반대의 효능을 가졌으니 신기하지 않은가.

또한 은행에는 당질과 단백질이 풍부하고, 신경 조직의 모태가 되는 필수 아미노산이 많아 수험생의 두뇌를 건강하게 하고 뼈 조직을 강화하는 데도 효과가 좋다. 각종 영양소도 풍부하여 남성에게는 스태미나식으로, 여성에게는 불감증 치료제이자 냉증 치료제로 잘 알려져 있다. 특히 기름에 절인 은행은 혈액 순환을 좋게 하고, 폐결핵이나 기관지염, 기침 등의 호흡기 질환에 탁월한 효과가 있다. 이는 은행에 들어 있는 청산 배당체가 기침이 나거나 숨이 차는 것을 진정시키고 가래를 없애 주기 때문이다. 성인의 경우 하루 5~6알, 어린아이는 2~3알이면 적당하다. 하지만 은행은 날로 먹으면 청산 중독이 나타날 수 있으므로 가능하면 구워 먹도록 한다.

최근 들어 은행 못지 않게 주목받고 있는 것이 바로 은행잎이다. 플라보노이드가 세포막을 보호하고 혈압을 내려 주며, 징코플라톤이라는 성분이 혈액 순환을 원활하게 하고 혈액의 노화를 막아 주기 때문이다. 방충·살균·살충 효과도 있어 집 안 여기저기에 놓아두면 바퀴벌레 등의 해충을 막을 수 있다 한다.

가을이면 책갈피마다 꽂아 두었던 노란 은행잎. 어느 날 문득 책을 들여다보다가 언제 넣어두었는지조차 가물가물한 은행잎을 만났을 때의 기쁨이란……. 낭만인지조차 모르고 지나친 것에 대한 아쉬움이 남는 건 어디 나쁘이겠는가.

자두

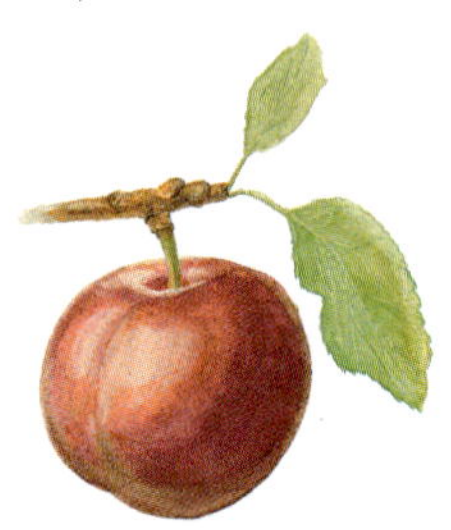

'여름철 보약' 같다는 자두. 새콤달콤한 신맛이 생각만 해도 입 안 가득 군침을 돌게 하는 상큼한 과일의 대명사다. 진한 보라색 열매가 복숭아를 닮았다 하여 자도(紫桃)라 하다가 자두가 되었다. 순수 우리말 이름은 오얏이고, 한자명은 이(李)이다.

자두는 중국이 원산지로, 6월 하순에서 9월 상순에 걸쳐 수확한다. 복사나무와 자두나무는 도리(桃李)라 하여 한꺼번에 표기된다. 《시경》에 의하면 중국 주나라 때는 꽃나무로 매화와 오얏을 으뜸으로 쳤다고 한다.

우리나라에는 삼국시대 이전부터 있었다. 《동국이상국집》에 시가(詩歌)로 실린 것만 해도 무려 20여 회가 되는 것으로 보아 모두의 사랑을 받아온 과일임을 알 수 있다.

옛 과일을 대표하는 복숭아, 자두, 돌배, 매실 중에서 복숭아와 자두는 봄꽃을 즐길 수 있고 과일을 식용할 수 있어 일반 가정에는 한두 그루 심어 놓고 즐겼을 것이다.

자두는 반질반질 탄탄한 모양 속에 알찬 효능을 숨기고 있다. 칼륨이 풍부하여 고혈압을 예방하고, 시트룰린(citrulline)이라는 아미노산이 소변 생성을 촉진하여 이뇨 작용을 도우며, 신맛을 내는 사과산과 구연산의 작용으로 피로를 풀어 주고 식욕을 증진하며, 불면증에도 효과를 발휘한다. 껍질에는 다량의 카로틴과 비타민C, 그리고 칼슘이 들어 있어 껍질째 먹을수록 효과가 크다. 식물섬유와 펙틴도 들어 있어 잼과 젤리로도 잘 만들어진다.

한방에서는 자두를 절여 두고 장복하면 훌륭한 간장약이 되며, 씨는 수종(水腫)을 내리고 얼굴에 기미가 낀 것을 없앤다고 했으며,《본초강목》에서는 "골절이 쑤시는 것과 오랜 열을 다스린다." 했다.

자두는 껍질에 상처가 없고 만져 보았을 때 말랑말랑하고 부드러운 것이 좋다. 자두는 물러지거나 손상되기 쉬우므로 착색하기 시작한 약간의 미숙과를 수확하는데, 만져 봐서 단단하고 푸른 빛이 도는 것, 끝이 뭉툭하지 않고 뾰족한 것, 껍질에 하얗게 분이 있는 것은 당도가 낮다. 밀폐된 용기에 담아 냉장고에 넣어 두면 열흘 정도 보관이 가능하지만 가능하면 먹을 만큼만 구입해서 먹는 것이 가장 좋다.

〈대한폐경학회 학술대회〉에서 밝힌 '폐경 여성을 위한 식사 10계명' 가운데 하나가 '폐경 여성은 콩이나 자두를 먹어야 한다.' 는 것으로, 보론(boron) 함유 식품을 강조한 점이 눈길을 끈다. 보론을 하루 3mg씩 섭취하면 혈중 에스트로겐 농도가 현저히 증가하는데, 그중에서서도 보론이 가장 많이 들어 있는 식품이 자두다. 말린 자두 100mg에는 25.5mg이나 되는 보론이 들어 있어서 매일 한 개만 먹어도 에스트로겐 상승 효과를 기대할 수 있다. 게다가 말린 자두는 생자두보다 영양가가 3~4배나 많고 저장성도 좋다. 하지만 자두는 참새고기나 청어, 오리알과는 궁합이 맞지 않아 함께 먹으면 식중독이 생길 수 있으므로 주의해야 한다.

오얏꽃은 대한제국 시대에 왕실을 대표하는 문장(紋章)으로 사용되기도 했다. 구한말에 발행한 54종의 보통 우표에는 이왕가(李王家)의 문장인 오얏과 태극이 주조를 이루었는데, 이러한 이유로 이화우표(李花郵票)라고 부르기도 했다. 조선 말기에 백동으로 만든 화폐에도 표면의 위쪽에는 오얏꽃을, 오른쪽에는 오얏나무 가지를, 왼쪽에는 무궁화 무늬를 새겨 넣었다 한다. '진실 · 성실 · 정직의 상징인 오얏처럼 황제가 국민을 도솔(導率)하겠다' 는 의미였다고 한다. 조선 왕실의 성이 이(李) 씨라는 것 또한 오얏꽃을 황실 문장으로 선택하는 데 결정적 이유가 되었음은 두말할 것도 없다.

참깨

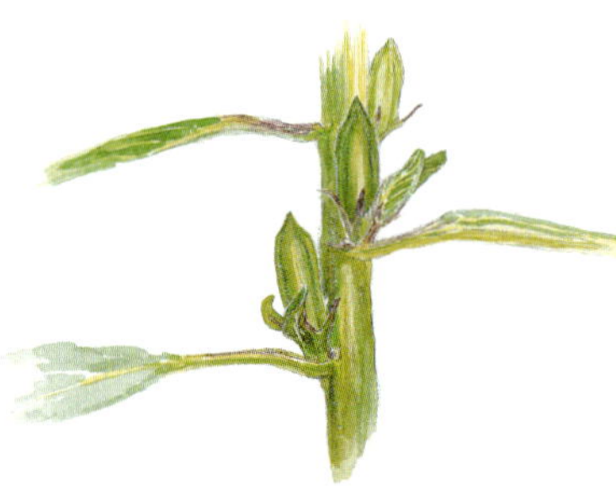

산그늘 내린 밭 귀퉁이에서 할머니와 참깨를 턴다 / 보아하니 할머니는 슬슬 막대기 질을 하지만 / 어두워지기 전에 집으로 돌아가고 싶은 젊은 나는 / 한 번을 내리치는 데도 힘을 더 한다 / …… 한 번을 내리쳐도 셀 수 없이 / 쏴아쏴아 쏟아지는 무수한 흰 알맹이들…….
— 김준태 〈참깨를 털면서〉 중에서

사람도 아무 곳이나 한 번만 기분 좋게 내리치면 참깨처럼 쏴아쏴아 쏟아지는 것들이 얼마든지 있을 거라고 생각하는 시인의 믿음이 그리워지는 시대에 살면서 참깨를 생각한다.

고소한 맛의 대명사 참깨. 땅의 신선이 먹는 먹을거리라는 찬사를 받을 만큼 참깨는 참기름과 함께 우리 음식에서 빼놓을 수 없는 귀한 양념이자 최고의 영양 보급 식품이다.

우리나라에 참깨가 들어온 것은 기원전 1천 년 이상으로 추정되며, 지금은 쌀과 콩 다음 가는 주요 작물의 하나다. 국민 1인당 연간 평균 소비량이 2kg을 넘으니 아마 세계에서 으뜸일 것이다.

보통 참깨를 상식하면 세 가지 덕〔三去之德〕이 있다고 한다. '늙어도 풍이 없고, 흰머리가 검어지고, 근심을 날려 준다'는 것이다. 그래서 아들 하나 있는 것보다 노부모에게 더 효도한다 하여 '효마자(孝麻子)'라고도 불렀다. 과거에는 깨알처럼 줄줄이 아이를 낳기 바라는 마음으로 처녀들이 머리에 참깨 꽃을 꽂거나 산실(産室)에 참깨 다발을 들여놓아 참깨알 터지듯 순산하기 바라는 마음을 담기도 했다 한다.

히포크라테스는 이런 참깨를 가리켜 "사람의 활력을 생산하는 먹거리"라고 했다. 중국의 약물학 총서인 《신농본초경》에도 참깨의 효능이 기록되어 있다. "오장의 기능을 보하고 기력을 증진시키며, 살갗의 근육을 기르고, 뼈의 수액과 뇌를 충만시켜 준다. 장복하면 점점 몸이 가벼워지고, 나이를 먹어도 늙지 않게 된다." 그래서인지 참깨는 예부터 불로장생의 묘약으로 전해 내려온다.

참깨는 지방과 단백질, 식이섬유 등이 풍부하게 들어 있는 영양 식품이다. 학자들은 참깨의 이런 비밀스런 힘의 리그난(lignan)이라는 특수 성분에 있음을 밝혀 냈다. 피부와 모발을 아름답게 하고 고혈압을 예방하는 것은 물론 노화 방지 효과도 있다는 것이다. 일본에서 향해진 한 실험 결과가 이를 뒷받침해 준다. 쥐를 두 그룹으로 나누어 한쪽에는 보통 사료를 먹이고 다른 한쪽에는 20%의 참깨를 첨가한 사료를 먹인 결과 참깨 사료를 먹은 쪽은 털에 윤기가 생기며 육안으로도 그 차이를 확인할 수 있었다고 한다. 간장과 혈액 중의 과산화 지질 함량도 참깨 사료를 먹은 쪽이 훨씬 낮았다고 한다. 이 실험을 통해 리그난이 강력한 항산화 작용으로 노화를 방지한다는 사실이 과학적으로 증명되었다.

또한 참깨에는 혈액 순환을 원활하게 하여 회춘의 묘약이라 일컬어지는 비타민E와 정자 생산을 촉진하고 난소를 성숙시키는 비타민F도 풍부하게 들어 있다. 그래서 참깨를 상식하는 부부는 임신율이 높다고 한다. 간장을 강하게 하고 해독 작용이 있는 이노시톨(inositol)과 콜린(choline)이 들어 있어 참깨를 꾸준히 먹으면 몸속의 독소를 제거하고 변비도 해소할 수 있다. 일부러 먹으려 하기보다는 밥에 조금씩 뿌려 먹거나 무침, 조림 등에 넣어 자연스럽게 먹는 것이 좋다.

참깨를 단지 요리의 맛과 모양을 살리는 조미료라고 생각했다면 큰 오산이다. 그 작은 알 속에 이렇게 많은 비밀을 숨기고 있었다니 자연의 이치란 과연 놀랍지 아니한가.

참외

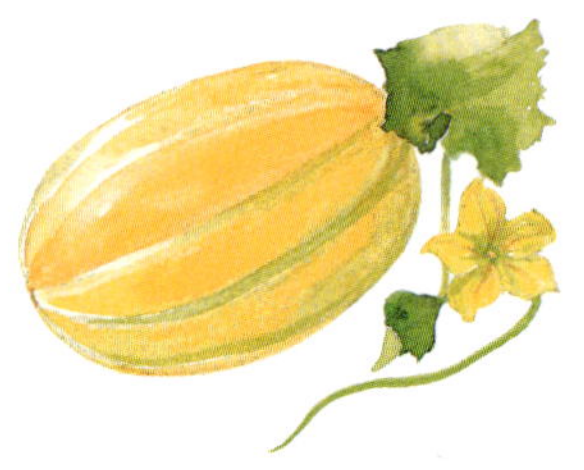

과일은 저마다의 향기와 독특한 색감으로 사람들의 손길을 잡아끈다. 달콤하거나 새콤하고, 감미로운 과즙을 지닌 과일은 향기만으로도 충분히 식욕을 돋우고, 미각과 후각, 촉각을 모두 만족시킨다.

프랑스의 미식가 브리야 사바랭은 음식의 향을 가리켜 "'거기 누구야?' 라고 외치게 하는 보초 기능을 한다."고 했다. 우리는 냄새만으로도 음식을 알 수 있고, 맛에 대한 기억은 유년 시절이나 어머니로 이어지는 경우가 많다. 참외도 예외는 아니다.

참외의 원산지는 인도다. 박과의 일년생 재배 식물로, 고대 이집트와 유럽에 들어가 멜론으로, 동양에서는 참외로 분화되어 발달했다는 설이 유력하다. 우리나라에는 삼국시대 이전 중국을 통해 들어온 것으로 추정된다. 맛이 달다고 하여 첨과(甛瓜), 뛰어나다고 하여 진과(眞瓜)로도 불렸다. 지금 우리가 먹는 것은 5세기 무렵 야생종을 개량한 것으로 본다.

전국 각지의 밭에서 재배되며, 덩굴손으로 다른 물체를 감아 올라 5~6월에 꽃이 피고 열매를 맺는다. 알칼리성 식품으로 과일 중에서도 칼로리가 낮은 편이고, 비타민A · B · C와 니아신, 칼슘, 인 등의 영양소가 골고루 들어 있다. 비타민이 들어 있다 해도 함량이 낮은 편이라 다른 과일이나 채소에 비해 한번에 섭취할 수 있는 비타민 양은 적지만 여러 가지 영양소를 골고루 보충할 수 있다는 것이 장점이다. 또한 성질이 차갑고 수분이 90%나 들어 있어 땀을 많이 흘리거나 갈증이 날 때 먹으면 좋은 여름철 대표 과일이기도 하다. 열을 내려 줄 뿐만 아니라 이뇨와 변비, 피로 회복에도 좋은 효과를 볼 수 있다.

참외는 예부터 황달이나 수종, 가래, 기침 등을 다스리는 민간요법에 많이 이용되어 왔다. 하지만 성질이 차가우므로 설사를 자주 하거나 몸이 찬 사람은 많이 먹지 않는 것이 좋다. 덜 익은 참외 꼭지에서는 쓴맛이 나는데, 이는 에라테린(elaterin)이라는 성분에 의한 것으로 먹은 음식을 토하게 하는 토제(吐劑)로 신통한 효과를 발휘한다. 꼭지를 약으로 쓸 때는 말려서 가루 낸 것을 소화기 질환에 주로 사용한다.

참외는 노란색이 선명하고 골이 깊이 패어 있되 선이 곧은 것이 맛있다. 알이 작고 단단할수록 더 달콤하고, 꼭지가 가고 싱싱한 것이 달고 신선하다. 잘 익은 참외에서는 향기가 나지만 향이 지나치게 강한 것은 오히려 수확한 지 오래된 것일 수 있으므로 잘 보고 골라야 한다. 특히 신선한 참외는 씨가 많아도 당도가 높고 맛도 좋지만 오래된 것은 속이 곯아서 먹으면 배탈이 날 수 있다. 싱싱한 것을 구입하여 5℃ 온도에 냉장 보관해 놓았다가 먹는 것이 가장 좋다. 단, 참외와 땅콩은 상극이므로 함께 먹지 않도록 한다. 참외의 차가운 성질과 땅콩의 기름기와 조화를 이루지 못하기 때문이다.

참외는 대부분 생식하지만 장아찌나 피클, 냉국, 지짐 등으로도 만들어 먹는다. 그중에서도 물기를 깨끗이 닦아낸 참외를 길게 반으로 잘라 속을 제거한 뒤 저장용 용기에 참외를 담고 끓인 소금물(물 4컵 + 소금 1.5컵)을 부어 한 달 정도 무거운 것을 올려 두면 참외장아찌가 완성된다. 이것을 찬물에 30분 정도 담갔다가 물기를 제거하고 파·마늘·깨소금을 넣어 조물조물 무치면 아삭아삭 짭조름한, 입맛을 돋우는 최고의 밑반찬이 된다. 씨를 제거한 풋참외를 굵직하게 썰어 양념한 고기와 채소를 넣고 지진 참외지짐과 물·식초·설탕·소금을 넣어 잘 녹여 짠맛을 제거한 오이장아찌를 채 썰어 넣은 참외냉국도 여름철 입맛을 살려 주는 반찬으로 그만이다.

키위

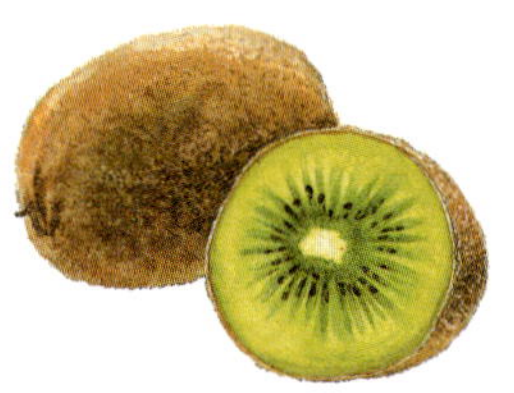

　서양 다래라는 뜻에서 '양다래'라고 불리는 키위는 우리의 산에서 나는 다래와 맛은 다르지만 모양은 거의 비슷하다. 턱턱 씹히는 맛이 매력인 저지방·저열량 과일로 다이어트와 건강 효과를 동시에 가져다준다.

　키위의 원산지는 중국 양쯔강 주변으로, 이것을 뉴질랜드 사람들이 1906년경 들여와 개량해서 만든 것이 오늘날의 키위가 되었다. 키위가 몸에 좋은 것은 비타민A·C·E와 식물섬유인 펙틴을 비롯하여 글루타민(glutamine)과 아르기닌(arginine) 같은 아미노산, 그리고 칼슘 등이 들어 있기 때문이다. 이들 성분은 몸속에 들어가 강력한 항산화 효과를 발휘한다. 활성 산소로 인해 손상을 입은 DNA에 3주간 일정량의 키위를 주입한 결과 손상된 부분이 복구되었다고 하는 연구 결과도 있다.

　특히 스트레스가 많은 현대인에게는 '항스트레스 비타민'이라 불리는 비타민C가 무엇보다 중요한데, 스트레스에 저항하는 힘을 증대시키는 코르티손(cortisone) 호르몬은 바로 비타민C에 의해 촉진된다는 것이다. 그런데 키위에는 사과의 20배, 귤의 5배, 자몽의 3배에 달하는 비타민C가 들어 있어서 키위를 많이 먹으면 스트레스를 효과적으로 해소할 수 있다. 또한 비타민C는 면역력 강화에도 효과를 발휘하기 때문에 피부가 거칠거나 정신적으로 스트레스를 많이 받는 사람, 담배를 많이 피우는 사람이 많이 먹으면 좋다. 중간 크기의 키위 한 개면 비타민C 75mg을 섭취할 수 있다. 성인에게 필요한 하루 비타민C 권장량이 70mg인 것을 감안하면 하루 한 개로 비타민C 권장량을 보충해 주는 키위는 매우 고마운 과일이다. 특히 비타민C는 몸속에 저장되지 않아 매일 식품을 통해 섭취해야 하는데, 키위는 사계절 내내 구하기 쉽다는 것도 장점이다.

키위에는 토코페롤과 엽산이 동시에 들어 있다. 엽산은 기형아 예방에 필수적인 영양소로, 임산부에게는 그 어떤 과일보다 키위가 중요한데 키위에는 사과보다 6배나 많은 엽산이 들어 있다. 토코페롤은 노화와 암 등의 생활습관병을 유발하는 유해 산소를 제거하는 항산화 비타민으로, 키위 한 개면 0.8mg을 섭취할 수 있다. 키위 한 개면 하루에 필요한 비타민C는 물론 엽산과 토코페롤까지 동시에 보충할 수 있는 것이다.

그 밖에도 백내장 등의 노인성 눈 질환을 예방해 주는 천연 색소 루테인 (lutein), 나트륨을 배출하여 혈압을 낮춰 주는 칼륨, 혈중 콜레스테롤 수치를 떨어트리고 대장암을 예방하는 식이섬유까지 아기 주먹만 한 크기에 모두 들어 있다고는 믿어지지 않을 만큼 영양이 매우 뛰어나다.

맛있는 키위는 갈색에, 껍질에 윤기 나는 솜털이 있고, 손가락 끝으로 눌러 보았을 때 약간 말랑말랑한 것이다. 향기가 살짝 나되, 신맛이나 떫은맛이 나지 않아야 한다. 냉장고에서 넣어 두었다가 가운데를 잘라 찻숟가락으로 떠 먹으면 맛있다.

최근에는 속이 노란 골드키위가 나와 많은 인기를 끌고 있다. 일반 키위보다 털이 많아 껍질을 벗기기는 어렵지만 단맛이 더 강해 많은 사람들이 찾고 있다. 또 키위는 잘 익은 사과나 바나나, 배 등과 함께 넣어 두면 더 빨리 숙성된다. 익은 과일에서 발산되는 에틸렌 가스가 키위의 숙성을 돕기 때문이다.

키위는 생으로 먹는 것이 일반적이지만 연화제로도 쓰인다. 그래서 고기를 조리할 때 키위즙을 뿌리면 고기가 연해지고 먹은 뒤에 소화도 잘된다. 악티니딘 (actinidine)이라는 단백질 분해 효소가 고기를 연하게 해 주기 때문이다. 가끔씩 키위로 맛을 낸 연한 고기 요리로 온 가족이 즐거워지는 것도 좋을 것 같다.

파인애플

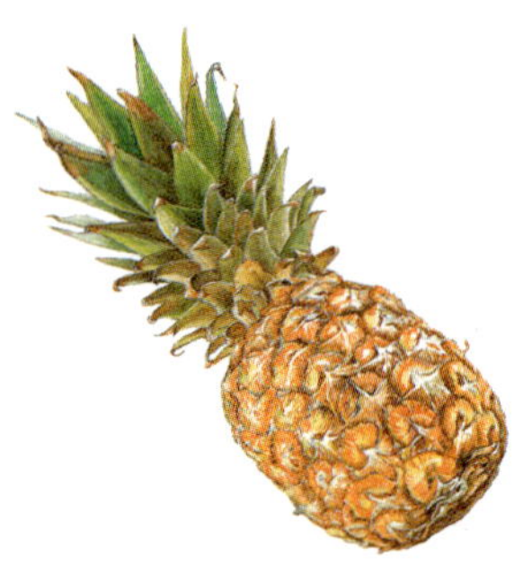

'인간의 영혼에 말을 걸며, 인간의 눈에 경이로움과 찬미의 감정을 불러일으킨다' 고 극찬 받는 파인애플.

파인애플은 나무가 아닌 초본식물의 열매로, 여러 개의 꽃이 동시에 변형되어 형성된 과일이다. 아메리카 열대 지역이 원산지로, 1535년경 스페인에 알려지면서 열대 지역에 정착하게 되었다. 원래는 남아메리카 파라과이와 브라질 남부에 거주하던 인디오인 과라니 족들이 쓰던 '향기로운' 이라는 의미를 가진 '아나나스(ananas)' 라는 식물의 과실이다.

매혹적인 향으로 입맛을 돋우는 파인애플은 모양이 잣나무 솔방울처럼 생겼다 하여 '파인(pine)' 에 맛이 사과처럼 새콤달콤하면서 향기롭다 하여 '애플(apple)' 이 붙어 파인애플이라고 불리게 되었다. 오랜 세월 부자들의 특권으로 여겨져 17~19세기 유럽에서는 파인애플로 식탁을 장식해 놓고 음식을 먹는 것이 사회적 지위의 상징으로 여겨지기도 했다. 독특한 신맛이 입맛을 자극하기도 하지만 비타민과 미네랄이 풍부하고 소화에도 도움을 준다 하여 유럽에서는 겨울철 필수 식품으로 이용하기도 했다.

파인애플의 영양은 주로 과당과 포도당 같은 당질이며, 100에 86kcal의 에너지를 낸다. 구연산과 사과산이 들어 있어 식욕을 높이는 것은 물론 건강 증진에도 도움을 준다. 독특한 모양과 아름다운 노란색은 카로틴계 색소에 의한 것이며,

고유의 향기는 초산 에틸렌을 비롯한 여러 가지 에스텔과 알코올에 의한 것이다. 풍부한 칼슘 덕분에 어깨 결림과 골다공증, 신경통에도 효과가 있다.

파인애플은 먹을 수 있는 부분, 즉 가식부가 약 80%에 달한다. 잎이 달린 윗부분과 아랫부분의 당도 차이가 큰데, 아랫부분의 당도가 높다. 거꾸로 세워 두면 단맛이 전체적으로 퍼져 맛있게 먹을 수 있다. 껍질의 1/3이 녹색에서 노란색으로 바뀌고 단 냄새가 날 때 먹으면 된다.

파인애플은 고기를 먹고 난 뒤 후식으로 먹는 과일 중 최고로 꼽힌다. 브로멜라인(bromelain)이라는 단백질 분해 효소가 육류의 소화를 돕기 때문이다. 브로멜라인은 수천 배의 무게를 가진 단백질을 소화하는 능력이 있어서 질긴 육류를 조리할 때 파인애플즙을 넣으면 고기가 부드러워진다. 단, 지나치게 많이 넣으면 오히려 고기가 흐물거려 씹는 맛이 없어지므로 주의해야 한다.

그 밖에도 브로멜라인은 단백질 식품 알레르기에 효과가 있으며, 가래를 삭혀서 나오기 쉽게 만들고 기관지가 부었을 때 염증을 제거하는 작용도 뛰어나다. 파인애플을 먹고 입가에 묻은 즙을 닦지 않으면 입 가장자리가 트고 피가 나오기도 하는데, 이 또한 브로멜라인 때문이다. 특히 껍질 근처에는 수산칼슘 결정이 들어 있어서 혓바닥을 자극하기 때문에 많이 먹으면 입 안이 깔깔해진다.

일부 비만 전문가들은 파인애플만 먹는 다이어트를 권하기도 하는데, 다이어트를 하는 사람들은 파인애플을 극찬한다. 흡수된 브로멜라인이 더 이상 분해할 단백질을 찾지 못하면 불필요한 지방을 분해한다는 것이 원리다. 일주일에 이틀 정도 1kg의 파인애플을 먹으면 된다. 하지만 이에 관해서는 반대 의견도 상당하므로 무조건 따르기보다는 후식 정도로 가볍게 먹으면서 파인애플 섭취를 즐길 것을 권한다.

좋은 파인애플은 색깔이 지나치게 파랗지 않고 약간 노란색을 띠며, 잎이 싱싱하고 파랗다. 농익어서 물렁물렁하면 안 되고, 먹을 때 풍부한 향과 단맛이 나는 것이 좋다. 잎이 갈색으로 변했거나 과육이 멍든 것은 피해야 하며, 무조건 큰 것보다 적당한 것이 맛있다.

포도

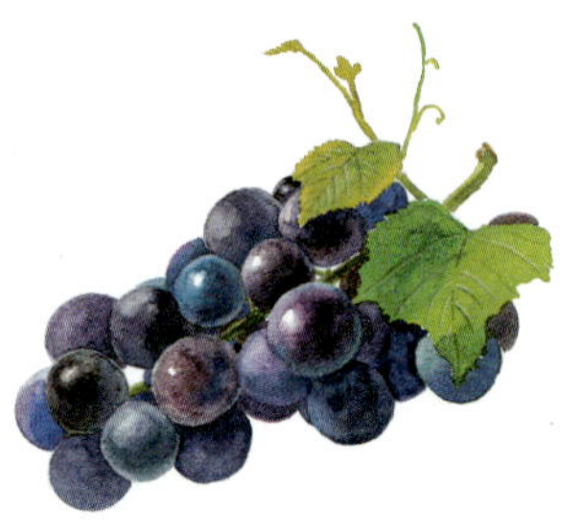

　7월이 오면 한 번쯤 읊조리는 시가 있으니 이육사(李陸史, 1904～1944)의 〈청포
도〉다.

　내 고장 칠월은 / 청포도가 익어가는 시절 / 이 마을 전설이 주저리주저리 열리고 /
먼데 하늘이 꿈꾸며 알알이 들어와 박혀 / 하늘 밑 푸른 바다가 가슴을 열고 / 흰 돛
단배가 곱게 밀려서 오면 / 내가 바라는 손님은 고달픈 몸으로 / 청포(靑袍)를 입고
찾아온다고 했으니 / 내 그를 맞아 이 포도를 따 먹으면 / 두 손은 함뿍 적셔도 좋으
련 / 아이야 우리 식탁엔 은쟁반에 / 하이얀 모시 수건을 마련해 두렴."

　성서에서 그리스도의 피와 성체를 암시하고, '약속된 땅'의 풍요로움이자 신
의 분노로 인한 위협을 상징하기도 했던 포도나무와 포도주. 인류는 최초의 과
수 농업으로 기원전 2348년경부터 포도를 재배했다. 카프카스에서 지중해 동부
해안에 걸쳐 재배와 주조(酒造)가 시작되었다고 전해진다. 그 후 BC. 1500년 무
렵에는 페니키아인이 그리스에 포도 재배법과 주조법을 전하며 포도주는 그리
스 신화와도 깊은 인연을 맺게 된다.
　고대 그리스인들에게 있어 포도주는 힘든 세상살이와 위험에서 위안을 주는
쾌락의 도구이자 억압과 강요를 극복하는 치료 도구였다. 우리나라에 전해진 시

기는 정확하지 않으나 백자에 포도 그림이 있는 것으로 보아 조선시대로 추측된다. 종류는 약 60여 종으로 과실 가운데 종류가 가장 많으며, 프랑스 · 이탈리아 · 스페인 등 남유럽 3개국이 전 세계 생산량의 약 40%를 차지한다.

포도는 놀라울 정도로 몸을 재생시켜 주는 능력이 뛰어나고 정화 효과가 뛰어나 '최상의 활력 공급제'로 평가받고 있다. 포도당과 과당 덕분에 독특한 맛이 나며, 각종 비타민과 유기산도 풍부하다.

포도는 과일로도 많이 먹지만 와인을 빼놓고는 포도를 이야기할 수 없을 만큼 포도는 와인의 상징이기도 하다. 그중에서도 적포도주에 들어 있는 폴리페놀(polyphenol)은 비타민C의 20배, 비타민E의 50배에 달하는 항산화 효과를 가진 물질로, 와인이 전 세계인의 관심을 끄는 것도 바로 이 때문이다. 몸속의 노폐물과 독성을 배출하는 것은 물론 병든 세포를 제거하여 몸 상태의 균형을 잡아 주는 등 그 효과가 탁월하다. 폴리페놀은 특히 알코올에 용해되었을 때 최고의 효과를 내고, 포도 껍질과 씨에 다량 함유되어 있다. 플라보노이드도 들어 있어서 감기 예방과 골다공증에도 효과가 좋다.

'프렌치 패러독스(French paradox)'라는 말이 있다. 프랑스 사람들은 담배를 많이 피우고 동물성 지방 섭취량이 많은데도 심혈관 질환에 의한 사망률이 다른 서구인에 비해 낮다는 것을 의미한다. 이를 두고 많은 연구가 이루어졌는데 그 비밀이 바로 프랑스인들이 음료처럼 즐겨 마시는 적포도주에 있었다는 것이다.

포도의 효과를 보기 위해서는 주스나 잼, 젤리 등으로 다양하게 이용하고, 가끔씩 포도주를 한 잔씩 마시며 분위기를 잡아 보는 것도 좋다. 생으로 먹을 때는 포도 껍질과 씨도 함께 씹어 먹는다. 껍질은 변비를 예방해 주고, 씨는 동맥경화와 고혈압 예방에 효과가 좋기 때문이다. 껍질과 씨까지 함께 갈아 마시거나 즙을 내어 마시면 포도의 영양소를 더욱 효과적으로 섭취할 수 있다.

최근에는 포도씨유가 올리브유 만큼이나 높은 관심을 받고 있다. 포도씨유는 다른 기름에 비해 발연점이 높아 튀김 등 고온에서 하는 요리에 적합하다. 기름 특유의 느끼한 맛이 없어 재료의 맛을 살리기가 좋고, 허브나 기타 향신료와 섞어도 좋다. 정말 하나도 버릴 것이 없는 과일이다.

해바라기씨

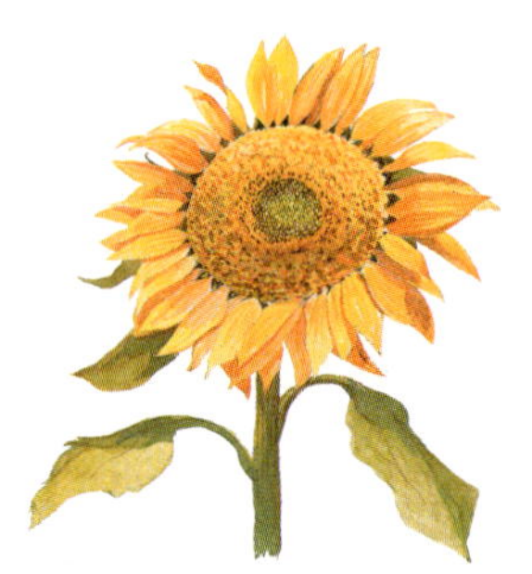

군왕부귀(群王富貴) 모란화는 / 삼춘(三春)을 맡아 있고 / 만고충신 향일화(向日花) 는 정절을 지켜 있고.

한시(漢詩)에 나타난 꽃의 상징적인 의미다. 그중 충절을 상징하는 해바라기는 중국 이름인 향일규(向日葵)를 번역한 것이자 해를 따라 도는 것으로 오해한 데서 붙여진 이름이기도 하다. 해바라기는 태양이 작열하는 8~9월에 정열적으로 꽃을 피우는데, 이글거리는 태양을 향해 핀다 하여 영어로는 선플라워(sunflower)라고 부른다. 북아메리카 중서부가 원산지로, 콜럼부스가 아메리카 대륙을 발견한 뒤 유럽에 알려졌으며 '태양의 꽃' 또는 '황금꽃'이라 부르게 되었다. 페루의 국화(國花)이자 미국 캔자스 주의 주화(州花)로, 꽃말은 동경과 숭배다.

1970년 소피아로렌이 주연을 맡은 영화 《해바라기》. 2차 세계 대전에 참전해 돌아오지 않은 남편을 찾아 러시아로 떠나는 여정에서 창 밖으로 끝없이 펼쳐진 대평원의 해바라기가 여주인공의 슬픔을 담았다면, 정지용(鄭芝溶, 1902~1950)의 〈해바라기씨〉에서는 동심(童心)이 느껴진다.

해바라기씨를 심자 / 담모퉁이에 참새는 숨기고 / 해바라기씨를 심자 / 누나가 손으로 다지고 나면 / 바둑이가 앞발로 다지고 / 괭이가 꼬리로 다진다.

해바라기씨는 소화기가 약하고 몸이 차며 허약한 사람들이 먹으면 좋다. 민간에서는 해바라기 줄기를 이뇨제 · 진해제 · 지혈제로 쓰고, 잎과 꽃은 채취하여 말린 것을 구풍이나 해열, 류머티즘 등의 약재로 사용한다. 별다른 처방 없이 간식으로 공복에 조금씩 먹거나 살짝 볶아서 가루를 내어 1스푼씩 먹어도 건강에 도움이 된다. 비타민E와 필수 아미노산, 그리고 토마토의 18배에 이르는 엽산이 들어 있어 혈액 응고와 동맥경화 예방에도 효과가 있다. 그래서 해바라기씨를 추출하여 만든 해바라기유는 비타민A · E가 비교적 풍부하고, 리놀산과 같은 양질의 성분이 들어 있다 하여 보건 식품으로 권장되고 있다.

해바라기유는 단백질과 지방 흡수율을 높이고 질병에 대한 저항력을 키워 주며, 혈액 순환을 좋게 하여 동맥경화를 예방하는 효과가 있다. 미국 존스홉킨스 대학 연구팀의 발표에 의하면 출생 후 24시간 안에 해바라기유로 마사지를 받은 아기들은 감염 위험이 최고 60%나 낮았다고 한다. 하지만 견과류는 열량이 높아서 과잉 섭취하면 비만을 초래할 수 있으므로 한꺼번에 많이 먹지 말고 매일 조금씩 섭취한다.

해바라기씨는 견과류로도 많이 이용된다. 보통 해바라기씨나 참깨, 겨자씨 등과 같은 초식물(草植物)의 열매를 시드(seed)라 하고, 수목(樹木)의 열매를 너트(nut)라 부른다. 예부터 해바라기나 호박, 수박씨 등을 먹으면 병후 체력 회복과 건강 증진에 효과가 좋고 노화 예방에 효과가 있다 하여 환자나 노인들에게 많이 추천되어 왔다. 견과류는 씨앗 상태로 오랫동안 저장해도 크게 변질되지 않는다는 것도 장점이다.

하지만 지나치게 오래되어 곰팡이가 피거나 기름이 산화되어 냄새가 나는 것은 먹지 말아야 한다. 견과류에 들어 있는 지질은 산화되면 맛이 떨어질 뿐만 아니라 과산화 지질이라는 유해 물질로 변하기 때문이다. 특히 곰팡이가 핀 것은 절대로 먹지 않도록 한다. 견과류에 핀 곰팡이는 강력한 발암 물질을 함유하고 있어 암을 유발할 수 있다. 한꺼번에 많이 구입하지 말고 먹을 때마다 조금씩 구입하는 것이 가장 좋다.

호두

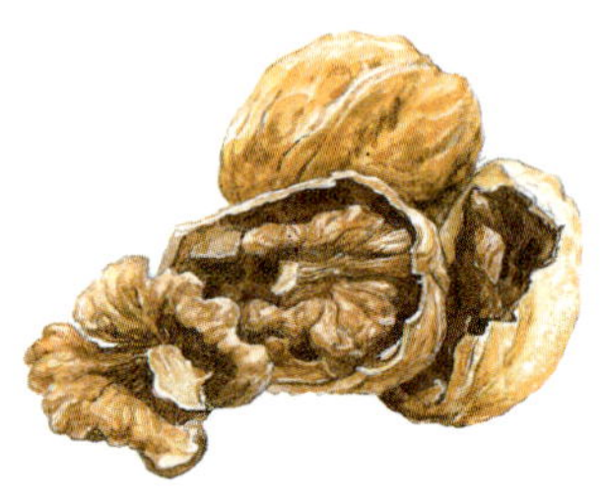

두 개가 맞부딪치며 내는 소리도 경쾌하거니와 손바닥을 지압해 주는 효과도 큰 호두. 호두 한 알에도 자연에서 얻은 것을 이용할 줄 알았던 선인들의 지혜가 스며 있다.

호두는 정월대보름날 밤 땅콩과 함께 부럼으로 먹는 견과(堅果)로, 오랫동안 우리 민족의 사랑을 받아 왔다. 원산지는 페르시아 지방으로 추정되나 지금은 세계 각지에서 재배하여 더욱 친숙하다. 그중에서도 최고의 품질은 페르시아 호두로, 껍질이 얇아서 잘 깨지는 데다 식용할 수 있는 부분이 많다. 우리나라에는 약 700년 전 고려 중엽, 유청신(柳淸臣, ?~1329)이 원나라에 사신으로 갔다가 가지고 온 것을 고향인 천안에 처음 심었다고 한다. 그래서 지금도 천안에는 호두나무가 많고, 그 덕분에 호두과자가 천안의 명물이 되었다.

러시아에서는 호두나무를 때릴수록 열매가 많이 달리고 맛도 좋아진다 하여 이른봄이면 막대기로 나무를 두들기는 풍습이 있다. 그 때문에 '개와 호두나무는 두들기면 두들길수록 좋아진다' 는 속담이 전해지기도 한다. 단단한 껍질을 벗기면 속이 복잡해진다 하여 일의 갈피를 잡기 어렵다는 것을 일러 '호두 속 같다' 고 표현하기도 한다.

호두에는 주요 영양 성분인 지방을 비롯해 비타민B₁ · B₂ · E 등이 풍부하다. 특히 불포화 지방산의 일종인 오메가-3 지방이 풍부해 두뇌 활동을 돕고, 비타민E가 몸의 조직을 활발하게 하여 머리카락이 적어지거나 흰머리가 되는 것을 막아 준다. 성장기에 있는 어린이와 학생, 정신 노동을 하는 가족을 위해 견과류를 올리는 것은 매우 현명한 일이다. 호두 3~4개나 땅콩 10개면 하루에 필요한 비타민E와 F 권장량인 5mg을 보충할 수 있다.

한방에서는 호두를 변비나 기침, 구리 독을 푸는 데 쓴다. 《동의보감》에는 호두에 대해 "경맥(經脈)을 통하게 하며 혈액 순환을 원활하게 한다. 수염과 머리를 검게 하고 살찌게 하며 몸을 튼튼하게 한다. 성질이 열(熱)하므로 많이 먹으면 안 된다. 과식하면 눈썹이 빠지고 몸을 뜨겁게 해 풍 증상을 유발하게 된다."고 적고 있다. 강정 효과와 소화기를 강하게 하는 효과도 있으며, 불면증과 노이로제를 치료하는 데도 좋다. 하지만 몸에 열이 많거나 설사를 하는 사람, 대변이 묽은 사람에게는 권하지 않는 것이 좋다. 또한 다른 견과류와 마찬가지로 호두도 지방이 풍부하여 열량이 높으므로 한꺼번에 많이 먹기보다는 20~30g씩(한 움큼) 일주일에 다섯 번 정도 먹는 것이 가장 적당하다. 식사하기 전에 몇 알 먹으면 식사량을 줄일 수 있다. 끓는 물에 살짝 삶아서 말려 먹으면 칼로리를 낮출 수 있을 뿐만 아니라 담백하게 간식으로 즐길 수도 있다.

호두는 껍질이 연한 황색에, 깨물었을 때 속이 꽉 차 있고 표면에 울룩불룩한 골이 많은 것일수록 맛이 좋다. 껍질째 냉장고에 넣어 두면 2~3개월 정도 보관할 수 있지만 껍질을 벗긴 것은 지방 성분이 변질되기 쉬우므로 장기 보관을 원한다면 그대로 보관한다. 껍질이 있는 것도 다음해 4~5월이 지나면 맛과 영양이 떨어진다.

청나라 말기의 서태후(西太后, 1835~1908)는 막강한 권력을 가진 여걸(女傑)로 널리 알려진 인물이다. 그녀는 젊어서는 물론 나이가 들어서도 아름다운 피부를 자랑했다고 한다. 막대한 돈을 들여 페르시아만의 천연 진주를 가루 내어 마셨다는 풍문도 전해지고 있으나 실은 호두를 으깨서 만든 호두낙을 먹었다고 한다. 예나 지금이나 아름다워지고 싶은 여자의 욕망은 끝이 없는가 보다.

눈까지 즐거워지는 노란 음식

검은 음식 · 붉은 음식 열풍과 함께 불어닥친 컬러 식품의 인기. 은은하면서도 아름다운 색으로 서서히 인기를 끌고 있는 노란 식품의 인기도 대단하다. 검은 음식, 녹색 음식, 붉은 음식이 주메뉴로 인기라면 노란 음식은 후식으로 인기를 끌고 있다는 것이 특징이다. 무엇보다 노란색은 따뜻한 분위기와 상큼한 느낌을 동시에 주어 신맛과 달콤함을 한꺼번에 느낄 수 있다.

노란 음식의 가장 큰 효능은 항암 효과와 면역력 증강 효과가 탁월할 뿐만 아니라 맛이 달콤해 모든 연령을 불문하고 좋아한다는 것이다. 특히 노란 음식에는 베타카로틴이 풍부하여 동맥경화나 당뇨병 같은 생활습관병은 물론 암을 유발하는 산화 작용을 효과적으로 막아 준다. 우리 몸에 들어가 몸속에서 비타민A로 변환되어 코나 결막, 기관지, 폐의 면역력을 강화하고, 알레르기성 질환을 예방해 주며, 정자 형성이나 성장 등의 생리적 기능에도 좋은 영향을 미친다.

컬러 푸드는 색이 진할수록 몸에 좋다. 색이 진하고 잘 익었다는 것은 햇빛의 자외선으로부터 자신을 보호하기 위해 더 많은 방어 물질을 만들었다는 것이다. 그래서 컬러 푸드를 먹을 때는 색이 진하고 잘 익은 것을 골라 먹는 것이 좋다.

노란 음식의 대표는 뭐니뭐니해도 호박이다. 그중에서도 늙은 호박에는 베타카로틴과 비타민B · C가 풍부하고 소화가 잘되어 감기를 예방하고 중풍을 예방하는 데 효과가 있다. 이뇨 작용과 부종 해소 작용이 뛰어나 예부터 우리 조상들은 산후 산모에게 호박을 많이 먹였다. 씨만 파내고 찜통에 쪄서 먹으면 간식으로도 그만이다.

달콤함의 대명사, 바나나도 빼놓을 수 없다. 특히 백혈구의 기능을 강화하여 면역력을 증강시켜 주며, 당질과 칼륨이 신체 리듬을 빠르게 회복시켜 준다. 하루 한 개만 먹어도 성인에게 필요한 칼륨의 양을 충족할 수 있을 정도다. 열량이 높아 간식으로는 물론 요리에도 많이 이용된다. 살짝 얼려서 아이스바나나를 만들어 먹거나 오븐에 구워 먹어도 맛있다.

귤과 오렌지는 비타민C의 상징이자 노란 음식의 상징이다. 2개 정도면 하루에 필요한 비탄타민C 권장량을 보충할 수 있을 정도다. 비타민B가 풍부하여 피부 미용에도 효과를 발휘한다. 특히 귤 껍질에는 비타민C뿐만 아니라 지방 분해 효소가 들어 있어 껍질을 깨끗이 씻어서 차로 끓여 먹으면 다이어트 효과까지 볼 수 있다.

겨울철 차로 인기 있는 유자도 노란색이 아름다운 건강 과일이다. 날씨가 추워지면 혈관이 수축되어 혈압이 올라 다른 계절에 비해 심장마비나 중풍에 걸릴 확률이 높아진다. 이때 유자를 먹으면 자연스럽게 위험을 낮출 수 있다. 유자 껍질에 풍부한 헤스페리딘이 모세혈관을 튼튼하게 해 주고 혈압을 낮춰 주기 때문이다. 껍질째 갈아서 잼으로 만들어 먹거나 유자차를 만들어 마시면 겨울 건강은 걱정 없다.

순하고 고소한 맛 때문에 남녀노소를 불문하고 누구나 좋아하는 옥수수도 빼놓을 수 없다. 특히 옥수수에는 두뇌 발달에 필요한 비타민E가 풍부해 노화를 방지하고 치매를 예방하며, 피부 미용에 효과가 좋다. 전립선염과 남성 불임증을 예방하는 효과도 있어서 간식으로 즐기면서 건강까지 챙길 수 있다.

겨울 간식의 대표주자, 고구마 역시 노란 식품이다. 항암 물질이 들어 있어서 암 예방에 좋고, 감자보다 당 지수가 낮아 칼로리와 비만을 걱정하는 사람들에게 좋다. 소화도 잘되고 맛도 달콤하여 어린이 간식으로도 좋다. 껍질에도 중요한 성분이 많이 들어 있으므로 가능하면 껍질째 먹는 것이 좋다.

눈으로도 즐기고 입으로도 즐길 수 있으니 이 또한 자연이 선물 아니겠는가.

육류·유제품·알류 편

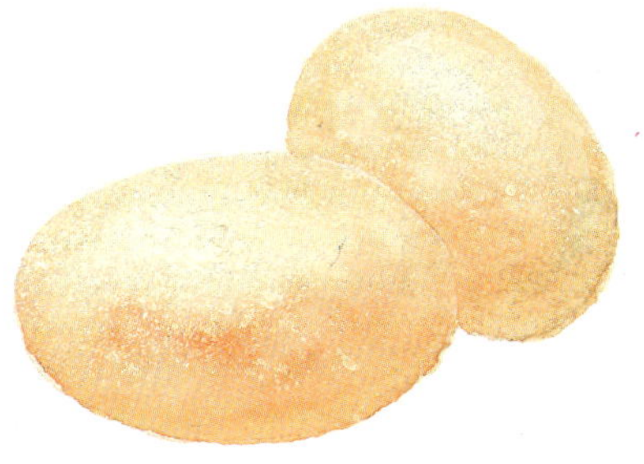

개고기

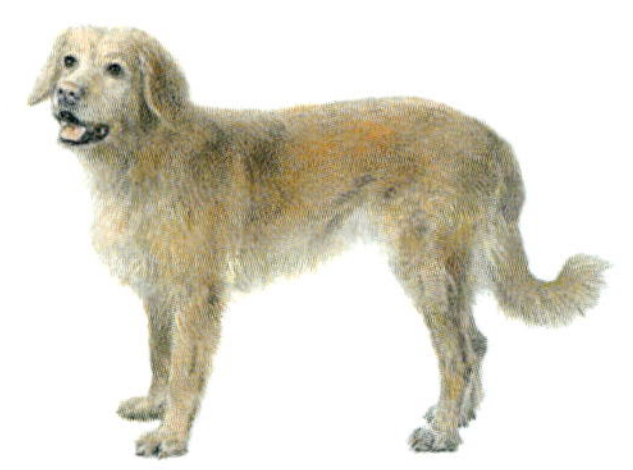

《예기》에 보면 주 나라 때부터 여름날 제사 음식으로 개고기를 썼다는 기록이 나온다. 또 《사기》에는 진나라 덕공(德供)이 복사(伏祠)를 처음 시작했다면서 "복(伏)이라는 것은 금기가 엎드려 숨어 있는 날이다〔金氣伏藏之日夜〕. 금(金)은 화(火)를 두려워한다."고 기록되어 있다. 개고기는 화(火)에 해당하고 복(伏)은 금(金)에 해당하니 복의 금기를 화기로 눌러 더위를 이기라는 뜻이다. 또한 복날에 개를 희생하여 읍문에 걸어 놓고 제사를 지내 불행을 가져오는 사악한 기운을 막았다. 이 행사가 구장(狗醬), 즉 보신탕의 유래가 되었다고 《동국세시기》는 전한다. 또 조선 정조 19년 음력 6월 18일 혜경궁 홍씨의 회갑상에 구증(狗蒸)이 올랐다는 기록은 궁중에서도 보신탕을 즐겼음을 알려준다. 중국 광동 지방에서는 개고기를 '향육(香肉)' 이라고 부르는데 길거리에 향육 가게가 즐비하고, 연변에는 '단고기집' 이라는 개고기 전문 음식점이 있다는 것으로 보아 외식으로도 보편화되어 있음을 알 수 있다.

날씨가 더워지면 체온이 올라가는 것을 막기 위해 피부 근처에 다른 계절보다 많은 혈액이 모인다. 그래서 식욕이 떨어지고 나른하며, 쉽게 짜증이 나고 인체 기능이 10% 정도 떨어진다. 고온 다습한 날씨와 열대야로 인해 잠을 이루지 못하는 것도 원인이다. 몸속의 단백질과 비타민C가 많이 소모되기 때문에 음식에 각별히 신경을 써서 부족해지기 쉬운 영양소를 공급해 주어야 한다.

《동의보감》에서는 "개고기는 성이 따뜻하며 맛이 함산(鹹酸)하고 무독하다. 오장을 편안하게 하며 혈맥을 조절하고 장과 위를 튼튼하게 하며, 골수를 충족시켜 허리와 무릎을 따뜻하게 하며 양도를 일으켜 기력을 증진시킨다."고 하여 개고기의 효과를 높이 샀다. 한방에서는 개장국의 효과에 대해 허한(虛寒)을 보하고 뱃속을 덥게 하며, 위장의 기능을 도와 양기를 좋게 한다고 했다. 선천적으로 손발이 차고 안색이 창백하며 소화가 안 되는 사람에게는 둘도 없는 자양 강장제 역할을 한다. 이러한 효능 덕분에 개고기는 예부터 여름철 보신 음식으로 많이 이용되어 왔다.

조선시대에는 육질이 부드럽고 소화가 잘되는 데다 싼값에 어디서나 구할 수 있는 개장국을 보신 음식으로 즐겨 먹었다. 이는 개고기의 기름이 잘 굳지 않는 불포화 지방산이기 때문이다. '보신탕'이라는 이름도 뜨거운 개장국이 한여름 땀을 많이 흘려 허해진 몸을 보해 준다는 데서 나온 것이다.

개장국은 조밥과 함께 먹는 것이 좋다. 금(金)의 기운이 강한 조가 개장국의 효과를 더욱 높여 주기 때문이다. 그러나 마늘과 함께 먹으면 시력이 약해지므로 주의한다. 보신탕은 보양식으로뿐만 아니라 치료식으로도 이용한다. 복수가 찰 때 개고기 한 근(600g)을 썰어 쌀과 함께 죽을 쑤어 공복에 먹으면 효과가 좋고, 이질과 복통에도 효과를 볼 수 있다. 살구씨와 함께 먹으면 술독을 풀어 준다. 또한 개는 결핵에 걸리지 않기 때문에 체온이 낮고 소화가 잘 안 되는 폐결핵 환자의 영양식으로도 개고기가 효과가 있다 한다. 개고기 중에서도 황구(黃狗), 즉 누런 개를 제일로 치는데, 한방에서는 지양(地洋)이라고 하여 황구 세 마리가 물개 한 마리의 양기에 해당한다고 보았다.

프랑스 여배우 브리짓 바르도(Brigitte Bardot)의 개고기 관련 발언이 한때 나라를 시끄럽게 한 적이 있다. 개는 인간의 고독을 달래 주는 애정의 대용물이며, 심지어 가족으로 대하는 유럽 문화권에서는 그럴 법했지만 문화의 다양성을 인정하지 않은 그녀의 발언에 분노의 목소리가 좀처럼 가라앉지 않았다. 음식은 그 민족의 생존을 지켜 준 먹거리이자 문화로, 민족마다 선호하는 음식이 다르다. 그런 만큼 문화의 다양성과 다른 나라 음식의 개성을 인정해야 한다.

꿩

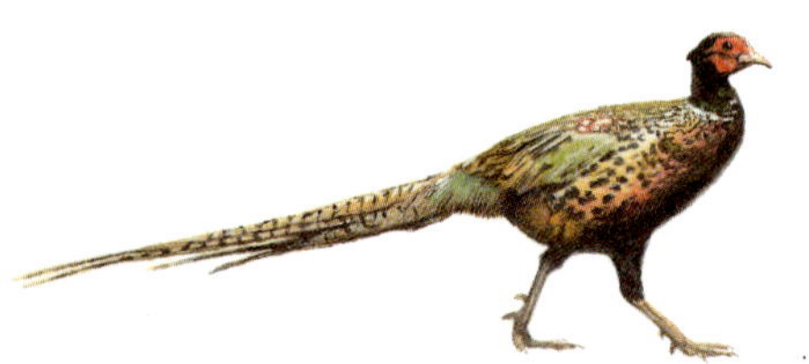

장끼란 놈 거동 보소 / 홍콩능 짓을 달나 / 백수아제 동정 달아 / 주먹 비실 틀틀이고
/ 옥관자를 붙였으니 / 현연한 대장부라 / 까토리는 아라랑 / 저고리 아라랑 / 바지
아라랑 / 색을 단가 허어정 / 열부인이 되었구나.　　　　　　　　— 청도 지방 민요

꿩 꿩 꿩서방 / 바우 다리 최서방 / 자네지중 어디 갔나 / 이산 저산 당기다가 / 포수
한테 잡혀갔네.　　　　　　　　　　　　　　　　　　　　　　— 홍천 지방 민요

꿩은 울릉도를 비롯한 몇몇 섬 지방을 제외한 우리나라 전역에 번식하는 흔한
텃새로, 우리 민족과 친숙한 새다. 지방마다 꿩에 대한 민요가 전해 오는 것만
보아도 알 수 있다. 우리말로는 보통 수컷을 장끼, 암컷을 까투리, 새끼는 꺼병
이라고 한다. 꿩을 나타내는 한자는 치(雉)로, 길들이기 어려운 새로 알려져 있
다.

《본초강목》에서는 꿩에 대해 이렇게 설명했다.

나는 것이 마치 화살〔矢〕 같다. 한 번 날아서 그대로 떨어진다…… 크기가 닭 만하
고, 아롱진 빛깔에 수놓은 깃털을 지녔다. 수컷은 몸체가 아름답고 꽁지가 길다. 암
컷은 무늬가 어둡고 꽁지도 짧다. 성질이 싸움을 좋아한다.

14~16세기 유럽에서는 성스러운 '하늘'에 가까이 있는 동물의 고기일수록 몸에도 좋고, 그래야 그것을 먹는 사람의 가치도 높아진다고 믿었다. 그래서 귀족들은 사슴이나 멧돼지보다는 닭이나 꿩 같은 조류를 선호했다.

중국에서는 선비가 높은 사람을 찾아갈 때 폐백, 즉 예물로 꿩을 가지고 갔다. 그 이유를 한나라 유향(劉向)은 《설원(說苑)》에서 이렇게 적고 있다.

경(卿)은 염소로 폐백을 삼는다. 염소란 무리지어 살지만 떼를 짓지 않는다. 대부(大夫)는 기러기를 폐백으로 한다. 기러기는 줄지어 갈 때 장유(長幼)의 차례가 있다. 사(士)는 꿩을 폐백으로 삼는다. 꿩은 맛은 좋지만 새장에 가둬 길들일 수 없다."

선비는 임금에게 꼭 필요한 존재이지만 손아귀에 넣고 함부로 할 수는 없다. 바른 말로 임금을 보필하되, 굳은 지조를 지켜 길들여지지 않겠다는 정신을 꿩에 담아 폐백으로 바친 것이다.

꿩은 강한 야성을 지녔다. 철망 속에 가두어 두면 다짜고짜 머리로 철망을 들이박는다. 머리가 다 벗겨져 피가 흐르고 뼈가 드러나 죽을 때까지 계속한다. 그래서 꿩 사육사들은 꿩안경을 씌워 앞을 보지 못하게 하여 먼저 그 야성을 가라앉힌다고 한다. 또 꿩은 사람이나 사냥개를 만나면 놀라 달아나다가 그냥 숲 속에 머리를 박고 꼼짝 않는 특성도 있다. 제 머리만 숨기면 남도 보지 못할 줄 아는 것이다. 그래서 머리 나쁜 사람을 두고 꿩대가리라고 놀리기도 한다.

꿩은 예부터 보양 식품으로 각광받아 선조들은 까투리육회 · 꿩만두 · 꿩밀국수 · 꿩고기떡국 등을 겨울철 보양식으로 즐겨 먹었다. 겨울에 잡은 꿩을 살짝 얼려 얇게 저며서 뜨거운 물에 데쳐 먹는 샤브샤브는 담백한 맛이 일품이다. 특히 꿩고기는 고단백 알칼리성 식품인 데다 지방 또한 불포화 지방산이어서 몸에 이롭다. 기운을 돋우고 당뇨에 좋으며, 간에 좋아 눈을 밝게 한다.

'꿩 대신 닭'이라는 말이 있다. 꿩이 놓여야 할 자리에 할 수 없이 닭을 쓴다는 의미다. 꿩은 맛이 담백하여 닭고기보다 더 많은 청기(淸氣)를 몸속에 불어넣어 정신을 맑게 해 준다.

달걀

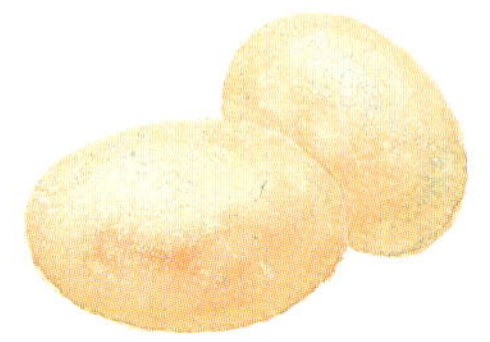

계란은 모든 영양소가 골고루 들어 있는, 말 그대로 '완전 식품'이다. 무엇보다 성장기 어린이들에게 양질의 단백질을 공급하는 좋은 식품으로, 단일 식품으로는 영양가가 가장 뛰어나다고 할 정도로 필수 아미노산인 라이신과 메티오닌, 트립토판 등을 고루 갖추고 있다.

《동의보감》에서는 달걀에 대해 "맛이 달고 평하다."고 했으며, 현존하는 가장 오래된 중국 세시기인 《형초세시기(荊楚歲時記)》에는 "정월 초사흗날에 달걀을 먹으면 오장 내에 있는 나쁜 기운을 물리친다고 생각했다."는 기록이 남아 있다.

지금도 달걀을 많이 먹지만 과거에도 달걀 조리법이 매우 다양했던 것으로 보인다. 옛 문헌에는 달걀을 얇게 펴서 익으면 해삼으로 만든 소를 넣고 싸서 지져 내서 먹거나 달걀을 물에 넣어 익으려 할 때 떠서 먹는다거나 달걀을 뚝배기에 담아 밥 위에 얹어서 쪄 먹었다는 등의 기록이 남아 있다.

한방에서도 달걀을 매우 유용하게 처방했다. 설사가 오랫동안 지속될 때는 식초에 익혀서 공복에 먹으면 좋고, 인후가 막혔을 때는 흰자에 식초를 넣어 익힌 것을 뜨거울 때 마시면 된다. 화상이나 부스럼이 났을 때는 프라이팬에 달걀 껍질을 넣고 탈 정도로 익혀 헝겊에 싸서 환부에 붙이면 효과를 볼 수 있다. 어린이 부스럼에는 계란 껍질을 가루로 만들어 돼지기름에 타서 붙이면 효과적이다. 가슴이 답답할 때는 흰자를 생으로 먹으면 좋다. 산후 빈혈이나 산후 경련이 있을 때는 계란 세 개의 흰자에 형계 가루 8g을 함께 먹으면 효과를 볼 수 있으며, 난산이나 출산 후 어혈이 잘 풀리지 않을 때는 계란 세 개를 식초에 타서 먹으면 효과가 좋다.

하지만 달걀에 콜레스테롤이 많다는 이유로 섭취를 기피하는 사람이 있는데 크게 걱정하지 않아도 된다. 달걀 노른자에 들어 있는 레시틴 성분이 콜레스테롤의 흡수를 방해하여 콜레스테롤 수치가 올라가는 것을 막아 주기 때문이다. 레시틴은 간에 쌓이기 쉬운 지방을 막아 주는 효과도 있다. 또한 콜린 성분이 두뇌 활동을 도와 기억력을 향상시켜 주므로 성장기 어린이이게 특히 좋다. 그러므로 과잉 섭취하지 않는 이상 식사를 통해 콜레스테롤이 올라갈 염려는 하지 않아도 된다. 하루 2개 정도가 적당하다.

계란을 고를 때는 껍질 전체의 결이 곱고 매끈하고, 더럽지 않은 것을 선택해야 한다. 신선한 계란은 표면에 광택이 없고 까칠까칠하지만 오래되면 큐티클(cuticle)층이 벗겨져서 광택이 난다. 또한 깨뜨렸을 때 노른자가 탱탱하고 높이가 높으며 탄력이 있어야 한다. 흰자는 두껍고 투명하면서 점도가 큰 것이 신선하다. 그리고 가능하면 무정란보다는 유정란을 구입하는 것이 좋다. 최근에는 특수한 먹이를 먹여 키운 닭이 낳은 기능성 달걀도 많이 나와 있는데, 영양 면에서는 크게 차이가 없다고 한다.

달걀은 생으로도 먹고 익혀서도 먹고, 간식으로도 먹고 반찬으로도 먹는다. 한식 · 중식 · 일식 · 양식 어디에나 어울리는 만능 재료다. 하지만 달걀 표면에 해로운 물질이 묻어 있어 생으로 먹을 경우 알레르기 등을 일으킬 수도 있으므로 가능하면 익혀 먹는 것이 좋다. 식물성 기름으로 조리하면 지방산의 균형을 맞출 수 있으며, 비타민C가 풍부한 채소와 곁들여 먹으면 달걀에 부족한 비타민C까지 보충할 수 있어 영양적으로도 균형이 맞는다. 그런 면에서 달걀찜이나 달걀말이를 할 때 당근이나 양파, 감자 등을 함께 넣는 것은 매우 좋은 방법이다.

무게는 비록 50g에 지나지 않지만 가지고 있는 효능으로는 웬만한 식품을 모두 능가하니 과연 기특하다 하지 않을 수 없다.

닭고기

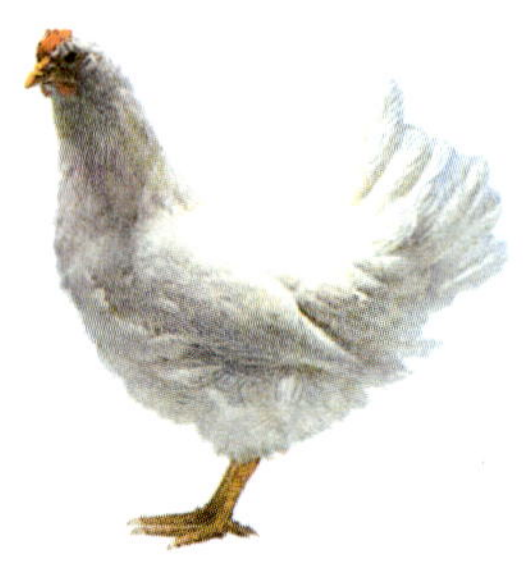

닭은 인간과 가장 친숙한 가축이다. 사위가 찾아오면 씨암탉을 잡아 백숙을 끓여 먹였다. 또 닭이 우는 소리, 즉 계명성(鷄鳴聲)은 황제의 음탕을 일깨우고 귀신의 준동을 멈추게 한다고 믿어 왔을 정도다.

《햄릿》의 독백 가운데 "닭은 새벽을 고하는 나팔수, 그 드높고 날카로운 목청이 하늘을 찔러 태양신을 일깨운다."는 대목이 있다. 서양에서도 닭 울음 소리는 '광명의 예언자' 였던 모양이다.

우리의 토종닭은 역대 중국 조정의 진상품에 포함될 정도로 그 명성이 높았다. 양반 닭을 줄여 반계(班鷄)라 불리는 수탉은 오덕(五德)을 갖추었다고 한다. '머리에 벼슬을 이고 있으니 문(文), 발톱에 삼지창을 지녔으니 무(武), 먹이가 있으면 서로 불러내니 인(仁), 적을 만나면 용감히 대드니 용(勇), 밤과 새벽을 놓치지 않고 알리니 신(信)' 이라는 것이다.

닭고기는 다른 육류에 비해 지방과 콜레스테롤은 낮은 반면 단백질 높은 건강 식품으로 알려져 있다. 특히 껍질을 제거하면 지방 함량이 더욱 낮아진다. 칼로리 역시 100g에 100~110kcal 정도로 다른 육류에 비해 월등히 낮은 편이다. 꽁치(165kcal)나 고등어(183kcal)보다도 나은 수치다. 또한 닭고기에는 필수 아미노산이 풍부해 두뇌 발달을 돕고, 불포화 지방산이 풍부하기 때문에 노약자나 임산부, 어린이들에게 좋다. 특히 날개 부분에는 콜라겐(collagen)이 많이 들어 있어 피부 미용에 효과가 좋고 골다공증을 예방해 준다. 피부 표피 아래에 있는 두꺼운 진피의 약 90%가 콜라겐이다. 과거에는 여자들이 닭날개를 먹으면 이른바 '바람이 난다' 하여 먹지 못하게 하기도 했다. '미인박명(美人薄命)'이라 믿었던 유교 사회에서 여자가 아름다워지는 것은 경계해야 할 화근의 하나였으니 사회 규범에 따라 음식에 대한 기호도 달라진다는 것을 단적으로 보여준다.

한방에서 닭고기는 성질이 더운 음식으로, 속을 따뜻하게 해 주는 효과가 있다고 본다. 여기에 원기를 보충하는 인삼과 땀 흘리는 것을 막아 주는 황기, 장기의 기능을 보호하는 대추, 소화를 돕고 해독 작용을 하는 마늘을 더하면 소화 기능이 떨어지기 쉬운 여름에 먹기 좋은 음식이 되는데, 그것이 바로 우리가 흔히 먹는 삼계탕이다. 위와 장을 따뜻하게 하는 찹쌀과 쌉쌀한 맛을 더해 주는 인삼의 사포닌 성분까지 더해져 보신탕과 함께 대표적인 여름철 보양식으로 꼽힌다. 하지만 인삼과 황기는 성질이 따뜻하기 때문에 몸에 열이 많은 사람은 주의해야 한다. 일반적으로 백숙이나 통찜에는 영계가 좋고, 구이나 볶음, 찜에는 중간 것이 좋다. 곰탕에는 묵은 닭도 괜찮다. 살뿐만 아니라 모래집 말린 것을 '계내금(鷄內金)'이라 하여 소화 불량증의 약으로 사용한다.

닭고기를 먹으면 풍이 생긴다는 속설 때문에 고혈압을 걱정하는 사람들은 닭고기를 기피하기도 한다. 하지만 이는 오해다. 콜레스테롤이 많은 부분인 껍질이나 내장육은 떼어 내거나 아예 먹지 않으면 되기 때문이다. 칼로리가 걱정인 사람은 기름기를 제거한 뒤 끓는 물에 한번 데쳐 이용하면 지방이 쏙 빠져 맛도 담백하고 건강에도 더욱 좋다.

미식가로 알려진 일본 소설가 무라카미 류(村上龍, 1952~)는 자신의 책에서 우리나라의 삼계탕을 이렇게 극찬했다.

수프는 담백한데, 닭은 젓가락만 갖다 대도 살이 떨어질 정도로 부드럽게 삶아져 있고, 인삼의 강렬한 향기도 풍기는, 단순한 음식이 아니라 생명을 입속에 넣는 듯한 느낌을 준다.

돼지고기

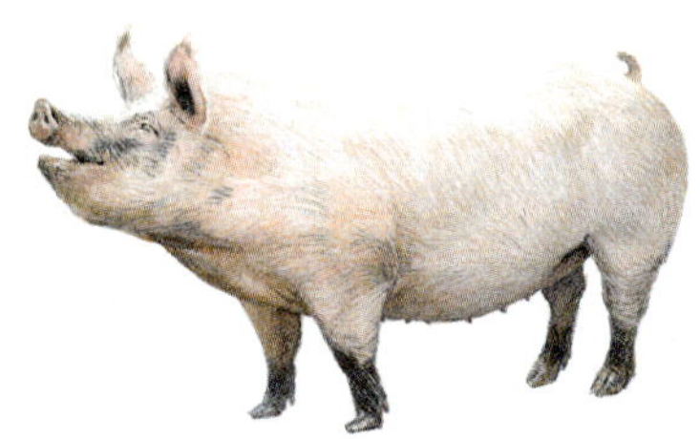

잔칫상에는 돼지고기가 빠지지 않는다. 집안의 경사는 물론 좋지 않은 일이 있을 때도 우리 민족은 반드시 돼지를 잡아 준비했다. '여름철 돼지고기는 잘 먹어야 본전' 이라는 말도 있지만 돼지고기는 우리 식탁에서 절대 빼놓을 수 없는 식품이다.

중국과 동남아 일부 국가에서는 몸집이 크고 새끼를 많이 나는 돼지를 번영과 풍요의 상징으로 여긴다. 그러나 많은 나라에서 아직도 돼지가 부정적 이미지로 남아 있다. 가장 큰 이유는 돼지가 과식과 미련함을 상징하기 때문이다. 욕심과 성욕, 이기심, 무지와 연결시키기도 한다. '돼지 같다' 는 말도 돼지를 싫어하는 유대인에게서 유래한 것이다.

하지만 돼지고기는 버리는 것이 하나도 없을 만큼 인간에게 매우 유용한 동물이다. 심지어 과거에는 돼지 방광을 말려서 담배를 넣어 두는 용기로 사용했고, 축구공이 없던 시절에는 공으로 사용하기도 했다.

돼지고기는 육질이 연하고, 소화 흡수가 잘될 뿐만 아니라 비타민B_1 · 인 · 칼륨 · 철분 등이 풍부하다. 그중에서도 비타민B_1이 쇠고기의 10배, 현미의 2배에 달하고, 불포화 지방산도 쇠고기보다 2~6배나 많이 들어 있다. 뇌의 지적 활동을 촉진하고 뇌 질환을 억제하는 비타민F도 풍부하여 성장기 어린이와 수험생의 영양식으로 권장된다. 게다가 열량이 높아 두뇌 활동에 꼭 필요하다. 비타민

B₁은 피로 회복 비타민이라고 불릴 정도로 피로 회복 효과가 뛰어난데, 그래서 비타민B₁이 부족해지면 몸이 피로해질 뿐만 아니라 의욕이 떨어지고 집중력이 저하되는 등의 신경증이 나타난다.

비타민B₁의 흡수율을 높이기 위해서는 마을을 함께 먹는 것이 좋은데, 그런 면에서 삼겹살을 먹을 때 마늘을 함께 싸 먹는 것은 합리적이다. 영양이 쇠고기에 뒤지지 않고 가격 면에서 부담이 없다는 것도 돼지고기의 장점이다. 또한 돼지고기에는 체내 흡수율이 높은 철분이 풍부하여 빈혈을 예방하고, 간장과 피로를 풀어 주는 메티오닌(methionine)도 풍부하다.

돼지고기는 요리에 따라 쓰이는 부위도 다른데, 구이용으로는 목심을, 불고기나 찌개, 수육용으로는 앞다릿살을, 찜이나 갈비, 바비큐에는 갈비를, 스테이크나 돈가스용으로는 등심을, 탕수육이나 구이, 로스에는 안심을, 장조림이나 튀김, 불고기용으로는 뒷다릿살을 쓴다. 그리고 구이나 베이컨용으로는 삼겹살을 써야 제맛을 느낄 수 있다.

중국 사람들은 황사와 흙비 때문에 돼지고기를 먹지 않으면 병이 난다는 말이 있을 정도로 돼지고기를 즐겨 먹는다. 실제로도 한 달에 3회 정도 돼지고기를 맵게 양념하여 먹으면 호흡기나 장에서 열이 발산되어 중금속으로 인한 오염을 예방하는 데 좋다고 한다. 우리나라에서도 심한 황사가 일 때 삼겹살 소비량이 급격히 늘어나는데, 돼지고기가 가진 효능을 볼 때 적절한 선택이다. 이는 돼지고기의 지방이 녹는 온도가 사람의 체온보다 낮아 대기 오염이나 식수 등 공해로 인해 축적된 공해 물질을 몸 밖으로 배출시켜 주기 때문이다.

어느 날 친구가 물었다. "고사상에 왜 돼지머리가 올라가는지 알아?"

선뜻 대답을 하지 못하는 내게 그는 말했다. "돼지는 평생 먹을 것만 쫓으며 살다가 죽어서야 물욕에서 벗어나 참회하며 하늘을 바라보는 가엾은 동물이잖아. 인간의 자화상 같은 돼지를 신에게 바치며 물욕에 어두운 마음을 속죄하는 의미가 담겨 있지 않을까?"

사견이지만 고사상의 돼지머리도 보는 눈이 달라질 것 같다.

소시지·베이컨

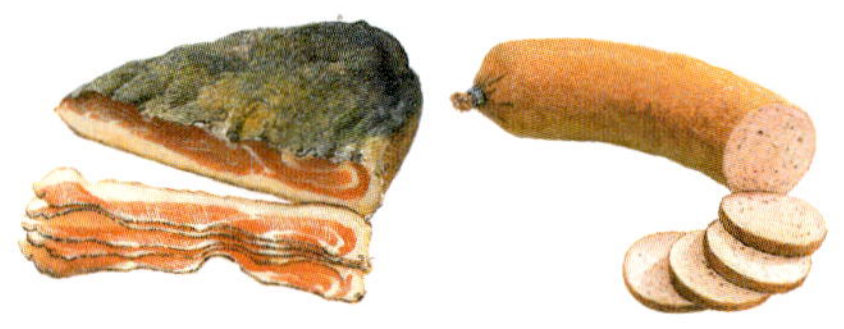

　소시지는 돼지고기나 쇠고기 등의 부드러운 고기를 소금에 절였다가 조미료나 향신료를 섞어 반죽한 다음 가축의 창자나 둥근 틀에 채워 넣은 음식이다. 원래는 상등육(上等肉)을 먹을 수 없는 가난한 사람들에게 고기 외에 먹을 수 있는 부분인 골이나 혀, 귀, 염통, 콩팥, 코, 창자, 피 등의 부산물을 먹을 수 있게 하기 위해 발명된 돼지고기 가공품이었다.

　호머의 《오디세이》에 "병사들이 고기 반죽을 만들어 창자에 채운 것을 먹었다."는 기록이 나오는데, 이것이 소시지에 관한 최초의 기록이다. 유럽 중심부에 소시지가 전해진 것은 십자군 전쟁 때다. 전쟁에 출정한 병사들 가운데 많은 수가 전사하거나 포로가 되었고, 일부는 영국으로 돌아갔는데, 그때 보석이나 직물과 함께 들고 간 것이 소시지였다고 한다.

　파리의 전통적인 소시지 가게들 가운데는 검은 벽에 거대한 분홍 돼지를 그려 놓고 '나는 머리에서 꼬리까지 모두 맛이 좋다'고 써 놓은 곳이 있다. 돼지고기 편에서도 설명했듯이 버릴 것이 하나도 없는 돼지고기의 특성을 그대로 보여 주고 있는 것이다. 로마와 프랑스에는 소시지를 만드는 전통이 2천 년 동안 끊이지 않고 이어져 왔으며, 소시지 자체도 옛날과 크게 달라진 것이 없을 정도로 그 전통이 유지되고 있다고 한다.

　유럽은 지역마다 자기들만의 소시지를 가지고 있다. 그러나 모두 돼지고기로 만드는 것은 아니다. 여러 가지 고기를 섞어서 만들기도 하고, 쇠고기만을 넣어 만들기도 한다. 유대인들은 쇠고기나 송아지고기로 만든 소시지를 먹고, 아랍인들은 양고기를 넣어 만든 소시지를 먹는다. 최근에는 동물 내장으로 만든 천연 소시지 껍질을 가장 많이 수출하는 나라가 중국이다.

소시지는 영양적으로는 햄보다 단백질은 적은 반면 지방질이 많아 열량이 높다. 보통 고기를 잘라 소금과 질산염류를 뿌려 하루 정도 쟁여 두었다가 이것을 잘게 썰어 첨가물이나 돼지 기름 등을 넣고 섞은 것을 케이싱이라 불리는 창자 등에 채워 끓는 물에 삶으면 소시지가 된다. 이것이 가장 흔한 더메스틱 소시지(domestic sausage)다. 그리고 케이싱에 채운 것을 훈연하여 건조시킨 것을 드라이 소시지(dry sausage)라 한다. 과거에는 케이싱으로 양의 창자를 사용했으나 최근에는 돼지창자나 인공 케이싱을 많이 사용한다. 흔히 들어 본 비엔나나 프랑크푸르트, 볼로냐 등이 더메스틱 소시지다.

드라이 소시지는 건조되어 있어서 보존성이 좋은 편이지만 보존성을 더욱 높이기 위해 소금이나 향신료 등을 많이 넣는 것이 특징이다. 살라미나, 세르벌라, 모르타델라 등이 그에 속한다. 그 밖에 생선으로 만든 소시지도 넓은 의미에서는 소시지류에 포함되나 나라에 따라서는 돼지고기만 넣어 만든 것을 소시지라 하고, 다른 고기와 혼합한 것은 소시지고기라 부르기도 한다. 우리나라는 대부분 돼지고기 · 쇠고기 · 닭고기 · 토끼고기 · 생선을 섞어 만들며, 돼지고기만으로 만든 소시지는 드물다.

소시지와 함께 많이 이용되는 것이 베이컨이다. 돼지의 복부나 등 부위를 소금에 절여 훈연한 보존 식품으로, 지방과 고기의 두께가 일정하면서 지방이 많지 않은 것이 좋은 것이다. 고기 색깔은 선홍색이고 지방은 흰색인 것, 윤기가 흐르는 것이 신선하고, 훈제 특유의 냄새가 좋은 것일수록 안전하다. 그대로 구워 먹기도 하고 다른 음식에 섞어 먹기도 하는데, 뜨겁게 달군 팬에 기름을 두르지 말고 군데군데 연한 갈색이 나도록 앞뒤로 바싹 지져야 한다. 지져 낸 베이컨은 키친 타월에 올려 기름기를 닦아 내고 먹어야 고소하면서도 바삭한 맛을 즐길 수 있다. 지글지글 익어 가는 모습만으로도 침을 꿀꺽 삼키게 만드는 것이 밥 한 공기는 뚝딱 비우게 한다.

사슴고기

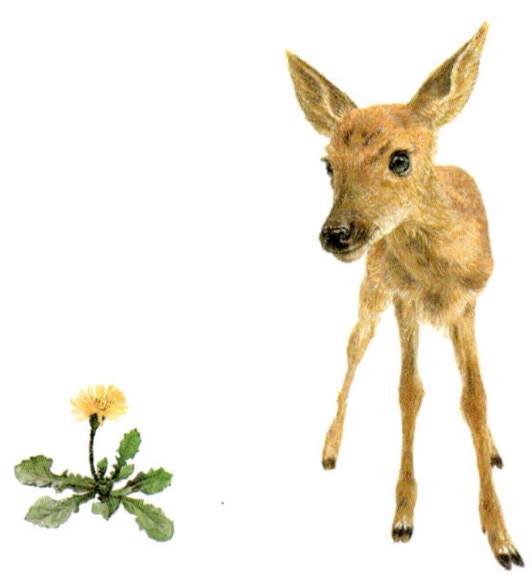

사슴은 그 선한 눈매 때문에 시인들의 사랑을 받아 왔다. 노천명(盧天命, 1911 ~1957) 시인은 "모가지가 길어서 슬픈 짐승이여 / 언제나 점잖은 편 말이 없구나. / 관(冠)이 향기로운 너는 / 무척 높은 족속이었나 보다."(〈사슴〉 일부)라고 노래했고, 박목월(朴木月, 1916~1978) 시인은 "저는 목마른 사슴 / 육칠월 해으름에 / 산길을 헤매는 / 은은한 물소리를 찾아 / 당신을 / 갈구하며 길을 헤매는 목마른 사슴"(〈사슴〉 일부)이라고 노래했다.

예부터 중국 사람들은 사슴을 고급 음식으로 즐겨 먹었다. 세계를 정복하기 위해 떠난 칭기스칸(Genghis Khan, 1155~1227)은 군용식으로 말린 사슴고기를 이용했으며, 사슴 젖으로는 술을 담가 고급 지휘관들의 연회 때 썼다고도 한다. 한나라 고조 유방도 출전할 때 꼭 사슴고기를 먹었는데, 이렇게 하면 싸움터에서 반드시 승리했다고 한다. 한무제는 사슴고기는 물론 녹용과 녹혈, 녹편(사슴의 생식기)까지 즐겼다. 특히 어린 수사슴에 인삼 · 약초 · 유황 가루를 먹여 길러서 3년쯤 지나면 목책에 가두어 놓고 암사슴이 목책 밖을 빙빙 돌게 하여 줄줄 흘러내리는 정액을 모아 여기에 벌꿀과 녹용 가루를 섞어 만든 환약을 즐겼다고 한다. 그 때문인지 한 무제는 무려 54년 동안 황제 자리를 지켰으며, 늙어서도 3천 명이 넘는 후궁을 거느리고 왕성한 정력을 과시하며 71세까지 장수했다.

사슴고기는 대부분이 붉은 살코기로, 육질이 매우 부드러워 암소고기와 맛이 비슷하고 담백하다. 고단백·저칼로리 식품일 뿐만 아니라 네 발 달린 짐승 중 유일하게 100% 알칼리성 식품으로 알려져 있다. 들짐승 고기는 노린내가 많이 나는데, 사슴고기는 냄새가 없어서 예부터 꿩과 더불어 많은 인기를 끌어 왔다.

사슴에서 또 하나 빼놓을 수 없는 것이 사슴의 뿔인 녹용이다. 녹용은 인삼과 함께 한방에서 가장 높이 평가받고 있는 보혈 강장제다. 사슴의 뿔은 늦봄이면 저절로 떨어지는데 곧 그 자리에 곧 새로운 뿔이 자라기 시작한다. 녹용은 새로 자라라는 뿔을 딱딱해지기 전에 자른 것으로, 혈관이 많고 솜털이 나 있어 매우 부드럽다. 그중에서도 가장 약성이 뛰어나고 귀하다고 여겨지는 것은 수사슴의 어린 뿔이다. 녹용뿐만 아니라 사슴의 피와 고기도 매우 좋은 강장제로 취급된다.

조선시대에는 일반 백성이 녹용을 먹으면 벌을 받을 만큼 서민들은 감히 녹용을 먹어 볼 생각조차 하지 못했다. 생산되는 녹용은 모두 궁궐로 상납했고, 상납된 녹용은 약재 창고에 보관해 두었는데 왕의 후궁들은 자기가 낳은 아이에게 녹용을 먹이려고 온갖 수단과 방법을 동원했을 정도라고 한다. 궁중 의원이 '녹용을 지나치게 많이 먹이면 어린이가 바보가 된다'는 경고문을 써 붙였을 정도다. 하지만 녹용의 효능을 보면 그렇게 욕심낼 만도 하다.

녹용은 골수와 치아 발육 촉진, 조혈, 강압(혈압을 내려 줌), 몸의 활동력 증강, 신체 저항력 증강 효과를 비롯하여 콜레스테롤 농도를 낮춰 동맥경화를 예방하는 등의 효과가 있다. 녹용이 완전히 성숙되어 골화된 녹각(鹿角)도 좋은 약으로 쓰인다. 녹각을 열탕에 끓여 거른 액을 농축하여 만든 녹각교(鹿角膠)는 원기를 보할 뿐만 아니라 냉증이나 월경 불순, 수족 통증 등에 효과가 있다. 사슴의 음경과 고환을 잘라 고기와 지방을 제거하고 나무판에 고정하여 말린 녹신(鹿腎)은 신장과 남근을 보하고 양기를 왕성하게 하는 강정약으로 쓰인다. 《동의보감》에는 사슴고기에 대해 "심장과 위 등 오장을 강화하고 혈액 순환을 도우며, 골수와 콩팥, 근육을 튼튼하게 해 준다."고 되어 있다.

성욕 촉진제가 난무하고 성에 대한 정보가 홍수처럼 쏟아져 나오고 있다. 하지만 지나침은 모자람만 못한 법. 스태미나식에 대한 집착과 무절제한 생활은 오히려 건강 장수와는 거리가 멀다는 것을 유념해야 한다.

쇠고기

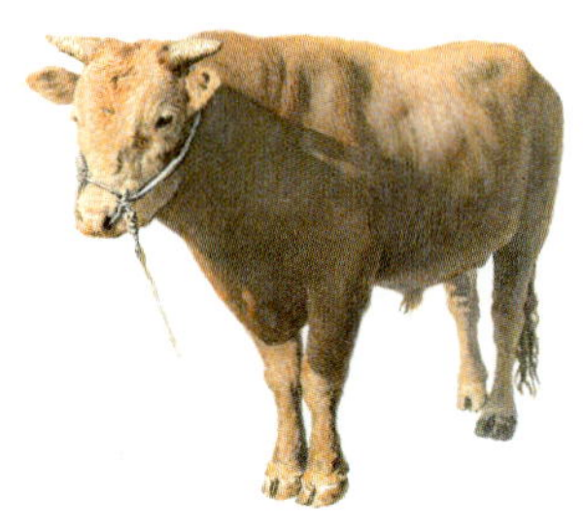

소는 우공(牛公)이라 할 만큼 인간에게 존중받아 온 동물이다. 인도에서는 소를 신(神)으로 추앙하여 식용을 금지할 만큼 소를 경외한다. 우리나라에서도 소를 재산으로 여길 만큼 소를 중요시했다. 고려시대에는 나라에서 소 잡는 것을 금했을 정도다. 농사짓는 민족에게 없어서는 안 되는, 풍부한 노동력의 원천이었기 때문이다. 그러니 백성들에게 있어 소고기는 쉽게 먹을 수 있는 고기가 아니었다. 그럼에도 불구하고 우리나라에는 소고기를 이용한 음식이 매우 발달했다.

곤자소니, 구녕살, 꾸리, 떡심, 수구레, 이보구니, 홧깟, 비역살, 젖부들기 등은 흔히 쓰는 말은 아니지만 모두 소의 부위별 이름을 가리키는 말이다. 우리말 사전에 명시되어 있는 소의 부위별 명칭만 해도 1백 가지가 넘고, 조상들이 분할해서 먹었던 부위도 무려 120여 가지나 된다고 한다.

인류학자인 마거릿 미드(Margaret Mead., 1901~1978) 여사는 "세계에서 부위별로 쇠고기 맛을 세분해 내는 고도의 미각 문화를 지닌 민족은 한국과 동아프리카의 보디 족뿐"이라고 했을 정도다.

쇠고기는 양질의 단백질 공급원으로, 필수 영양소를 골고루 가지고 있는 영양 식품이다. 단백질과 미네랄은 물론 비타민B의 주요 원천이기도 하다. 함황 아미노산, 그중에서도 특히 아이들의 성장 발육에 꼭 필요한 라이신(lysine)과 정신 건강 및 신체 건강에 필수적인 철분도 풍부하다. 10~30% 정도 들어 있는 지방은 고기 맛을 부드럽게 하고 풍미를 높여 주며, 많은 열량을 내 준다. 단, 쇠고기는 포화 지방산이 많아 소화 흡수가 좋지 못하고, 생활습관병의 원인이 되는 콜레스테롤이 많다는 것이 단점이다. 하지만 참기름을 넣으면 영양적으로 조화를 이룰 뿐만 아니라 콜레스테롤이 혈관에 침착하는 것을 막을 수 있으므로 쇠고기를 먹을 때는 참기름에 찍어 먹거나 참기름을 함께 넣어 요리해 먹는 것이 좋다. 또 쇠고기는 산성 식품인 만큼 알칼리성 식품인 채소와 함께 먹는 것이 좋다.

쇠고기는 다양한 부위 명칭만큼이나 육질과 씹히는 맛이 다르기 때문에 용도에 따라 적당한 부위를 선택해서 먹어야 제대로 된 맛을 느낄 수 있다. 구이용으로는 등심이나 안심, 얇게 썰어 구워 먹거나 불고기를 할 때는 채끝살, 편육에는 머리, 장조림이나 육포를 만들 때는 육질이 단단한 우둔살, 국거리로는 앞다리 위쪽의 양지머리를 제일로 꼽는다. 찜이나 탕 · 구이에는 갈빗살이 좋다. 하지만 우리나라 사람들은 유난히 질긴 것을 좋아해서 사태와 양지 부위인 차돌박이는 물론이고 심지어 꼬리까지 구워 먹는다. 고기뿐 아니라 내장과 뼈도 탕과 국에 많이 이용한다.

그중에서도 불고기는 한국 음식을 대표하는 음식이자 쇠고기를 이용한 대표음식이다. 중국 고대 문헌인 《수신기(搜神記)》에는 고급 요리로 고구려 불고기인 맥적(炙)을 적고 있다. 옛 중국에서는 고구려를 맥이(貊珥)라고 불렀는데, '맥(貊)'이라는 말은 조선 왕조에 와서 '먹(覓)'이라는 이름으로 계승되었다.

《해동죽지(海東竹枝)》 또한 "설야멱(雪夜炙)은 개성부(開城府)에 예부터 내려오는 명물로서, 만드는 법은 쇠갈비나 염통을 기름과 훈채(葷菜)로 조미하여 굽다가 반쯤 익으면 냉수에 잠깐 담갔다가 센 숯불에 다시 구워 익히면 눈 오는 겨울밤 술안주로 좋고, 고기가 몹시 연하여 맛이 좋다."고 적고 있다. 여기서 설야멱은 '눈 내리는 날 밤에 구워먹는 불고기 연회'라는 뜻으로, 오늘날 불고기의 원조가 된다. 역사와 전통을 생각해 볼 때 불고기가 우리나라를 대표하는 음식이 된 것은 당연한 일이다.

염소고기

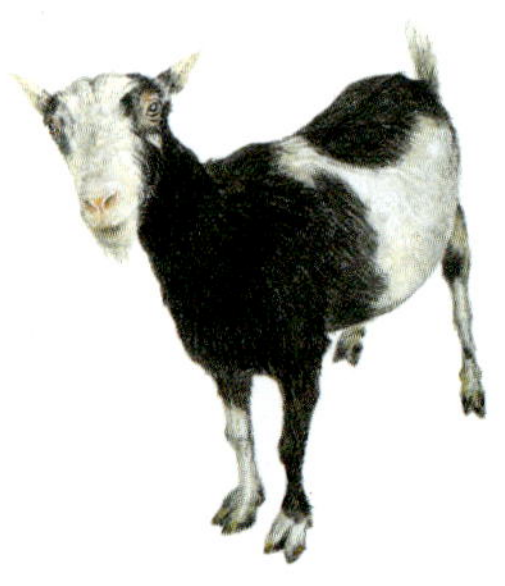

우리 집 근처 시골 여자들이 자기 젖꼭지로 아이를 기르지 못할 때에는 보통 염소들의 도움을 받고 있다. 이 염소들은 바로 이 아이에게 젖먹이는 것에 길이 들어서 아이가 울면 그 소리를 듣고 쫓아온다. 그 염소의 젖먹이가 아닌 다른 아이를 갖다대면 젖을 주지 않는다. 그리고 아이도 다른 염소의 젖은 빨지 않는다.

몽테뉴(Montaigne, 1533~1592)의 《수상록》에 나오는 글이다.

염소는 오래 전부터 인간과 깊은 관계를 맺어 온 동물이다. 자연 조건이 험한 산악지나 불모지에서도 생존할 수 있고, 양질의 젖과 식용할 수 있는 고기 외에 모피로서의 이용 가치까지 높아 일찍부터 가축화되었다. 요르단의 예리코(여리고) 유적에서 뼈가 출토된 것으로 보아 BC. 7000년경에 이미 가축화되었음을 알 수 있다. 야성(野性)과 생식력이 강하다는 특성 때문에 고대 그리스에서는 '목양신(牧羊神)', '북유럽의 숲의 신', '곡물신(穀物神)'으로도 여겨졌다.

반면 기독교에서는 야성을 상징한다 하여 악마의 모습으로 표현되기도 했다. 고대 유대교에는 모든 죄를 염소에게 덮어 씌워 황야로 쫓아내는 의식이 있었는데, 이로 인해 '속죄의 산양'이라는 표현도 생겨났다. 하지만 염소는 현대 아프리카에서 가장 중요한 가축이자 결혼 지참물이기도 하다. 몸이 작아 사료도 많이 들지 않는다 하여 '빈농의 젖소'라 부르며 작은 농가에서 많이 사육한다. 중동의 방목 민족이나 에티오피아, 인도네시아 등에서는 염소 고기를 애용하며, 접대용 요리에도 염소고기가 빠지지 않는다고 한다.

우리 선조들도 염소를 보양식으로 많이 이용했다. 18~19세기 초 문헌에는 삶음·구이·찜·회,·훈제·포·죽·탕·순대·족·편·전골 등의 염소고기 조리법이 수록되어 있다. 다양한 조리법으로 미루어 보아 요리로는 물론 보양식으로 선호했음을 알 수 있다.

염소는 체질이 강하고, 독초를 제외한 모든 풀을 잘 먹는다. 열매, 산야초, 잡목 할 것 없이 다 잘 먹지만 철쭉꽃을 먹으면 죽는다. 특히 음양곽을 먹으면 정력이 더욱 강해지는데, 그래서 '지팡이를 내던질 정도로 정력을 솟게 하는 풀'이라는 뜻에서 음양곽을 기장초라 부르기도 한다. 특히 야생 수흑염소는 하루에 백 마리나 되는 암염소와 교미를 할 정도로 힘이 매우 좋다. 가을에서 겨울에 걸쳐 3주마다 교미기가 반복되는데, 그래서 염소는 남성의 정력 강화와 여성의 불임에 특히 효과가 좋다. 고기뿐만 아니라 등뼈에도 효능이 있지만 그중에서도 가장 뛰어난 것은 음경과 고환이다. 이는 염소의 생식기에 단백질과 안드로스테론(adrenosterone)이라는 성분이 들어 있기 때문이다. 양외신이라고도 불리는 안드로스테론은 발기 불능을 비롯한 각종 성기능 장애에 효과가 있다고 알려져 있다.

염소는 양고기에 비해 단백질이 많고 지방이 적다. 냄새가 나는 편이지만 양고기만큼 심하지는 않다. 또한 염소 젖의 단백질 구성은 우유보다 사람 젖에 가깝다. 단백질·지방·칼슘·비타민A 등이 우유보다 전체적으로 풍부하고 소화도 잘된다. 젖이 나오지 않는 엄마가 양의 젖을 대신 먹였을 만하다.

중국의 유명한 약물학자 도홍경(陶弘景, 452~536)은 약용으로 좋은 염소에 대해 첫째가 푸른빛이 도는 검은 암염소이고, 둘째가 검은 염소인 흑염소라고 했다. 흑염소에는 필수 아미노산이 풍부하고, 올레인산과 리놀렌산 등의 불포화 지방산이 많이 들어 있다. 쇠고기나 돼지고기보다 철분이 8배나 많아 여성의 골다공증 예방에도 특효다. 출산 후 또는 부녀자가 보양식으로 '염소소주'를 먹는 것도 이 때문이다. 하지만 아무리 좋은 스태미나 식품이라 해도 운동과 소식(小食), 그리고 제철 식품과 조화를 이루지 못한다면 약은커녕 독이 될 뿐이라는 사실을 잊어서는 안 된다.

오리고기

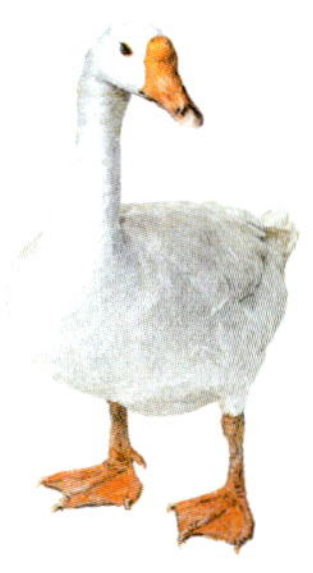

우스꽝스러운 걸음걸이와 꽥꽥 질러 대는 소리 때문에 오리는 예부터 동물 중에서 가장 미련한 존재로 알려져 왔다. 하지만 새끼 오리가 다른 동물에게 습격을 당해 위험에 처하면 어미 오리는 적을 유인하여 새끼들을 멀리 도망치게 만드는 지혜가 있다. 즉 우리가 생각하는 것처럼 결코 멍청하지 않다.

오리는 한자로 압(鴨)이라 표현한다. 조류 가운데 으뜸인 갑(甲)이라는 뜻이다. 오리의 효능을 보면 으뜸인 이유를 알 수 있다. 오리는 특히 한방과 민간요법에서 중풍이나 고혈압 등의 여러 가지 병증을 치료하고 이용하는 데 많이 이용한다. 그중 약효로는 청둥오리가 으뜸이다.

《본초강목》과 《동의보감》에서도 오리를 가리켜 "정력 강장제이며, 해독 작용을 하고 혈액 순환을 도우며, 생활습관병에 특효가 있다."고 했다. 이는 오리에 불포화 지방산 함량이 높기 때문이다. 그래서 많이 먹어도 지방이 과다 축적되어 생기는 동맥경화나 고혈압 등의 생활습관병에 걸릴 염려가 없다. 오히려 건강을 지켜 주고 몸의 산성화를 막아주는 스태미나 식품이다. 고기 외에도 피나 간, 알 등을 모두 약으로 이용하는데, 오리 간과 담은 '보간제'와 '보혈제'로 특효다.

또한 오리에는 신체 기능을 정상적으로 유지하는 데 꼭 필요한 필수 아미노산과 비타민C · E · B₁ · B₂ 등의 비타민과, 칼슘 · 철 · 인 · 칼륨 등의 미네랄이 들어 있어 최상의 영양 공급원이 된다. 오리고기 100g으로 섭취할 수 있는 단백질은 쌀밥의 무려 6배에 달한다. 닭고기에 비해 비타민B군과 철분도 풍부하다. 무엇보다 곡류가 중심인 우리 식생활에 없어서는 안 될 우수 식품이자 건강 보양식 중 으뜸이라는 것이 현대 영양학의 결론이다.

청나라 황제이자 역사상 가장 유명한 미식가로 알려진 건륭제(乾隆帝, 1711~1799)는 오리고기를 매우 좋아했다고 한다. 황제의 오리 사랑 덕분에 북경 시민 전부가 오리 구이를 즐겨 도시 전체에 오리 굽는 냄새가 진동할 정도였다고 한다. 최근에 와서는 중국의 실력자 덩샤오핑(鄧小平, 1904~1997)이 즐겨 먹은 것으로 더욱 유명해진 중국 전통 요리다. 프랑스, 터키 요리와 더불어 세계 3대 요리의 하나로 꼽히기도 하는 북경식 오리 구이(베이징 덕)는 요리의 종주국이라는 중국에서도 가장 뛰어난 조리법으로 내놓을 정도다.

북경 오리에 사용되는 오리는 '테엔야' 라고 부르는, 생후 2개월 된 집오리다. 오린 오리를 움직일 수 없을 만큼 좁고 어두운 곳에 가두어 놓고 매일 일정량의 사료만 먹이면 영양 과잉과 운동 부족으로 몸 전체에 살이 붙고 지방이 많아져 몸집이 2배로 커지는데, 이것이 북경 오리의 주재료다. 구워 낸 오리를 얼마나 얇게 써느냐 하는 것이 요리사의 실력을 판가름하는 요소일 만큼 최고의 요리사는 오리 한 마리로 무려 200조각 이상을 낸다고 한다. 일본이나 동남아 여러 나라에서도 오리고기를 즐겨 먹고, 유럽에서도 고급 요리로 즐긴다.

최근에는 건강식에 관심이 높아지면서 유황 오리를 먹는 사람도 많아졌다. 옛날 사람들은 독성이 강한 약초나 수은, 유황을 명약으로 쓰는 지혜를 가지고 있었다. 유황을 먹으면 어떤 생물이든 즉사하는데, 오직 오리만이 유황을 해독할 수 있다고 한다. 유황 오리가 건강식으로 각광받는 것도 바로 강력한 해독 작용 때문이다. 또한 유황을 먹은 오리는 보통 오리보다 힘이 세고 왕성하여 끊임없이 교미를 할 만큼 정력이 강해진다고 한다. 청나라의 서태후도 오리찜요리를 가장 좋아했는데, 그 정도가 지나쳐 말년에 이르러서도 절제하지 못하고 과식했을 정도라고 한다.

우유

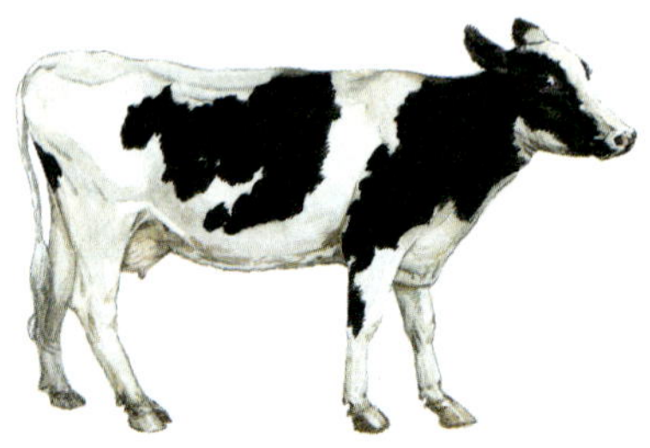

세상의 모든 가장들이여! 그대의 음식으로 우유를 먹어라. 그리고 그대 가족의 음식으로, 그대의 아내 음식으로 우유를 먹여라.

— 고대 이집트 솔로몬 왕

미래를 위한 가장 훌륭한 투자는 어린이에게 우유를 많이 먹이는 일이다.

— 영국 수상 처칠(Winston Churchill, 1871~1947)

완전 식품이라고도 불리는 우유에는 우리가 생명을 유지하고 정상적으로 성장하는 데 필요한 거의 모든 종류의 영양소가 들어 있다. 소화 흡수가 잘되고 먹기도 좋은 최고의 자연 영양식이자 두뇌 발달에 도움이 되는 최우수 촉진제다. 건강 증진에 효과적인 칼슘과 장기와 근육, 피부, 혈액 등을 구성하는 데 필수인 단백질이 풍부하며, 우리 몸이 기능하는 데 필요한 호르몬과 효소, 그리고 면역 물질을 합성하는 재료이기도 하다.

인간의 두뇌는 150억 개에 이르는 대뇌 피질 세포로 구성되어 있는데, 이 뇌세포에 반드시 필요한 물질이 바로 우유의 단백질 같은 영양소다. 흔히 우유 단백질이라 부르는 카세인(casein)은 필수 아미노산을 모두 함유한 영양 성분으로, 철분과 칼슘의 흡수를 돕고, 혈압을 안정시켜 준다. 또한 우유에는 암에 대한 면역력을 증강시켜 암을 예방하는 락토페린(lactoferrin)과 펩티드(peptide), 지질도 들어 있는데, 이들 단백질과 지방은 식도와 위벽 점막을 보호하여 암세포가 발생하는 것을 막아 준다. 그래서 우유를 마시면 식도암과 위암 예방에 효과를 볼 수 있다. '어린이 성장 촉진 비타민'이라고 불리는 비타민B$_2$도 들어 있어서 키를 자라게 한다.

하지만 뭐니뭐니 해도 우유 하면 가장 먼저 떠오르는 것은 칼슘이다. '칼슘의 보고'라고 할 만큼 우유는 최고의 칼슘 공급원이다. 보통 성인의 경우 뼈 속에 있는 칼슘의 약 20%가 1년 사이에 교체되는데, 특히 여성은 임신이나 분만 후 수유 등으로 인해 칼슘 요구량이 더욱 높아진다. 칼슘 이용률은 보통 나이나 먹는 음식의 종류, 몸의 요구도, 칼슘 섭취량 등에 따라 다른데, 성장기에 있는 아이들이나 임산부, 모유 수유를 하는 여성은 음식으로 섭취한 칼슘의 40%까지 흡수 이용할 수 있다. 그런 면에서 우유를 통한 칼슘 흡수는 매우 좋은 방법이다. 칼슘은 또한 노인성 요통과 골다공증, 직장암과 고혈압을 예방하는 데도 도움이 된다. 골다공증 예방을 위해서는 하루 2컵 정도를 마시면 좋다. 이렇게 하면 하루에 필요한 칼슘의 2/3를 섭취할 수 있다. 칼슘이 중요한 것은 정서에도 큰 영향을 미치기 때문이다. 혈액 중에 칼슘이 부족해지면 정서 불안으로 집중력이 떨어지는데, 칼슘은 초조하고 흥분된 신경을 진정시켜 주는 효과가 있다.

하지만 우유의 단백질은 열에 약하므로 우유를 마실 때는 가능하면 데우거나 다른 첨가물을 넣지 않고 마시도록 한다. 위 점막 보호 효과를 기대한다면 식전에 마시는 것도 좋은 방법이다. 아침 일찍 찬 우유 1컵을 마시면 유당이 수분을 품어 대변을 무르게 하고, 장내 세균이 유당을 분해하여 만든 유기산이 장을 자극하여 배변이 수월해진다.

최근에는 자녀의 비만을 걱정하여 콜레스테롤과 지방 함량이 낮은 저지방 우유를 먹이는 어머니들이 많은데, 이는 바람직하지 않다. 콜레스테롤은 무조건 나쁜 것이 아니라 호르몬과 혈관 벽을 만드는 데 반드시 필요하고 어린이 두뇌 발달에도 도움을 주기 때문이다. 오히려 저지방 우유만 마시면 성장기에 필요한 지방이 부족해져서 좋지 않다.

치즈

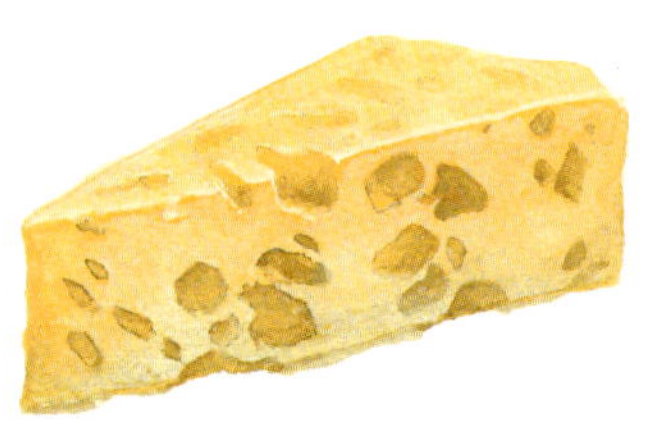

　프랑스의 미식가 브리야 샤바랭은 "치즈가 없는 후식은 한 눈으로만 즐기는 아름다움과 같다."고 했다. 치즈는 서양의 대표적인 발효 식품으로, 지금까지 알려진 종류만 해도 무려 2천 가지에 달한다. 그중에서도 세계 최대의 치즈 생산국은 프랑스로, 특히 카망베르 치즈는 프랑스에서도 최고로 친다. 각 마을마다 다른 종류의 치즈가 있어 적어도 365종 이상이 생산되고 있으며, 연간 1백만 톤 이상의 치즈가 나올 정도다.

　치즈는 소나 염소, 물소, 양 등의 동물 젖에 들어 있는 단백질인 카세인(casein)을 젖산균의 작용으로 응고시킨 식료품이다. 유즙 중 대부분의 단백질과 지방, 무기질, 비타민을 농축한 것이기 때문에 영양가 높다. 특히 필수 아미노산인 메티오닌이 풍부하여 양주 등의 술안주로 효과적이며, 단백질이 풍부해 성장에 직접적인 도움이 된다.

　치즈는 기원전 캐러밴(Caravan, 사막이나 초원 같은 곳에서 낙타에 상품을 싣고 떼지어 다니며 물건을 파는 상인들)들의 물주머니 속 우유가 태양열로 따뜻해지면서 자연스럽게 만들어졌다고 한다. 이것이 터키를 거쳐 그리스에 전해지고, 이탈리아를 거쳐 유럽 여러 나라로 퍼져 나가게 된 것이다. 아시아에서 유럽으로 전파된 치즈는 그리스와 로마 시대를 거치면서 제조법이 완성되었다. 응고제로 엉겅퀴나 무화과즙 등을 쓰다가 BC. 1세기 이전에 레닛(rennet, 응유 효소)의 사용이 일반화된 것으로 보인다. 부자들은 치즈를 만드는 곳과 더불어 숙성실을 가지고 있었고, 시내에는 훈제해 주는 센터가 있었을 정도라고 한다.

치즈는 황제와 귀족의 연회에 오르는 단골 메뉴였다. 숙성 완료되었을 때 수분 함량이 40% 이하인 천연 치즈를 경질 치즈라고 하는데, 경질 치즈는 로마 보병 군단의 필수품으로 경질 치즈 제조법이 각지로 전파되는 데 기여했다. 하지만 로마 제국이 쇠락하고 주변 민족의 침입과 페스트의 창궐로 유럽이 암흑기에 접어들면서 치즈 제조 기술도 쇠퇴해 갔다. 이때 각지의 수도원에서는 치즈 제조 기술을 보전하여 발전시켜 이를 농민들에게 전수했다. 유명한 치즈들 중에 그 기원이 수도원이나 수도사의 이름을 딴 것이 많은 것도 이 때문이다. 르네상스 시대 이후 생유(生乳)의 위생 문제에 대해 불안을 느낀 사람들이 치즈를 기피하기도 했지만 19세기 파스퇴르가 저온 살균법을 개발해 내고 냉장고가 등장하면서 치즈는 다시 인기 높은 식품이 되었다.

치즈의 타입과 풍미를 결정하는 것은 수유 동물의 품종과 사료, 우유의 지방 함량, 제조 단계별 처리 방식, 숙성 기간 등이다. 특히 박테리아와 곰팡이가 큰 영향을 미친다.

우리나라에서는 광복 후 서양 음식 문화가 들어오면서 수입된 치즈가 유포되기 시작하여, 1975년부터는 국내에서도 생산하기에 이르렀다. 한국 최초의 '토종 치즈'는 임실치즈로, 1967년 임실 성당의 주임 신부였던 벨기에 출신의 디디에 세스테벤스(한국명 지정환) 신부가 생활고에 시달리는 농민의 생활고를 덜어 주기 위해 만든 것이다. 2007년 기준으로 하루 5톤의 치즈를 생산하여 국내 피자용 치즈의 30%을 공급할 정도라고 한다. 국민 소득의 증가와 식생활이 점차 서구화되면서 국내에서도 치즈 소비량이 빠른 속도로 증가하고 있는 상황이다.

치즈는 최후의 숙성에 의해 각각 독특한 풍미를 띠고, 식품으로서의 가치를 지닌다. 치즈의 숙성 과정은 인간이 지혜를 얻고 성숙하는 과정과 사뭇 비슷하다. 날것을 익혀 전혀 다른 맛을 창출하는 기다림의 시간은 인간이 어려움을 통해 점차 깨달음을 얻는 과정과 같지 않은가.

토끼고기

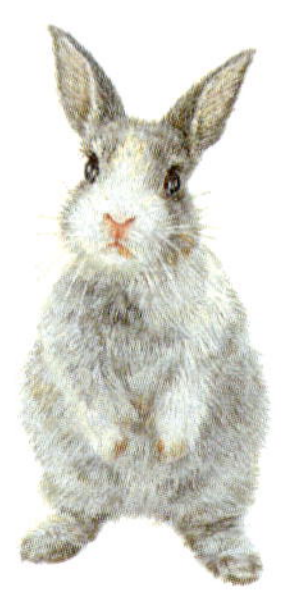

전설이나 동화에 많이 나오는 토끼는 예부터 우리와 친숙한 동물이다. 달에서 절구 찧는 옥토끼, 눈 빨개진 거짓말쟁이, 별주부전 등 소설과 판소리의 단골 손님이다. 달나라에 옥토끼가 사는 이유를 시인 김광섭(金珖燮, 1905～1977)은 〈헌신〉이라는 시에서 이렇게 풀어 놓았다.

불심(佛心)이 선 것을 자랑하려고 / 여우와 원숭이와 토끼가 / 제석(帝釋)님을 찾아갔다 / 어쩌나 보느라고 / 시장기가 돈다고 하니 / 여우는 잉어새끼를 물고 오고 / 원숭이는 도토리 알을 들고 왔는데 / 토끼만 빈 손으로 와서 / 불 속에 폴짝 뛰어 들며 / 익거든 내 고기를 잡수시라 했다 / 제석님이 그 진심을 가상히 여겨…….

지금도 토끼가 달 속에 살고 있는 것은 헌신과 진심의 표상이기 때문이라고 믿는다. 한편 《별주부전》〈수궁가〉에서는 토끼가 꾀 많고 교활하고 교묘한 동물로 그려지고 있다.

두 귀는 쫑긋, 눈은 도리도리, 허리는 늘씬, 꽁댕이 묘똑, 좌편 청산이요 우편은 녹수인데 녹수청산의 에굽은 장송 휘늘어진 양류 속 들랑날랑 오락가락 양그주춤 기난 것 분명한 토끼로구나.

그렇다면 과연 토끼의 간이 용왕(龍王)님의 병을 고치는 명약일까? 이에 대해서는 동서양의 견해가 완전히 다르다. 동양에서는 맛은 좋으나 많이 먹으면 원기가 상하고 혈맥이 끊어지며 성욕이 감퇴되고, 얼굴이 누렇게 되며 윤기가 없어진다고 하여 '정력 감퇴제'로 여기는 반면, 서양에서는 정력 좋은 바람둥이인 플레이보이(playboy)에 비유할 만큼 섹스 심벌로 여긴다.

토끼에 대한 동서양의 상반된 견해를 풀기 위해 먼저 토끼가 즐겨 먹는 풀의 효능을 살펴볼 필요가 있다. 토끼가 즐겨 먹는 풀 가운데 한약재로 사용되는 것은 토끼풀과 토사자(兎絲子), 그리고 토아산(兎兒傘)이다. 이중 삼소초(三消草)라고도 불리는 토끼풀에는 여성 호르몬이 들어 있어 자궁 수축 작용 및 자궁을 성숙시켜 여성의 정력을 보강하는 효과가 있다. 토사자(兎絲子)는 성 기능 감퇴로 발기가 안 되고 허리가 아프며, 소변이 찔끔찔끔 나오거나 정액이 저절로 흘러나오는 증상에 강정제로 이용된다. 토아산(兎兒傘)은 토끼가 다쳤을 때 상처 치유를 위해 먹는 풀로, 갑자기 비가 올 때 토끼가 비를 피하는 장소로 이용하기도 하는 곳이다. 한방에서는 토아산을 관절염·요통·타박상·종기 치료제로 활용한다. 결국 토끼를 먹는다는 것은 남성과 여성에게 좋은 강정제를 모두 먹는 것이다.

동양에서도 지나치게 많이 먹을 경우를 경계했지 토끼의 효능까지 무시한 것은 아니다. 《동의보감》에서는 "토끼의 간은 눈이 어두운 것을 치료하여 눈을 밝게 하고 허약하여 피로한 것을 치료한다. 오랫동안 토끼고기를 먹으면 고혈압·당뇨·관상 동맥·심장 질환·동맥경화 등을 예방 치료하게 된다."고 했다.

일반적으로 한방에서는 평소에 토끼고기를 먹으면 살찔 염려가 없고, 체형이 균형 있게 성장하며, 피부도 부드러운 건강체가 된다 하여 '미용육'이라 표현했다. 특히 토끼는 다른 육류에 비해 지방질과 염분 함량은 매우 적은 반면 양질의 단백질과 필수 아미노산이 풍부하며, 소화율이 좋아 먹은 지 2시간이 지나면 흡수율이 85%에 달한다. 살코기 속에 기생충이 없으며, 콜레스테롤을 걱정하지 않아도 되는 고단백 영양 식품이기도 하다.

또 한 가지 특이할 만한 것은 토끼에 신경이 퇴화되는 것을 막아 주는 특수 항체가 들어 있다는 사실이다. 신경이 퇴화를 막는 항체는 오직 토끼에만 존재한다고 한다. 그 꾀 많은 얼굴 속에 숨겨진 토끼의 효능이 놀랍다.

푸아그라

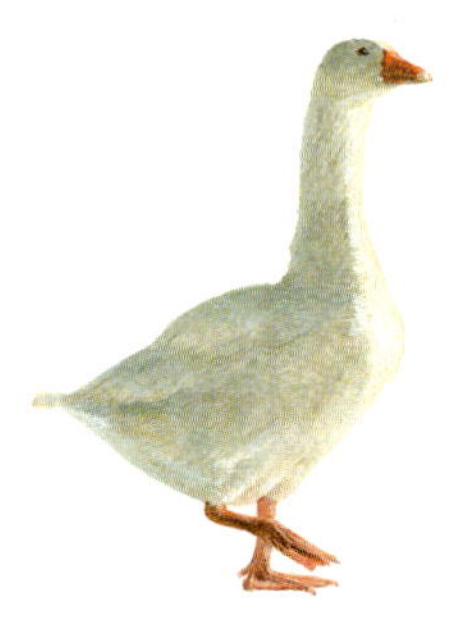

　프랑스의 정치가이자 미식가인 브리야 사바랭은 "모든 쾌락을 상실한 뒤에도 우리를 위안하기 위해 마지막으로 남아 있는 것은 식탁의 쾌락"이라고 갈파했다. 굶주림에 대한 인간의 공포가 본능적이라면 미식을 탐하는 인간의 욕망은 때론 잔인하기까지 하다.

　그중에서도 푸아그라(foie gras)는 인간의 욕심과 미식을 즐기려는 향락의 결과물이기도 하지만 어디에도 비할 수 없는 푸아그라만의 맛은 '유럽식 미식의 극치'로, 지난 2천 년간 프랑스 요리를 대표해 왔다. 심지어 프랑스 외회에서는 주변국들의 비난을 무릅쓰고 지난 2005년 푸아그라를 '국가문화유산'으로 지정하는 법안을 통과시켰을 정도다.

　푸아그라는 프랑스인뿐만 아니라 로마인들도 즐겨 먹은 고급 요리다. 입에 넣는 순간 녹아 버릴 만큼 부드럽고, 짙은 고소함과 최고의 영양과 맛을 지녀 캐비아, 송로버섯과 함께 세계 3대 진미의 하나라는 찬사를 받을 정도니 당연히 그럴 만하다.

　1세기 로마의 미식가 가비우스 아피시우스(Garvius Apicius)가 쓴 요리 책에도 푸아그라를 요리하는 방법이 기록되어 있다. 당시 로마인들은 무화과를 먹여 거위를 살찌웠는데, 푸아(foie)라는 단어도 '무화과로 채운 간'을 의미하는 라틴어 '에주르 피카툼(ejur ficatum)'에서 왔다고 한다.

푸아그라를 요리하는 가장 흔한 방법은 핏줄을 정리하고 버터를 두른 팬에 지져 소금과 후추를 살짝 뿌려 빵에 살짝 얹어 먹는 것이다. 단맛이 나는 소스나 술과 잘 어울리기 때문에 구워 먹을 때는 사과 소스나 졸인 포트와인 소스를 곁들이기도 한다. 하지만 프랑스에서 생산되는 푸아그라 중 순수한 거위 간은 겨우 10%에 불과하고, 나머지는 대부분 오리 간이라고 한다. 맛의 차이가 거의 없을 뿐만 아니라 비용이 훨씬 적게 들고 사육하기도 쉽기 때문이다.

문제는 농장에서 푸아그라의 재료가 되는 거위와 오리를 끔찍하게 학대하여 키운다는 데 있다. 그 방법은 다음과 같다. 먼저 거위가 움직이지 못하도록 틀에 넣은 뒤 부리에 깔때기를 물리거나 금속 관을 목 깊숙이 넣는다. 그런 다음 깔때기 끝에 달린 손잡이를 돌리면 옥수수 알갱이가 목으로 쏟아져 들어가는데, 이때 거위가 옥수수를 잘 삼키도록 헐떡이는 거위의 목을 손으로 훑어 내린다. 이렇게 한 달을 먹이면 영양 과잉으로 간이 12배나 커지는데, 그 무게가 거위 간은 700~900g, 오리 간은 400~600g에 이른다고 한다.

이 과정에서 거위와 오리가 간 질환을 비롯한 각종 신체 장애로 고통 받는 것은 당연한 일이다. 간이 비대해지는 것도 단지 영양 과잉 때문이 아니라 지독한 스트레스를 받아 일종의 지방간 상태에 빠지는 것이라고 한다. 미식을 탐하는 인간의 욕심이 만들어 낸 대표적인 경우라고 할 만하다. 다른 유럽 국가와 동물보호단체를 중심으로 반(反) 푸아그라 바람이 확산되어 가는 것도 어쩌면 당연한 일인지 모른다.

세계인의 정신적인 지도자로 추앙받는 베트남의 틱낫한(Thich Nhat Hanh, 1926~) 스님은 살면서 화(anger)를 남기지 말라 했다. 잔인하게 길러 죽인 가축의 좌절과 분노인 화는 결국 그 고기를 먹는 사람에게로 옮겨 간다는 뜻도 된다.

식욕은 삶의 마지막 순간까지 인간에게 남아 있는 유일한 위안이다. 그러나 아무리 입이 즐겁더라도 인간의 즐거움을 의해 동물을 학대하거나 동물이 남긴 화까지는 먹지 말아야 할 것이다.

햄

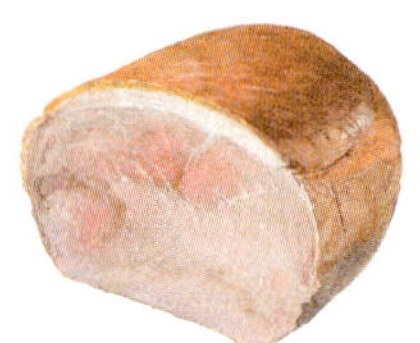

어린이들이 좋아하는 반찬이자 샐러드와 샌드위치 등의 재료이며, 맥주 안주로 많이 이용되는 대표적인 육가공 식품, 햄. 본래는 돼지의 넓적다릿살을 일컫는 말로, 원래의 모양 그대로 염장해서 훈연한 것에 다시 또 열을 가해서 만든다. 경우에 따라서는 앞다리나 등심, 안심도 햄의 원료로 사용한다. 돼지고기를 소금에 절여 훈연하는 과정에서 연기 속에 포함된 알데히드류나 페놀류가 고기에 침투하여 방부 효과가 증가하는 동시에 독특한 풍미와 방부성을 지닌 식품으로 태어난다.

햄에 관해서는 다음과 같은 이야기가 전해 온다.

돼지 한 마리가 소금물이 나오는 샘에서 흘러내리는 개천에 빠져 죽었다. 얼마 후 하류에 살던 목동 하나가 그 죽은 돼지를 건져 올려 고기를 먹었는데, 그 맛이 일품이었다. 소금에 절여진 고기 맛을 본 사람들이 그때부터 같은 방법으로 햄을 만들기 시작했다.

하지만 BC. 1000년경, 그리스에서 훈연한 고기나 소금에 절인 고기를 만들어 먹었다는 것이 햄에 대한 더 정확한 기원이다. 로마 시대에는 연회나 원정군의 휴대 식량으로도 이용했다고 한다.

햄을 만드는 방법은 다음과 같다. 먼저 필요한 부분의 돼지고기를 적당한 크기로 잘라 모양을 다듬은 뒤 피와 액즙 등 부패의 원인이 되는 요인을 제거하기 위해 고기의 2~4 % 정도 되는 소금과 0.2~0.4 %의 질산칼륨을 준비하여 고기 표면을 문지른다. 이것을 약 5일간 5℃ 정도의 한랭한 곳에 넣어 두었다가 소금에 절이는데, 보통 염수법과 건염법이 있다. 염수법은 주로 본레스햄(boneless ham, 뼈를 제거한 것)이나 로스트햄에 쓰이고, 건염법은 프레스햄(press ham, 부분육의 원형을 살린 햄 외에 고기를 절단하여 덩어리로 만든 것) 등에 주로 쓰인다. 본레스햄이나 로스트햄은 면포(綿布)로 싸서 면사로 묶어 금속으로 된 원통형의 망에 넣어 훈연하고, 프레스햄은 조미료나 첨가물, 향신료, 녹말 등을 섞어서 반죽한 뒤 창자 등으로 묶어 끈으로 감아 훈연한다.

요크햄이나 프라하햄처럼 이름에 지명이 붙는 것도 있는데, 이는 생산된 지방을 뜻하는 것이 아니라 그 지방에서 개발된 방법으로 만들었다는 것을 의미한다. 보통 냉채나 애피타이저, 샌드위치 등 날로 먹을 때는 얇게 썬 로스트햄이나 프레스햄을 많이 이용하고, 바비큐에는 두껍게 썬 로스트햄이나 프레스햄이 좋다. 본레스햄을 두껍게 썰어 햄스테이크를 만들어 먹기도 한다.

좋은 햄을 고르는 방법을 알아두면 햄을 더욱 맛있게 즐길 수 있다. 햄을 선택할 때는 제품에 기재된 중량과 제조 연월일, 첨가물, 착색 정도와 함께 표피 밑에 즙이 괴어 있지 않은지 등을 확인해야 한다. 손가락으로 눌러 보아 탄력이 있고, 표면에 곰팡이나 점액이 붙어 있지 않아야 하는 것은 당연하다. 훈연이 고르게 되고 윤기가 흐르는 것도 좋은 햄이다. 또한 햄에 표시되어 있는 유효 기간은 미개봉 상태에서 냉동실에 보존했을 때의 가능한 기간이므로 일단 개봉한 뒤에는 신선할 때 먹는 것이 좋다. 하지만 보존성을 높이기 위해 만든 육가공품은 소금과 지방 함량이 높으므로 지나치게 짜거나 기름 함량이 많은 것은 아닌지 꼼꼼히 따져 보고 골라야 한다.

또 햄은 단백질과 지방은 풍부한 반면 비타민 함량은 낮으므로 채소나 과일과 함께 섭취하는 것이 좋다. 식품 첨가물이 걱정된다면 조리하기 전에 끓는 물에 살짝 데쳐서 이용하는 것도 좋은 방법이다. 이렇게 하면 기름과 아질산염이 물에 빠져나가 건강에도 좋고 더욱 담백하게 건강식으로 즐길 수 있다.

항산화 에너지가 풍부한 붉은 음식

식품이 지닌 고유의 색깔은 미각에도 큰 영향을 준다. 한의학에서는 우리가 먹는 음식의 재료를 녹·적·황·흑·백의 오색(五色)으로 나누고, 이들이 각각 신맛·쓴맛·단맛·매운맛·짠맛의 오미(五味)와 이어지며, 나아가 간장·심장·비장·폐장·신장의 오장(五臟)과 연결된다고 본다. 그중에서도 강렬함의 상징인 붉은색은 모든 음식의 맛을 돋울 뿐만 아니라 피를 맑게 하고 심장을 건강하게 해 준다.

한방에서도 붉은 음식이 심장에 관여한다고 보는데, 붉은색 음식에는 항산화 물질인 리코펜이나 안토시안, 카로티노이드, 캡사이신 등의 기능 성분이 풍부하다. 이들 성분은 암을 억제할 뿐만 아니라 과산화 지질이 생성되는 것을 막아 주어 동맥경화나 고혈압 등의 생활습관병을 예방해 준다.

붉은 음식에 대한 관심은 미국 《타임(Time)》지가 토마토를 '21세기 베스트 식품'으로 선정하면서 높아지기 시작했다. 그 대표적인 식품이 토마토·딸기·포도(적포도주)·수박·사과·자두·비트·고추 등으로, 이들 식품에는 '안토시아닌'이 풍부하다는 것이 특징이다. 안토시아닌은 세포의 노화를 늦출 뿐만 아니라 항암 작용을 하며, 심혈관 질환을 억제하고 간 기능을 향상시켜 준다. 특히 토마토와 수박에 들어 있는 리코펜은 노화 방지와 치매 예방, 암 예방은 물론 남성의 전립선암 발생률을 절반 이하로 낮춰 주고 성기능 향상에도 도움을 준다.

우리나라 사람들의 1년 평균 야채 섭취량(212kg)은 이탈리아 사람들(176.3kg)보다 무려 35kg이나 많지만 평균 수명은 이탈리아에 비해 6~10세 이상 낮다. 전문가들은 이를 '토마토 섭취량'의 차이로 보는데, 우리나라 사람들의 1년 토마토 섭취량이 5.5kg인 반면 이탈리아 사람들은 75kg로 월등히 높다.

토마토는 잣이나 참깨 등의 견과류와 함께 쌀가루와 버무려 떡으로 만들어 먹으면 맛도 독특하고 영양도 높아지며, 토마토 특유의 새콤한 맛이 나서 계속 먹어도 질리지 않는다. 소화 흡수율도 높은 데다 독특한 맛까지 즐길 수 있다. 생이나 주스로 만들어 마시는 것보다 끓이거나 으깨어 가공한 것을 먹어야 리코펜을 더 많이 흡수할 수 있다. 완전히 빨갛게 익은 것을 갈아서 우유나 요구르트 등의 유제품과 함께 먹는 것도 좋은 방법이다.

'프렌치 패러독스(French paradox)'의 상징, 와인. 프랑스 사람들이 담배를 많이 피우고 버터와 육류 등의 동물성 지방을 즐겨 먹는데도 불구하고 심혈관 질환에 의한 사망률이 낮은 믿지 못할 현상의 비밀은 바로 붉은 음식인 포도를 원료로 만든 적포도주를 즐겨 마신다는 데 있었다. 요리할 때 맛술 대신 적포도주를 이용하는 것도 좋은 방법이다.

고추가 관심을 끄는 것은 매운맛 성분인 캡사이신 덕분이다. 혈액 순환을 촉진하여 신경통과 류머티즘 치료에 활용되는 캡사이신은 최근 지방을 분해하여 체지방을 줄여 준다는 사실이 알려져 고추차로 개발되는 등 그 쓰임이 더욱 다양해지고 있다. 각종 요리에 고명으로 이용되는 것은 기본이고, 기름에 함께 볶거나 고추기름을 만들어 이용하면 좋다.

딸기는 산화 방지제를 풍부하게 함유하고 있는 항산화제로, 심장과 혈관이 손상되는 것을 막아 준다. 특히 딸기에 들어 있는 안토시아닌 성분은 아스피린보다 무려 10배나 강한 산화 작용을 발휘하고, 토코페롤보다 5~7배나 강력한 노화 방지 효과를 낸다. 석류에는 여성 호르몬인 에스트로겐이 많아 여성들에게 좋고, 당질과 유기산이 풍부해 소화를 도와준다.

그 밖에 수박·사과·자두·비트·팥 등도 붉은 에너지를 전달해 주어 고혈압과 동맥경화를 예방해 주는 효과가 강력하다. 이들 식품을 꾸준히 섭취하면 생활습관변 예방은 물론 늘 젊게 살 수 있다.

어패류 편

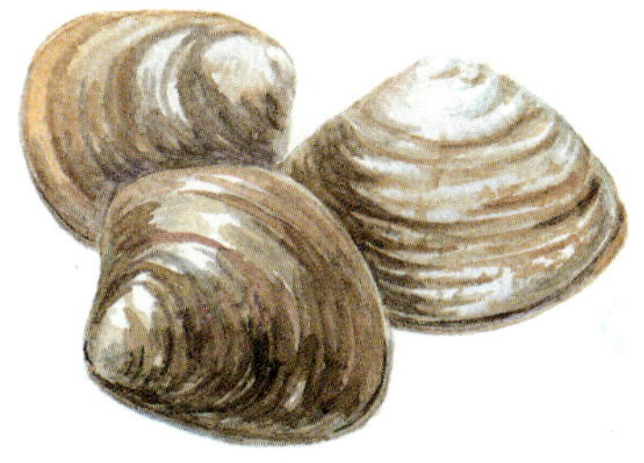

가물치

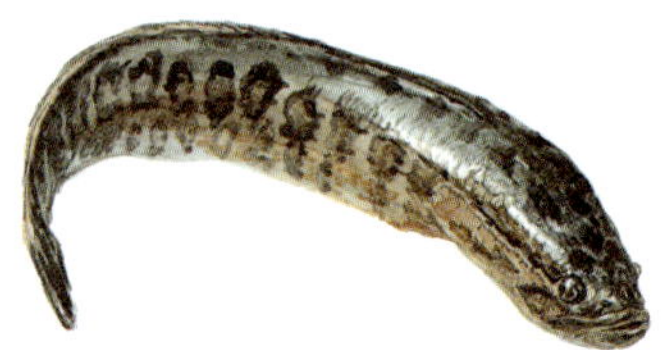

까맣고 용맹한 생선으로 '남도 수계(水系)의 왕자'로 불리는 가물치. 가물치는 대체로 연못이나 늪처럼 흐리고 고여 있는 물을 좋아한다. 깊이가 1m 안팎이고 물풀이 우거진 곳에서 산다. 수온 변화에 대하여 견디는 힘이 강하고 산소 함량이 적은 곳에서도 살아남는데, 이는 가물치가 아가미 등쪽에 특수한 공기 호흡 기관을 갖고 있기 때문이다. 육식성으로 주로 물고기나 개구리 등을 잡아먹는다.
— 최기철《우리 민물고기 백 가지》

산소가 거의 없어도 살아남는 강인한 생명력을 자랑하여, '민물의 대장군'으로 불리기도 하는 가물치. 가물치의 한자 이름은 예(禮)를 갖춘 고기라는 뜻에서 예어(鱧魚)다. 밤이 되면 머리를 반드시 북향으로 내밀어 자신들의 수호신인 북두칠성에 예를 올리고, 물고기는 알로 부화하는 데 반해 가물치는 사람처럼 새끼를 낳고, 일부일처(一夫一妻)로 암수가 같이 있다. 또 부화하면 새끼 곁을 떠나는 다른 물고기들과는 달리 아비 가물치가 새끼들이 자랄 때까지 지켜 주는 부자유친(父子有親)을 알고, 고기의 쓸개는 쓰디쓴데 가물치의 쓸개만은 달디달아 많은 병에서 구해 주니 이를 합하여 오륜(五倫)을 갖추었다고 했다.

도교 신자나 무당들은 가물치는 먹지 않는데, 이는 가물치의 두 아감덮개 뒤에 북두칠성처럼 일곱 개의 반점이 있기 때문이다. 북두칠성을 인간의 수명을 좌우하는 신성한 것으로 믿기 때문이다. 불가(佛家)에서도 가물치를 영물시하는데, 몸에 붙은 비늘 수가 108개로 불교의 성스러운 숫자를 가지고 있기 때문이다. 또한 가물치가 나타나면 가뭄이 든다는 속전(俗傳)이 복합되어 우리나라 사람들은 약용 외에는 가물치 먹기를 꺼려 왔다.

《동의보감》에는 "가모티는 성이 차고 맛이 달며 독이 없다. 부종에서 물을 빠지게 하고 다섯 가지 치질을 고치는 데 특효지만 부스럼이 있는 사람은 먹으면 안 된다. 부스럼이 낳은 자리에 흰 자국이 남는 까닭이다."라고 했다. 황필수의 《방약합편(方藥合編)》에는 "가물치는 맛이 달고 성이 차다. 부종이나 치질에 좋지만 부스럼이 있는 사람은 먹지 않는 것이 좋다. 쓸개는 인두염에 좋다."고 되어 있다. 오한을 치료하는 약으로 많이 쓰이며, 살충제나 치질 치료제로도 좋다. 지금도 순창이나 장수 지방의 오래된 마을에서는 처마 끝에 가물치 대가리를 새끼줄에 매달아 놓은 것을 볼 수 있다. 기력이 쇠해지면 고아 먹고, 오줌줄기가 막힐 때는 수세미와 함께 고아 먹으면 가장 좋은 구급방이 되기 때문이다.

가물치에는 양질의 단백질이 많고, 다른 생선에 비해 칼슘이 월등히 많은 것도 특징이다. 특히 여성의 산후 조리용 보양식으로 좋아 이규경(李圭景, 1788~?)의 《오주연문장전산고(五洲衍文長箋散稿)》에서는 "산모가 산후에 먹으면 백 가지 병을 고칠 수 있다."고 했으며, 유몽인(柳夢寅, 1559~1623)의 《어유야담(於于野談)》에서도 "어머니나 산모 등 여성에게 좋은 음식"이라 하여 가모치(加母致)를 소개하고 있다. 가물치는 보신용으로 푹 고아 만든 곰국이 좋으나 진정한 맛을 느끼려면 회도 좋다. 껍질을 벗기고 살만 도려내어 막걸리에 빨아 초고추장에 양념을 넣고 무치면 비린내와 잡맛이 제거되고 살점이 꼬들꼬들해진다.

가물치 암수컷은 번식기가 되면 공동으로 수초 줄기나 잎으로 '둥지'를 만들어 여기에 햇빛이 잔잔한 날 알을 낳고 새끼를 보호한다. 송수권 시인은 은가물치의 집을 보고 〈물위의 둥지〉를 읊었다.

나는 긴 봄날 강둑에 앉아서 가물치 같은 그대를 생각한다 / 물위에 둥둥 뜨는 둥지 / ……물 속 한 세상 흐드러진 청보리밭 위에 / 외롭게 떠 있는 가물치집 / ……땅 위에 기반을 두지 못하는 떠도는 외로운 사람을 생각한다. 물위에 집을 짓는 그대를……

가자미

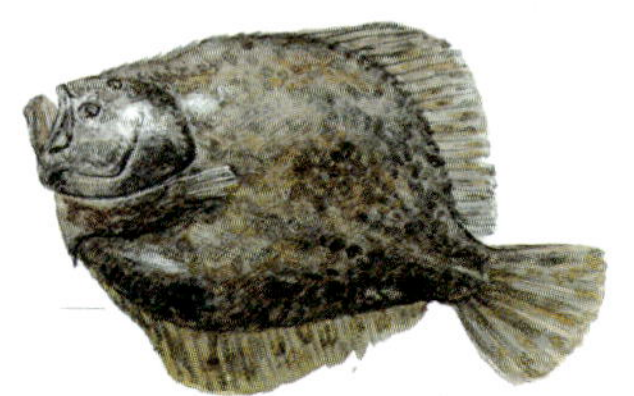

외눈박이 물고기처럼 살고 싶다 / 외눈박이 물고기처럼 / 사랑하고 싶다 / 두눈박이 물고기처럼 세상을 살기 위해 / 평생을 두 마리가 함께 붙어다녔다는 / 외눈박이 물고기 비목처럼 / 사랑하고 싶다 // 우리에게 시간은 충분했다 그러나 / 우리는 그만큼 사랑하지 않았을 뿐 / 외눈박이 물고기처럼 / 그렇게 살고 싶다 / 혼자 있으면 / 그 혼자 있음이 금방 들켜버리는 / 외눈박이 물고기 비목처럼 / 목숨을 다해 사랑하고 싶다.

— 류시화 〈외눈박이 물고기의 사랑〉 중에서

전설상의 물고기 '비목'을 소재로 사랑을 노래한 시의 주인공은 바로 광어나 가자미 종류다. 그중 비목어(比目魚)는 외눈박이 물고기로, 두 짝이 붙어 '눈〔目〕을 나란히〔比〕' 해야 하는 물고기라는 뜻이다.

가자미는 가자미목 가자미과 어류의 총칭으로, 긴 타원형의 납작한 모양을 하고 있으며, 우리나라 전 연해에 분포한다. 씹는 감촉이 좋고 맛이 좋아 회나 구이, 찜 등으로 주로 먹으며, 기억력 증강에 좋다. 태어났을 때는 대부분의 다른 어류들처럼 좌우 대칭형이지만 며칠 뒤부터 몸이 한쪽으로 기울기 시작하며, 기우는 쪽의 눈은 나중에 물고기의 가장 윗부분이 될 위치로 이동한다. 뼈와 신경, 근육에도 여러 가지 복잡한 변화가 생기고, 얕은 바다에 옆으로 누워서 살기 때문에 몸의 아래쪽은 색깔이 없어진다. 또한 앞을 보지 못하고, 두 눈은 모두 머리 쪽에 붙어 있다. 가자미의 눈은 오른쪽에 있고, 넙치와 광어의 눈은 왼쪽에 있다. 성비(性比)도 나이에 따라 다른데, 물가자미의 경우 1~2년어는 수컷이 약간 많고, 3년어는 암컷이 59%, 4년어 이상은 거의 암컷이다. 이는 수컷이 암컷보다 단명(短命)한다는 것을 의미한다.

가자미에는 비타민B_1 · B_2, 콜라겐이 풍부하다. 비타민B_1은 뇌와 신경에 필요한 에너지를 공급하고 스트레스를 풀어 주어 뇌질환을 예방하고 각기병과 멀미, 현기증을 막아 준다. 비타민B_2는 설염 · 구내염 · 질염 등의 각종 염증을 예방하고 치료하며 성장 발육을 돕는다. 기초 화장품의 성분으로 쓰이는 콜라겐은 세포막을 튼튼하게 하고 피부를 팽팽하게 해 준다. 《동의보감》에서는 동해의 가자미를 '접어'라 칭하면서 "성질이 평안하고 맛이 달며 독이 없고, 허약한 것을 보강하고 기력을 세게 하며, 많이 먹으면 양기를 움직이게 한다."고 했다.

노르스름한 참가자미는 가을에서 겨울이 제철로, 이 시기에 가장 맛이 좋다. 좋은 가자미는 비늘이 단단하게 붙어 있고 윤기가 흐르며, 눈이 붙어 있지 않은 쪽 배가 하얗고 탄력이 있다. 마른 가자미를 고를 때는 색이 뽀얗고 냄새가 나지 않으면서 겉이 약간 쪼글쪼글할 정도로 마른 것을 선택해야 참맛을 느낄 수 있다. 너무 바짝 말라 단단하고 소금이 뽀얗게 앉은 것은 좋지 않다.

가자미로 만든 요리 가운데서도 최고의 별미는 '가자미식해(북한의 조선말대사전에는 식혜로 표기)'다. 엿기름을 발효시켜 음료로 먹는 음식을 식혜라 하고 생선을 토막내서 삭힌 반찬을 식해라 하는데, 이 둘은 전혀 다른 음식이다. 가자미식해는 가자미를 절여 뼈째 조밥과 무 등에 버무려 삭힌 것으로, 안주나 반찬으로 좋은 일종의 젓갈이다. 조에는 차조와 메조 두 종류가 있는데, 가자미식해에는 메조를 쓴다. 메조는 열을 다스리고 대장을 이롭게 하며 조혈 효과가 좋고, 당뇨와 빈혈에 좋다. 게다가 한방에서 볼 때 곡식 중 가장 따뜻하여 속이 냉한 사람이 먹으면 좋다. 그래서 가자미식해는 여름보다는 겨울철 별미로 인기가 높다.

프랑스의 미식가 브리야 사바랭은 "식사는 모든 세대, 모든 여건, 모든 나라, 그리고 매일의 즐거움이다. 이 즐거움은 다른 모든 즐거움에 연결될 수 있으며, 다른 즐거움을 잃어버렸을 때 우리를 위로해 줄 수 있는 마지막 즐거움으로 남는다."고 했다.

갈치

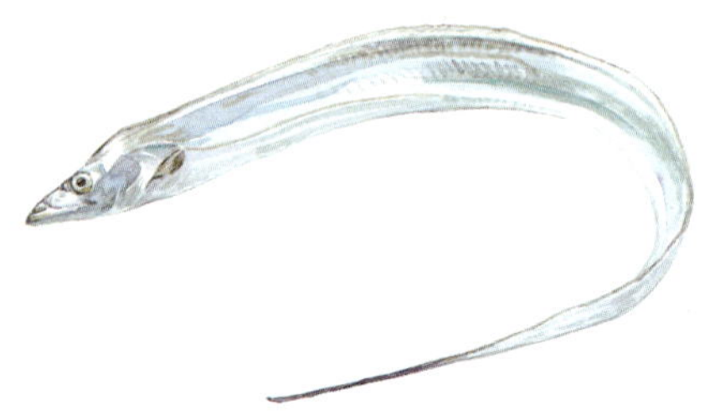

바둑바둑 뒤얽은 놈아 제발 빌자 네게 냇가에는 서지 마라 눈 큰 준치, 허리 긴 갈치, 친친 가물치, 두루쳐 메오기, 넓적한 가제미, 부리긴 꽁치, 등 굽은 새우, 겨레 많은 곤쟁이, 그물만 여겨 풀풀뛰어 다 달아나는데, 열없이 생긴 오적어(오징어) 둥개는구나 / 아마도 너 곧 와서 있으면 고기 못 잡아 대사(大事)로다.

물고기의 특징을 나열한 김수장(金壽長, 1690~?)의 글로, 해학이 넘친다.

몸이 홀쭉하고 길며, 비늘 대신 은백색 가루가 덮여 있는 흰살 생선 갈치는 농어목에 속하는 바닷물고기로, 다 자라면 몸길이가 1.5m에 이른다. 우리나라 연근해 중 주로 서해와 남해, 일본, 중국 등 세계의 온대 아열대에 분포한다. 5~12월이 제철이고 비교적 먼바다에 살며, 8~9월쯤 우리나라 서해안에서 산란한다.

갈치라는 이름은 칼처럼 생긴 물고기라는 데서 유래했는데, 신라시대에 칼을 '갈'로 불렀다는 점에서 이미 그 시대에 이름 붙여졌을 것으로 추정된다. 도어(刀魚)라도고 불린다.

정약전(丁若銓, 1758~1816)은 《자산어보(玆山魚譜)》에서 '군대어(裙帶魚)'라는 이름으로 소개하면서 속명을 갈치어(葛峙魚)라고 적었으며, 서유구(徐有榘, 1764~1845)의 《임원경제지(林園經濟志)》 중 〈전어지(佃魚志)〉에는 갈어(葛魚)로 기록되어 있다. 황해도 이북과 강원도에서는 '칼치'로, 전라남도에서는 '풀치'

나 '풋갈치' 라고 부른다.

갈치에는 단백질과 지방, 당질, 회분을 비롯하여 칼슘·인·철·나트륨 등의 미네랄과, 라이신·페닐알라닌·메티오닌 등의 필수 아미노산이 풍부하다. 그 중에서도 특히 라이신 함량이 높아 성장기 어린이의 발육에 좋다. 글루탐산 (glutamic acid)과 호박산(succinic acid, 숙신산) 같은 감칠맛 성분이 들어 있어 입맛을 돋우는 데도 제격이다. 한방에서는 갈치를 오장육부를 튼튼하게 하고 거풍살 충(去風殺蟲)하는 효력이 있으며 특히 위장을 따뜻하게 한다고 소개하고 있다. 식욕이 없을 때 갈치를 구워 먹으면 효과가 있고, 치질에는 갈치젓을 바르면 효과가 있다고 전한다.

갈치를 고를 때는 은백색 광택이 나고 흠집 없으며 탄력이 있는 선택해야 한다. 갈치를 감싸고 있는 은백색 성분은 구아닌(guanine)으로, 소화도 안 되고 영양 가치도 없으므로 깨끗이 긁어 내고 조리해야 한다. 신선도가 높은 갈치라 해도 회를 칠 때 구아닌을 처리하지 않으면 복통이나 두드러기가 날 수 있다. 비늘을 긁어낸 갈치는 소금물에 씻어 건져 내면 비린내를 제거할 수 있다. 갈치는 양념을 발라 굽거나 무나 늙은 호박, 감자에 풋고추 등을 넣어 오래 조리거나 매콤하게 찌개를 끓이거나 신선한 상태 그대로 국물이 국을 끓이는 등 다양한 형태로 이용할 수 있다. 레몬즙과 생강을 넣은 구이 양념을 발라 오븐에 구우면 저녁 반찬으로 그만이다. 하지만 갈치는 칼슘에 비해 인 함량이 많은 산성 식품이므로 채소를 곁들여 먹는 깃이 좋다.

대중적인 생선인 만큼 갈치에 얽힌 속담도 많다. 같은 종의 꼬리를 잘라먹는 습성을 비유한 '갈치가 갈치꼬리 문다' 는 속담은 친한 사이에 서로를 모함한다는 뜻이고, 음식을 마음껏 먹어도 부르지 않는 배를 보고 '갈치배' 라고 부른다.

갈치는 모성애(母性愛)가 지극한 물고기로도 알려져 있다. 암컷은 알을 낳은 뒤 알이 안전하게 부화하도록 주위를 떠나지 않고 맴돌며 보호하는데, 잠시도 한눈을 팔지 않기 위해 먹이도 먹지 않는다고 한다. 그래서 어미는 여윌 대로 여위지만 새끼들은 무사히 알에서 깨어난다. 갈치만도 못한 부모도 많은 세상에서 물고기에게 많은 것을 배운다.

게

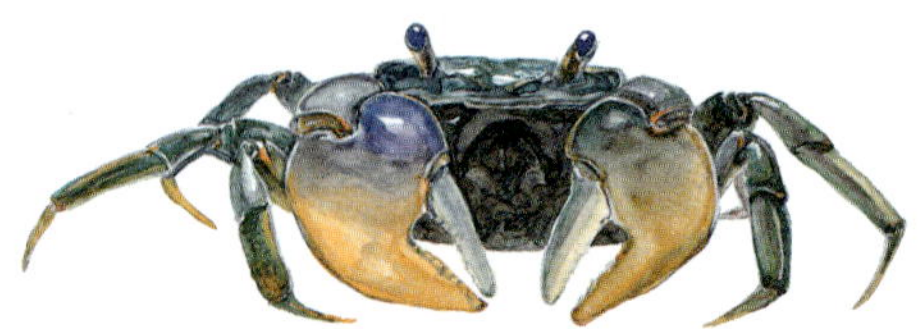

한 손엔 게 발 들고 또 한 손엔 술잔 들고, 주지(酒池) 속을 헤엄치고 있으면 일생 살
아가는 데 무엇을 더 바라리오.

이백이 지은 〈월하독작사수시(月下獨酌四首詩)〉의 구절이다. 게를 먹어 보면
이 싯구가 단순히 시적 과장만은 아님을 알게 된다.

담백하고 시원한 바다의 풍미가 으뜸인 게는 꽃게·농게·칠게 등의 바닷게
와 민물게 등 그 종류가 다양하다. '서호(서해) 판관(判官)'으로 알려진 꽃게를
진나라 필탁(畢卓)은 "오른손에 술잔, 왼손에 게발 들고 술 못 속에 두둥실 배를
띄울 수만 있다면 인생이 족하련만"이라고 읊기도 했다. 무장공자·강호사자·
서호판관·곽선생 등으로 불린 이름도 재미있거니와 게살로만 버무린 꽃게무
젓, 즉 생살 무침은 그 빛과 향기, 맛이 천하일품이나 비틀걸음치는 상놈이라고
해서 먹지 않았다는 우암 송시열(宋時烈, 1607~1689) 선생의 입맛 이야기도 있
다.

게는 예부터 머리에 좋은 음식으로 알려져 왔다. 지방이 적고 필수 아미노산
이 풍부하여 발육기의 아이에게 매우 좋다. 특히 게의 알에는 핵산이 많이 들어
있어 노화 방지에 좋고, 간장과 심장을 강화해 주는 타우린(taurine)이 풍부하여
혈압을 유지하고 시력이 떨어지는 것을 막아 준다. 맛이 담백하고 고소하여 어

린이들이 좋아할 뿐만 아니라 혈중 콜레스테롤 수치를 떨어뜨리는 작용도 있어 노인들과 비만인 사람, 고혈압이나 간장병이 있는 환자에게 유용하다. 정신적 에너지를 충만하게 해 주는 도파민(dopamine)과 노르에페네프린(norepinephrine)의 원료가 되는 티록신(thyroxine)을 다량 공급해 주기 때문이다.

또한 게는 몸을 차게 하는 성질이 있어서 민간에서는 열을 내리는 데 사용하기도 했다. 하지만 게는 강한 산성 식품이므로 채소나 과일 등의 알칼리성 식품과 함께 먹어야 효과를 높일 수 있으며, 신선도가 급격히 떨어지므로 식중독에도 유의해야 한다.

복사꽃 피면 대게의 계절이다. 종류에 따라 산란기가 다르지만 보통 5~6월에 살이 통통하게 꽉 찬다. 대부분의 해산물은 산란기에 맛이 좋지만 게는 그렇지 않다. 산란기 때는 알을 품어 살이 줄어들기 때문이다. 그래서 이미 산란해 버린 '알게'는 속이 텅 비고 맛이 없어 제값을 받지 못한다. '알을 품은'이라는 표현은 산란이 끝난 게를 가리키는 말로, 실제 알이 아니라 애기보 같은 것이다(정기태《고기잡이 여행》). 따라서 게는 살이 오른 때가 가장 맛이 좋다.

게를 고를 때는 배가 묵직한 것, 발이 빳빳한 것, 배쪽을 보아 삼각형 모양이 넓은 암게를 골라야 한다.

단단한 껍질 속에 보들보들한 속살을 가득 품은 게는 빨간색이 주는 시각 효과까지 가미되어 많은 사람들이 즐거움을 준다. 그중에서도 가장 으뜸으로 치는 것은 경북 영덕산으로, 다리가 길고 속살이 꽉 차 있으며 쫄깃하면서 단맛이 나는 궁중 진상품이기도 했다. 영덕 연안의 해저는 깨끗한 모래인데, 이 천혜의 해양 환경이 영덕 대게의 명성을 낳게 했다. 영덕 대게 중에서도 으뜸인 박달게는 약간 검은 빛이 돌고 딱딱한 것이 특징이다.

또 한 가지, 게에서 빼놓을 수 없는 것은 항암 작용과 콜레스테롤 조절 작용을 하며 면역 체계를 활성화해 주는 키틴(chitin)·키토산(chitosan)이다. 껍질 부분에 특히 많이 들어 있으므로 작은 크기의 게를 먹을 때는 껍데기째 요리해 먹는 것이 좋다.

고등어

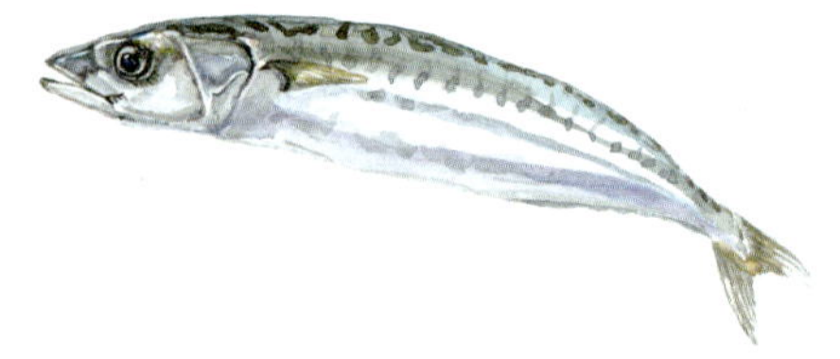

'가을 배와 고등어는 며느리에게 주지 않는다' 는 속담이 있을 만큼 가을 고등어는 지방 함량이 높아 감칠맛이 뛰어나다. '바다의 보리' 라고도 불릴 만큼 영양가가 높고 값이 싸서 서민에게 더욱 친근한 생선이다. 《동국여지승람(東國與地勝覽)》에는 "우리 민족이 무려 450년 전부터 고등어를 영양 식품으로 상식하는 어업을 해 왔다."고 기록되어 있다. 기록을 보아도 알 수 있듯이 고등어는 우리 민족이 오랫동안 즐겨 먹어 온 생선의 하나이자 실제로 좋아하는 생선 1위라는 통계도 나와 있다.

고등어는 전 세계 아열대 및 온대 해역으로 연안수의 영향을 강하게 받는 대륙붕 해역에 분포하며, 빛을 좋아하는 '추광성(趨光性)' 과 무리를 지어 사는 '군집성(群集性)' 을 갖고 있다. 고등어나 꽁치, 정어리 등의 회유어(回遊魚)는 등이 푸르고 배쪽은 은백색을 띤다. 그래서 하늘에서 내려다보면 바닷물과 색깔이 비슷해 새들로부터 몸을 보호할 수 있고, 물속 아래에서 보면 태양의 영향으로 복부가 잘 보이지 않아 아래쪽에 사는 큰 물고기들의 눈에 잘 띄지 않는다. 생존 경쟁에서 살아남기 위한 보호색인 것이다.

고등어에는 생활습관병을 예방하는 수많은 기능성 물질이 들어 있는데, 그중에서도 동맥경화와 심근경색을 예방하고 혈관을 부드럽게 해 혈압을 정상화해 주는 EPA와 학습 능력 향상에 효과적인 DHA가 풍부하다. DHA는 뇌의 구성 물질로 머리를 좋게 하고 치매와 암을 예방하는 데도 효과가 있다. DHA는 생으로 먹을 때 가장 효과가 뛰어나다. 기름에 튀기면 50~60% 정도가 손실되며, 구이나 조림으로 이용하면 그 함량이 80% 이하로 떨어진다. 그러므로 조림으로 해 먹을 경우 국물까지 다 먹어야 영양 손실을 막을 수 있다.

또한 고등어에는 항산화 작용을 하는 비타민E가 들어 있어서 DHA와 EPA가 산화되는 것을 막아 준다. 꼬리 부근의 껍질과 살코기에는 피부를 아름답게 하고, 입 안이 자주 허는 사람에게 좋은 비타민B₂가 풍부하며, 붉은살에는 철분이 풍부하여 빈혈을 예방하고 간 기능을 강화해 준다.

등 푸른 생선류는 주로 바다의 위층에 살기 때문에 강한 수압을 받지 않아 깊은 곳에 사는 생선보다 육질이 연해 부패하기 쉽다. 고등어는 낚아 올리는 즉시 죽고, 죽자마자 붉은 살이 부패되기 시작한다. 고등어가 죽으면 붉은 살에 함유되어 있는 히스티딘(histidine)이 히스타민(histamine)이라는 성분으로 바뀌는데, 이 물질은 우리 몸에 들어가 두드러기와 복통, 구토 등을 우발한다. 그래서 '고등어는 살아서도 부패한다' 는 말이 있을 정도다. 이는 고등어 내장에 들어 있는 강한 소화 효소 때문이다. 고등어가 죽으면 그 소화 효소들이 내장까지 소화시켜 버리기 때문에 빨리 썩는 것이다. 따라서 탄력이 없는 고등어는 이미 내장이 부패한 것으로 봐야 한다.

고등어를 고를 때는 전체적으로 윤기가 흐르고 등쪽이 푸른빛이 날수록 좋다. 검은 색깔이 진할수록 물이 좋지 않은 것이다. 또 만져 보았을 육질이 탄력 있고 탱탱한 것이 좋다. 배쪽을 만져 보면 쉽게 구별할 수 있다.

'사바사바' 라는 말이 있다. '어떤 목적을 위해 떳떳치 못한 방법으로 하는 교섭 행위' 라는 뜻이다. 사바사바라는 말은 사실 고등어를 뜻하는 일본말 '마사바(眞鯖)' 에서 유래한 것이다. 조선시대만 해도 일본에서는 고등어가 귀한 생선이었는데, 한 일본인이 나무통에 고등어 2마리를 담아 관청에 일을 부탁하러 가던 중에 어떤 사람이 그게 뭐냐고 묻자 그냥 '사바' 를 가지고 관청에 간다고 말한 것이 와전되어 '사바사바한다' 는 의미로 전해졌다.

굴

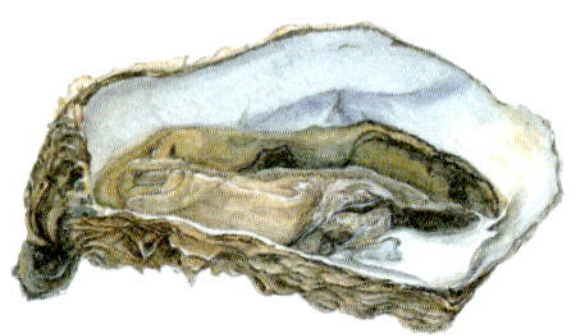

찬 굴물을 마시고 와인으로 씻겨 내릴 때 허무한 느낌은 사라지고 행복해지기 시작
했다.

헤밍웨이(Hemingway, 1899~1961) 소설의 한 구절이라고만 기억하는 이 글을
볼 때마다 굴이 떠오른다.

바닷속에서 다양한 미네랄을 섭취하여 바위에 붙어 산다 하여 굴에는 석화(石
花)라는 이름이 있다. 가을에서 겨울 사이에 영양가가 높아지고 맛과 향이 최고
조에 이르는데, 입에 넣고 껍질에 찬 굴물을 마시면 짭조름하면서도 비릿한 금
속성 냄새가 입 안 가득 퍼진다.

굴은 어패류 중에서도 여러 가지 영양소를 이상적으로 갖고 있어 '바다의 우
유'라고도 불린다. 콜레스테롤 수치를 줄여 줄 뿐만 아니라 철분과 구리가 풍부
하여 빈혈을 치료하는 데 좋다. 필수 아미노산과 비타민, 각종 미네랄이 풍부한
'영양의 보고'이기도 하다. 그 밖에도 간장병을 앓은 뒤 체력을 회복시켜 주고
불면증이나 신경 쇠약, 혈압 안정에도 효과가 있다. 당뇨병 환자의 필수 식품으
로 혈액을 정화해 주고, 타우린의 작용으로 혈당이 상승하는 것을 막아 주기도
한다. DHA와 EPA가 혈전 생성을 억제해 주어 고혈압과 뇌중풍, 동맥경화 등의
생활습관병을 예방하는 데도 좋다. 《동의보감》에는 "굴은 바다에서 나는 음식

중 가장 귀한 것이며, 먹으면 향기롭고 피부를 아름답게 하며 안색을 좋게 한다."고 기록되어 있다.

굴은 동서양에서 에로틱한 음식으로 동시에 거론되는 식품이다. 희대의 바람둥이로 알려진 카사노바(Casanova, 1725~1798)는 하루 네 번, 한 번에 12개씩의 굴을 먹었으며, 대문호인 발자크(Balzac, 1594~1654) 역시 굴 마니아로 한꺼번에 1,444개의 굴을 먹어치웠다고 한다. 나폴레옹은 치열한 전투 현장에서도 식탁에 굴이 올라야 비로소 식사를 했다는 일화도 남아 있다. 이는 굴이 예부터 최고의 '천연 정력제'이자 '다산(多産)의 열쇠'로 각광받았기 때문이다. 서양에서는 굴을 정력제로 여겨 굴을 먹으면 섹스를 길게 할 수 있다는 속담이 있을 정도다.

굴은 자연계에서 아연이 가장 많은 식품인데, 그 양이 무려 달걀의 30배에 이른다. 아연이 부족하면 남성의 생식선이 수축되고, 남성 호르몬인 테스테론과 정자를 충분히 만들지 못해 불임이나 성불구가 된다. 결국 굴을 먹으면 에너지가 넘치고 남성 호르몬이 활성화되면서 섹스 시간을 연장할 수 있다는 설명이 가능해지는 것이다. 실제로 미국 뉴욕 대학에서 실시한 연구 결과에 의하면 정자가 부족한 남성에게 굴과 비타민C를 두 달간 먹였더니 정자 수가 60% 정도 늘어났다고 한다. 과학적인 설명이 없는 몇백 년 동안 최음제로 알려져 온 것은 아마도 굴이 남성의 고환과 닮았기 때문인지 모른다.

예부터 '보리가 패면 굴을 먹지 말라'고 한다. 일본에도 '벚꽃이 지면 굴을 먹지 말라'는 속담이 있으며, 서양에서는 '알파벳에 R자가 들어가지 않는 달(5~8월)에는 굴을 먹지 말라'고 한다. 5~8월이 산란기이기도 하지만 베네루핀(venerupin)이라는 독 성분이 나와 식중독에 걸릴 염려가 있기 때문이다.

민족마다 먹는 방법이 조금씩 다르긴 해도 어디서나 신선한 것은 날로 먹는다. 날것으로 먹어야 독특한 향과 맛을 음미할 수 있기 때문이다. 레몬즙을 곁들이거나 초고추장에 찍어 먹는 것도 좋다. 산뜻한 맛을 줄 뿐만 아니라 부패균의 번식하는 것을 억제하고 살균 효과가 있기 때문이다. 또 레몬의 구연산이 굴의 철분과 결합해 흡수가 잘되는 구연산철분으로 변한다.

한때 영조 대왕은 '음심(淫心)이 동한다'는 이유에서 여자들은 굴을 먹지 못하게 했다고 한다. 정절을 목숨보다 귀하게 여기던 유교 사회에서 정숙해야 될 여자가 남자를 탐할까 봐 두려웠던 것은 아닐까?

꼬막

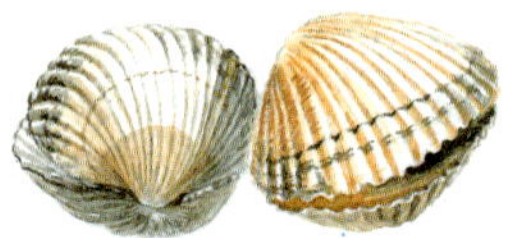

　서해안의 부글거리는 뻘에서는 비릿한 생명의 냄새인 섹시한 맛, 즉 지독한 페로몬(pheromone) 냄새가 난다. 꼬막은 조개 특유의 독특한 풍미와 쫄깃한 살을 떼어 먹는 재미가 있어 많은 사람들이 좋아한다. 전남 순천만과 보성만에서 국내 유통량의 절반 이상이 생산되는데, 정약전의 《자산어보》에서는 "살이 노랗고 맛이 달다." 했고, 《동국여지승람》에서는 "전라도 장흥, 해남, 보성의 토산물"이라고 기록하고 있다.

　조정래 소설 《태백산맥》의 배경이 되기도 했던 벌교의 명물은 단연 꼬막이다. 벌교에서는 어떤 음식을 주문해도 꼬막으로 만든 밑반찬이 나온다. 다른 곳에 비해 벌교 꼬막이 맛있는 이유는 벌교는 물이 깊고 뻘이 차지기 때문이란다. 특히 꼬막은 날이 차가워야 나오는데, 11월에서 이듬해 4월까지가 제철이다.

　꼬막은 조개류 특유의 감칠맛이 있어서 어떻게 먹어도 좋다. '살이 노랗고 맛이 달다'는 꼬막은 보통 물에 데쳐서 양념 없이 먹는데, 바닷물이 배어 간간하면서도 쫄깃한 살이 별미다.

　그중 꼬막회는 전라도 지방의 향토 음식 중 하나로, 데친 꼬막의 알만 빼서 오이나 도라지와 섞어 새콤달콤하게 무친 것이다. 밥이 뜸들 때 삶은 꼬막살을 얹어 양념장에 비벼먹는 꼬막밥과 한쪽의 껍데기를 떼어내고 양념장을 끼얹어 내는 양념꼬막, 달걀을 묻혀 지져 낸 꼬막전, 짭짤하게 소금에 절여 삭혀 밑반찬으로 먹는 꼬막젓갈 등도 맛이 일품이다. 그래서 전라도 지방에는 '감기 석 달에 입맛이 소태같더라도 꼬막 맛은 변하지 않는다' 라거나 '꼬막 맛 떨어지면 죽은 사람' 이라는 말이 전해져 올 정도다.

돌조개과에 속하는 꼬막은 고막이나 고막조개, 안다미조개 등으로도 불리는데, 주로 서해안과 남해안에 분포하며, 해변에서 수심 10m에 이르는 진흙질의 뻘밭에서 자란다. 여름철이 산란기로 물속에서 알을 수정한다. 알은 처음 2~3주간은 부유하다 그 후 바닥에 부착하여 성장한다.

조개류는 우수한 강정 식품으로 단백질의 질이 우수하고 지방이 적어 맛이 담백하다는 것이 특성이다. 조개류에 들어 있는 성분은 약간의 차이는 있지만 대부분 필수 아미노산이 풍부하고 라이신과 히스티딘이 많이 들어 있다. 이 성분들이 복합적으로 작용하여 간장 질환과 담석증에 매우 좋은 효과를 발휘하는데, 특히 비타민 B_{12}와 철분이 풍부하게 들어 있어서 빈혈에 효과가 좋다.

꼬막은 껍질이 단단하고 광택이 있는 것이 신선하다. 껍질을 칼등으로 두드렸을 때 속살이 움츠러들어야 하고, 나쁜 냄새가 나지 않아야 한다. 씻을 때는 껍질이 부딪치게 바락바락 비벼 씻은 뒤 물과 소금을 3 : 1 비율로 섞어 반나절 정도 담가 해감한 뒤 조리해야 한다.

특히 꼬막은 잘 데쳐야 제맛이 나는데, 지나치게 많이 익으면 살이 질겨지고 단맛도 없어진다. 반대로 덜 삶으면 껍질을 까기가 어렵다. 꼬막 껍질을 벌렸을 때 약간의 핏기가 남을 정도로 삶아야 통통하고 달보드레한 꼬막 맛을 제대로 느낄 수 있다. 꼬막을 맛있게 삶기 위해서는 물이 팔팔 끓을 때 꼬막을 넣고 주걱으로 두 번 정도 저은 뒤 불을 끄고 조금 기다리면 된다. 처음부터 껍질이 열려 있는 것은 죽은 것이며, 삶을 때 껍질을 꼭 닫고 있는 것도 상했거나 죽은 것이다.

어패류는 신선한 것이 맛을 좌우한다. 그래서 싱싱한 식품을 고르는 안목을 기르는 것 또한 건강한 식생활의 기본이다. 특히 조개류처럼 신선도가 생명인 것은 더욱 신경 써서 고르고 먹어야 한다.

꽁치

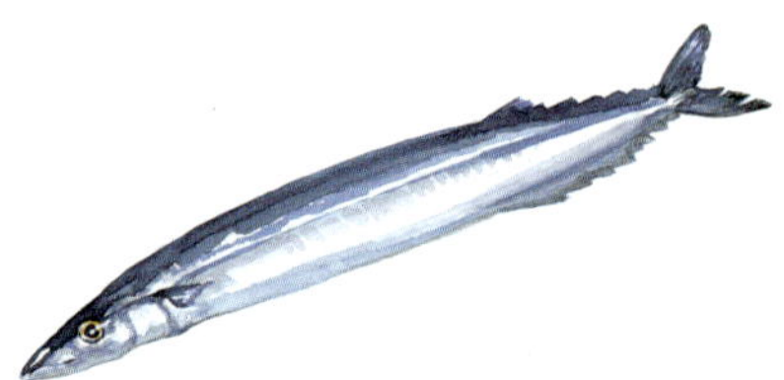

가을철 서민의 영양 식품 꽁치. 비린내가 심하고 기름이 많은 것이 흠이지만 값이 싸고 영양이 풍부해 식탁에 자주 오른다. 유교에서는 제사상에 갈치나 꽁치, 준치처럼 이름 끝에 '치' 자가 붙은 생선은 올리지 않는다. 이들은 조선 후기에 들어와 많이 잡힌 생선으로, 흔하다 하여 끝에 '치' 라는 명칭이 붙었다. 천한 음식을 제물로 쓰지 않기 위해 이런 금기가 생긴 것 같다.

꽁치는 등쪽은 흑청색이고 배쪽은 은백색으로 아름답다 하여 '추어도(秋漁刀)'나 '추광어(秋光漁)' 라고도 부른다. 꽁치라는 이름에 대해서는 아가미 근처에 침을 놓은 듯 구멍이 있어 구멍 '공(空)' 자에 물고기를 뜻하는 '치' 를 붙여 '공치' 가 부르다 이것이 된소리로 변해 '꽁치' 가 되었다는 설이 설득력 있다.

등 푸른 생선에는 불포화 지방산인 DHA와 EPA가 풍부할 뿐만 아니라 추위에 대한 저항력을 키워 주는 효과가 있다. 특히 DHA와 EPA는 콜레스테롤 수치를 낮추고, 동맥경화나 심장병, 뇌졸중 같은 순환기 질환을 예방해 준다. 이러한 사실은 30여 년 전 덴마크의 의학자 다이아베르그 박사에 의해 처음 밝혀졌다. 그는 그린랜드에 거주하는 이누이트 족(에스키모인)이 채소나 과일, 곡류를 거의 먹지 않고 생선과 물개처럼 지방이 많은 식품을 많이 먹는데도 불구하고 순환기 질환에 잘 걸리지 않는다는 점에 주목했다. 그 이유를 조사해 본 결과 생선 기름에 풍부한 EPA가 순환기 질환을 효과적으로 예방해 주었다는 사실이 밝혀졌다.

뿐만 아니라 야맹증에 탁월한 효과가 있는 비타민A도 쇠고기의 16배나 들어 있었다. DHA는 아이들의 학습 능력을 높이고 뇌세포가 노화되는 것을 막아 치매를 예방해 주는 효과가 있다.

예부터 '꽁치가 나면 신경통이 들어간다' 는 말이 있다. 꽁치의 붉은 살에는 빈혈에 효과적인 비타민B$_{12}$가 풍부할 뿐만 아니라 꽁치에 들어 있는 비타민A는 암 예방에 효과가 좋다.

가을철에 꽁치가 맛있는 이유는 지질 함량이 가장 높기 때문인데, 여름철에 10%대였던 지질 함량은 가을이 되면 20%대로 상승하고, 그 뒤 산란하여 12월이 되면 5%대로 줄어든다. 따라서 꽁치가 가장 맛있는 계절은 10월과 11월이다. '꽁치는 서리가 내려야 제맛이 난다' 는 말은 과학적이다. 하지만 꽁치에는 요산의 원료인 퓨린(purine)이 많이 들어 있으므로 통풍이 있거나 알레르기성 체질인 사람, 평소에 설사가 잦은 사람은 먹지 않는 것이 좋다.

꽁치는 광택이 나고 통통하며, 살이 단단하고 입과 꼬리 주변이 노란색을 띠는 것이 맛있다. 신선한 것은 생선회로도 먹을 수 있지만 소금을 뿌려 구워 먹어도 맛있다. 생선 본래의 맛을 즐기는 사람들은 생선을 굽는 것 그 이상의 조리법은 없다고 할 정도다. 특히 방금 구워 윤기가 흐르는 생선구이를 먹어 보면 왜 생선구이를 일미라고 하는지 알게 될 것이다. 소금구이에 무즙을 곁들여 먹으면 무에 함유된 아밀라아제가 탄 부분에 생성된 과산화 물질을 제거해 주어 더욱 효과적이다.

매콤하면서도 짭조름한 양념이 속살 깊이 배어 있는 꽁치조림 또한 뿌리칠 수 없는 맛의 유혹이다. 특히 꽁치는 껍질과 껍질 바로 밑에 붙어 있는 살에 영양소가 풍부하므로 껍질까지 다 먹을 수 있도록 요리하는 것이 좋다. 가시가 많은 것이 흠이지만 그 맛에 빠지게 되면 가시 정도는 흠도 아니라는 말이 절로 나올 것이다. 선도가 좋은 것을 생선은 내장까지 먹는 것이 좋은데, 내장째 구워 먹어도 맛에 별 이상이 없는 생선은 꽁치와 은어 정도로 알려져 있다.

낙지

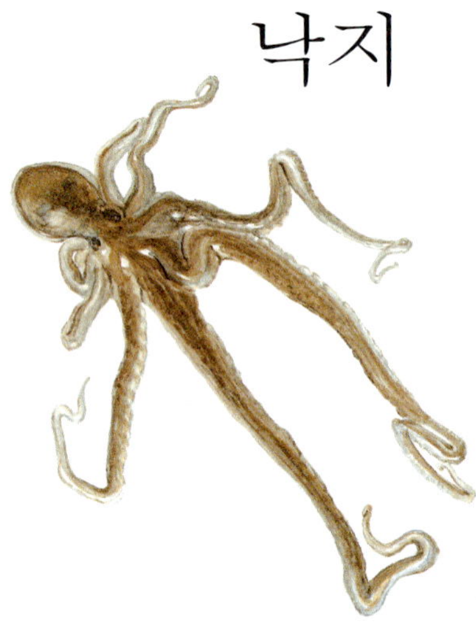

'낙지 한 마리가 인삼 한 근과 맞먹는다'는 말이 있다. 《동의보감》에서 '소팔초어(小八梢魚)란 이름으로 "말라빠진 소에게 낙지 서너 마리만 먹이면 금방 힘을 얻는다."고 소개한 것을 봐도 그 영양이 단적으로 설명된다.

낙지는 지방질과 당질은 적고 단백질이 풍부한 영양 식품이다. 낙지나 문어 등의 연체동물은 대부분 고단백 식품으로, 콜레스테롤이 풍부하다. 그래서 낙지나 오징어를 먹을 때 콜레스테롤 걱정을 많이 하는데, 이들 식품에는 나쁜 콜레스테롤을 분해하는 특수 성분인 타우린(taurine)이 함께 들어 있기 때문에 걱정하지 않아도 된다. 타우린은 독특한 맛을 내 줄 뿐만 아니라 동맥경화를 비롯한 각종 생활습관병을 예방하고 간의 작용을 도우며, 스태미나 증강 효과도 있다.

스트레스가 쌓이면 몸속에 있는 단백질이 더 많이 소모된다. 스트레스를 많이 받는 현대인에게 건강을 위한 양질의 단백질 섭취는 필수인데, 단백질이 부족하면 성호르몬의 분비도 줄어든다. 따라서 단백질이 부족한 식사를 하면 스트레스에 약해지는 것은 물론 정력도 감소한다. 하지만 타우린은 성기능을 높이는 효과가 있어서 낙지를 먹으면 저절로 힘이 솟는다. 타우린의 이러한 효능을 담아 냉감증 치료제로 판매되고 있을 정도다. 쩍쩍 들러붙는 낙지발에서 사랑의 묘약이 만들어진다는 것은 흥미로운 일이 아닐 수 없다. 또한 낙지에는 피를 보충해 주는 비타민B_{12}와 철분도 들어 있어서 여성의 빈혈이나 폐경기와 함께 오는 갱년기 장애에도 효과가 뛰어나다. 최근에는 먹물에 항암 성분이 들어 있다는 사실이 밝혀져 더 큰 관심을 끌고 있다.

조선시대의 연중 행사와 풍속을 설명한 《동국세시기》 〈10월조〉에 보면 추위를 막는 시절 음식으로 낙지전골이 기록되어 있다. 값비싼 재료가 많이 들어가는 만큼 일반 백성들은 맛보기 어려운 영양가 높은 요리였다. 낙지 요리는 담백하고 개운한 맛을 살려 양념을 많이 하지 않고 살짝 익히는 것이 비결이다. 특히 낙지는 쫄깃쫄깃 씹히는 맛이 연체류 중 가장 좋아 매우 인기 있다.

전라도에는 낙지로 만든 향토 음식이 많다. 담백한 맛이 일품인 맑은 연포탕, 입 안이 얼얼하도록 맵지만 입맛을 확 돋우는 낙지볶음, 낙지와 갈비가 완벽한 조화를 이룬 갈낙탕, 낙지에 인삼을 넣은 낙삼탕. 어디 그뿐인가. 나무꼬치에 둘둘 말아 짚불에 구운 낙지호롱과 초장에 찍어 먹는 기절낙지, 시원한 낙지수제비도 빼놓으면 섭섭한 낙지 요리다.

그중에서도 낙지 하면 무안 개펄의 세발낙지를 으뜸으로 칠 정도로 무안 낙지가 최고다. 발이 가늘다[細] 하여 세발낙지라고 부르며, 무안을 비롯하여 목포와 영암의 연근해에서 주로 잡힌다. 세발낙지는 손으로 잘 훑어서 살아 있는 채로 잘라야 한다. 그러면 접시에서 꿈틀거리면서 접시 밖으로 기어 나오는데, 이것을 한 젓가락 집어 소금장에 찍어 입에 넣으면 입천장에 쩍쩍 달라붙는다. 발이 가늘어 부드럽고 쫄깃쫄깃 하고 씹을수록 들큰한 맛이 일품이다. 한번 맛본 사람은 결코 잊을 수 없다는 무안 기절낙지 또한 진미. 산낙지를 대소쿠리에 비벼 육질을 부드럽게 하여 초장에 찍어 먹는 '기절낙지' 는 낙지를 민물에 씻을 때 잠깐 기절한다 해서 붙여진 이름이다.

낙지를 손질할 때는 머리 가운데에 길게 칼집을 넣어 둥근 공 모양의 내장과 먹물 주머니를 제거한 뒤 가위로 눈을 도려내고 다리 안쪽의 빨판도 엄지손가락으로 눌러 제거한 뒤 소금을 듬뿍 뿌려 진이 나도록 바락바락 주물러 씻어야 한다. 다리 표면에 붙어 있는 흡판 속에도 이물질이 들어 있으므로 깨끗하게 손질하여 조리하는 것이 좋다. 살이 두텁고 싱싱한 것이 좋고, 큰 것보다 중간 것이 맛있다.

'뻘 속에서 건진 인삼' 이라는 낙지. 식성에 맞게 낙지 요리를 골라먹는 재미는 또 하나의 즐거움이요, 더불어 삶에 활기를 더해 주는 활력소다.

농어

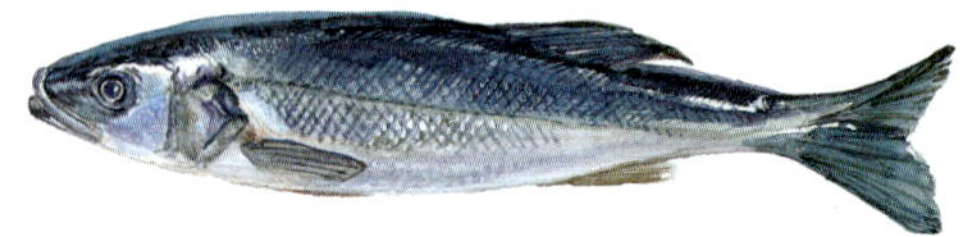

'봄 조기, 여름 농어, 가을 갈치, 겨울 동태'라고 하여 농어를 여름 생선의 첫 손에 꼽는다. 계절에 따라 산물이 다르고 음식의 풍미가 다르게 마련인데, 생선은 더욱 그렇다.

농어는 '물고기의 8등신'으로 불릴 만큼 날씬한 몸매를 갖고 있는 생선으로, 물살이 세차게 흐르는 거친 바다에서 잘 낚인다. 전형적인 여름 생선이라 겨울에서 봄철에 이르는 시기에는 맛이 없다.

농어에 얽힌 고사도 많은데, 《고사기(古事記)》라는 책에 '송강노어(淞江盧魚)'라는 내용이 나온다. 중국 오나라에 대사서 벼슬을 하던 장한(張翰)이라는 사람이 있었는데, 그가 어느 날 관직을 버리고 고향인 송강으로 돌아가겠다고 황제에게 간곡히 하소연했다. 이유는 고향의 농어 맛이 그리워 못 견디겠다는 것이었다. 농어 맛이 얼마나 좋았으면 벼슬을 버리고 고향으로 돌아갈 핑계로 삼았겠는가. 육미선미(肉味鮮美)라 하여 이미 고급 생선으로 알려져 있었지만 이후 '송강농어'로 불리면서 더욱 유명해졌다.

또한 농어는 예부터 '길(吉)한 물고기'로도 대접받았다. 주나라 무왕이 천하를 통일하려고 바다를 건널 때 농어가 배 위로 뛰어올라 '좋은 징조'를 보였다는 것이다. 오늘날에도 낚시꾼들은 농어가 낚이기를 기다린다. 행운의 징조를 꿈꾸며. 사실 길조를 의미하는 농어는 송강노어와는 다른 종류인데, 대부분의 사람들은 이를 같은 물고기로 여긴다.

《동의보감》에는 농어에 대해 "오장을 보(補)하고 위를 고르게 하며, 힘줄과 뼈를 튼튼하게 하는데 회를 쳐서 먹으면 더 좋고 많이 먹어야 좋다."고 적었다. 농어는 최고의 횟감으로, 참고로 조선시대에는 오늘날처럼 회를 크게 저미지 않고 즐긴 것으로 보인다. 사대부들은 낚시를 즐기며 풍류를 시로 읊었는데, "가늘게 썰어 회를 치고 불에 익혀 국을 끓인다."는 구절로 보아도 짐작할 수 있다. 일제 시대를 거치면서 지금처럼 회를 크게 저미게 된 것으로 보인다.

한방에서는 농어를 간과 신장약으로 이용하고, 쓸개는 '바다의 웅담'이라 하며 그 또한 인기가 높다. 연노란빛의 귀한 농어 쓸개로 담근 쓸개주는 아무리 많이 마셔도 취하지 않고 오히려 위장에 좋다고 한다. 또 비늘만 떼어 내고 내장째 넣어 끓인 탕은 몸이 허약한 어린아이나 산모의 보신 음식으로 좋다. 비위를 튼튼하게 하여 밥을 잘 먹게 하고, 간과 신장을 강하게 해 주기 때문에 몸이 붓는 것을 치료하고, 풍으로 인해 팔다리가 저리고 아픈 것을 낫게 한다. 옛날 바닷가의 민가에서는 복통이 났을 때 잘 듣는다며 엄지손톱만 한 농어 쓸개를 처마 밑에 매달아 놓고 상비약으로 쓰곤 했다. 원인을 알 수 없는 피부병에 농어즙을 바르면 낫는 경우도 있다고 한다.

생선에는 약 10% 정도의 지방이 함유되어 있는 데 반해 돼지고기에는 30%, 쇠고기는 20% 정도 되는 지방이 들어 있다. 농어는 다른 생선에 비해 지방이 많은 편으로, 필수 아미노산 함량도 풍부하다. 생선은 특히 지방 함량은 적지만 몸에 좋은 불포화 지방산이 많아 콜레스테롤 농도를 낮춰 생활습관병을 막아 주고 노화를 방지하며 면역력을 강화해 준다.

손질한 농어는 참기름을 약간 뿌려 손으로 조물조물 무쳐야 맛있다. 참기름을 치면 고소한 맛이 더해지고 시간이 지나도 맛이 변하지 않기 때문이다. 이렇게 무친 농어의 살은 빛깔이 다른 생선에 비해 파르스름한데, 고소하면서도 담백하고 쫄깃쫄깃 씹히는 맛이 별미다.

농어채 역시 빼놓을 수 없는 별미다. 녹말을 묻힌 살을 끓는 물에 데친 숙회(熟鱠)로, 야들야들 부드럽고 담백한 것이 회와는 또 다른 맛으로 농어 요리를 먹는 큰 기쁨을 준다.

달팽이

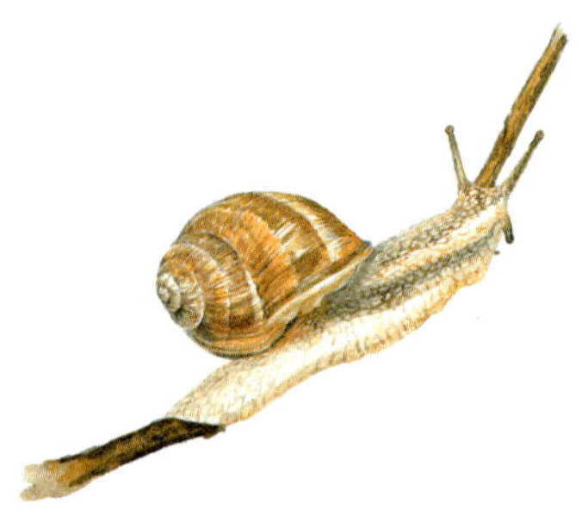

　'귀족의 요리' 달팽이(escargot). 과거에 비해 많이 대중화되긴 했지만 공급이 제한되어 있고 요리법이 까다로워 아직도 선택받은 소수를 위한 요리다.

　달팽이는 구석기 시대부터 식용해 왔는데, 서양에서는 고대 로마 때부터 달팽이를 즐겼다. 한명으로는 산와(山蝸) · 와우(蝸牛) · 여우(蠡牛) 등으로 불린다. 몸은 깍지 안에 들어 있으나 길게 나와 기어다니며, 살에 끈끈한 점액이 있어서 지나간 곳마다 흔적이 남는다. 유럽에서는 기원전 50년경에 식용 달팽이가 양식되었고, 로마에서도 식도락가들이 달팽이 요리를 먹었다는 기록이 남아 있다. 그러다 중세 가톨릭 사원에서 당시의 대법관이 빈민 구제를 위해 자신의 영지를 포도밭으로 만들어 백성들에게 포도를 재배하게 했다. 그런데 달팽이들이 포도 잎사귀를 자꾸 갉아먹자 이를 박멸하기 위해 농민들로 하여금 달팽이를 잡아먹게 했다. 그 후 프랑스에 전해진 식용 달팽이는 유명한 프랑스 요리가 되었고, 지금은 대표적인 애피타이저가 되었다. 퇴치를 목적으로 먹기 시작한 것이 이제는 전 세계 미식가들을 사로잡는 프랑스의 3대 진미로 자리잡게 된 것이다.

　달팽이 요리는 '밤을 위한 요리'로 불릴 만큼 스태미나식으로 잘 알려져 있다. 동물의 성기를 닮은 동식물이나 성교를 즐기는 동물, 그리고 그 동물이 즐겨 먹는 먹이 또는 점액질을 많이 분비하는 동식물이 보통 정력제로 불린다. 달팽이는 점액질을 많이 분비할 뿐만 아니라 몸뚱이가 껍데기 속을 출입하는 모양이 성적 행위를 연상시킨다 하여 일찍부터 정력제로 쓰여 왔다.

달팽이의 살에는 뮤신(mucin)이라는 점액이 들어 있다. 뮤신은 생체 세포 활성 물질인 콘드로이틴황산이 주성분으로, 조직의 수분을 유지시키고, 혈관과 내장 등에 윤기를 준다. 이 콘드로이틴황산을 충분히 공급해 주면 노화를 억제할 수 있을 뿐만 아니라 정력 증강 등의 효과를 볼 수 있다. 또한 달팽이는 생명력이 대단하여 영하 120℃에 두었다가도 천천히 따뜻하게 해 주면 다시 살아난다. 암수 한몸이지만 서로 교접하며, 연체동물이기 때문에 약한 듯하면서도 힘이 세다. 자기 몸무게의 12배를 등에 지고도 기어가는 물론이고, 200배나 되는 물건을 지고 갈 정도로 힘이 센 것도 있다.

한방에서는 달팽이를 백일해 치료제로 써 왔고, 껍질은 부스럼이나 종기에 붙이기도 했다. 지네 같은 독충에 물린 데 바르는 민간요법도 있다. 특히 달팽이는 위장이 약하여 소화가 안 되거나 입맛이 떨어졌을 때, 몸이 쇠약하여 발육이 부진한 어린이에게 먹이면 좋다. 단, 지나치게 허약한 아이에게는 금한다. 혈당을 내리거나 소변이 잘 나오지 않을 때도 쓴다. 껍질 속의 살을 빼 낸 뒤 껍데기 속에 든 물을 마시고 살은 요리해서 먹으면 된다.

식용 달팽이의 종류는 120여 종으로 알려져 있으며, 용도에 따라 먹는 시기를 구분할 수도 있다. 야생 달팽이는 보통 여름잠과 겨울잠을 잔다. 평균 수명은 5 ~8년인데, 수명의 절반 정도를 잠으로 소비한다. 겨울잠은 첫눈 내릴 무렵부터 3~4월 말까지 지속되고, 여름잠은 체내 수분이 날아가는 것을 막기 위해 한여름부터 9월까지 지속한다. 보통 두 살을 전후해서 겨울잠에 들어가기 직전 먹이를 포식한 시기에 가장 맛이 좋다고 한다. 약용할 것은 여름잠을 자기 전인 교미기와 산란기에 가장 좋다. 이때가 생식과 번식을 위한 컨디션이 가장 좋기 때문이다.

낙엽의 장례식에 / 달팽이 두 마리가 가네 / 검은 껍질을 쓰고 / 뿔 옆에는 상장(喪章)을 달고 / 저녁나절에 / 몹시도 아름다운 가을 저녁에 / 그들은 가네 / 오호라 도착해 보니 / 벌써 때는 봄 / 죽었던 나뭇잎들이 / 모두 다 소생했으니 / 두 마리 달팽이는 / 너무도 낙담했네…….
— J. 프레베르 〈절망이 벤치 위에 앉아 있다〉 중에서

도미

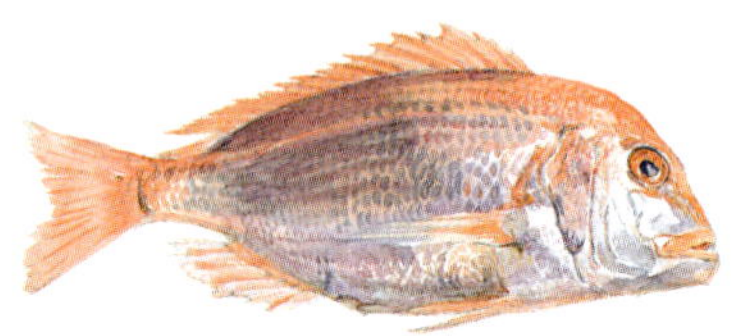

복사꽃 피는 곡우(穀雨) 무렵은 도미가 도톰하게 살이 올라 가장 맛있을 때다. 도미(돔)는 잘생기고 맛도 으뜸인 생선으로, 예부터 귀한 손님을 대접하거나 사돈집에 보내는 이바지 음식으로 많이 썼다.

서양에서도 도미는 인기 있는 생선이었다. 특히 로마인들은 생선을 무척 좋아하고 사치도 즐겼는데, 부유한 세르기우스(Sergius) 가문에서는 최상급의 굴을 먹여 도미를 길렀다고 할 정도다. 일본 사람들은 도미를 생선의 왕으로 여긴다.

담백한 맛과 독특한 향을 지닌 도미는 종류가 매우 다양하다. 참도미·줄도미·옥도미·검정도미 등 다양한데, 그중 가장 맛이 뛰어난 것은 분홍빛을 띤 봄철 참도미다. 일 년 내내 상에 오를 수 있지만 산란기인 봄철에 가장 맛이 좋다. 겨울잠에서 깬 도미는 알을 낳기 위해 새우나 낙지 등을 왕성하게 섭취하는데, 그래서 도톰하게 살이 올라 가장 영양이 풍부하고 맛도 좋다. 산란기가 끝난 6월에는 몸이 야위어서 '오뉴월(음력) 도미는 개도 안 먹는다'는 말이 있을 정도로 푸대접받는다.

회나 소금구이로 많이 이용되는 검정도미는 껍질이 검은색이어서 흑돔이나 감숭어로 불린다. 살이 단단하고 껍질이 상당히 질긴 편이다. 예쁜 줄무늬를 가진 돌도미는 일본인들이 특히 좋아한다. 단맛이 많은 옥도미는 구이나 조림용으로 많이 먹는데, 제주도 특산 음식으로 알려져 있다. 제주도에서는 제사상에도 올리는 귀족 어종으로, 아들을 낳아야만 옥돔미역국을 끓여 주었을 정도다. 옥돔은 서식 장소에서 멀리 이동하지 않으며 낮은 곳에 몸을 숨긴 채 머리만 내놓고 혈거 생활(穴居生活)을 하는 독특한 습성도 있다.

도미는 단백질과 무기질은 풍부한 반면 지방 함량은 낮아 담백하고 소화성이 좋아 죽을 쑤어 환자의 보양식으로 많이 이용한다. 깊은 곳에 사는 도미는 강한 수압을 받아 수분이 적고 살이 단단하다. 육질에 축적된 이노신산(inosinic acid)의 분해 속도가 느려 선도가 떨어져도 맛의 변화나 중독성이 적다는 것이 특징이다. 도미의 눈에는 비타민B_1이 풍부해서 강정 효과가 좋고, 껍질에는 비타민B_2가 많으므로 눈과 껍질도 버리지 말고 먹도록 한다.

도미는 어떻게 조리하든 맛이 좋아 미식가들의 사랑을 받는다. 모양을 그대로 살린 찜은 물론이요, 막 잡아 올린 놈으로 뜬 회와 물회는 쫄깃쫄깃하여 입에 척척 붙는다. 도미 머리로 끓인 맑은국과 소금구이는 맛과 영양을 골고루 갖추고 있어 어두일미(魚頭一味)라 할 만하다. 비늘을 긁어낸 뒤 파와 마늘을 넣고 식초를 탄 냉국인 물회는 제주도에서만 맛볼 수 있는 향토 음식이다. 바다에서 물질하고 돌아온 해녀들이 조리하는 시간을 줄이기 위해 만들어 먹던 것이 향토 음식이 된 것이다. 싱싱한 도미의 배를 따서 꼬들꼬들 말린 뒤 배에 참기름을 발라 구운 것도 별미다. 전골이나 탕도 맛있는데 미나리나 쑥갓 등의 향채를 넣어 맑게 끓여야 제맛을 즐길 수 있다.

《조선요리학(朝鮮料理學)》에는 다음과 같은 이야기가 전해진다. 조선 성종 때 오랑캐가 함경도 일원을 자주 침입하여 무고한 양민을 괴롭히자 조정에서는 허종(許琮)에게 국경을 수비하게 하였다. 허종이 군사를 거느리고 의주에 도착하니 그곳 백성들이 그를 환영하여 특별한 음식을 대접했다. 허종이 음식 이름을 물었더니 "이 도미 음식은 장군을 위해 처음 만들어 아직 이름이 없습니다." 하는 것 아닌가. 술과 기녀를 좋아하기로 이름난 허종은 그 말을 듣고 "이 음식의 맛이 훌륭하여 술과 기녀보다 몇 배 낫구나." 했다. 기생보다 더한 즐거움을 준다 하여 도미탕에 '승기악탕(勝妓樂湯)'이라는 이름이 붙었다고 한다. 술과 기녀보다 낫다고 할 정도니 과연 그 맛이 짐작되는가?

멍게

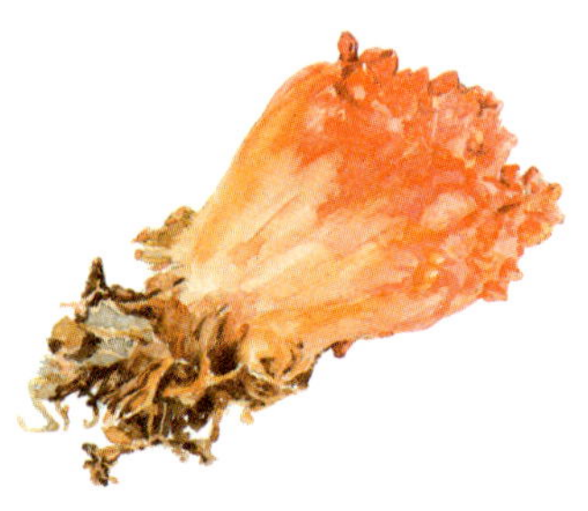

껍질을 벗긴 멍게를 알맞게 썰어 오이를 곁들여 회로 먹으면 아릿한 독특한 향미가 입 안에 가득히 퍼진다. 멍게는 호사한 여름철에 홑옷 바람인 여인이 풍기는 축축하면서 비릿한 색정 덩어리가 뒤통수를 치고 빠져나가는 것처럼 느끼게 하니 참으로 야릇한 해물이다.

프랑스의 미식가의 제왕 퀴르농스키(Curnonsky, 1872~1956)의 말이다. 멍게에서 '비릿한 색정'을 맡아 내다니, 음식을 관능적으로 표현할 줄 아는 놀라운 감각이다.

멍게(우렁쉥이)는 붉은 몸 전체에 울퉁불퉁한 젖꼭지 모양의 혹을 달고 있는 주먹만 한 해산물이다. 모양이 파인애플을 닮아 '바다의 파인애플'이라고도 불린다. 멍게의 또 다른 이름인 '우렁쉥이'도 몇 년 전 한글표기법 개정 시에 표준말로 인정받았다. 멍게는 원래 사투리였으나 워낙 널리 쓰이는 바람에 복수 표준어가 되었다.

멍게는 갯것이 주는 비릿한 냄새가 별로 없고 상큼한 데다 먹고 난 뒤에도 입 속에 감도는 특유의 향미를 지녔다. 멍게 특유의 향은 불포화 알코올인 신티올(cynthiol)에 의한 것으로, 숙취에 좋은 효과가 있다. 근육 속에 들어 있는 글리코겐(glycogen) 함량도 다른 해산물에 비해 높은 편이다. 특히 여름철에 글리코겐 함량이 가장 많아지기 때문에 수온이 높은 여름철에 가장 맛있다. 그래서 '음력 5월 우렁쉥이는 시집온 며느리에게도 주지 말라' 는 말이 있을 정도다. 이 시기에는 굴과 거의 비슷할 정도로 글리코겐 함량이 높아진다.

또한 멍게에는 수산물 가운데 희귀하게도 인체에 필수 불가결한 미량 금속인 바나듐(vanadium)이 들어 있다. 바나듐은 신진대사를 원활하게 하고 인슐린 분비를 촉진하기 때문에 당뇨병 환자에게 좋다.

최근에는 멍게에서 화장품의 원료로 쓰는 콘드로이틴황산을 추출하는 데도 성공했다. 탄수화물의 일종인 콘드로이틴황산은 끈적거리는 액체 형태의 물질로, 피부 미용과 노화 방지, 동맥경화 억제, 뼈 형성 작용 등에 탁월한 효과가 있는 기능성 물질이다.

멍게는 해삼 · 해파리와 함께 '3대 저칼로리 수산물' 로 꼽히기도 하는데, 무기질은 많으나 지방질이 거의 없어 다이어트에 효과가 좋다.

멍게 손질법은 의외로 간단하다. 먼저 멍게 위쪽의 입수관과 추수관을 칼로 잘라낸 뒤 안쪽으로 손을 깊숙이 넣어 살과 껍질을 분리한다. 그런 다음 살을 반으로 잘라 내장을 제거하면 된다.

싱싱한 멍게는 빛깔이 붉고 단단하며, 깐 뒤에 살이 선명한 오렌지색을 띠며 특유의 향이 있다. 자연산 멍게는 양식 멍게보다 돌기가 크고 검붉은색을 띤다. 멍게의 대표적인 산지는 주문진과 여수지만 지금은 대부분 양식으로 생산된다. 영양 면에서 우수하면서도 양식하기가 쉽고 대량 생산되기 때문에 가격이 싸서 횟집이나 초밥집에서 서비스로 내 주는 후한 인심 식품이기도 하다.

멍게는 맛과 향이 뛰어나기 때문에 회로 먹는 것이 가장 맛이 있다. 초고추장에 식초 대신 레몬즙을 넣어도 좋다. 부드러우면서도 상큼한 레몬 향이 비타민C를 공급해 줄 뿐만 아니라 미각을 한층 높여 준다. 미나리를 넣고 초고추장에 매콤달콤하게 무친 멍게미나리무침도 더위에 지친 입맛을 돋워 준다. 살짝 얼린 멍게젓갈에 참기름과 깨소금을 넣어 살살 비벼 김가루를 뿌려 먹는 멍게비빔밥도 별미이다.

멸치

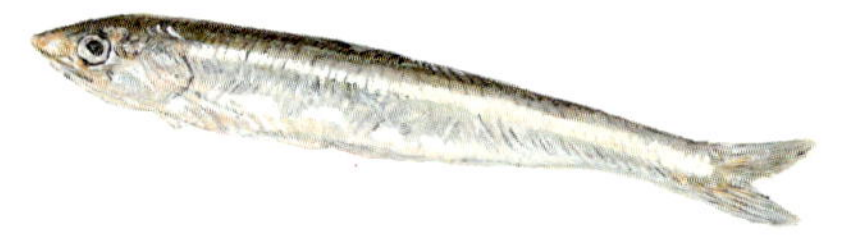

우리 인류가 지금까지 먹고 있는 물고기 중에서 가장 오래된 물고기는 멸치와 상어, 가오리 무리다. 그중에서도 멸치가 고대 물고기의 형체에 가장 가깝다. 물고기가 가장 먼저 지구에 나타난 곳은 바닷물 중간의 기수역(汽水域)이다. 이 기수의 염분도와 사람의 생명수인 피의 염분도가 비슷하다. 생명의 발상지가 기수일 것이라는 학설도 이런 점에서 생각해 낸 것이다.
— 정문기 《진기한 물고기 생태》 중에서

뼈째 먹을 수 있는 대표적인 생선, 멸치. 멸치(滅治)는 흔한 생선이라는 뜻으로, 실제로도 우리나라 해안에 널리 분포한다. 고기가 귀하던 시절 산간벽지에서 동물성 단백질을 가장 쉽게 섭취할 수 있는 방법이 바로 멸치였다. 값이 싸고 흔해 가난한 시절 도시락 반찬으로 지겹게 먹던 식품이기도 했다. 우스갯소리로 "멸치도 고기냐?"라고 하는데, 멸치는 엄연히 멸치과에 속하는 바닷물고기로, 남해에 많이 서식하고 일본 연해에도 분포한다.

김주영의 소설 《멸치》에 등장하는 가족들은 다정하게 앉아 겸상하는 법 없이 하나 같이 독상을 받는다. 이 소설에서 작가는 "주재료가 아닌 부재료나 보조 재료로 사용되어 변두리나 주변을 상징한다."고 하여 멸치의 특성을 함축하고 있다.

칼슘의 대표 주자 멸치. 그 명성 그대로 골격과 치아 형성에 중요한 단백질과 칼슘이 풍부한 하여 임산부와 발육기의 어린이에게 많이 권장된다. 칼슘도 풍부하지만 어패류 중 인 함량도 가장 많아 고혈압·골다공증·빈혈에도 효과가 있다. 한방에서는 멸치를 신장이 약하고 양기가 부족한 사람에게 꼭 필요한 식품으로 여긴다. 큰 멸치 1마리를 먹으면 27mg의 칼슘을 흡수할 수 있으니 쉬운 방법으로 칼슘을 섭취할 수 있고, 칼슘 흡수를 촉진하는 비타민D도 들어 있어서 먹으면 먹을수록 건강해지니 일석이조 아닌가. 불안해하거나 신경질을 내는 것도 체내 칼슘이 부족하기 때문인데, 매일 일정량의 칼슘을 섭취하면 육체는 물론 정식 건강에도 매우 좋다. 항암 작용을 하는 니아신과 핵산까지 들어 있는, 영양적으로 매우 균형 잡힌 우수 식품이다.

싱싱한 생멸치는 회나 조림, 소금구이 등으로 이용하지만 마른 멸치로 이용하는 경우가 더 많다. 주로 국물을 내거나 조미료, 젓갈, 멸장 등으로 만들어 먹는다. 마른 멸치는 크기가 다양한데, 몸길이가 13cm에 이르는 것에서 1cm도 안 되는 것까지 천차만별이다. 멸치로 낸 국물이 감칠맛이 나는 것은 여러 가지 아미노산(그중에서도 글루탐산) 때문이다. 굵은 것은 주로 국물이나 장국물을 우려내는 데 쓰고, 잔 것과 중간 것은 조림으로 만들어 먹는다. 국물을 낼 때는 머리를 떼고 배쪽의 검은 내장을 제거한 다음 기름 없이 살짝 볶아 비린내를 없앤 뒤 찬물에 넣고 끓여야 씁쓸한 맛이 나지 않는다. 끓어오를 때 생기는 거품은 숟가락으로 떠내야 국물이 깨끗하고 떠 맛있다. 햇볕에 살짝 말려 찧은 것을 가루 내서 용기에 담아 두고 쓰면 최고의 천연 조미료가 된다.

전라도에서는 김치를 담는 젓갈로 멸치젓을 으뜸으로 친다. 생멸치가 많이 잡히는 봄에 멸치를 항아리에 담고 위에 소금을 뿌린 뒤 짚을 돌돌 말아 너무 무겁지 않은 돌로 눌러 놓는다. 가을에 젓국을 달일 때 짚을 가만히 걷어내면 짚에 기름기가 묻어 나온다. 이렇게 담근 멸치젓은 전라도의 전통 발효 식품으로, 남도 김치의 맛을 살려 주는 최고의 조미료다.

가격 부담 없는 최고의 영양 식품 멸치. 이제는 국이나 조미료, 젓갈에서 벗어나 전·튀김·스낵 등 다양한 방법으로 더욱 건강한 식탁을 차려 보는 건 어떨까?

명태

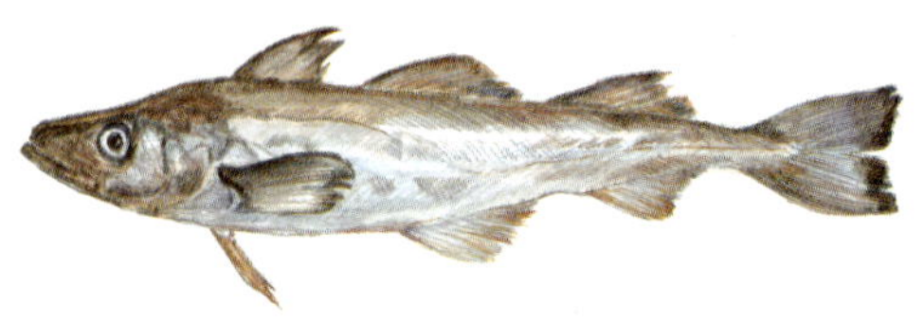

어떤 외롭고 가난한 시인이 / 밤늦게 시를 쓰다가 / 괴주를 마실 때 / 그의 안주가 되어도 좋다 / 그의 시가 되어도 좋다 / 짝짝 찢어지어 내 몸은 없어질지라도 / 내 이름만 남아 있으리라 / 명태…….

서민의 애환을 그린 가곡 〈명태〉의 가사다.

…… 집들은 낡고도 나지막한 부두에 명태들이, 언 채로, 날카로운 대꼬치에 멱을 찔린 채 장작처럼 가지런히 널려 있었다.
— 장영수 시인의 〈동해 Ⅶ〉 중에서

명태(明太)는 조선 중엽 함경북도 명천군(明川郡)에 살던 태모(太某) 씨가 잡았다 하여 붙여진 이름이다. 갓 잡은 것은 생태, 얼린 것은 동태, 바짝 말린 것은 북어, 물기 있게 꾸덕꾸덕 말린 것은 코다리, 얼렸다 녹이는 과정을 반복해 노랗게 말린 것은 황태, 가을에 잡으면 추태, 동지에 잡은 것은 동지바지, 강원도에서 나는 것은 강태, 근해에서 잡으면 지방태, 그물로 건져 올리면 망태, 크기가 작으면 애기태, 새끼는 노가리로 부른다.
　정문기의 《어류박물지》에는 명태의 이름이 무려 19가지나 실려 있다. 그만큼 명태가 예부터 우리 식탁에 흔하고, 다양한 방법으로 조리해 먹었다는 뜻이다.

명태는 1월에 알이 꽉 차고 살이 통통히 올랐을 때가 가장 맛있다. 겨울철 보양식으로도 좋은데, 간을 보호하고 피로를 풀어 주는 효과가 있다. 그중에서도 명태의 가장 큰 매력은 담백하고 시원한 맛에 있다. 특히 과음한 다음날 쓰린 속을 풀어 주는 술국으로도 최고다. 북어는 지방 함량이 낮아 맛이 개운하고, 혹사한 간을 보호해 주는 메티오닌·리신·트립토판 등의 필수 아미노산이 풍부해 속을 푸는 데 최고다. 감기 몸살을 앓을 때도 국을 끓여 뜨거울 때 마시면 몸이 가벼워지고 빨리 회복할 수 있다. 비린내가 없기 때문에 찌개로 끓여도 시원하다. 북어는 '따뜻한' 바닷가에서 한 달 정도 말린 것을 말한다. 제사나 굿, 고사를 지낼 때 빠지지 않는 제수거리이자 값이 싸면서도 맛이 좋아 식탁에 자주 오른다.

'겨울 산이 빚은 작품'이라고 불리는 황태는 동해안에서 건져 올린 명태를 강원도 진부령·대관령의 고산 지대에 있는 덕장에서 말린 것이다. 낮에는 마르고 밤이면 땡땡 어는 과정을 반복하면서 마른 명태는 황태가 되어 간다. 색은 노릇노릇, 살은 통통하면서도 연하게 더덕처럼 부풀어오른 것을 입에 넣으면 그 푹신푹신하고 쫄깃쫄깃한 육질이 그만이다. 더덕처럼 보인다 하여 더덕북어라고 부르는 것이 가장 상품이다. 이런 오랜 과정을 거치게 때문에 그래서 황태와 북어를 동격으로 치면 황태가 억울하다 한다.

황태는 전체 영양 성분의 55~65%가 필수 아미노산 등 단백질로 이루어져 있다. 황태가 되는 과정에서 단백질이 2배 이상 증가하고, 칼슘이나 인, 칼륨 등의 미네랄도 풍부해지기 때문이다. 한방에서도 몸속에 축적된 술독을 제거하는 데 황태가 탁월하다고 한다. 특히 감기 몸살에 걸렸을 때 황태콩나물국을 끓여 먹으면 쉽게 땀이 나 증상이 완화된다. 콩나물에 들어 있는 비타민C와 아스파라긴산이 알코올 분해를 도와주기 때문이다.

명태는 버릴 것이 없는 생선이다. 살은 국이나 전유어, 찜, 찌개를 끓이고, 내장은 창란젓으로 만들어 먹으며, 대가리는 귀세미젓, 알은 명란젓, 눈알은 구워서 술안주로 먹는다. 명태 눈에는 비타민A와 젤라틴이 풍부하여 시력을 보호하고 피부 미용에 효과가 좋다. 북어 껍질로 끓인 어글탕과 함경도의 동태순대도 일미다.

문어

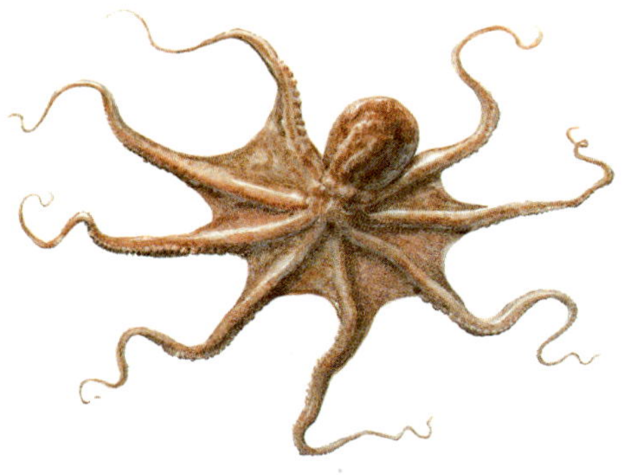

낙지과의 연체동물 가운데 가장 머리가 좋다고 알려진 문어(文魚)는 먹물을 뿜는다 하여 붙여진 이름이다. 제사 때 탕국용으로 올리는, 가장 중요하고 비싼 몸이기도 하다. 다리가 여덟 개인 까닭에 팔초어(八稍魚)나 팔대어(八帶魚)라고도 불린다. 11월부터 이듬해 4월까지가 제철이다.

문어는 3가지 비술(秘術)을 가지고 있다. 첫째, 색맹이지만 빛의 파동을 감지할 수 있어 먹잇감이나 짝짓기 상대를 찾는 데 불편이 없다. 둘째, 위장술이 능하다. 신경 조직을 통해 순식간에 피부색을 바꿀 수 있으며, 그것이 여의치 않으면 먹물을 뿜고 나서 순간적으로 도망친다. 셋째, 포식자를 만나면 구멍을 찾아 숨는다. 좁은 공간에서 자신의 몸을 뜯어 먹으면서 반년을 버틸 수 있다. 낯선 사물에 흥미를 느끼고 만져 보고 싶어하는 습성도 있다. 문어를 잡는 단지 어업도 바위틈이나 구멍을 좋아하는 특성을 이용한 것이다.

프랑스 철학자 카이유와(Caillois)의 저서 《문어》에는 문어가 유럽 사회에서는 불길의 상징이요, 흑심을 품은 괴물로 묘사되어 있다. 유럽 사람들은 문어를 사리사욕을 위해 약자를 괴롭히는 제국주의의 상징으로 본다.

서유구는 《전어지(佃漁志)》에서 "문어를 잡는 데는 끈으로 단지를 옭아매어 물속에 던지면 얼마 뒤에 문어가 스스로 속에 들어가는데 단지가 크고 작음에 관계 없이 한 개에 한 마리가 들어간다."고 했다.

한승원의 소설 《갯비나리》에는 문어에 관련된 흥미로운 구절이 나온다.

물치네는 문어가 들어 있음직한 바위틈에다가 빨간 천을 감은 성문자리를 들이밀었다. 문어는 음험한 놈이었다. 하필이면 빨간 색깔을 좋아했다. 그런가 하면 그놈은 냄새를 맡을 줄 알았다. 여자의 몸냄새였다. 달보기가 진행 중이거나, 그것이 한 이틀 전에 끝났거나, 그것이 있기 이삼일 전인 여자들한테 문어는 특히 잘 잡혀 주었다. 그와 달리 늙어 몸이 말라 달보기가 종식되어 버린 여자들한테는 그게 잘 잡히지 않았다.

정기태의 《고기잡이 여행》에서는 청산도의 문어 박사 신만철 씨의 말을 빌려 "문어는 암수가 만나기만 하면 쓰다듬고 어루만지며 애무를 한다. 섹스도 요란하고 격렬하게 한다."고 문어의 특성을 밝히고 있다. 그에 따르면, 문어는 교접하는 순간 몸 색깔을 흰색이나 검정색, 갈색으로 바꾼다. 수놈의 성기는 짧고 빨판이 없는 세 번째 발끝으로, 암놈의 배에 뚫린 자그마한 구멍으로 정자를 뿜어 넣는다. 암놈도 해안에 길고 끈끈한 10~15만 개의 알을 낳은 뒤 죽는 것이 일생이라고 한다.

　문어는 삶으면 육조직에서 염기성 물질이 국물에 녹아 나와 용액이 알칼리성이 되어 붉은색을 띤다. 단백질 · 지방 · 탄수화물 · 비타민B · 비타민C · 타우린 등이 풍부하여 정력제와 간 기능 강화는 물론 혈액 순환과 기운을 돋우는 데도 좋다고 알려져 왔다. 그래서 옛 어른들은 아이를 낳은 산모에게 낙지로 죽을 쑤어 먹였다. 동맥경화와 심장병을 예방하고, 시력 감퇴 · 빈혈 · 당뇨병 등에 효과가 좋다고 알려져 있다. 《자산어보》에는 "맛은 달며 회도 좋고 말려 먹어도 좋다. 뱃속에는 온돌이라 부르는 한 물체가 있는데 창근(종기)을 고친다. 물에 개어서 단독(丹毒, 피부병의 일종)에 바르면 신통할 정도로 효과가 있다."고 했다.

　문어를 삶을 때 무를 넣어 끓인 물에 데치면 맛이 더욱 좋다. 초장에 찍어 먹는 맛이 좋아 초밥이나 회로 많이 이용되며, 마른 문어의 발을 여러 모양으로 올려서 보기 좋게 괴어 꾸며 놓은 문어오림은 예식이나 잔치 때 볼 수 있다, 양념장에 조린 문어장아찌도 별미다. 단, 고사리와는 궁합이 맞지 않아 함께 먹으면 소화 불량을 일으킬 수 있으므로 주의한다. 알레르기성 체질, 위장이 허약한 사람, 위하수나 저혈압, 냉증이 있는 사람도 섭취를 피한다.

미꾸라지

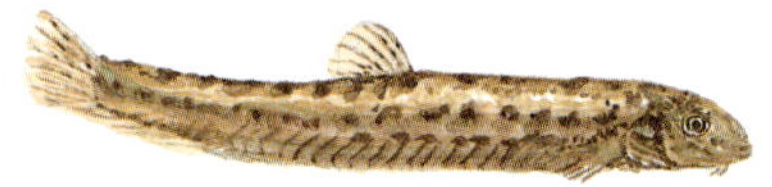

가을에 끓여야 제맛이 난다는 추어탕. 더위가 가신 뒤 지친 기력을 보양하는 식품으로 사랑받는 미꾸라지는 늦여름에서 가을까지가 제철이다. 미꾸라지는 겨울에는 먹이를 먹지 않고 동면(冬眠)에 들어가기 때문에 기름기가 빠져 맛이 없다.

우리 조상들은 농번기가 끝나면 논 가장자리에 도랑을 파 논물을 빼고 미꾸라지를 잡아 국을 끓여 잔치를 벌였다. 추어탕은 서로 품앗이하며 농사를 짓느라 지친 백성의 몸과 마음을 풀어 주고 기력을 회복하게 해 준 건강 보양식이었다.

미꾸라지는 민물고기로 주로 논이나 도랑, 늪 등의 얕은 흙탕 바닥에 산다. 양질의 단백질이 많고 칼슘과 비타민A · B₂ · D가 풍부하다. 뼈째 먹을 수 있는 이상적인 칼슘 식품(100g당 칼슘이 640mg)으로 강장 · 강정식으로 좋다. 기력을 더해 주고 몸을 따뜻하게 하며, 소화를 잘되게 하고, 신장에 양기를 더하여 발기가 안 되는 증상을 치료하니 서민의 정력제로도 손색이 없다. 꼬리의 힘이 셀 뿐만 아니라 진흙 속을 파고들어가는 힘이 엄청나서 미꾸라지를 먹으면 그 힘을 온전히 받을 수 있다는 설명이 가능하다. 더욱이 미꾸라지는 내장을 따로 제거하지 않고 전체를 다 먹기 때문에 알과 난소에 들어 있는 비타민A · D까지 동시에 섭취할 수 있다.

미꾸라지는 진흙 속에 구멍을 뚫어 그 속에 사는 생명체들의 숨통을 트이게 하고 물을 정화시키는 이로운 생물이기도 하다. 특히 미꾸라지 한 마리가 하루에 천 마리의 모기 유충을 잡아먹을 만큼 탁월한 모기 방제 역할을 한다. 3급수의 더러운 물에서도 살고, 스스로 물 밖으로 기어 나와 다른 곳으로 이동할 만큼 생명력이 강하다는 것도 특징이다.

미꾸라지라는 이름은 미끈미끈한 비늘을 가져 미끄럽다 하여 붙은 이름이다. 요리조리 잘 빠져나가는 사람을 두고 미꾸라지에 비유하는 것도 이 때문이다. 이 점액질은 미꾸라지가 몸을 지키는 데 큰 역할을 하는데, 물 밖에서는 몸이 마르지 않게 하고, 적에게 공격을 받으면 재빨리 도망칠 수 있게 해 준다.

추어탕으로 유명한 지방을 꼽으라면 단연 전라도다. 그중에서도 춘향골 남원은 대표적인 추어탕의 고장이다. 지금도 남원에는 수많은 추어탕 전문점이 성업을 이루고 있다.

추어탕을 잘 끓이기 위해서는 먼저 미꾸라지를 잘 씻어야 한다. 미꾸라지를 비닐봉지에 넣은 뒤 소금을 한 움큼 집어넣으면 봉지 속에서 몸부림을 치면서 내장 속에 있던 흙을 모두 토해 낸다. 이것을 체에 담아 호박잎으로 미끈거리는 점액질을 쓱쓱 문지르면 깨끗하게 씻어진다. 호박잎을 구할 수 없을 때는 체나 바구니에 넣고 싹싹 비벼 씻으면 된다. 끓일 때는 먼저 미꾸라지를 넣은 뒤 미꾸라지가 잠길 만큼만 물을 붓고 끓여 믹서에 간다. 고추, 마늘, 생강, 들깨즙, 된장을 믹서에 갈아 시래기를 넣고 끓이다가 한소끔 끓어오르면 갈아 놓은 미꾸라지를 넣어 다시 한번 끓인다. 먹기 전에 파나 청양고추를 잘게 썰어 넣으면 매콤하면서도 들큰한 구수한 보양식이 된다.

탕에 들어가는 부재료인 배추속대, 시래기, 미나리 등에 따라 지방별 특징이 되기도 한다. 대부분의 지방에서는 미꾸라지를 갈아서 끓이지만 서울에서는 산 미꾸라지가 두부 속에 파고들게 해 썰어서 담았을 때 미꾸라지의 형체가 보인다. 이렇게 끓인 것은 추어탕이라 부르지 않고 '추탕'이라 한다.

추어탕과 가장 궁합이 잘 맞는 것은 산초가루다. 산초의 산시올(sanshol)이라는 독특한 성분이 향신료 역할을 해 줄 뿐만 아니라 소화액을 촉진하여 소화에도 도움을 주기 때문이다. 음식마다 알맞은 양념과 궁합이 다로 있는데, 추어탕에는 산초가 그 역할을 한다.

민어

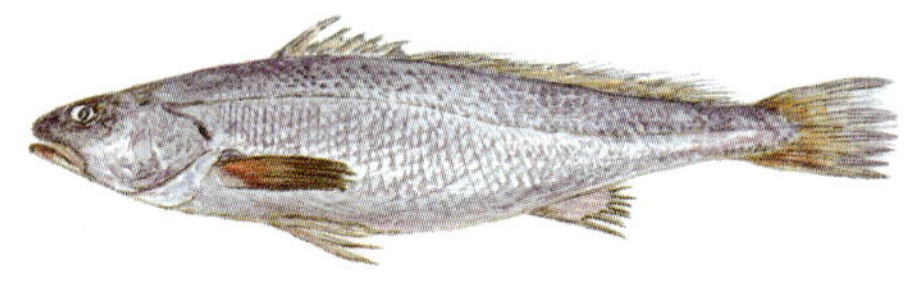

민어는 더위에 지친 기력을 회복하기 위해 먹는 보신 음식 중 도미나 보신탕을 능가하는 효력이 있다고 알려져 있다. '복더위에 민어찜은 일품, 도미찜은 이품, 보신탕은 삼품' 이라는 말이 있을 정도다.

민어(民魚)는 국민 물고기란 뜻으로, 이름처럼 서민들의 생활과 밀접한 관계가 있다. 실제로 예부터 남녀노소나 귀천의 구별 없이 모두가 즐겼던 생선이다. 우리 조상들은 아무리 가난해도 잔칫상이나 제사상에는 꼭 민어를 올렸는데, 이는 비린내가 없고 비늘도 두껍고 커서 음식으로 장만하기 편했기 때문이다. 특히 살아생전 부모를 잘 봉양하지 못한 자식들은 돌아가신 뒤에라도 꼭 민어를 제사상에 올렸다. 제사상이나 혼례상 등의 잔칫상 가운데 떡 버티고 있는 물고기는 십중팔구 민어다.

특히 서울은 한강을 끼고 있어 어종이 풍부한데, 복(伏)날이면 서민들은 황구 보신탕을 먹었고, 반가에서는 민어탕으로 '복달임' 을 하였다. 《동의보감》에서는 민어를 회어(鮰魚)라 하며, "살이 후해서 배부르게 먹을 수 있고, 고깃살은 물고기 중에서 소화 흡수가 빨라 어린이들의 발육을 촉진하고 노인이나 큰 병을 치른 환자의 건강 회복에 가장 좋은 식품이다."라고 했다.

민어는 최고의 횟감 가운데 하나로도 꼽힌다. 살은 흰색으로 탄력이 있고 단맛이 나 말 그대로 혀 끝에 착착 감긴다. 요리서인 《시의전서》에는 "껍질을 벗겨

살을 얇게 저미고 살결대로 가늘게 썰어 기름을 발라 접시에 담은 다음 겨자와 초고추장을 식성대로 쓴다." 하여 민어회 만드는 법을 소개하고 있다. 찜으로도 도미찜보다 더 맛있는 고기로 칠 정도다. 민어를 고추장으로 간하여 끓이는 민어감정은 맛이 담백하고 개운하면서도 얼큰한 여름용 보신 찌개이고, 민어살과 쇠고기를 양념해 번갈아 가며 꼬챙이에 꿰어 구운 민어산적은 반가의 일상 음식이자 수라상이나 잔칫상에 오르던 어산적이다.

'민어는 비늘밖에는 버릴 것이 없다' 는 말이 있다. 민어는 어두봉미(魚頭鳳尾)라 하여 머리의 맛을 높이 쳤고, 껍질은 말려서 튀겨 먹거나 날껍질에 밥을 싸 먹기도 했다. '날껍질에 밥 싸 먹다 논 팔았다' 는 식담은 민어 껍질의 맛을 대변해 준다.

또 다른 생선들은 대부분 부레를 버리지만 민어의 부레는 다양한 용도로 사용된다. 노화를 예방하고 피부에 탄력을 준다고 알려진 젤라틴과 콘드로이틴이 들어 있어서 삶아 먹거나 젓갈로 만들어 먹으면 좋다. 민어 부레를 원료로 만든 아교주(阿膠注)는 허약과 피로를 치유하고, 이유 없이 몸이 마르는 것을 보(補)하며, 잦은 기침과 코에서 피가 나는 증상을 다스린다고 알려져 있다. 서유구는 《난호어목지(蘭湖漁牧志)》에서 "전국의 장인들이 사용하는 아교가 모두 민어의 부레로 만든 것이다." 라고 밝혔다. 활이나 화살 등의 무기를 만들거나 합죽선의 부챗살과 갓대를 붙이는 데도 민어부레풀은 필수였다. '이풀저풀 다 둘러도 민애풀 따로 없네' 라는 속담은 민어풀의 품질이 얼마나 뛰어난지를 보여준다. '옻칠 간 데 민어부레 간다' 는 말도 민어풀이 접착제로 탁월하다는 것을 보여 준다. 섬유질도 많아 변비에도 좋고, 쫄깃쫄깃한 맛이 각별하다.

물살이 세차게 흐르는 밤이면 어부들은 민어를 잡으러 나선다. 우선 마디를 틔운 기다란 대통을 물속에 넣고 민어가 있는지를 확인한다. 민어는 조기처럼 물속에서 개구리 울음 같은 소리를 낸다. 그래서 민어가 있으면 그 소리가 대통을 통해 울려 퍼지는데, 이를 이용해 민어를 잡는 것이다.

낭만이 사자진 지 오래된 이 시대에, 맛도 맛이지만 대통을 통해 들려 오는 개구리 울음을 닮은 민어 소리 한번 들어 보고 싶다.

병어

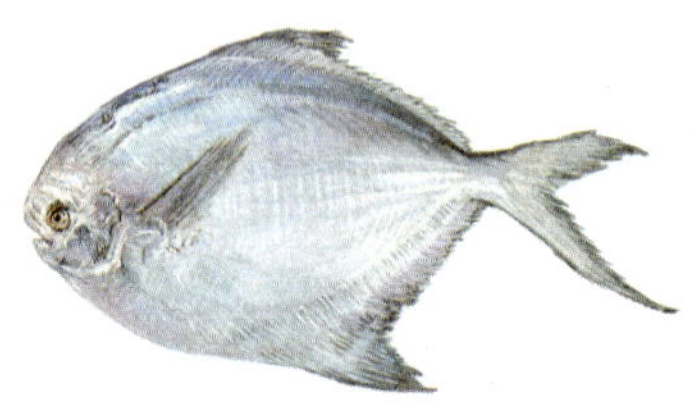

　병어는 농어목 병어과에 속하는 생선으로, 전라도에서는 '병치', 서해안에서는 '편어', 경상도에서는 '뱅에' 등 다양한 이름으로 불린다. 몸은 청색을 띤 은색으로, 배쪽은 백색을 띠고 등쪽은 청회색을 띠며, 배쪽은 백색을 띤 아름다운 빛깔의 고기다. 모양은 길다란 계란형으로 편평하고 등쪽이 튀어나와 있어 몸높이가 높다. 비늘이 없고 비린내가 심하지 않으며, 최대 크기는 60cm 정도다. 보통 무리를 이루어 생활하며, 우리나라의 남해와 서해를 비롯한 인도양 등에 분포한다. 씹으면 씹을수록 고소하고 달착지근한 맛이 나는 고급 어종으로, 일본 간사이 지방에서는 병어를 가장 맛있는 생선으로 여길 정도다.

　《자산어보》에는 〈편어(扁魚), 속명 병어(瓶魚)〉라고 되어 있으며, "등과 배가 불쑥 나와 그 모양이 사방으로 뾰족하고, 길이와 높이가 거의 같고 입이 극히 작다."고 묘사하고 있다. 또 "그 맛이 좋고 뼈가 연하여 회나 구이, 국에 좋다."고 했다. 《증동국여지승람》의 〈토산조〉에는 경기도와 전라도 몇몇 지방의 토산물로 병어(兵魚)가 실려 있다. 이로 미루어 보아 수백 년 전부터 병어를 어획했다는 것을 알 수 있다.

　병어는 포동포동 살이 오른 5월이 제철이다. 6월이 산란기이므로 이때는 피한다. 칼슘과 단백질, 비타민B_1 · B_2가 풍부한 데다 맛과 영양이 뛰어나고 지방과 수분이 적어 살이 맛있으며, 소화가 잘되어 어린이나, 노인, 회복기 환자에게 좋다. 특히 위장 기능을 왕성하게 하여 허약 체질인 사람에게 효과적이고, 이질에도 좋다. 불포화 지방산인 DHA와 EPA도 많이 들어 있어서 두뇌 능력을 높여 줄 뿐만 아니라 동맥경화나 뇌졸중 등의 순환기계 생활습관병을 예방해 준다고도 알려져 있다.

병어는 살이 단단하고 탄력 있으면서 아가미가 선명하고 붉은 색을 띠는 것이 신선하다. 몸통은 은백색을 띠고, 비늘이 잘 붙어 있어야 한다. 병어를 손질할 때는 비늘을 긁어내고 배쪽에 1cm 정도의 칼집을 넣어 나무젓가락을 이용해 내장을 뺀 뒤 지느러미를 잘라내고 소금물에 씻으면 된다. 이렇게 해야 통째로 찌거나 구워도 좋고, 튀김을 해도 본래의 모양을 유지할 수 있다.

생선에 소금을 뿌리는 것은 단순히 간을 맞추려는 목적 외에 소금이 비린내를 흡수하고 굽거나 조리는 동안 살이 부서지지 않게 해 주는 효과가 있기 때문이다. 특히 병어는 살이 연하고 지방 함량이 낮아 맛이 담백하고 비린내가 나지 않기 때문에 회나 구이, 조림, 찜, 찌개 등으로 다양하게 이용할 수 있다.

병어를 이용한 요리로는 병어고추장구이와 병어조림을 대표적으로 꼽을 수 있다. 병어에 양념장을 발라 밑간해 둔 것을 초벌구이 하여 여기에 다시 고추장 양념을 발라 구운 고추장구이는 많은 사람들이 좋아하는 전통적인 병어 요리다. 무를 넣고 얼큰하게 끓인 병어매운탕도 깊은 맛이 난다. 싱싱한 병어를 얄팍얄팍 썰어 오이와 풋고추 등을 썰어 넣고 새콤달콤하게 무친 병어회무침도 일품이다. 조선시대 궁중에서는 병어의 살만 포를 떠서 고추장 양념에 바특하게 조린 병어감정을 상추쌈차림에 곁들였다. 비타민과 단백질 공급원으로 영양 면에서 우수하고, 육류와 채소, 어류가 한데 어우러진 합리적인 식단을 알고 있었던 것이다.

생선을 오랫동안 먹으면 몸속의 독이 빠져나가면서 성격이 원만해진다고 한다. 맛도 좋고 영양도 좋은 생선을 가능하면 제철에 나는 싱싱한 것을 골라 식사 때마다 먹는 것이 또한 건강을 지키는 현명한 방법이다.

복어

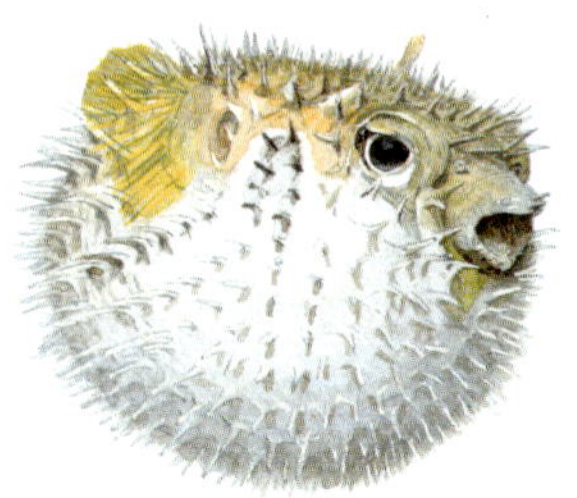

'복어 맛은 사람이 한번 죽는 것과 맞바꿀 수 있는 맛'이라고 복어를 예찬한 시인 소동파는 "대밭 밖으로 복사꽃 두 가지 피고 / 봄 강물 따스해짐을 오리발 먼저 아네 / 물쑥이 땅에 찼고 갈대마저 움트니 / 이제야말로 복이 올라오려는 때……"라고 복어를 읊었다.

매요신(梅堯臣, 1002~1060)은 "봄 섬에 갈대 움 돋아나고 / 강가에는 버들개지 한창나네 / 이제야말로 복의 철을 맞았는데 / 그 맛이 천하의 일품이로다."라고 노래했다.

매요신과 소동파의 글은 한번 맛보면 잊을 수 없다는 복어 맛을 적절히 설명하고 있다.

전 세계적으로 120여 종이나 되는 복 중에서도 우리나라는 참복이라 하는 검복과 까치복, 황복, 자주복 등을 즐겨 먹으며, 그중에서도 검복을 최고로 친다. 섣달이 지나면서 생식소가 꽉 차고 살이 올라 맛있다. 배가 볼록하여 하돈(河豚)이라고도 불리는 복어는 성질이 탐욕스러워 무엇이든 마구 물어 댄다. 그래서 원한이 있어서 이를 바드득바드득 가는 것을 '복어 이 갈 듯 한다'고 비유한다.

복어는 기름기가 적어 맛이 담백하고, 양질의 아미노산과 타우린, 칼슘, 비타민B_1·B_2 등이 풍부한 데다 신진대사를 원활하게 해 주어 예부터 최고급 식품으로 여겨져 왔다. 맛이 좋고 알코올 분해 능력이 뛰어나 해장 효과가 좋고, 당뇨병이나 간장 질환을 앓는 사람에게도 좋다. 남성 구실이 시원찮은 사람도 복어를 장복하면 효험이 있고, 전립선암에 효과가 있다는 임상 실험 결과도 나와 있다.

복 껍질에는 콜라겐이 풍부하여 익히면 꼬들꼬들한 젤라틴이 되는데, 이 또한 씹히는 맛이 좋아 많이 이용된다. 복 껍질은 양잿물로도 벗겨지지 않는 요강이나 술항아리의 누런 땟국을 말끔히 지워 낼 정도로 강력하여, 조선시대 요강담살이(상류 집안에서 요강 닦는 일을 맡아 하던 종)들은 복 삶은 물을 늘 상비해 두었을 정도다. 복어 지느러미를 불에 살짝 태워 데운 청주에 띄워 마시는 음주법도 있다. 히레사케라고 부르는 이 술은 특히 일본인들이 좋아하는데, 숙취나 악취의 원인이 되는 알데히드나 메탄올을 제거해 준다.

그러나 복어에는 테트로도톡신(tetrodotoxin)이라는 맹독이 들어 있으므로 항상 조심해야 한다. '나비가 날면 복어를 먹지 않는다' 는 말이 있는데, 이는 산란기 전인 5~7월 사이에 독성이 최고에 달하기 때문이다. 복어의 독성은 청산가리보다 13배나 강해서 0.5mg만 먹어도 목숨을 잃는다. 복어 한 마리에 성인 33명을 죽일 수 있는 독이 들어 있고, 치사율도 무려 60%에 이른다. 특히 난소에 가장 많이 들어 있고, 그 다음이 간, 피부, 장의 순이며 근육에는 적다. 그래서 전문가가 아니면 다룰 수 없다.

복어 살은 백옥 같이 희고 맑으며 광채가 난다. 기름기가 없으면서도 어둡지 않고, 담담하면서도 싱겁지 않다. 복어는 특히 회로 먹어야 최고의 맛을 즐길 수 있는데, 흰 접시에 백짓장처럼 얇게 저며 놓은 복어회는 투명하여 마치 빈 접시처럼 보일 정도다. 이는 복어 고유의 맛과 향기를 맛보기 위함이다. 복어는 두껍게 썰면 향미가 제대로 느껴지지 않고 육질이 질겨진다. 복어는 지리나 매운탕으로도 많이 먹는데, 탕을 끓일 때 미나리를 곁들이면 독특한 향미의 정유 성분이 해독 작용을 하고 신진대사를 촉진하여 저항력을 높여 준다.

중국에서는 복어살을 '서시유(西施乳)' 라고도 부른다. '외피와 점막의 중간 살이 중국 고대 오나라의 천하절색 서시(西施)의 젖가슴처럼 부드럽고 아름답다' 는 데서 유래됐다. '하늘의 옥찬(玉饌)이요, 마계(魔界)의 기이한 맛' 이라는 찬사가 아깝지 않다.

붕어

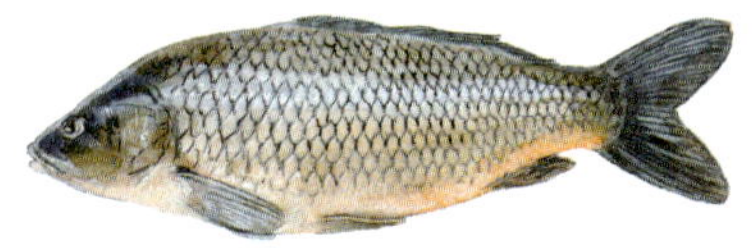

옛 어른들이 시집 장가가는 자녀를 불러 놓고 부부간 인생 철학을 피력한 말이 있다.

10대는 멋모르고 살고, 20대는 아기자기해서 살고, 30대는 헤어질 수 없어 살고, 40대는 손 맛깔(음식 솜씨) 때문에 살고, 50대는 서로가 불쌍해서 살고, 60대는 서로가 의지할 데 없어 살고, 70대는 서로가 고마워서 산다.

나이 들어 건강의 소중함을 절실히 느낄 때 먹는 보양식 중 하나가 붕어다. 허약 체질을 보강해 준다는 붕어찜, 붕어조림, 붕어즙은 모두 오래 전부터 먹어 온 향토 식품이자 보양식이다. 임금의 즉위식 연회나 왕대비의 육순이나 칠순을 축하하는 궁중 연회에도 기(氣) 요리로 붕어가 올랐다.

붕어는 잉어과에 속하는 담수어로 전국 각지의 산골짜기 물이 흐르는 곳을 제외한 민물 어디에나 서식한다. 민물고기 가운데 가장 흔해 쉽게 구할 수 있다. 보통 하천의 하류나 저수지처럼 바닥에 뻘이 깔린 곳에 많다. 붕어는 황토 진흙 연못이나 백두대간의 미네랄이 풍부한 5대 강 바닥에 흐르는 강심수(江心水)를 먹고 자란다. 강심수는 왕실에서 음력 5월 5일 이전에 한강 강심에서 채취하는데, 이것이 조선조 궁중의 불로 장수약의 기본이 되는 물이다. 옛문헌에는 강심

수 못지 않게 좋은 물로 지장수를 언급하고 있다. 지장수는 약황토를 걸러낸 물로, 잉어나 붕어, 가물치, 뱀장어를 요리할 때 사용하면 참으로 귀한 보양 식품이 된다고 했다.

붕어에는 단백질·지방·탄수화물·회분·칼슘·아미노산을 비롯한 각종 영양소가 풍부하다. 지방질 함량은 낮지만 몸에 좋은 불포화 지방산이어서 고혈압이나 동맥경화 등에 효과가 있고, 단백질 또한 소화성이 좋다.

한방에서는 예부터 붕어를 강장제로 사용해 왔다.《동의보감》에는 붕어에 대해 "위장의 기를 편하게 조화시키며 오장을 튼튼하게 하고, 설사가 잦은 것을 다스린다. 위장 기능이 약할 때는 국을 끓여 먹고 설사나 이질에는 회로 먹는다."고 했다. 손질한 붕어에 비린내를 없애기 위해 약초와 생강을 넣고 중탕한 것을 짠 붕어소주도 보신에 좋다. 손발이나 아랫배가 차서 설사를 하는 경우, 어지럼증으로 고생하거나 잔기침이 많은 경우, 정력이 감퇴된 경우, 간 기능이 떨어진 경우에 마시면 효과를 볼 수 있다. 증상에 따라 붕어소주에 약재를 섞으면 더 좋은 효과를 볼 수 있다. 임신 중에 몸이 붓거나 산후에 부종이 빨리 가시지 않을 때는 검은 콩이나 누런 콩 또는 팥 300g을 넣으면 좋고, 당뇨병이 있을 때는 찻잎을 300g 정도 넣으면 효과가 더 좋아진다. 붕어 머리를 태워 만든 잿가루도 기침에 특효이니 머리도 버리지 말고 활용한다.

붕어는 황금붕어·강붕어·갯붕어·땅송어·먹붕어·희나리배기 등 지역별로 도 이름이 다양하고, 호박씨, 담배곽, 전차표(1치 내외)·밤잎(3치 내외)·팥잎(3치붕어)·콩잎(4치 전후)·감잎(4~5치)·자치(30cm급)·월척(30.3cm 이상)·짚신(대형 월척)·점보, 4짜(40cm 이상) 등 크기에 따라서도 다양한 이름을 갖고 있다. 한 가지 짚고 넘어갈 것은 많은 사람들이 참붕어를 토종 붕어로 오해하고 있다는 것이다. 하지만 참붕어는 토종 붕어와 완전히 별개의 종으로, '참'이라는 말 때문에 토종 붕어로 잘못 쓰여지고 있는 것이다.

현재 우리나라 하천에서 잡히는 붕어 1백 마리 가운데 8마리는 암수의 성(性)이 혼재하는 자웅동체(雌雄同體)라고 한다. 문명의 혜택을 누리며 자연을 파괴한 대가로 이제는 마음놓고 음식을 먹을 수 없는 시대가 되었으니 누굴 탓하랴.

새우

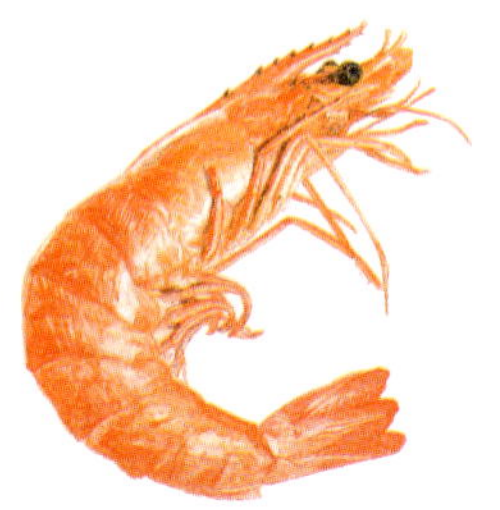

　특유의 풍미와 달착지근한 감칠맛이 입맛을 돋우는 새우는 누구나 좋아하는 식품이다. 참새우·대하·중하·보리새우 등 종류가 많으나 늦가을에서 겨울 사이에 먹는 것이 가장 맛있다. 보통 바다에서 잡은 것보다 민물 새우가 맛이 좋다고 한다.

　새우는 단백질·칼슘·무기질·비타민 등이 풍부하여 아이들 간식이나 도시락 반찬으로 인기가 많다. 필수 아미노산, 그중에서도 특히 글리신(glycine)과 베타인(betaine)이라는 아미노산에 덕분에 고유의 풍미를 자랑하며, 가열하면 빨간색으로 변하는 껍질의 색이 입맛을 돋운다.

　새우는 양질의 단백질과 칼슘을 함유하고 있어 강장 식품으로 꼽힌다. 특히 말린 새우의 단백질 함량은 무려 60%나 된다. 칼슘이 부족하면 골격이 제대로 형성되지 않을 뿐만 아니라 예민하고 신경질적인 성질이 되기 쉬운데, 새우를 많이 먹으면 칼슘을 효과적으로 보충할 수 있다. 새우가 강장 식품으로 꼽히는 또 다른 이유는 한 번에 무려 1천 개의 알을 낳는 왕성한 번식력 때문이기도 하다. 한 번에 10만 개 이상을 산란하는 것도 있어 물고기에게 아무리 잡아 먹혀도 멸종하지 않는다. 그래서 옛날에는 새우처럼 자손을 많이 두라는 뜻에서 며느리에게 새우 알을 먹이기도 했다.

　이러한 이유 때문인지 《본초강목》에는 "남자가 혼자서 여행할 때는 새우를 먹지 말라."고 했다. 주체할 수 없이 정력이 솟아 남의 여자를 넘보게 될까 봐 우려한 것이다. 새우는 양기를 왕성하게 하는 식품 가운데서도 제1급에 속한다고 한다. 한방에서는 모든 스태미나가 신장에서 비롯된다고 믿을 정도로 신장을 매우 중요하게 여긴다. 신장에 좋은 식품은 혈액 순환이 잘되게 하여 기력을 충실하게 하고 뇌수를 충족하여 필연적으로 양기를 돋운다. 그러나 지나치게 많이 먹으면 혈을 해치고 풍과 열을 일으키며, 종양과 냉을 일으킨다고 하여 과용하는 것을 경계했다.

한방에서도 새우는 약재로 다양하게 이용된다. 홍역이나 두드러기가 났을 때 먹으면 독소를 배출해 주고, 껍질을 볶아서 가루로 만들어 환부에 바르면 악성 종기를 치료하는 데 효과가 좋다. 몸을 따뜻하게 하고 저혈압과 냉증을 개선해 주므로 산후 또는 월경 후에 먹어도 효과를 볼 수 있다. 냉증이나 저혈압이 있거나 쉽게 피로해지고 식욕이 부진한 사람이 먹어도 효과적이다. 특히 술을 살짝 뿌려 쪄 낸 생새우 요리는 소화가 잘될 뿐만 아니라 에너지원이 되므로 체력이 떨어졌을 때 먹으면 효과를 볼 수 있다. 머리 부분에도 단백질이 풍부하므로 가능하면 버리지 말고 이용하는 것이 좋다.

콜레스테롤이 많다는 이유로 새우를 먹는 데 부담을 느끼는 사람도 있는데, 새우 자체에 콜레스테롤 수치를 떨어트리는 타우린 성분이 풍부하므로 지나치게 과식하지만 않으면 괜찮다. 단, 생활습관병이나 고혈압 환자는 섭취에 신경 써야 한다. 또 올리브유와 함께 조리하면 콜레스테롤 수치를 낮출 수 있다고 한다.

좋은 새우는 껍질에 윤택이 있고, 만져 보았을 때 탄력이 있어야 한다. 수염이나 다리가 늘어져 있는 것은 이미 신선도가 떨어진 것이다. '머리가 붙어 있지 않은 새우는 먹지도 말라' 는 말이 있을 만큼 머리와 다리가 온전히 붙어 있으면서도 속살이 투명한 것을 골라야 한다.

새우나 바닷가재, 게 등의 갑각류는 관능적인 음식에 속한다. 이에 대해《최음 음식(Aphrodisiac Foods)》을 쓴 힐러리 존스톤은 "껍질을 벗겨 내고 살을 파먹는 행위가 마치 성 행위와 흡사한 느낌을 주기 때문에 무의식 속에서 관능적이라고 느끼게 된 것"이라고 설명했다. 그 효능을 보면 일리 있는 말이다.

성게

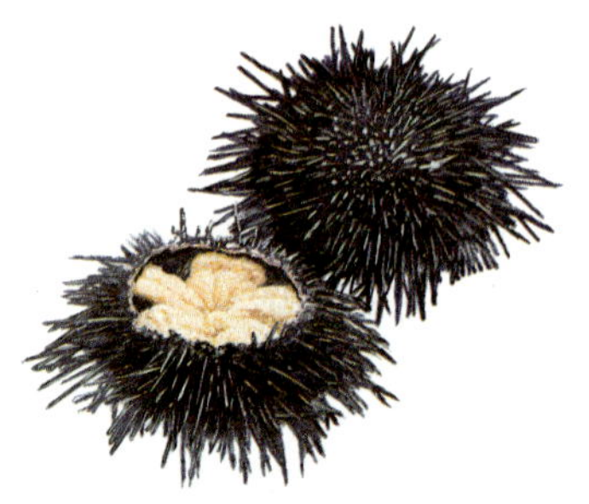

밤송이 같은 가시에 둘러싸인 성게. 섬게 또는 해담(海膽)이라고도 부르는 성게는 내부에 석회질로 된 억센 이빨로 된 저작기(咀嚼器)가 있다 하여 '아리스토텔레스의 등불'이라는 별명을 가지고 있다. 모양의 특이할 뿐만 아니라 다이버들이 하나하나 잡는 까닭에 생산량도 많지 않다. 그나마 생산량의 대부분이 일본으로 수출되어 우리 시장에서는 좀처럼 구경하기 힘든 귀하신 몸이다.

옛 문헌에는 해구(海毬) 또는 해위(海蝟)라 기록되어 있고, 우리 말로는 '밤송이조개' 또는 '섬게'라고 부른다. 분류상 불가사리에 가까운 종류로 극피동물에 속하며, 둥근 모양의 표면에 밤송이 같은 가시가 많이 나 있다. 가시 사이에 있는 하얀 실 같은 것이 발인데, 발을 통해 쉽게 움직이며 먹이를 잡아먹는다. 복부 중앙에 입이 있고, 등 한가운데에 항문이 있으며, 단단한 껍질 속에 연하고 맛있는 난소(卵巢)가 들어 있다. 5~8월이 성숙기로 봄부터 초여름에 걸쳐 가장 맛있다. 우리가 먹는 것도 실은 이 단단한 껍질 속에 들어 있는 난소 부분이다.

성게의 난소에는 단백질과 비타민A · B₂를 비롯하여 철분과 아미노산이 풍부하기 때문에 내장 전체를 강화해 준다. 소화 흡수를 돕고 혈액 순환을 잘되게 하여 예부터 해안 지방에서는 강장 · 강정제로 이용해 왔다. 빈혈 환자나 병후 회복기 환자, 몸이 찬 사람에게 권장되는 식품이기도 하다. 사포닌 성분이 들어 있어 결핵이나 가래를 제거하는 데도 효과가 있다. 쌀밥에 부족한 성분이 많아 쌀을 주식으로 하는 우리 민족에게 반찬으로도 좋다.

이러한 성게의 영양은 이미 오래 전부터 알려져 우리나라를 비롯한 일본과 지중해 연안 국가, 영국 등에서는 성게를 식용해 왔다. 그러나 한번에 지나치게 많이 먹으면 구역질이 날 수도 있으므로 주의해야 한다. 또한 성게에는 퓨린 유도체가 많이 들어 있으므로 요산 수치를 걱정하는 통풍 환자들은 섭취를 금하는 것이 좋다.

성게의 주산지는 제주도지만 경상도나 동해안에서도 잡힌다. 생산량 또한 제주도를 제치고 동해안이 최고로, 보라성게가 주를 이룬다.《자산어보》에는 성게를 보라성게와 발똥성게로 나누고, "'방 속에 알이 있고 쇠기름이 굳기 전의 상태와 같고 누런빛을 띤다. 맛이 달아 날로 먹거나 국을 끓여 먹는다."라고 했다.

성게는 주로 성게초밥이나 성게밥, 성게죽, 성게국 등으로 요리해 먹는다. 그 중에서도 담백하고 감칠맛이 일품인 제주도 성게국과 미역을 넣어 끓인 성게미역국은 단연 최고다.

성게 알 또한 독특한 향과 영양으로 인기가 많다. 성게 젓을 흔히 '운단'이라고 부르는데, 이는 성게를 이르는 일본어 '우니(雲丹)'의 잘못된 표현이다. 그런데성게는 난소는 수분이 71%나 되어 쉽게 부패하기 때문에 우리나라에서는 대부분 소금에 절여 젓갈로 가공한 상태로 유통한다. 섬게 가공품은 조금 붉은색을 띤 황색에 특유의 향이 강할수록 맛있다.

성게의 생식 주기는 달의 주기와 완벽하게 들어맞고, 굴은 달의 인력을 감지하여 밀물 때 입을 연다고 한다. 바다거북이 해변에 올라와 알을 낳는 시기도 대체로 보름달이 뜰 때라고 한다.

자연에는 인간이 풀이할 수 없는 많은 일들이 일어난다. 달은 밀물과 썰물을 일으켜 바닷물의 움직임을 활성화하고 바다생물들에게도 생명의 동작을 유도한다. 우주만물의 신비는 늘 경외감을 갖게 한다.

숭어

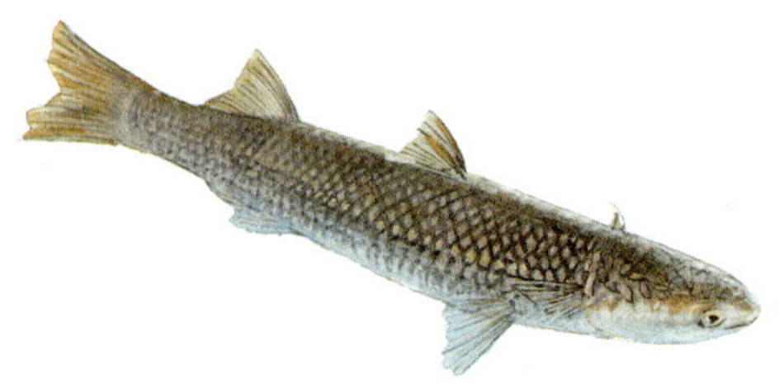

　겨울 생선의 진미라는 숭어는 그 이름도 다양하다. 그물로 잡은 작은 것은 '둥기리', 숭어 새끼는 '참동어', 젓갈로 많이 담가 먹는 작은 것은 '모치' 등. 전남 무안의 도리포에서는 가장 큰 것을 숭어라 부르고, 그보다 작은 것을 눈부럽떼기라고 하는데, 그 유래가 재미있다. 크기가 작다고 해서 "너는 숭어도 아니다."라고 했더니 성이 난 숭어가 눈을 부릅떴다고 해서 붙여진 이름이란다.

　무안 도리포 어민들은 덕장을 현대식으로 개량한 어각망으로 숭어를 잡는다. 뻘밭에 놓은 어각망에 밀물 따라 들어왔던 숭어 떼가 썰물 때 빠져나가지 못하면 그것을 건져내는데, 이것을 '뻘거리'라 하여 그 맛을 최고로 친다. 이처럼 많은 별명들은 숭어가 그만큼 우리에게 친근한 물고기라는 것은 보여주는 증거다. 씹을수록 고소한 모치젓도 도리포의 명물이지만 식생활의 변화로 지금은 많이 시들해졌다.

　사실 숭어는 어디에서나 볼 수 있는 어류다. 그럼에도 도리포 해안의 숭어와 모치를 최고로 치는 이유는 칠산 바다 맑은 물에서 갓 잡아 올린 자연산인 데다 숭어 먹이인 해조류와 유기물이 풍부한 곳에서 잡아 올려 그 맛이 뛰어나기 때문이다. 차진 뻘밭에서 잡은 숭어 맛이 좋은 것은 당연하다. 특히 숭어는 진흙을 먹기 때문에 오래 먹으면 비위가 건강해진다.

　숭어 알을 말린 황금빛의 어란은 귀하고 값이 비싼데, 그중에서도 영암 어란은 명성이 대단해 궁중 진상품으로까지 올랐다고 한다. 날렵한 칼로 백짓장처럼 얇게 썰어 혀에 올리면 녹아드는 달착지근한 맛과 향이 일품이다.

숭어는 약재로도 많이 사용되었다. 세종 15년에 완성된 《향약집성방》에서는 숭어에 대해 "맛이 달고 평하며 무독하다. 위를 열고 오장을 통리(通利)하며 오래 먹으면 사람을 비건(肥健)하게 한다. 이 물고기는 진흙을 먹기 때문에 백약에 기(忌)하지 않는다."라고 했다.

특히 숭어는 계절마다 맛이 다르다. 봄·겨울 숭어는 달고, 여름 숭어는 밍밍하며, 가을 숭어는 기름이 올라 고소하다. 그래서 맛있는 것을 표현할 때 '한겨울 숭어 맛'이라 하고, 반대로 맛없는 것에는 '여름 숭어는 개도 안 먹는다'고 한다. 산란기가 지나 날씨가 더워지기 시작하면 고기에 수분이 많아지고 흙냄새 같은 것이 나기 때문에 맛이 없는 것이다.

그렇지만 제철 숭어의 뛰어난 맛과 영양은 많은 식담을 만들어 내기도 했다. 특히 숭어회는 부드러우면서 쫄깃한 속살이 입에 착착 붙는다. '숭어 껍질에 밥 싸 먹다가 논 판다'라거나 '겨울 숭어 앉았다 나간 자리 뻘만 훔쳐 먹어도 달다'라는 말은 빈말이 아니다. 숭어 살을 양념한 채소에 말아 쪄서 썰어 먹는 감화보금이 일미라고 주장하는 사람도 있고, 양념한 묵은 김치에 싸 먹는 생선회와 회덮밥이 최고라고 주장하는 사람도 있지만 모두 숭어의 맛이 최고라는 데는 의견을 같이 한다. 지역에 따라 숭어를 미역이나 모자반 등의 해조류 또는 쑥이니 냉이, 미나리 같은 봄나물국에 넣어 먹기도 한다.

숭어 하면 슈베르트의 가곡 〈숭어. 작품 32〉를 떠올리는 사람도 있을 것이다. 숭어의 원곡명 〈forelle〉는 숭어가 아니라 송어류를 가리키는 이름으로, 내륙에 위치한 오스트리아에는 숭어류가 없다. 이 곡은 독일의 시인이며 음악가인 슈바르트(Schubart, 1739~1791)의 정치 풍자시에 곡을 붙인 것이다. 물속에서 한가히 놀던 물고기가 낚시꾼의 교묘한 수작에 잡히고 마는 광경을 그리고 있는데, 이는 계곡에 사는 송어를 낚아 내는 장면을 묘사한 것이라 한다

─이태원의 《현산어보를 찾아서》 중에서

쏘가리

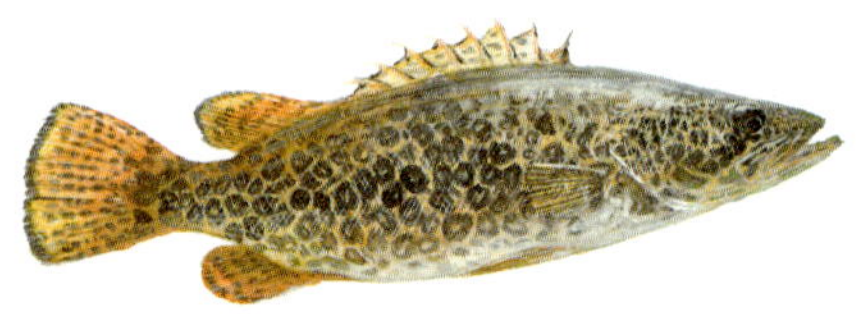

강호에 봄이 드니 미친 흥이 절로 난다 / 탁료계변(濁醪溪邊)에 금린어(錦鱗魚) 안주
로다 / 이 몸이 한가하옴도 역군은이샷다.

맹사성의 〈강호사시가(江湖四時歌)〉 중 봄 천렵(川獵)에 관한 대목이다. 여기
서 금린어란 '아름다운 비늘을 가진 물고기'라는 뜻으로, 쏘가리를 빗대는 명칭
이다. "펄떡펄떡 쟁반 속에서 움직이는 놈을 빨리 삶게 했다."고 하는 예겸의 글
로도 보아 선비들의 천렵국으로 쏘가리탕이 인기였나 보다.

우리나라 토종 담수어 가운데 가장 화려하고 아름다운 색을 지닌 것이 황쏘가
리다. 우아하고 귀족적인 자태가 보는 이로 하여금 절로 감탄사를 연발하게 하
는 만큼 천연기념물 190호로 지정 보호되고 있다. 일반 쏘가리에서 색소 결핍증
인 알비노 현상, 즉 검은 색소의 반 이상이 없어지는 증상이 나타나 생긴 일종의
돌연변이가 바로 황쏘가리다. 망치로 머리를 때렸을 때 쏘가리는 한 번에 즉사
하지만 황쏘가리는 생명력이 강해서 2~3회 정도 거듭해도 소생하는 것도 있다.
모양이 아름다워 관상용으로 키우기도 하는데, 귀한 만큼 흔치 않아 멸종 위기
에 처해 있다.

"복사꽃 흐르는 물에 쏘가리 살찌네."라고 했을 만큼 쏘가리는 봄을 알리는 전
령답게 복숭아꽃이 만발할 때 가장 맛있다. 얼음이 풀리면 물 위로 올라 강태공

의 낚시에 보기 좋게 걸려든다. 보통 큰 강 중류의 수량이 풍부하고 바위가 많으며 흐름이 비교적 빠른 맑은 물에 산다. 바위 그늘에 잘 숨는 특성이 있으며, 낙동강에서 압록강까지 분포한다.

쏘가리는 한강이나 대동강, 금강 등 동쪽에서 서쪽으로 흐르는 강에만 산다 하여 사대의례(事大儀禮)를 지키는 고기라고 한다. 한겨울에 노부모를 공양하기 위해 얼음을 깨고 기도하면 감동하여 반드시 나타났다는 영물의 상징이기도 하다. 지느러미가 열두 개여서 일 년 열두 달의 물리를 터득했고, 몸에 난 점박이가 북두칠성 모양이어서 천심(天心)을 대행하는 물고기라고도 한다. 다닐 때는 세 마리씩 열을 지어 움직이는데, 그 간격이나 위치가 변하는 법이 없고, 맑은 물이나 깊은 여울에서 주로 산다 하여 청정과 무사, 은둔을 상징하기도 한다.

쏘가리에는 골격 형성과 골다공증 예방, 조혈 작용 등에 효과가 있는 철과 칼슘이 풍부하다. 노화를 방지하고 피부병을 예방하며 발육에 꼭 필요한 영양소인 비타민B$_2$와 심장 마비 억제 등의 효과가 있는 니아신도 많이 들어 있다.

한방에서는 비위(脾胃)를 활발하게 하고 혈액 순환을 왕성하게 하며, 허약한 체질에 쏘가리를 장복하면 신체가 강건해진다고 한다. 따라서 장이 차서 설사가 잦거나 물변을 보는 사람, 때로 혈변을 보는 사람이 먹으면 좋다. 단, 몸이 차고 수분 정체가 많은 사람이 먹으면 부작용이 일어날 수도 있으므로 주의한다.

쏘가리 쓸개는 생선 가시를 삭힐 만큼 소화력이 강하다고 알려져 있다. 쏘가리 쓸개는 위장이 허약한 사람의 소화를 촉진하는 효과가 좋아 장복하면 위장병이 사라진다. 쏘가리의 특성 가운데 하나가 쓸개 없는 고기는 절대 먹지 않는다는 것이다. 그래서 '쏘가리 쓸개는 곰쓸개와 바꾸지 않는다'는 말이 있을 정도다. 이를 아는 사람들은 쏘가리를 손질할 때 가장 먼저 쓸개를 따서 먹는 데 염치를 가리지 않는다. 쏘가리를 잡아 쓸개만 모아 응달에 말려 심장이 좋지 않은 사람에게 약으로 이용한 것도 이 때문이다.

쏘가리는 민물고기 가운데 맛이 좋기로 으뜸이다. 구이나 지짐, 회도 좋지만 감칠맛으로는 매운탕이 낫다. 내장조차도 버릴 것이 없어 깨끗이 씻어 뚝배기에 넣고 무청 시래기와 곱게 간 고추를 넣어 얼큰하게 끓여 먹으면 포만감과 함께 기력이 솟는다. 전유어로 만들면 비린 것을 싫어하거나 매운 것을 못 먹는 사람도 맛있게 먹을 수 있다.

아귀

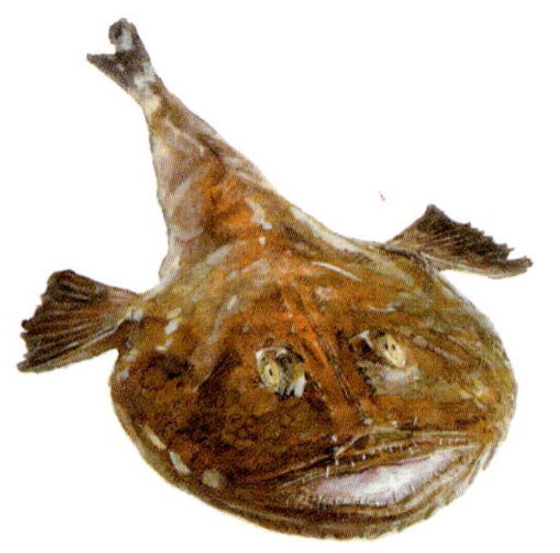

바위가 많거나 해조류가 무성한 해저에 서식하는 아귀는 마치 지옥에서 올라온 악마처럼 몰골이 흉악하다. 입이 유난히 커서 아귀라고도 하는데, 아귀는 '주둥이'의 옛말이기도 하다. 입이 크고 먹을 것을 밝히는 속성이 지옥의 아귀를 닮았다고 해서 붙여진 이름이라고도 한다. 실제로 유럽과 미국 등에서는 아귀를 악마의 물고기(devil fish)라고 부른다. 전설에 의하면 욕심이 너무 많았던 죄로 입을 다물지 못하게 되었다는 말도 있다.

아귀는 사악한 지혜를 갖춘 죽음의 사신이다. 몸 표면은 칙칙한 데다 곳곳에 털 모양의 가시와 돌기가 나 있어 가만히 있으면 전혀 상대방의 눈에 띄지 않는다. 그래서 꼼짝하지 않고 바닥에 웅크린 채 있다가 상대방의 경계심을 누그러뜨린 뒤 먹이 사냥에 돌입한다. 입속에는 날카로운 이빨이 줄지어 있어 한번 붙잡은 먹이는 절대 놓치지 않는다는 것도 특징이다.

입이 큰 만큼 식도도 넓어 쉽게 먹이를 삼킬 수 있다. 한번에 제 몸무게의 1/3이 넘는 양을 먹을 정도다. 육식성인 까닭에 해저에 사는 가오리나 까나리, 대구, 가자미 등은 물론 오징어나 새우, 게 등을 잡아먹는다. 때로는 수면 가까이에 떠올라 정어리나 고등어는 물론 바다새까지 잡아먹는다. 그래서 '아귀를 잡으면 뱃속 물고기 한 마리를 덤으로 얻는 셈'이라는 말도 있다.

하지만 아무리 미워해도 아귀의 맛과 영양까지는 미워할 수 없는 법. 무엇보다 아귀는 대표적인 저지방·저칼로리 식품으로, 칼로리가 낮아 부담 없이 즐길 수 있는 다이어트 식품이다. 껍질과 연골에는 콜라겐이 풍부하여 나이가 들수록 관절염이나 골다공증으로 고생하는 여성들의 건강식으로 특히 좋다. 쓸개와 이빨을 제외한 아가미, 간장, 난소, 간, 껍질 등을 모두 먹을 수 있을 만큼 버릴 것이 없는 고마운 식품이기도 하다. 그중에서도 아귀의 간은 세계 3대 진미의 하나로 꼽히는 푸아그라와 비교될 만큼 맛과 영양이 매우 뛰어나 많은 이들의 입맛을 자극한다. 특히 비타민A·E가 풍부하여 노화 방지와 시력 보호는 물론 뼈와 치아의 발육과 야맹증에도 효과가 있다. 세균 감염에 대한 저항력을 높여 주고, 피부가 거칠어지거나 손톱이 갈라지는 것도 막아 준다. 전체적으로 어린이의 발육을 돕고 저항력을 키워 주며 눈 건강에 효과적인 비타민A가 풍부하여 성장기에 있는 어린이와 노인을 비롯한 모든 연령층이 먹어도 좋은 요리가 아귀다. 최근에는 혈압을 내려 준다는 연구 결과가 발표되기도 했다.

아귀는 특히 찜과 매운탕거리로 환영받는다. 맛이 담백해서 찜을 해 먹으면 맛있다. 특히 겨울철에 잡은 것이 살도 많고 싱싱해서 더 맛있다. 만져 보아 살이 탄력 있고 까실까실한 가시가 솟아 있는 것을 골라야 한다. 몸 밖으로 미끌미끌한 진이 흘러나온 것은 이미 신선도가 떨어진 것이다.

아귀에는 물텀벙이라는 우스운 이름이 있다. 이 역시 아귀가 천시받던 시절에 얻는 별명으로, 과거에는 어부들이 아귀를 잡으면 재수가 없다 하여 잡는 족족 다시 바다에 버렸다고 한다. 그런데 물에 빠질 때 '텀벙텀벙' 하는 소리가 난다 하여 물텀벙이라 불렀다는 것이다. 그러던 것이 1960년대 이후 해산물이 귀해지자 인천역 부근의 선술집에서 물텀벙이를 요리해 팔기 시작했고, 그 후 담백한 맛과 영양으로 관심을 끌다 이제는 전 국민의 입을 사로잡는 인기 요리가 된 것이다. 사람의 운명도 모를 일이지만 물고기의 운명도 모를 일이긴 매한가지인가 보다. 버려지던 물고기가 이처럼 온 국민이 좋아하는 인기 식품으로 거듭날 줄 누가 알았겠는가.

연어

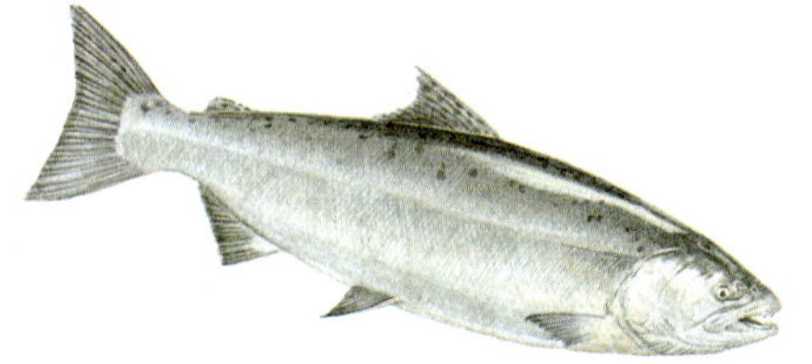

연어는 서구의 식생활이 보편화되면서 친숙해진 대표적인 생선의 하나로, 그 맛과 영양으로 이제는 우리의 입에 깊숙이 침투한 건강 생선이다. 최근에는 패밀리 레스토랑을 대표하는 주메뉴이기도 하다.

연어에는 불포화 지방산인 오메가-3 지방산이 풍부하여 심현관 질환을 예방해 줄 뿐만 아니라 어린이 두뇌 개발에 효과가 좋으며, 노인성 치매와 암을 예방하고 치료하는 데 효과가 있다. 그래서 세계적인 영양 전문가들이 몸에 좋은 수퍼 푸드를 꼽을 때 빠지지 않고 포함되는 생선이 바로 연어다.

연어에는 비타민도 풍부하다. 특히 어류로서는 드물에 비타민D가 들어 있어서 칼슘의 흡수를 도와주기 때문에 중년 이후 골다공증으로 걱정하거나 골절이 걱정되는 사람은 연어 요리를 많이 먹으면 그만큼 뼈 건강에 도움이 된다. 그 밖에도 단백질과 지방, 니아신이 균형 있게 들어 있는 스태미나식이자 저지방ㆍ저칼로리로 다이어트에 효과가 좋은 건강 식품이다.

하지만 연어를 먹을 때는 기생충이 있을 수 있으므로 회처럼 생으로 먹는 것은 피하는 것이 좋다. 우리는 연어를 보통 훈제로 이용하는데, 연어는 훈제로 가공해도 영양이 줄어들지 않는다는 장점이 있다. 맛이 담백하고 훈제 향을 즐길 수 있어 전채 요리로 적당하다. 부드러운 맛이 위에 부담을 주지 않으면서도 식욕을 증진시켜 주기 때문이다.

우리나라 동해의 하천으로 돌아오는 연어의 종류는 연어와 시마연어 두 종이다. 연어는 우리나라 동해안 연해에도 서식하는 고급 어종으로, 그중에서도 최고로 인정받는 것은 노르웨이 연어다. 차고 깨끗한 노르웨이 해안에서 자란 덕분에 뚜렷하고 균형 잡힌 맛을 가지고 있어 맛도 일품이지만 전 세계 어떤 음식과도 잘 조화되는 특징을 갖고 있기 때문이다.

연어는 겉으로 보아 등쪽은 청회색을 띠고, 배쪽은 은백색이 나지만 근육은 짙은 복숭아빛을 띠는 것이 신선하다. 연어 근육에는 카로틴계의 색소가 있어 가열해도 갈색으로 변하지 않고 붉은 색이 그대로 유지된다. 내장을 제거하고 토막내어 레몬즙을 살짝 뿌려 랩에 싸서 냉동 보관해 두는 것이 좋다. 소금구이나 버터구이, 튀김 등 연어를 이용한 요리도 다양하다. 연어를 버섯이나 채소와 함께 꼬치에 꿰어 양념하여 구운 연어산적, 고추 속에 연어와 각종 채소를 다져 넣고 튀긴 연어고추튀김, 훈제한 연어와 수삼, 각종 채소를 돌돌 말아 된장참깨 소스에 찍어 먹는 훈제연어수삼말이, 그리고 튀긴 연어를 매콤한 소스에 버무려 낸 연어강정까지 모든 요리가 별미다. 몸을 따뜻하게 하여 배가 찬 사람에게 좋고, 혈액 순환을 원활하게 하여 어깨 결림을 풀어 주는 효과가 있는 연어전골과 연어탕도 권할 만하다.

연어라는 말에는 그리움이 묻어 있다. 태어난 곳으로 반드시 돌아오는 모천회귀성 물고기. 태어나 강을 떠난 치어들이 먼 알래스카까지 헤엄쳐 갔다가 다시 강으로 되돌아오는 데는 최대 6년이 걸린다고 한다.

모천(母川)으로 치닫는 연어가 폭포를 뛰어넘는 과정은 좌절하고 절망하면서도 포기할 수 없는 시험의 연속이다. 바다를 떠난 이후로는 아무것도 먹지 않아 몸이 너덜너덜해질 정도로 지치고 굶주린 암컷이 알을 낳으면, 역시 지친 수컷이 그것을 수정시킨다. 그것도 일생에 단 한 번 산란하고 죽는다. 이렇듯 삶의 모든 에너지를 생명으로 돌려주고 죽는 연어의 일생에는 맹목적인 모성의 사무침이 있다. 생명이 있는 것들의 삶은 크고 작은 시험의 연속이며, 절실한 것은 언제나 눈물겹다.

오징어

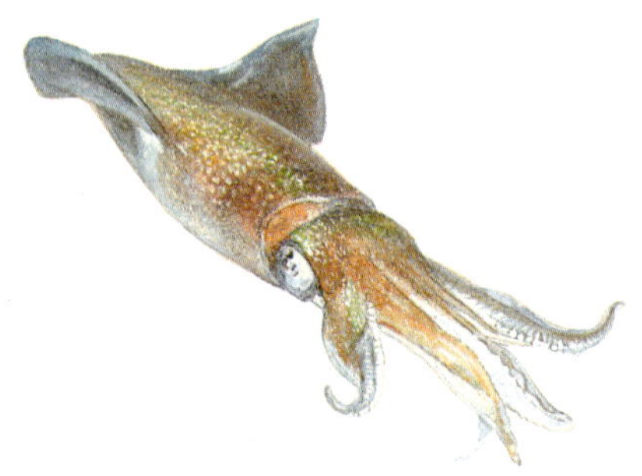

오징어는 죽은 척하고 물 위에 떠 있다가 까마귀가 쪼려 들면 다리로 얽어 끌고 들어가 잡아먹는다 하여 까마귀의 적, 즉 오적어(烏賊魚)가 됐다는 설이 있다. 우리 속담에 꾀를 써서 힘들이지 않고 일한다는 뜻의 '오징어 까마귀 잡아먹듯 한다'는 오징어의 이런 습성을 잘 표현한 것이다.

이수광(李晬光, 1563~1628)은 《지봉유설》에서 "오징어의 먹물로 글씨를 쓰면 매우 빛이 나고 윤기가 있다. 그러나 해가 지난 뒤에는 먹이 없어지고 빈 종이만 남으며, 간사한 사기꾼은 이것을 써서 남을 속인다."고 했다.

사람들은 오징어가 먹을 품고 있다 하여 '묵어(墨魚)'라고도 하지만 해약(海若), 즉 해신의 이름으로 법도를 맡아 보는 신하이자 예의를 아는 물고기로도 여겼다. 반면 서로 믿지 못하거나 지켜지지 않는 약속을 가리켜 '오적어 묵계(墨契)'라고 부르기도 한다. 오징어 먹으로 글을 쓰면 일 년 만에 글씨가 증발해 소멸하기 때문이다.

오징어는 여덟 개의 다리와, 양쪽으로 유별나게 긴 두 팔을 가졌다. 팔은 먹이를 잡거나 사랑을 나눌 때 암컷을 끌어안는 수단으로 쓰여 '교미완(交尾腕)'이라고 부른다. 오징어는 생식 방법이 매우 독특한데, 네온사인처럼 몸의 색깔을 현란하게 바꾸어 상대방을 유인한 뒤 암수가 다리를 단단하게 얽어 서로를 붙잡는다. 그런 다음 수컷이 생식 팔(네 번째 다리)로 몸속에 가지고 있던 정자 주머니를 꺼내어 암컷의 몸속에 넣거나 입 주위에 붙여 놓는다. 한 번의 사랑으로 약 30~50만 개의 알을 낳는다.

"오징어 수컷은 음흉해 성적으로 미숙한 소녀 오징어를 노려 겁탈한다. 소녀 오징어는 수컷의 정자를 체내에 보관했다가 성숙한 뒤에야 결합하는 지각 부화를 한다. 그렇게 알을 낳은 후 순사(殉死)하는 것이 암오징어의 일생"이라고 이규태 씨는 적고 있다.

오징어의 주성분은 단백질로, 그 함량이 쇠고기의 3배에 이른다. 100g당 95kcal로 열량은 낮은 편이라 살찔 염려가 없다. 쫄깃쫄깃한 육질은 오징어의 단백질이 물에 녹기 쉬운 데다 미오신(myosin)이라는 성분 함량이 낮기 때문이다. 질 좋은 단백질과 콜레스테롤은 풍부한 반면 콜레스테롤을 분해하는 타우린이 풍부하여 중요한 피로 회복제 구실을 한다. 타우린은 특히 오징어가 성숙기에 이르면 가장 많아진다. 마른 오징어 표면에 붙은 흰 가루가 바로 타우린으로, 오징어를 구울 때 나는 독특한 냄새의 원천이기도 하다. 따라서 마른 오징어를 구울 때 이 하얀 가루를 털어 버리면 귀중한 영양소를 잃게 되는 셈이다. 또한 오징어는 간장을 해독하고 혈압을 정상적으로 유지해 주며, 심장병 예방에도 효과가 좋다. 피를 보충하는 비타민B₁₂도 들어 있어서 여성의 빈혈이나 갱년기 장애에도 효과가 있다. 그밖에도 인슐린을 분비하여 당뇨병을 예방하고, 피로한 눈을 회복시켜 주는 것도 오징어의 효능이다. 하지만 오징어는 강한 산성 식품이므로 채소를 곁들여 먹는 것이 합리적이며, 위산 과다증이 있거나 소화 불량, 위궤양이 있는 사람은 삼가는 것이 좋다.

오징어의 고장 울릉도에서는 오래 전부터 오징어 먹물을 치질약으로 써 왔으며, 오징어먹통젓이라 하여 잘게 썬 오징어 살을 먹물에 버무려 밥상에 올리기도 했다. 지금은 오징어 먹물의 항암 효과가 인정되어 과나나 국수, 파스타에는 물론 일본에서는 암 치료제로 활용하고 있을 정도라고 한다. '해지소'라고 하는 오징어 뼈는 지혈 및 상처 치료 효과가 좋아 가정용 상비약으로도 그만이다.

혼인을 앞두고 함이 들어가는 날이면, 함진아비들은 마른 오징어에 구멍을 뚫어 가면을 쓴다. 낯가죽이 두껍고 질기다는 뜻이라 한다. 웃음이 절로 나오면서도 오징어가 우리 생활 깊숙이 스며 있음을 다시 한번 느낀다.

우렁

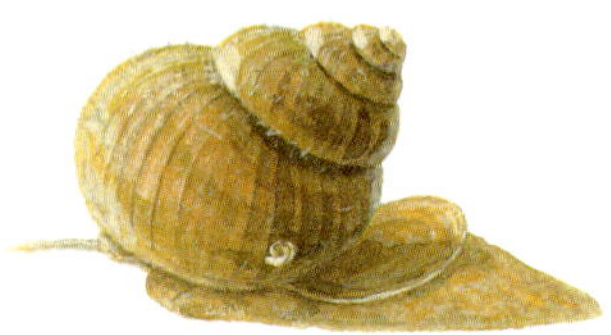

우렁과에 속하는 고동을 우렁이라고 하는데, 우리나라에는 참우렁이 가장 많다. 우렁은 칼슘과 철분, 비타민C가 다른 어패류에 비해 월등히 많아 중장년층은 물론 임산부를 위한 건강 식품으로 여겨진다.

우렁은 주로 논이나 못에 살며 내장을 떼어 버리고 식용하는데, 잡아서 맑은 물에 2~3일은 담가 두어야 불순물을 깨끗이 제거할 수 있다. 단백질 함량은 육류와 비슷하지만 지방 함량은 낮아 맛이 매우 담백하다. 칼슘과 철분이 풍부하여 골격을 형성하는 데도 좋다. 하루 칼슘 권장량이 700mg인데, 우렁 100g을 먹으면 칼슘 1,500mg을 보충할 수 있다. 옛날부터 우렁을 먹으면 각기병(脚氣病)에 효과가 좋다고 한 말은 일리가 있다. 게다가 위궤양과 십이지장 궤양을 치료해 주는 비타민U가 들어 있어서 예부터 신비의 어패류로 알려져 있었다.

우렁은 한문으로 귀안정(鬼眼睛) · 전라(田螺) · 토라(土螺) 등으로 불리는데, 몸에 좋은 각종 영양소가 풍부하여 우렁을 먹으면 눈이 귀신 같이 밝아진다는 뜻에서 귀안정이라 한다. 실제로도 우렁은 음기를 도와 눈을 밝게 하는 효능이 있다. 특히 간장의 열로 인해 눈에 핏발이 서며 붓고 아픈 것을 낫게 하는데, 우렁생즙을 마시면 효과를 볼 수 있다고 한다. 또 열을 내리고 갈증을 멎게 하는 효능이 있어 당뇨병에 좋고, 소변을 잘 나오게 하는 효능이 있어 부종이 있거나 방광에 열이 쌓여 소변이 시원찮게 자주 나오면서 아픈 증상에도 효과가 있다.

약리 효과가 뛰어나 한방에서도 다양하게 이용되었으며, 《중국한의학대사전》
이나 《본초강목》, 《동의보감》에도 우렁이를 약재로 이용했다는 기록이 나와 있
다. 하지만 우렁은 성질이 차기 때문에 비·위장이 허약하고 몸이 냉하거나 설
사를 자주 하는 사람은 섭취에 주의해야 한다.

보통 오삼(五參)이라 하여 '하늘에는 까마귀, 산에는 산삼, 바다에는 해삼, 들
에는 가시오가피, 육지에는 우렁'을 꼽는다. 그만큼 우렁이 지기(地氣)를 듬뿍
머금었다는 뜻이다. 뮤신이라고 하는 끈끈한 점액질과 자유롭게 늘어났다 줄었
다 하는 몸체의 형상, 그리고 껍데기 속을 출입하는 모습이 성행위와 유사하다
하여 예부터 정력제로도 쓰여 왔다.

하지만 최근에는 농약을 많이 쓰면서 우렁도 차차 자취를 감추고 있다. 그로
인해 지금 우리가 먹고 있는 것은 대부분 양식한 것이다. 대량 생산되어 쉽게 맛
볼 수 있다는 점에서는 환영할 만하지만 직접 잡아 먹던 논우렁 특유의 맛과 낭
만은 느낄 수 없으니 안타까운 것도 사실이다.

우렁은 살짝 데쳐서 초고추장에 찍어 회로 먹으면 꼬들꼬들하게 씹히는 맛이
그만이다. 각종 채소를 썰어 놓고 초고추장을 넣어 무친 새콤달콤한 우렁무침과
톡 쏘는 겨자 맛이 일품인 우렁겨자무침, 버섯·순두부·들깨즙·찹쌀가루를
넣어 끓인 걸쭉한 들깨우렁이국, 대파와 청양고추로 맛을 낸 시원하면서도 칼칼
한 맛이 매력인 우렁이맑은국은 언제 먹어도 별미다. 우렁에 된장을 풀어 넣고
끓인 시원한 우렁된장국과 되직하게 끓여 쌈에 싸 먹는 우렁된장도 빼놓을 수
없는 진미다.

특히 우렁은 높은 온도에서 가열해도 영양 변화가 거의 없으므로 안심해도 된
다. 국물까지 다 먹으면 더 큰 영양 효과를 볼 수 있다.

땅의 기운을 마음껏 느끼며 시간 가는 줄 모르게 우렁이를 잡던 추억을 가진
사람이 많을 것이다. 흙냄새 폴폴 나는 논우렁을 찾는 것도 어쩌면 어린 시절에
대한 추억을 끄집어내 제대로 된 고향의 맛을 느끼고 싶은 그리움의 표상일지도
모른다.

웅어

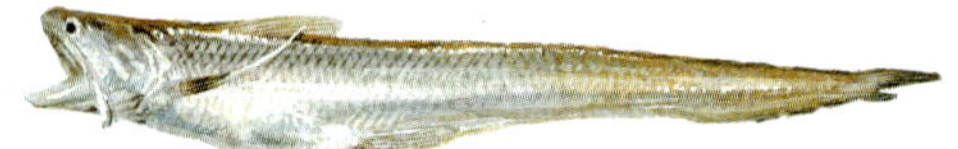

정약전은 200여 년 전 《자산어보》에서 "맛이 지극히 감미롭고 짙어 횟감으로 상등품이다."라고 하여 웅어에 대한 칭찬을 아끼지 않았다. 도어(魛魚)나 위어(葦魚)라고도 불리는 멸치과의 바닷물고기로, 조선시대에는 왕에게나 진상되는 행주나루의 특산품이었다.

한강 하류 행주에는 지금도 웅어가 많이 잡힐 때의 기억을 간직하고 있는 사람들이 있다. 많이 잡힐 때는 잡힌 웅어 때문에 배가 가라앉을까 봐 그물 던지는 것을 포기할 정도였다고. 한다. 그만큼 많이 잡혀 조선시대에는 관련 관청까지 있었다고 한다. 그러던 것이 점점 사라져 이제는 귀한 몸이 되었다. 위어(葦魚)라는 이름도 갈대밭에 모여드는 물고기라는 뜻이다. 그런데 한강에서 갈대밭이 사라지면서 웅어도 자취를 감췄다.

웅어는 은백색에 뾰족한 칼 모양을 하고 있으며, 3~4월에 가장 맛이 좋다. 이때는 뼈가 연해서 씹어 먹어도 될 정도다. 하지만 이 시기가 지나 본격적인 산란철이 되면 뼈가 단단해지면서 맛이 떨어진다. 웅어는 보통 4~5월이 되면 바다에서 영산강이나 한강, 낙동강 하구 부근으로 와 갈대 사이에 산란을 한다. 알에서 깨어난 물고기는 바다에서 살다가 성장한 뒤 다시 강을 거슬러 오른다. 맑은 물보다는 흐리지 않은 정도의 적당한 물에 살며 낮에는 깊은 강물 속에서 활동하다가 저녁 노을이 비칠 즈음이면 물 위로 올라오는 특성이 있다. 하지만 성질이 급해서 그물에 걸리자마자 바로 죽어 버린다.

웅어에는 슬픈 연인의 이야기가 전해 온다. 옛날 행주나루에 병든 아버지를 돌보며 웅어를 잡아 생계를 이어 가는 가난한 소년어부가 있었다. 어느 날, 약으로는 치료를 포기한 한 대감의 외동딸이 마지막 희망으로 웅어 치료를 위해 행주로 내려 왔다. 음력 3, 4월에 주로 잡히는 웅어를 보관하기 위해 소년은 석빙고까지 만들어 처녀의 병 치료에 정성을 다했다. 지성이면 감천이라 했던가. 소년의 사랑과 정성은 처녀의 병을 낫게 했고, 그러는 사이에 둘은 서로를 사랑하게 되었다. 하지만 천한 소년과 양반집 규수의 사랑을 허락해 줄 리는 만무했다. 결국 집안의 반대로 둘은 헤어질 수밖에 없었고, 소년은 석빙고 안에 들어가 웅어와 함께 얼음이 되었다 한다. 사랑을 잃고 사느니 차라리 부둥켜안고 얼음이 되어 버린 연인의 슬픈 이야기다.

영산강 주변에 가면 웅어를 맛볼 수 있다. 굵은 웅어를 살만 발라 회로 먹는 맛이 일품이다. 한 젓가락 들어 입에 넣으면 쫄깃한 웅어 살이 입에 착착 달라붙는다. 야들야들 하면서 쫀득거리는 맛은 담백하면서도 차지다.

작은 웅어는 뼈째 얇게 썰어서 초고추장에 무쳐 먹는다. 이때 잘 익은 감식초로 초고추장을 만들어 찍어 먹으면 양조 식초와는 다른 깊은 맛을 느낄 수 있다. 뼈째 씹히는 웅어의 고소한 맛이 새콤달콤한 양념과 어울려 봄을 타느라 떨어진 입맛을 단번에 사로잡는다. 잃은 입맛을 단번에 자른다고 해서 도어(魛魚)라고 한 것은 아닐지.

고추를 갈아서 얼큰한 매운 맛을 내고 미나리와 부추 등을 넣어 끓인 웅어매운탕은 봄의 향기를 입 안으로 전해 주는 또다른 진미다. 담백한 소금구이와 바삭바삭 씹히는 웅어튀김은 입뿐만 아니라 귀로도 먹는 즐거움을 선사한다.

저녁노을이 물들기 시작하는 들녘에 서면 머리를 들고 강가에 올라오는 웅어가 떠오른다. 이룰 수 없는 사랑으로 얼음이 되어 버린 연인과 은빛으로 뒤척이는 웅어가.

은어

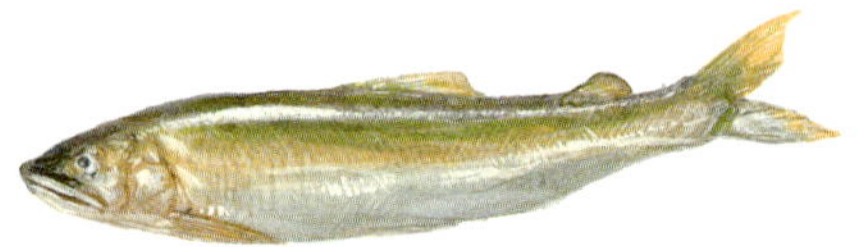

　'농악꾼들의 상모 끈처럼 춤추는 강'이라는 섬진강. 대숲이나 솔숲을 배경으로 옹기종기 모여 있는 강마을은 어디를 보아도 한 폭의 수채화나 다름없다. 섬진강 물줄기에서도 가장 빼어난 곳은 순자강과 보성강이 만나는 압록리다. 이곳이 유명한 것은 독특한 향과 뛰어난 맛의 은어 때문이기도 하다.

　은어(銀魚)는 곤쟁이, 반짝이, 은과, 은어모지, 은어무지, 치리, 향어 등의 다양한 이름으로 불린다. 머리[宗]가 가는 고기로, 정갈한 특성을 지녔다. 은어는 맑은 물과 흰 모래가 있는 여울목에서만 산다. 몸에 비늘이 없이 그 자태가 곱고, 한번 맛본 사람은 그 맛을 잊지 못할 만큼 다른 생선이 갖고 있지 않은 향기와 맛이 있다. 서유구의 《난호어목지》와 《전어지》에는 "은구어는 비늘이 잘고 등이 검으며 배는 회백색이다. 주둥이의 턱뼈가 은처럼 하얗기 때문에 은구어라고 한다. 등뼈 사이에 지방분이 엉겨 붙어 있어서 맛이 담백하고 비린내가 나지 않는다. 살아 있을 때는 오이와 같은 향기가 나므로 별미다. 소금에 절이면 먼 곳에도 보낼 수 있고 구워서 먹어도 맛이 좋다."고 적고 있다.

　은어는 1년살이 물고기로 은광어나 은조어로 불리고, 함경도에서는 도루묵이라고도 한다. 선조가 임진왜란 중에 먹은 이름 없는 생선의 맛이 좋아 '은어'라는 이름을 하사하였으나 그렇게 맛있던 생선도 환궁하여 먹어 보니 맛이 없었다. 결국 은어라는 이름은 과하니 도로 묵이라 부르라고 했다는 데서 유래한 이름이다. 그러나 함경도의 은어와 섬진강의 은어는 다른 생선이다.

은어는 10~11월에 강 하류에서 산란한다. 부화된 새끼들은 강물의 흐름을 따라 바다로 들어가 겨울을 나고, 이듬해 3~4월이 되면 다시 강으로 올라온다. 강으로 오기 전까지는 동물성 먹이를 먹지만 강물에 올라온 뒤로는 식물성 먹이를 취한다. 동물성 먹이는 주로 플랑크톤이고 식물성 먹이는 이끼다. 이끼를 먹고 성장하기 때문에 수박 향이 난다고 하여 향어(香魚)라고도 부른다. 산란과 방정(정액을 방출하는 것)하는 동안 암컷과 수컷은 먹이를 먹지 않는다. 그래서 산란과 방정을 마친 은어들은 껍질과 뼈만 남은 채 강물에 둥둥 떠내려간다. 일생을 다한 은어의 수장식(水葬式)인 것이다.

은어는 사시사철 물이 맑고, 모래가 희고, 물돌에 이끼가 끼는 곳이면 어디서든 자생한다. 섬진강 은어가 유명한 것도 맑은 강물과 보성강과 순자강이 만나 합수(合水)하는 지리적 특성 때문일 것이다. 수박 향이 나는 섬진강 은어는 궁중 진상품이었다. 광해군 때 시인 오천뢰(吳天賚)는 홍수가 나면 진상할 은어를 잡을 수 없어 고통 받는 순자강과 보성강 일대의 사람들의 고통을 시로 지었다.

자연의 보물인 과일을 얻으면서 무엇이 부족하여 한탄하는가? 동쪽 은어 때문에 백성의 노고 역시 많구나.

이 시를 본 궁중에서 은어 진상을 중지하라 명했다는 일화도 있다.

은어는 산란 전인 여름에 맛이 좋으며, 이때가 아미노산 함량도 가장 풍부하다. 소금구이나 튀김, 백숙, 조림 등으로 다양하게 이용되지만 향이 일품인 만큼 회로 먹는 것이 가장 좋다. 튀김이나 소금구이로 먹을 때는 내장을 빼지 않고 그대로 먹는다. 은어 내장에서는 특유의 역한 냄새가 나지 않을 뿐만 아니라 비타민A · B · D와 레시틴이 풍부하다. 백숙으로 먹을 때는 은어를 푹 고아 뽀얀 국물째 담아 내어 양념 간장에 찍어 먹는다.

'죽는 것은 괜찮으나 상놈 입에 들어갈까 슬프다'고 했을 만큼 고아한 물고기 은어. 수박 향을 머금은 나긋나긋한 맛과 매끄러운 생김새는 단연 물고기의 여왕이다.

잉어

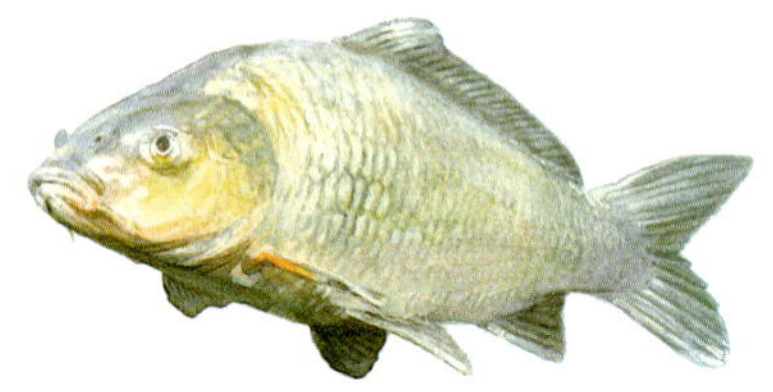

철석, 보니 연못에 잉어가 올라 뛰고 만개한 복사꽃은 바람에 풍겨 향기 그윽히 천기
를 덮는다. 펄떡 한 마리의 잉어가 올라 뛰었다. 올라 뛰었던 잉어는 불행히 연잎 위
에 나려졌다. 두어 뒤척일 때에 연잎이 기울며 잉어는 다시 물에 들어가게 되었다.
— 김동인 〈백마강〉 중에서

김동인의 묘사를 보노라면 지척에서 잉어가 뛰어오르는 것만 같다.

민물고기의 왕이라 불리는 잉어는 기원전 약 500년경의 중국 문헌《양어경(養
魚經)》에 양식법이 상세히 기록되어 있을 만큼 역사가 깊다. 중국에서는 이미 3
천 년 전부터 잉어를 강장 보신제로 이용해 왔으며, 축하용 요리나 명절 요리에
도 잉어를 빼놓지 않았다.

잉어는 식품으로 먹어 온 역사가 깊은 만큼 이야기도 많다. 용왕의 아들인 잉
어를 구해 주고 보은(報恩)을 받았다는 설화도 있고, 효자가 하늘의 도움으로 겨
울에 잉어를 구하여 병든 어머니를 공양한 것이 유교의 효와 부합된다 하여《오
륜행실도(五倫行實圖)》에도 수록되어 있다. 또한 잉어 꿈은 수태를 알리는 길몽
으로, 잉어를 용종(龍種, 귀족)으로 보아 입신 출세를 상징하기도 한다. 뜻을 이
루어 크게 영달하는 것을 비유하는 등용문(登龍門)이라는 고사에도 등장한다.

중국 황하 상류에는 룽먼〔龍門〕이란 지명이 있는데, 이곳에는 하류에서 올라

온 잉어가 많기로 유명하다. 잉어들이 용문을 뛰어 넘어 상류로 올라가려 애쓰나 대부분 실패하고 극히 일부만 성공하는데, 거센 물길을 뛰어 넘게 되면 용으로 변해 승천한다는 전설이 《후한서(後漢書)》에 전한다.

잉어가 이처럼 귀하게 여겨진 것은 그만큼 효능이 뛰어나기 때문이다. 잉어에는 양질의 단백질과 지방을 비롯한 칼슘과 비타민B$_1$이 풍부하여 임산부와 어린이는 물론 성인의 건강과 정력 증진에 효과가 좋다. 중국 광동 지방에 사는 90세 된 노인이 평소에 잉어를 즐겨 먹었는데, 20대 여성에게 장가를 들어 1백 살에 아들을 낳았다는 이야기도 전한다. 잉어의 영양소 가운데 상당량을 차지하는 양질의 고단백질 중 정액의 주성분인 아르기닌(arginine)과 히스티딘(histidine)이 풍부하니 잉어를 많이 먹으면 회춘한다는 말은 설득력이 있다. 지방 역시 몸에 좋은 불포화 지방산이라서 동맥경화나 고혈압 등 생활습관병을 앓고 있는 환자에게 좋은 영양 공급원이 된다. 한방에서는 산모가 잉어를 먹으면 젖이 많아지고 건강을 쉽게 회복한다 하고, 임산부가 먹으면 태아를 안정시키고 부종을 해소하고 지혈 작용을 한다고 했다. 당나라 진장기(陳藏器)가 지은 《본초습유》에도 "잉어는 태를 안정시키고 태동 불안과 임신 부종을 치료한다."고 되어 있다.

조선왕조 왕실 태교 식품 중에서도 잉어 요리는 최고의 자리를 차지한다. 젖먹이에게 필요한 8종의 필수 아미노산과 히스티딘까지 들어 있으니 조선 궁중의 태교 식품이 된 것은 당연하다. 또한 잉어 기름에는 두뇌 활동에 도움을 주는 EPA가 들어 있어 뇌세포 발육에도 중요한 역할을 한다. 태아의 두뇌를 발달시키고 위장 점막과 간장을 보호하며 암세포를 억제하는 아라키돈산(arachidonic acid)도 들어 있다.

그중에서도 잉어의 효능을 가장 확실하게 볼 수 있는 것은 잉어탕으로, 보통 내장을 제거한 뒤 구기자를 넣어 푹 고아 국물을 마신다. 민간에서는 임신 부종이나 각기 부종에 잉어와 팥을 달여 마시면 효험을 볼 수 있다.

우리나라는 예부터 절기에 맞춰 물고기를 잡아먹거나 높은 사람에게 바치는 풍습이 있다. 이는 물고기가 지닌 생명력과 알을 많이 낳는 다복 다산(多福多産)을 상징하기 때문이다. 게다가 잠을 잘 때도 눈을 뜨고 자기 때문에 늘 그릇된 것을 경계할 수 있다고 믿었다. 떡살에 물고기 문양을 새겨 음양의 화합과 부부애를 기원하는 의미로도 썼으니 과연 우리 민족의 오랜 벗이라 할 만하다.

자라

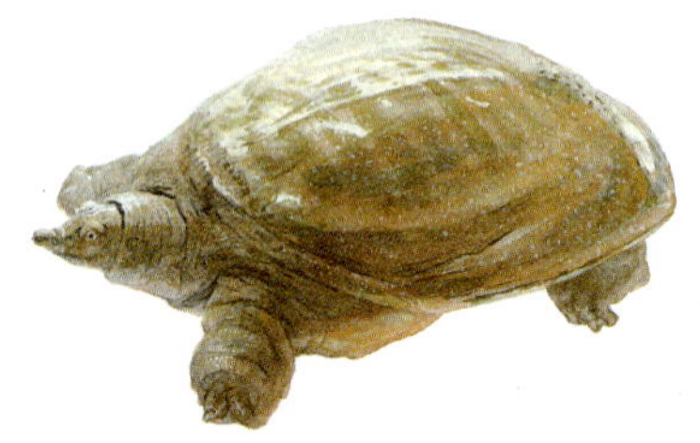

　중국에서는 자라를 영원불멸의 생물로 치고, 인도에서는 불로장수의 의미로
여긴다. 자라는 거북의 한 종으로 파충류에 속하며, 2개월 만에 부화하고 성장이
더뎌 자라는 데 20년이 걸린다. 물에 살지만 아가미로 호흡하지 않고 폐로 호흡
하며, 네 다리는 짧지만 굳세고, 발가락 사이에 물갈퀴가 있어 재빠르고 날쌘데
알을 낳을 때가 아니면 좀체 물 밖으로 나오는 일이 없다.

　자라는 기름기가 오른 동면기인 10월부터 이듬해 4월경까지가 가장 맛이 좋
다. 여름에는 가장 마른다 하여 '문자겹어' 라고 부른다. '문자' 는 모기이고 겹어
는 자라이므로 '모기처럼 작아진 자라' 라는 뜻이다.

　자라는 옛날부터 양기가 부족하거나 허약한 사람을 위한 보양식으로 많이 이
용되어 왔다. 맛이 닭고기처럼 담백하고 좋을 뿐만 아니라 정상 세포에 생명력
을 불어넣어 몸을 활성화하는 작용이 뛰어나기 때문이다. 그도 그럴 것이 자라
살코기에는 양질의 단백질과 필수 아미노산 외에 비타민B_1 · B_2 등의 비타민이
풍부하여 영양제이자 정력제로 손색이 없다.

　한방에서는 자라 고기를 골증열(음기와 혈기 부족으로 골수가 메말라 뼈 속이 후
끈후끈 달아오르고 매우 쑤시는 증상)이나 오랜 이질, 학질(말라리아), 붕루(월경 기
간이 아닌데 갑자기 많은 양의 피가 멎지 않고 계속 나오는 증상) 등에 쓴다 했으며,
알은 어린이 설사나 몸이 허약한 데, 피는 허로나 탈항(탈출성 치핵), 얼굴 신경

마비에 쓴다고 했다. 살코기는 물론 피와 껍데기, 내장, 알까지 하나도 버리지 않고 모두 약으로 쓰는, 말 그대로 영양 덩어리다.

그중에서도 남성들에게 인기가 많은 것은 자라 피로, 단백질은 물론 철분, 칼슘, 비타민 등을 모두 갖추고 있다. 한 마리의 목을 따면 보통 30~40g의 피가 나오는데, 혈청 중에 칼슘이 많이 들어 있어서 정력 부족에 확실한 효험이 있고, 빈혈이 있거나 몸이 허약한 사람에게도 좋다.

또 한방에서는 자라 등껍질 말린 것을 별갑(鱉甲)이라 하여 오래 전부터 약재로 이용해 왔다. 해열제와 강장제로는 물론 난산이나 대하증, 방광 결석 등에 효과가 좋으며, 어혈로 인한 월경 불순을 치료하는 데도 효과가 좋다. 진액이 부족하여 생기는 열증과 뼈 속까지 열이 나는 증상, 풍으로 인한 증상에 이용해도 효과를 볼 수 있다.

보통 식재료로 이용하는 자라는 등딱지가 청록색에 가까운 것을 상품으로 치고,, 다갈색을 띠는 것은 중등품으로 친다. 배쪽은 네 발이 달린 부분이 황색을 띠는 것이 상품이다. 체형은 둥근 모양에 가까우면서 등딱지가 넓고 두터운 것이 좋다.

자라탕을 끓일 때는 껍데기를 제거한 자라에 생강즙과 통마늘을 듬뿍 넣고 각종 한약재와 함께 푹 끓이거나 고기를 5~6쪽으로 잘라 청주를 뿌려 잡냄새를 제거한 뒤 푹 쪄서 고기는 간장에 무쳐 먹고, 국물은 소금간을 해 먹는다. 중국에서는 이 자라탕을 최고의 스태미나식으로 친다. 자라구이를 할 때는 껍데기를 벗겨 낸 뒤 기름종이로 싸서 짚불에 구우면 된다. 24시간 동안 푹 고은 뼈 육수에 찹쌀과 표고버섯을 넣어 끓인 자라죽, 황귀와 영지버섯 등의 약재를 넣어 찐 자라찜, 자라탕에 구기자를 배합한 자라구기자탕까지 모두 최고의 건강식이다.

일본 작가 가이코 다케시(開高健)는 자라탕에 대해 "자라탕이 뚝배기에서 부글부글 끓은 채 나온다. 이 탕은 보기만 해도 힘이 솟고, 풍요로움과 원숙함이 느껴지는데 은은하게 퍼져 오르는 술 향기와 함께 톡 쏘는 듯한 생강 냄새가 코를 스친다."고 했다. 아마도 별당탕을 묘사한 것 같다. 과연 미식가가 즐길 만하다.

장어

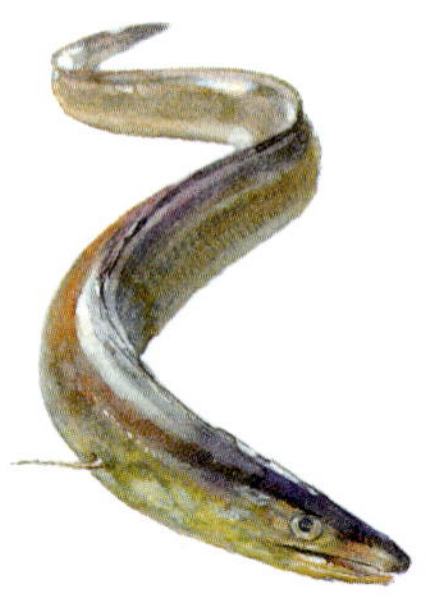

　장마와 더위, 땀으로 체력이 떨어지고 지쳐서 입맛을 잃기 쉬운 여름철에는 특히 잘 먹어야 한다. 어떤 문인은 "여름비는 기결수에 내리는 사면장 같다." 하여 무더위를 식혀 주는 한줄기 소낙비의 청량감을 말했다.

　체력 소모가 많은 한여름에 기력을 돋워 주는 음식으로는 장어가 으뜸이다. 담백하고 하얀 속살에 고소한 기름이 잘잘 흐르는 장어는 예부터 국이나 백숙을 하여 보신 음식으로 먹곤 했다.

　장어는 자양 강장에 좋은 스태미나식으로 양질의 단백질과 지방을 갖춘 최고의 영양 덩어리다. 단백질은 해독 및 세포 재생 능력이 뛰어난 양질의 점액성(식물성) 단백질과 콜라겐이고, 지방 또한 몸에 좋은 불포화 지방산이라 고혈압이나 당뇨, 간염 등 생활습관병에 효과가 있다. 시력을 회복시켜 주고 발육을 증진하며 항암 효과까지 있는 비타민A와 노화 방지, 생리 활성화, 모세 혈관 강화, 피부 미용에 좋은 비타민B도 풍부하니 건강식으로 장어를 능가할 것이 없다.

　장어의 알에서 태어난 치어는 1~3년 정도 바다에서 살다가 민물로 올라와 자라는데, 20여 종의 장어 중에서도 육질이 쫀득쫀득하고 고소한 풍천장어를 으뜸으로 친다. 풍천(風川)은 지명이 아니라 '바람이 불어오는 강 하구'를 뜻한다. 바닷물이 들어올 때 육지로 바람을 몰고 온다 하여 붙은 이름으로, '급한 물살에 사는 살이 쫀득탱탱한 민물장어'를 의미한다. 그중에서도 최고로 치는 것은 배가 노르스름한 황만(黃鰻)으로, 기름기가 많고 감칠맛이 난다.

흔히 꼼장어라고 하는 바다의 붕장어(아나고)와 민물 장어(뱀장어)를 같은 것으로 알고 있는 사람이 많은데, 이 둘은 전혀 다르다. 뱀장어는 민물과 바다를 왕래하며 살아가는 반면 붕장어는 일생을 바다에서 보낸다. 붕장어는 낮 동안은 모래 속에 몸을 숨기고 지내다 밤이 되면 새우나 게, 물고기 등을 닥치는 대로 잡아먹어 '바다의 갱'이라고도 부른다. '하모도 한철'이라는 말의 주인공인 갯장어(참장어)는 말 그대로 '하모'라고도 하며, 여름철에 특히 맛있다. 일본인들이 즐겨 먹는데, 가까운 연안의 모래 진흙 바닥과 암초 사이에 살며 바위가 많은 곳을 좋아한다. 장어는 한번에 무려 1천만 개의 알을 낳는데, 산란기가 되면 적동색(赤銅色)의 결혼색이 나타나고, 알을 낳은 뒤 그 자리에서 일생을 마친다.

장어는 여름 보양식이라 하여 복날 즈음에 많이 먹는다. 우리나라뿐만 아니라 중국과 일본, 유럽에서도 보신식으로 즐겨 먹는데 일본 고전인 《만엽집(萬葉集)》에는 "여름 더위로 지친 몸에는 장어가 좋다"는 기록이 남아 있고, 중국의 《계신록(稽神錄)》에는 장어를 신약(神藥)이라 하여 관련된 일화를 적어 놓았다.

과촌이란 곳에서 한 어부의 아내가 돌림병을 얻었는데, 무섭게 전염되어 많은 사람이 죽어 갔다. 그래서 병자가 생기면 죽기 전에 관에 담아 강물에 떠내려 보냈는데, 하류에서 어부들의 그물에 걸리니 병자를 어막에 뉘어 두고 장어 고기를 먹였더니 병이 나았다."

다 죽어 가는 사람도 살려낼 정도였으니 그 효능을 가히 짐작할 만하다. 여색(女色)을 밝힌 것으로 유명한 연산군(燕山君)의 보신식도 장어백숙이었다고 한다. 장어백숙은 만들기도 쉬워 장어 껍질을 벗겨 통마늘과 함께 은근한 불에 서너 시간 푹 끓여 국물을 마시면 된다. 간은 소금이 전부로 조리법은 간단해도 그 효과는 절대 가볍지 않다는 것이다.

독일 사람들은 여름에 별식으로 '아르스페'라고 하는 장어국 비슷한 음식을 먹는다고 한다. 영국 노동자들도 여름철 스태미나식으로 냉동 장어젤리를 즐겨 찾고, 프랑스와 덴마크에서는 샌드위치 속에 넣어 먹는다 하니 이제 장어가 전 세계인의 입맛을 사로잡을 날도 멀지 않았다.

전복

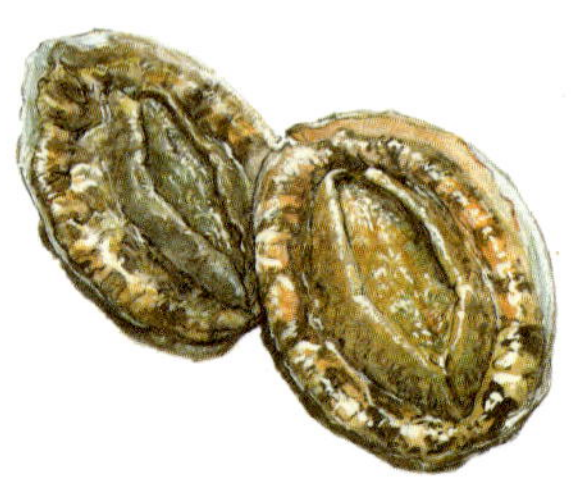

'동방의 불로초'라 불리는 전복. 불로장수를 열망한 진시황이 삼천동자(숫총각)를 모아 불로장수 식품을 찾아 오라 했을 때 서복(徐福)은 멀리 우리나라 봉래섬(제주도)까지 와서 전복을 가져다 진상했다고 한다. 선사시대의 패총(貝塚)에서 전복 껍데기가 발견될 만큼 먹을거리로 이용되어 온 역사가 깊다.

전복은 조개류 중 가장 맛이 좋고 귀한 식품으로, 황제나 먹을 수 있는 '조개류의 황제'로 알려져 왔다. 중국의 최고 권력자조차 쉽게 먹을 수 없을 만큼 매우 귀한 식품이었다. 《후한서》에 나오는 왕망(王莽)은 전쟁에서 패하고 부하들마저 배신하자 마음의 상처를 입고 안석에 기대앉아 전복만 먹었다 하고, 조조(曹操) 역시 전복을 매우 좋아했다는 예를 들어 과거 중국에서 전복이 얼마나 귀한 음식이었는지를 고증하고 있다. 중국에서 전복의 인기는 상어지느러미나 제비집 요리와 비교가 되지 않을 정도다.

정약전은 《자산어보》에서 전복을 복어(鰒魚)라고 소개하면서 "살코기는 맛이 달아서 날로 먹어도 좋고 익혀 먹어도 좋지만 가장 좋은 방법은 말려서 포를 만들어 먹는 것이다."라고 했다. 그래서 예부터 간 기능의 지나친 활동으로 오는 두통과 귀울음, 혀와 목이 마르는 증상에 많이 썼다. 실제로 전복을 쪄서 말리면 간장의 해독 기능을 강화하고 콜레스테롤 수치를 낮춰 주며 심장 기능을 향상시켜 주는 타우린이 많이 생성된다. 성 기능 증강에 효과가 있다고 알려진 아르기닌도 풍부하여 스태미나 식품으로도 인기가 많다.

전복은 가공 방법에 따라 날것은 생복, 찐 것은 숙복, 말린 것은 건복이라 한다. 생전복은 맛이 들큰하며, 꼬들꼬들한 살의 오독오독 씹히는 맛이 일품이다. 살짝 익힌 것은 날창날창 보드라우면서도 쫄깃하고 살은 달보드레하여 한번 먹어 보면 '전복 맛은 조개류 중 으뜸'이라는 말이 과장이 아님을 알 수 있다.

바위에 붙어 갈조류를 먹고 성장하는 만큼 전복 창자에서 나는 특유의 해조류 냄새도 빼놓을 수 없다. 내장은 맛이 독특하여 정력제로 알려져 있는데, 그래서 내장을 먹어야 전복을 먹었다고 할 정도로 전복은 내장과 함께 내는 것이 통례로 되어 있다.

궁중 요리에서도 전복을 최고의 식재료로 친다. 전복 가루를 다식판에 박아 낸 전복다식, 얇게 저민 전복에 잣소를 넣은 최고급 마른반찬인 전복쌈, 전복에 쇠고기 · 간장 · 기름 · 꿀을 넣어 조린 전복초, 내장을 함께 넣어 끓인 풍부한 맛의 전복죽에 이르기까지 모두 전복을 이용한 건강식이다.

전복은 껍질에서 내장까지 하나도 버릴 것이 없다. 심지어 껍질은 생활 도구로도 이용한다. 숟가락 대용으로 가마솥의 누룽지를 긁는 데 사용하기도 하고, 바위에 붙은 김이나 파래를 모을 때도 유용하다. 화려함을 비할 데가 없는 오색 영롱한 자개농의 소재가 되는 것도 전복이 가진 덕목이다.

우리나라뿐만 아니라 중국과 일본에서도 전복을 즐기지만 그중에서도 제일로 치는 것은 한국산이다. 전복을 먹는 방법도 다른데, 우리나라와 일본에서는 회로 먹거나 젓갈로 담가 먹는 반면 중국에서는 꼭 말린 것을 불려서 요리한다. 일본 사람들은 전복 내장을 즐겨 먹지만 전복을 말렸다가 쓰는 요리법은 없다. 한국에서는 회나 익힌 것은 물론 내장도 즐겨 먹는다는 말을 들으면 중국 사람들은 두 눈이 휘둥그레진다. 하지만 서양 사람들은 전복은 다른 조개와는 달리 껍질이 한쪽 밖에 없어서 먹으면 사랑에 실패한다고 믿어 과거에는 전복을 먹지 않았다고 한다. 그 맛의 깊이를 모르고 겉으로만 판단한 결과다.

정어리

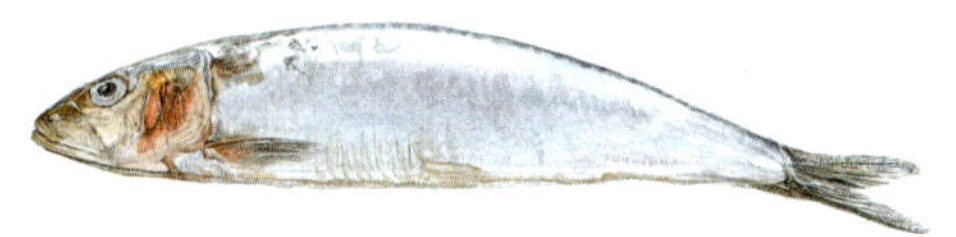

대형 물고기의 먹이가 된다 하여 '바다의 목초', '바다의 쌀'로 통하는 정어리. 청어과의 바닷물고기로 매우 큰 무리를 지어 다니며, 우리나라 남해와 동해, 일본의 전 연안에 분포한다. 제주도 동남방 해역에서 겨울을 지낸 뒤 봄이 되면 북상하여 여름이면 전 동해에 서식한다. 그러다 가을이 되면 다시 남하하여 산란 해역 부근에서 겨울을 난다.

비린내 때문에 등 푸른 생선을 싫어하는 사람도 많은데, 혈액을 깨끗하게 하고 건강을 유지하기 위해서는 생선 섭취에 소홀해서는 안 된다. 그중에서도 두뇌 건강에 효과가 좋은 EPA와 DHA가 들어 있는 등 푸른 생선을 꾸준히 먹는 것이 중요하다.

오메가-3 지방은 혈관 건강에 유익한 불포화 지방산의 일종으로, EPA와 DHA가 여기 속한다. 그중 정어리의 EPA 함량은 등 푸른 생선 가운데 최고(100g당 1.4g)로, 혈소판의 정상적인 활동을 돕고 혈전이 생기는 것을 막아 혈액이 잘 돌게 한다. DHA는 뇌를 건강하게 하고 시력을 개선해 줄 뿐만 아니라 동맥경화를 예방하고 뇌세포의 작용을 활성화하여 치매를 예방해 준다.

또한 정어리는 어류 가운데 비타민D 함량이 가장 높아서 꾸준히 먹으면 비타민D가 결핍될 일이 없다. 비타민D가 부족하면 칼슘의 체내 흡수율이 떨어진다. 칼슘은 골격과 치아를 튼튼하게 하는 필수 성분으로, 생정어리 100g에는 무려

94mg의 칼슘이 들어 있다. 이는 우유의 절반 수준으로, 말리면 생물일 때보다 칼슘 함량이 15배나 더 많아진다고 한다. 말린 정어리 100g을 먹으면 하루에 필요한 칼슘 섭취량을 충족시키고도 남는다. 최근에는 정어리의 펩티드가 혈압을 조절한다는 사실이 밝혀져 천연 혈압 강하제로도 이용되고 있다. 고혈압 환자들은 혈압 조절을 위해 늘 강압제를 복용해야 하는데, 정어리는 음식으로 손쉽게 섭취할 수 있는 천연 강압제다.

하지만 EPA와 DHA는 기본적으로 기름이기 때문에 산화되기 쉬우므로 정어리를 요리할 때는 가능하면 신선한 것을 구입해서 바로 먹는 것이 좋다. EPA와 DHA를 가장 효과적으로 섭취할 수 있는 방법은 날것으로 뼈째 먹는 것이다. 특히 식초나 매실 장아찌를 넣어 함께 조리면 산(酸)의 작용으로 뼈가 연해져 뼈째 먹을 수 있다. 하지만 튀김으로 만들어 먹는 것은 별로 바람직하지 않다. 기름에 튀기면 DHA가 50~60% 정도 손실될 뿐만 아니라 생선이 튀김 기름에 함유되어 있는 좋지 않은 성분까지 모두 흡수해 버리기 때문이다. 구이나 조림을 해도 조리 시에 지방이 빠져나오기 때문에 DHA 함량이 80% 이하로 떨어진다. 그러므로 조림을 할 때는 싱겁게 조리하여 가능하면 국물까지 다 먹는 것이 좋다.

또한 생선구이를 할 때는 너무 오래 굽지 않도록 한다. 오래 구울수록 지방이 많이 빠져나와 DHA가 많이 손실되기 때문이다. 또 탄 부분에는 강력한 발암 물질이 들어 있으므로 생선을 요리할 때는 타지 않도록 주의해야 한다. 기름기가 많은 정어리나 고등어, 꽁치 등을 구워 먹을 때는 먹기 직전에 레몬즙을 뿌려 먹는 것이 좋은데, 이렇게 하면 비린내가 사라질 뿐만 아니라 레몬즙에 들어 있는 비타민C가 탄 부분에 들어 있는 발암 물질을 제거해 주기 때문이다.

몸에 좋은 것은 무조건 많이 먹는 것이 좋다고 생각하는 사람들이 있다. 하지만 최고의 건강 비결은 모든 음식을 골고루 조금씩, 천천히 씹어 먹는 것이다. EPA와 DHA도 한번에 많이 섭취할 필요가 없다. 한 끼 식사에 정어리 2마리나 전갱이 1마리, 참치회 4~5점 정도면 충분하다. 일주일에 세 번 정도 먹는 것이 가장 바람직하다.

조개

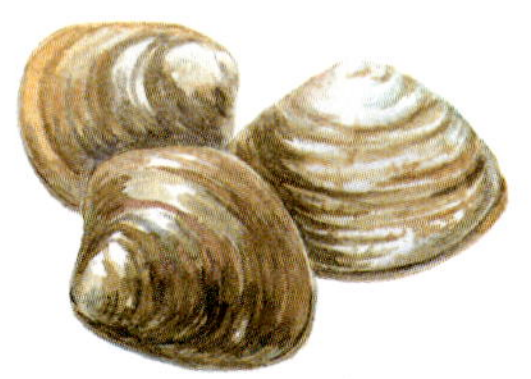

조개는 닫힐 때 강력한 힘과 두 쪽의 물림이 빈틈없이 잘 맞는다. 같은 크기의 조가비를 맞추어 보아도 절대 서로 물리지 않는다. 그래서 일부일처(一夫一妻)의 교훈으로 삼기도 한다.

뽀얀 조개 국물에서 안개를 읽고 안개 냄새를 맡는다면 영락없는 봄이다. 조개는 아지랑이 아물대는 봄기운을 타고 살이 여무는지 봄이라야 제맛이 난다. '봄 조개, 가을 낙지' 라는 말은 의미가 있다.

모시조개, 대합조개, 가막조개(바지락조개), 피조개, 새조개, 홍합, 백합 등 조개는 그 종류도 다양한 조개는 쫄깃쫄깃하고 달착지근한 감칠맛이 특징이다. 조금씩 차이는 있지만 대부분 단백질과 필수 아미노산이 풍부하고, 생활습관병에 효과가 있다고 알려져 있다. 이는 풍부한 타우린 함량에 의한 것으로, 몸속의 지방을 분해하고 콜레스테롤의 흡수를 억제하며, 다이어트와 빈혈에 더없이 좋은 효과를 발휘한다. 어린이 성장에 필수적인 아연과 정신 능력을 강화해 주는 티록신(thyroxine)이 풍부한 것도 특징이다.

그중에서도 재첩은 감히 조개류의 보약이라 해도 될 만큼 맛과 영양이 뛰어나다. 재첩은 한강이나 금강, 낙동강 하류에서 나는 손톱만 한 크기의 작고 까만 조개로, 그중에서도 섬진강 재첩이 예부터 명물로 손꼽혀 왔다. 크기는 작아도 국을 끓이면 뽀얀 국물이 우러나오는데, 그 맛도 맛이지만 영양이 풍부하여 5~

6월이면 식도락가들의 입맛을 자극한다. 풍부한 아미노산과 호박산은 물론 비타민12가 육류나 간과 맞먹을 정도로 풍부하여 간을 해독하는 데 탁월한 효과가 있다. 여기에 부추를 잘라 넣으면 비타민A가 보충되어 궁합까지 최고다.

《동의보감》에는 "재첩은 다른 음식과 함께 섭취해도 전혀 부작용이 없고, 눈을 맑게 하고 피로를 풀어 준다. 특히 간 기능을 개선하고 향상시키며 황달을 치유한다. 위장을 편안히 하고 소변을 맑게 하여 당을 조절하는 효능이 있으며, 몸의 열을 내리고 기를 북돋우는 효과가 있다."고 되어 있다.

조개 요리의 기본은 조개를 잘 해감하는 데 있다. 모시조개는 깨끗이 씻어서 바닷물과 비슷한 농도의 소금물에 담고, 바지락은 맹물에 담가 어두운 곳에 반나절 정도 두면 된다. 해감한 것은 조리하기 직전에 '따각따각' 껍질과 껍질이 서로 부딪히는 소리가 나도록 잘 씻어야 비린내가 나지 않는다. 보관해 두려면 손질한 조개를 물기를 잘 빼서 비닐봉지에 넣어 냉동하면 된다.

조리할 때는 해동하지 말고 그대로 가열하여 먹는다. 국에 넣는 것은 크기가 작은 것이 좋고, 오래 끓이면 질겨지므로 국물이 끓어오르고 조개 입이 벌어지면 바로 불을 끈다. 국물을 깨끗이 하려면 끓인 국물을 한번 가제에 받쳐 이용하면 된다. 또 조개탕은 껍질째 담아 내는 것이 보기에도 좋고 하나하나씩 빼먹는 즐거움도 있다. 마지막에 청주를 약간 넣으면 탕의 맛이 한층 좋아진다.

조개에는 다음과 같은 이야기가 얽혀 있다. 조선조 세도 정치가 김좌근(金左根, 1797~1869)의 첩 나주 기생 양씨가 조정 인사에 간여하여 뇌물을 받고 벼슬을 팔았다. 양 씨의 막강한 세력을 아는 사람들은 그녀를 나합(羅閤), 즉 나주합 부인이라고 불렀는데, 나합의 합(閤)은 합하(閤下 : 각하와 같은 말로 옛 대신들이 대문 옆에 작은 문을 설치해 놓은 데서 비롯됨)에서 따 온 것이다. 나합 때문에 국가의 기강이 어지러워지자 결국 신정왕후가 나합을 불러 "너를 나합이라 부른다는데 그게 정말이냐?"고 물었다. 이에 나합이 "그렇사옵니다. 저를 천시하여 나주의 계집이란 뜻으로 조개 합(蛤)을 써서 그렇게 부른 것으로 압니다."라고 재치 있게 대답했다고 한다. 그 임기응변 능력과 대범함이 과연 국가의 기강을 뒤흔들 만하다.

조기 (굴비)

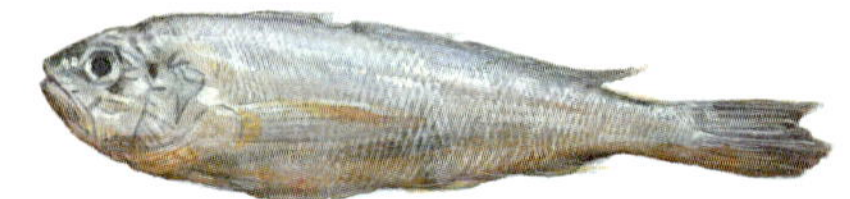

짭조름하면서도 눅진눅진한 촉감의 굴비. 굴비란 소금에 절여 통째 말린 조기를 말한다. 머리 속에 2개의 단단한 뼈가 있다 하여 석수어(石首魚)라고도 하며, 기운을 북돋워 준다 하여 한자로 도울 '조(助)'와 기운 '기(氣)'를 써서 조기(助氣)로 표기한다.

조기는 예부터 영양식이나 병후식으로 유명하고, 고급 생선으로 여겨져 제사상에 꼭 오른다. 육질이 부드럽고 담백해서 맛이 좋을 뿐만 아니라 양질의 단백질과 철분, 무기질 등이 풍부해 원기를 회복시켜 주고 어린이의 발육을 돕는다. 비타민A와 D도 풍부해 야맹증과 눈 질환에 효과가 좋고, 피로를 푸는 데도 좋다. 《동의보감》에는 "뱃속에 탈이 생겨 팽팽하게 부어오르는 복창이나 설사, 체하거나 신경성 위장병에 특효가 있다."고 했다. 머리에 들어 있는 뼈를 태워서 재를 만들어 먹으면 결석을 치료하는 데도 효과를 발휘한다.

국산 참조기는 머리 부분이 둥근 삼각형에 가깝고 몸은 통통한 유선형을 띠며, 주둥이 주변은 주황빛이고 몸은 연한 황금색이 돈다. 조기는 산란을 위해 추자도와 흑산도를 거쳐 연평도로 올라가는데, 곡우(4월 20일) 무렵이면 어김없이 법성포 앞바다에 나타난다. 약속을 못 지키는 사람을 가리켜 '조구만도 못한 놈'이라고 하는데, 이는 결코 빈말이 아니다.

굴비 중에서도 최고로 치는 것은 전남 영광에서 생산되는 법성포 굴비로, 그 유래가 재미있다. 고려 인종 때, 난을 일으켜 정주, 즉 지금의 법성포로 유배를 갔던 이자겸이 해풍에 말린 조기를 맛보고 난 뒤 맛이 좋아 임금에게 진상하였는데, 조기를 진상하면서 자신의 난은 정당했고, 그 뜻을 굽히지〔屈〕 않겠다〔非〕는 뜻에서 '정주굴비(靜州屈非)'라는 글과 함께 올렸다고 한다. 그 후로 조기 말린 것을 굴비로 부르게 되었다고. 한다.

법성포 굴비는 곡우를 전후로 잡은 알배기 참조기를, 염산면의 소금을 일 년 넘게 보관하여 간수가 완전히 빠진 천일염으로 서른 시간 남짓 켜켜이 섭간하여 해풍에 말려 만든다. 여기에는 법성포의 기후 조건도 크게 한몫 한다. 봄부터 여름까지 불어오는 편서풍은 습도가 낮에는 45%이 이하로 떨어졌다가 밤이면 95% 이상 5~6시간 지속되는데, 이 과정에서 한낮에는 건조가 이루어지고 밤에는 조기의 수분이 숙성되면서 그 누구도 흉내낼 수 없는 법성포 굴비만의 맛이 완성되는 것이다.

굴비는 바람이 잘 통하는 그늘진 곳에 보름 이상 걸어 두면 배에서부터 누런 기름기가 빠져 맛이 변한다. 영광 지역에서는 전통적으로 굴비를 통보리 속에 묻어 두고 먹었다. 이른바 보리굴비. 보리에 묻어 두면 겉보리가 굴비에 들어 있는 기름기가 밖으로 빠져나가는 것을 막아 줄 뿐만 아니라 저장성도 높아진다. 보리 속에 말려 기름기를 뺀 굴비의 앙상함을 '앙상함이 안으로 응축시킨 끈질긴 맛을 뜯어내는 별미'라고 예찬하는 사람도 있다. 여름철 밥맛이 없을 때 찬물에 밥을 말아 바싹 말린 보리굴비를 결대로 찢어 고추장에 찍어 먹으면 입맛을 돋우는 데 그만이다. 꾸득꾸득하게 말린 굴비를 고추장에 통째 박아 두었다가 결대로 길게 찢어 먹는 굴비자반(고추장굴비)도 입맛을 돋우는 데 최고다.

과거에는 굴비 알을 먹으면 아들을 낳는다고 하여 친정어머니들이 시집간 딸에게 굴비 알을 은밀히 보내는 풍습도 있었다. 명절 선물로 굴비를 주고받는 것에는 '불의나 비리, 부정에 굴하지 말라'는 상징적인 의미가 담겨 있다고 한다. 맛과 이름도 뛰어나지만 그 뒤에 감춘 의미까지도 빼어난 생선이다.

준치

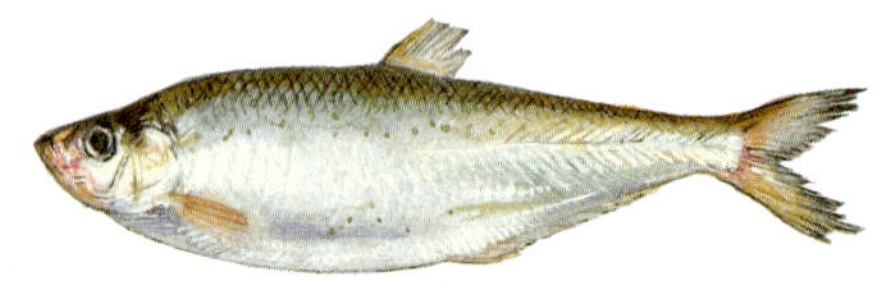

맛은 좋으나 가시가 많아 먹기가 고약하기로 이름난 준치. 송나라의 문인 유연재(劉淵材)는 "죽는 것이 한스럽지 않으나 다섯 가지가 한스러워 못 죽겠네. 그것이 무엇이냐고 누가 묻는다면 준치에 가시가 많다는 것, 금귤이 너무 시다는 것, 순채가 너무 차다는 것, 모란꽃에 향내가 없다는 것, 홍어에 뼈가 없다는 것이다."라고 했다. 얼마나 맛이 뛰어났으면 자신이 죽는 것보다 준치에 가시가 많다는 것이 한(恨)이라 했겠는가.

준치 가시에 대해서는 재미있는 이야기가 전해진다. 먼 옛날, 준치가 맛이 좋고 가시가 적어 사람들이 준치만 즐겨 먹어 멸종 위기에 처하자 용왕은 물고기들과 의논하여 이렇게 명했다. "준치는 가시가 없어 사람들이 준치만 찾아 위기에 처한 것이니 모든 물고기는 자기의 가시를 한 개씩 준치 몸에 꽂아 주라." 이에 모든 물고기가 준치를 사랑하는 마음으로 각기 자기 가시를 한 개씩 뽑아서 준치 몸에 꽂으니 그때부터 준치에 가시가 많아졌다는 것이다. 특히 꽁지 부분에 유난히 가시가 많은 것은 아픔을 견디지 못해 달아나는 준치를 뒤쫓아가서 꽂았기 때문이라고 한다.

시인 백석(白石, 1912~1963)은 "준치를 먹을 때엔 나물지 말자 / 가시가 많다고 나물지 말자 / 크고 작은 고기들의 아름다운 마음인 / 준치 가시를 나물지 말자." 하여 준치 가시에 대한 전설을 읊었다.

준치는 사철 내내 잡히지만 알을 낳으러 강 하구로 몰려드는 6월경에 잡은 것이 가장 맛있다. 이 시기가 보통 단오 즈음이다. 진어(眞魚)나 준어(俊魚)라는 다른 이름도 생선 중에 진짜 맛있는 생선이라는 뜻을 담고 있다. 맛이 좋아 많이 먹고 싶어도 살 사이에 있는 많은 가시를 발라내며 먹어야 하니 조금씩 밖에 먹을 수 없다는 것이다. 그래서 혀 사이의 미뢰 세포(味蕾細胞)에 잘 닿아 맛을 더 예민하게 느낀다는 것이다. 오죽했으면 '썩어도 준치'라고 했겠는가.

《규합총서》에는 "준치를 토막 내어 그 조각을 도마 위에 세우고 허리를 꺾어 배나 모시 수건으로 두 끝을 누르면 가는 뼈가 수건 밖으로 빠져나올 것이니 낱낱이 뽑으면 된다." 하여 준치의 가시를 제거하는 방법을 적어 놓았다.

이처럼 준치 맛을 원하는 사람들은 안달나게 하는 가시지만 하지만 예전에 어머니들은 준치 가시도 그냥 버리지 않았다. 준치 뼈를 맞추어 새의 형상을 만들고 주둥이에 앵두를 물려서 처마 끝에 매달아 두면 새가 된다고 믿었기 때문이다. 어쩌면 고된 시집살이에 새가 되어 훨훨 날아가고 싶은 마음을 담은 것은 아니었을지…….

준치는 가시를 발라 회로 먹거나 찜, 구이, 조림 등으로 먹어도 맛있지만 그중에 으뜸은 소금에 절여 만든 준치자반이다. 항아리에 담아 솔잎을 켜켜이 쌓고 한지로 봉한 뒤 서늘한 곳에 저장해 두고 먹는 맛은 언제 먹어도 일품이다. 준치 살만 발라 만든 완자를 맑은 장국에 끓이거나 생선살로 빚은 준치만두도 쉽게 맛볼 수 없는 별미다.

조선시대 사대부들은 선물을 주고받을 때도 그 속에 상징적 의미를 담았다. 몸통이 투명한 뱅어는 깨끗함이 상징이요, 돼지를 선물했다면 부와 재물을 약속한다는 뜻이다. 그중에서도 준치는 권력이나 명예, 재물에 집착하면 불행이 닥친다는 상징을 담은 선물이었다. 준치가 맛있다고 아무렇게나 먹어 대면 가시가 목에 걸리는 불행이 닥친다는 뜻을 담은 충고이니 준치 선물이 마냥 고맙지만은 않았을 것이다.

참게

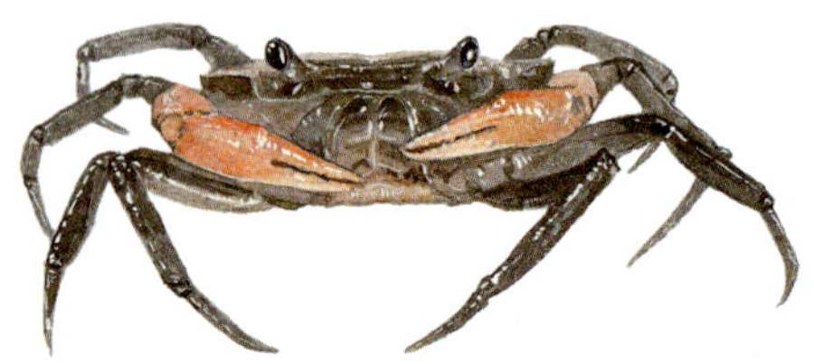

참게는 임금님 수라상에 올랐을 정도로 명성이 높은 토종 민물게다. 민물게는 논이나 냇가, 강어귀, 강모래 속에 많이 산다. 담수에서 살다가 성장하면 강을 따라 내려와 바다에서 산란하고 부화하는 것이 특징이다.

정약전은 《자산어보》에서 "몸빛은 푸른 검은색이고 수컷은 다리에 털이 있다. 맛은 게 중 가장 좋다."라고 하여 참게의 맛을 인정했다. 참게는 몸통이 동그랗고 검으며 발에 털이 많다. 음력 10월 임진강과 섬진강에서 잡히는 자연산은 노란 장맛과 향으로 최고로 인정받지만 값이 비싼 누구나 쉽게 맛보기는 힘들다. 참게장은 간장게장의 대표다. 가을 생식기에 암놈의 등딱지 속에 단맛이 나는 장이 드는데, 이때가 맛이 가장 좋다. '정월 게는 소가 밟아도 안 깨진다'는 말이 있지만 봄 게는 맛이 없다.

게를 암수 구분할 때 가장 쉬운 방법은 배꼽을 보는 것이다. 배딱지 가운데의 아래쪽을 보면 작은 딱지 하나가 더 붙어 있는데, 이것을 보통 배꼽이라 한다. 배꼽이 둥글면 암컷, 위쪽으로 뾰족하게 올라와 있으면 수컷이다. 알집으로 구별되는 수게와 암게 중 알이 꽉 찬 암게가 상품이지만 알 때문에 살이 적은 것이 흠. 그래서 오히려 크고 살이 꽉 찬 수게가 더 비싸다.

민물 참게로 담근 게장은 별미 중의 별미로 꼽는데, 만드는 방법은 다음과 같다. 먼저 항아리에 참게를 넣고 물을 부은 다음 뚜껑을 덮어 하룻밤 그대로 둔다. 밤새 참게가 찌꺼기를 토해 내면 솔로 씻어서 도로 항아리에 담는다. 이때 쇠고기 날것을 잘게 썰어 넣으면 게가 순식간에 고기를 먹어 버린다. 이렇게 고기 먹은 게로 게장을 담그면 맛이 훨씬 좋다. 그런 다음 게 항아리에 청장을 끓여서 식힌 것을 부었다가 이틀 뒤에 따라서 다시 끓여 서 식혀 붓는다. 이를 여러 차례 반복하여 두 달쯤 두면 삭아서 맛이 든다. 살아 있는 게가 간장을 고루 먹어야 비로소 제맛이 난다.

참게장의 백미는 장이다. 게딱지 속에 들어 있는, 된장처럼 누르스름하게 생긴 부분을 장이라 하는데, 실제로는 게의 생식소(生殖巢)다. 가을이 되면 양이 더 많아지고 맛도 좋아진다. 장이 좋은지 그렇지 못한지는 보통 빛깔로 따진다. 황장·녹장·흑장으로 나누는데, 그중에서도 노란빛이 감도는 황장이 고소하고 향이 맛이 좋아 최고로 친다. 색이 짙어질수록 쓴맛이 강해 품질이 낮은 것으로 본다. 장을 다 파 먹고 남은 간장에 밥을 비벼 김을 얹어 먹는 맛 또한 일품이다. 참게 향이 아직도 살아 있는 짭짤 고소한 맛 덕분에 밥도둑이라는 별명까지 붙었다.

과거 궁중에서는 참게 십 년 이상 된 궁중 간장에 담가 여러 번 장물만 달여 부은 참게장 속의 노란 창자를 전투 중 뼈가 상하고 힘줄이 끊어진 장졸들의 상처 회복을 위해 먹었다고 한다. 왕의 경호를 담당하는 지밀내관(상선)이나 문지기내관(상문), 금위영별장 등이 다쳤을 때도 치료를 위해 참게를 사용했다. 평안도 강계포수나 강화의 택견 무술 고수들은 외침이 있을 때마다 최전방 돌격 부대원으로 차출되었는데, 이들에게도 찹쌀밥과 함께 참게장이 특별 배식되었다고 한다. 끊어진 혈관, 부러지고 부스러진 뼈, 곪은 살을 회복시키는 데 참게장이 응급 식품으로 효과가 있었기 때문이다.

옛 그림에 참게는 갈대를 움켜쥔 모습으로 자주 등장한다. 갈대는 한자로 '로(蘆)'인데, 중국에서는 그 발음이 '려(臚)'와 비슷하다. 려는 임금이 과거 급제자에게 주는 고기로, 갈대는 곧 과거에 합격했음을 의미한다. 딱딱한 갑옷을 입은 게는 갑(甲) 즉, 장원 급제하는 뜻. 그래서 참게가 갈대를 잡고 있는 그림은 과거를 앞둔 선비들에게 인기였다고 한다.

참치

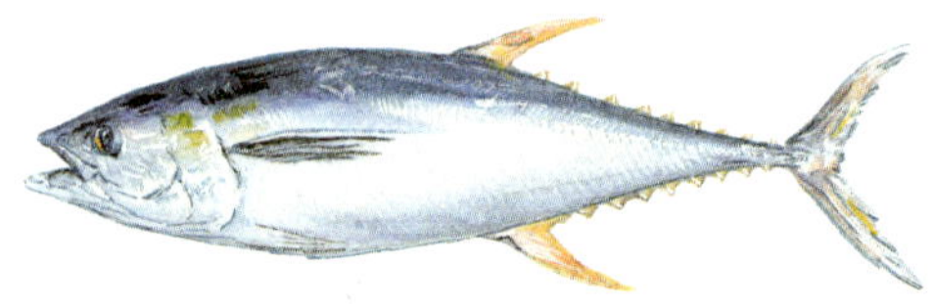

헤밍웨이에게 노벨문학상을 안겨준 《노인과 바다》. 평생 물고기를 잡아온 노인이 거대한 상어를 잡은 줄 알고 혼신의 힘을 기울여 올린 물고기는 상어가 아닌 다랑어, 곧 참치였다. 하지만 폭풍과 사투를 벌여 건진 것은 참치도 아닌 뼈뿐이었다.

옛사람들은 생선 중에서도 참으로 좋은 생선이라 하여 '참' 자를 붙여서 참치라는 이름을 붙였다고 한다. 지금이야 원양 어업의 발달로 흔한 생선이 되었지만 사실 참치는 부위에 따라 값도 차이 나고 맛도 다른 고급 생선이다. 지방 함량은 낮지만 단백질 함량은 돼지고기나 쇠고기, 닭고기보다 훨씬 높은 고단백 식품으로, 참치 통조림 하나면 성인의 하루 단백질 필요량(70g)의 40%를 보충할 수 있다. 필수 아미노산도 풍부하여 질적으로도 매우 우수하다.

특히 참치에는 우리 몸에 좋은 불포화 지방산, 그중에서도 오메가-3 지방산이 풍부하여 혈중 콜레스테롤 수치와 중성 지방 농도를 낮추고 혈압을 내려 주는 효과가 있다. 미국국립보건원(NIH) 발표에 의하면 참치에는 암 예방과 치료에 큰 효과가 있는 셀레늄이 많이 들어 있다고 한다. 셀레늄은 노화를 방지하고 면역력을 높이는 항산화 물질로 잘 알려진 비타민E보다 항산화 효과가 100배나 높은 물질로, 참치는 생선과 육류를 통틀어 셀레늄을 가장 많이 함유하고 있는 식품 가운데 하나다. 일주일에 평균 2회 이상 섭취하면 효과를 볼 수 있다.

미국심장병학회 역시 참치를 비롯한 등 푸른 생선은 각종 생활습관병과 심장병 위험을 낮춰 주므로 심혈관 건강을 위해서는 일주일에 최소 2회 이상 참치를 먹을 것을 권장한다. 이는 참치에 풍부한 DHA 덕분이다. 하지만 같은 참치라 하더라도 기름기가 많은 부위와 붉은 부위의 DHA 함량이 20배 이상 차이나는 경우도 있으므로 가능하면 DHA가 풍부한 분을 많이 먹는 것이 좋다. 눈과 뇌, 기름기 많은 부위, 붉은 부위의 순서로 DHA가 많이 들어 있다. 그런 면에서 '생선 눈을 먹으면 눈이 밝아진다'는 속담은 일리가 있다.

또 한 가지, DHA 함량이 높은 생선은 참치나 고등어, 정어리, 방어, 꽁치 등 주로 등 푸른 생선, 그중에서도 활동성이 비교적 큰 회유성 생선에 많다는 것이 공통점이다.

통조림으로만 즐기던 참치가 이제는 곳곳에 참치 전문점이 곳곳에 생겨나면서 회로 쉽게 맛볼 수 있게 되었다. 백화점이나 할인점에만 가도 가정용으로 나온 냉동 참치를 쉽게 볼 수 있으니 가히 대중 식품이 되었다고 할 수 있다. 그중에서도 우리나라 사람들이 횟감으로 즐겨 먹는 것은 참다랑어나 눈다랑어, 황다랑어, 황새치다. 종류와 부위에 따라 맛과 값이 말 그대로 천지 차이다. 참치는 잡은 즉시 눈을 가리고 바로 꼬리를 잘라 피를 빼서 신선한 상태를 유지하기 위해 영하 65도 이하의 냉동고에 넣어 급속 냉동시킨다. 젓가락으로 집었을 때 탄력이 있으면서도 약간 휘어지는 것이 가장 맛있고 먹기 좋은 것이다. 속살이 선홍색을 띠고 탄력과 윤기가 있을수록 신선한 것이라고 한다. 일본 사람들은 참치회를 '생선회의 여왕'이라 부를 정도다.

회뿐만 아니라 통조림을 이용한 참치 요리도 권할 만하다. 각종 채소를 다져 넣고 올리브유에 지녀 낸 참치전, 기름을 쪽 빼고 밥과 함께 볶은 참치볶음밥, 채소와 함께 마요네즈에 버무린 참치를 넣어 만든 샌드위치는 성장기 어린이를 위한 건강 요리다. 게다가 기름을 뺀 참치 통조림은 오히려 회보다 단백질 함량이 높고 다이어트 효과까지 있다 하니 요모조모 참 유용한 식품임에 틀림없다.

청어 · 과메기

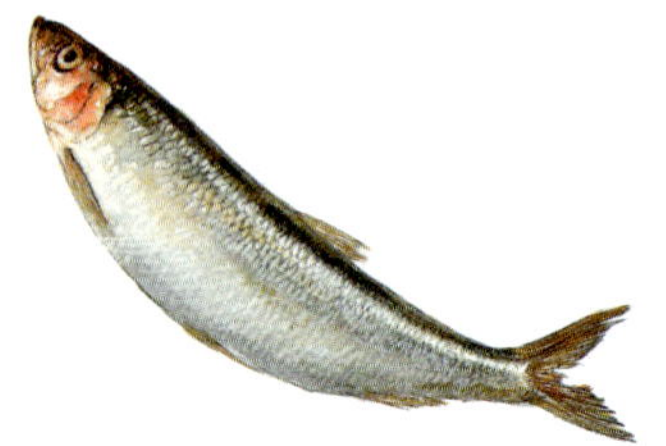

　겨울은 과메기의 철이다. 빛깔이 청색이라 청어로 불려졌는데, 맛이 독특하고 영양이 풍부해 인기가 많다. 1~2월이 산란기로, 이때가 맛도 좋고 영양도 가장 높다. 영일만 부근의 청어는 조선시대부터 유명했는데, 이곳 어민들은 많이 잡히는 청어를 말려 과메기라는 독특한 음식 문화를 만들어 냈다.

　과메기는 말릴 때 눈을 꿰었다는 뜻의 관목(貫目)에서 유래한 이름으로, 발음상의 변화를 거쳐 '과메기'가 되었다. 과메기는 음력 동짓달 추운 겨울에 잡은 청어를 배도 따지 않고 소금도 치지 않은 상태 그대로 온마리를 엮어 그늘에 말려 만든다. 청어 동결 건조법은 경상도 동해안 지방에서 전해 오는 방법에 유래한다.

　과메기 건조장은 농가 부엌의 살창이다. 농가에서는 밥을 지을 때 솔가지를 많이 때는데, 이 때문에 부엌 안이 연기로 자욱해져서 통풍이 필요하다. 채광을 겸한 통기구가 바로 추녀 아래 뚫어 놓은 살창이다. 부엌은 밤에 차가워지고 밥 짓는 동안에는 열과 연기로 따뜻해진다. 청어 몇 두름을 겨우내 그 살창에 걸어 두면 적당한 외풍을 받아 자연스레 동결 건조되고, 땔감으로 쓴 솔가지 덕분에 솔잎 향으로 훈제까지 된다. 특히 청어 뱃살의 기름이 온몸에 고루 퍼지면서 서서히 발효되어 꼬들꼬들하게 말라 이른봄이 되면 감칠맛 나는 과메기가 되는 것이다. 이렇게 냉훈 건조된 과메기는 임금의 수라상에 오르는 진상품이자 가난한 백성들의 기호식이기도 했다.

소설가 김동리(金東里, 1913~1995)는 과메기의 맛을 이렇게 예찬했다.

내 고향 경주에는 관메기라는 것이 있었다. 관메기를 불에 대강 구워서 칼로 그슬린 비늘을 쓱쓱 긁어 버리고 쭉쭉 찢어 먹으면 맛이 좋다. 특히 술안주로서 더없이 좋은 맛이다. 그 맛은 모든 표현을 다 갖다 대어 보았자 다 쓸데없는 소리이다. 또 관메기를 칼로 토막 내어 냉이와 쑥과 콩나물 따위를 섞어 죽을 쑤어 놓으면 이것이 또한 진미이다.

우리나라에는 동짓날이 되면 임금은 종묘에, 재상은 자기 선조의 사당에 청어를 올리는 풍속이 있었다. 동짓날 청어를 올리는 데는 자손의 번영을 비는 의미와 청어 알을 조상께 먼저 올린다는 두 가지 뜻이 담겨 있다.

과거에는 청어를 비유어(肥儒魚)라고도 불렀다. 말 그대로 선비를 살찌게 하는 생선이라는 뜻이다. 열량도 풍부한데 가격까지 저렴하니 가난한 선비를 살찌게 할 정도로 영양을 섭취하는 데 좋았던 것이다.

청어는 단백질과 지방이 풍부하여 병후 회복기에 있는 환자나 쇠약한 어린이를 위한 보신제로 많이 이용되었다. 메티오닌 등의 필수 아미노산이 들어 있어 간장 해독 효과도 있다. 쓸개는 각종 눈병을 치료하는 데 쓰고, 비타민B가 풍부한 간은 빈혈증이 있는 사람의 보혈제로 좋다. 쑤시고 아픈 다리를 풀어 주고 복수와 각종 부종을 제거하여 이뇨 작용을 촉진하는 효과도 있다.

청어는 알도 맛이 좋아 철갑상어알(캐비아) · 연어알 · 숭어알 · 민어알과 함께 다섯 가지 알의 하나로 꼽힐 정도다. 맛도 좋지만 불포화 지방산인 DHA와 EPA를 함유하고 있어 청어 살보다 영양가가 높으며 감칠맛이 난다. 일본 사람들은 특히 청어 알을 즐겨 청어알절임을 '노란 다이아몬드'라고 부르며 설날에 손님에게 귀한 음식으로 낸다.

청어는 대개 구이로 많이 해 먹지만 회나 백숙, 조림, 찜, 지짐으로도 훌륭한 식재료다. 요즘은 원조인 청어 어획량이 급격히 줄어들면서 그 자리를 꽁치과메기가 대신하고 있지만 원조의 맛은 따라올 수 없다. 그 독특한 맛에 한번 빠지면 겨울이 오기만을 기다리게 될지도 모른다.

캐비아

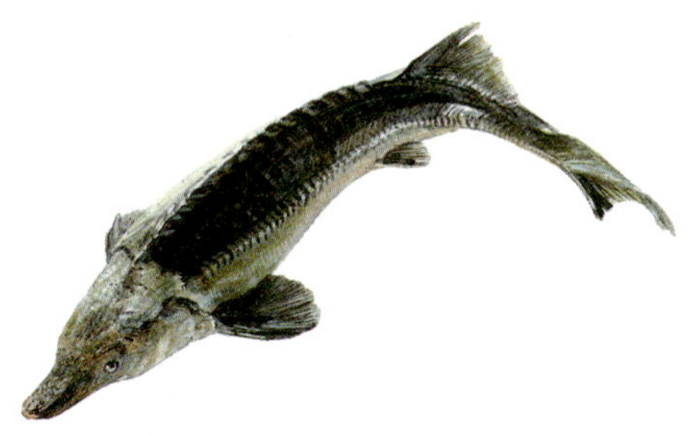

　'인간의 미각을 한 단계 발전시킨 장본인' 이자 '자연이 탄생시킨 최고의 맛' 이라는 찬사를 받는 캐비아는 철갑상어의 알이다. '카스피해 식재료의 흑진주' 이자 '광고를 하지 않고도 팔리는 유일한 상품' 으로 불리기도 한다. 고가(高價) 의 캐비아는 철저한 계급의 산물로, 세계를 대표하는 사치 식품 가운데 하나다. 유럽의 왕실 귀족들도 캐비아를 즐겼고, 영국을 통치한 에드워드 2세는 철갑상어 어획을 귀족에게만 허용했을 정도였다고 한다.

　철갑상어는 약 3,000만 년 전인 공룡시대부터 지금까지 생존하고 있는 물고기 지만 상어과에 속하지는 않는다. 다만 철갑 같은 커다란 비늘이 있다 하여 붙은 이름이고, 이빨이 없어서 사람에게 덤벼들거나 무는 일도 없는 온순한 물고기 다.

　전 세계 캐비아의 90%가 카스피 해에서 생산되는데, 그중에서도 가장 명성이 높은 것은 러시아산이다. 짭짤하고 반들반들한 철갑상어 알을 처음 음미한 것은 페르시아인들로, 그들은 스태미나를 위해 정기적으로 캐비아를 먹었다고 한다. 페르시아의 시(詩)에는 캐비아가 최음제로 등장하며, 자극적 효능이 있고 정욕 을 증가시키는 데 쓰인다고 나와 있다. 실제로도 철갑상어의 척추 속에는 '베시 가' 라는 골수가 들어 있어 최음제로 이용된다. 중국에서는 이 베시가를 가루로 만들어 결혼하는 신부에게 먹이는 관습이 있었다고도 한다.

캐비아는 지방은 적고 비타민과 단백질은 많으며 칼로리는 낮은 완벽에 가까운 식품이다. 러시아에서는 캐비아가 건강 식품으로 오래 전부터 인기가 있었다. 지금도 수술 후 빠른 회복을 위해 환자들이 많이 먹을 정도다. 채소를 많이 섭취하지 못하는 추운 지방에서는 캐비아에서 기름만 뽑아 마시는 것으로 결핍되기 쉬운 비타민을 보충하는 데 이용하기도 했다.

암컷 철갑상어의 어획기는 봄과 가을로 년 2회. 이때는 체중의 1/3이 알로 채워져 있다. 캐비아 만드는 과정은 이렇다. 먼저 철갑상어가 살아 있을 때 알을 꺼내어 손으로 씻는다. 물기를 제거한 알을 크기와 색, 맛, 향을 기준으로 선별한다. 그러면 숙련된 마스터가 정확하게 계산한 소금을 넣어 절인다. 그런 뒤에 다시 일정 기간 알의 수분을 빼고 말린 캐비아는 특별히 준비된 금속 통에 넣어 봉하여 적당한 온도에서 숙성시킨다. 워낙 비싼 식재료로, 소비자에게 판매되는 최소 포장 단위가 보통 30g 정도다.

물론 모든 캐비아를 똑같은 방법으로 만드는 것은 아니다. 벨루카(Belrga)는 몸의 길이가 6~8m나 되는 몸집이 큰 철갑상어로, 캐비아 중에서도 알이 가장 굵다. 알 역시 연한 잿빛이 도는 검은색에 투명한 듯 윤기가 돈다. 매우 약해서 다루는 과정에서 쉽게 손상되지만 입 안에서 터지는 부드러운 감촉이 말 그대로 일품이고, 캐비아 중에서도 가장 비싸다. 오세트라(Osetra)는 몸의 길이가 3~4m로 작고, 과일과 견과류 맛이 나며, 알은 말랑하고 다소 끈기가 있다. 갈색이나 황금색을 띤다. 세브루카(Sevruga)는 1~2m 크기로 가장 작으며, 맛이 짭쪼름하고 진하며 가장 저렴하다. 비교적 쉽게 맛볼 수 있으며, 주로 훈제 연어 등에 곁들인다.

알의 색깔은 품질과는 무관하다. 산란기에 가까워지면 옅은 회색을 띠고, 산란기에서 멀어지면 흑색이 된다.

캐비아는 요리를 거부하므로 그 자체의 맛을 즐기는 것이 가장 좋다. 얇게 썬 빵을 버터에 살짝 구워 그 위에 캐비아 1티스푼 정도를 얹으면 충분하다. 캐비아의 가장 큰 적은 열로, 열이 닿으면 질이 급속히 떨어진다. 캐비아를 가장 완벽하게 즐기는 방법은 입에 넣고 입천장에 붙인 채 잠깐 기다렸다가 씹지 않고 혀로 부수어 먹는 것이다. 입 안 전체로 서서히 퍼지는 짭짤한 맛과 몽롱한 향의 관능적인 감촉에 취하다 보면 왜 캐비아가 '검은 보석'인지를 알게 될 것이다.

키조개

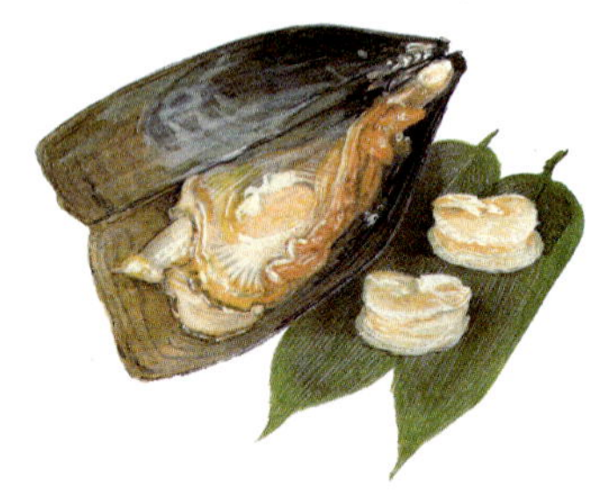

해조류, 생선류, 조개류 등 바다에서 나는 먹거리는 최고의 건강식이다. '동해 부인의 홍합, 남해 부인의 낙지, 서해 부인의 굴 · 키조개, 제주 부인의 전복'을 따를 만한 해물이 별로 없다. 그중에서도 키조개는 일 년 내내 먹을 수 있지만 차디찬 바다에서 더욱 차지게 여물고 단맛이 증가하는 겨울에 가장 맛있다.

김주영은 장편소설 《아라리난장》에서 "…… 그라고 득량만에서 잡히는 우럭도 맛좋기로 유명하제. 거그서 나는 키조개 구경 못해 봤지라? 거짓말 하낫도 안 보태도 정말 키만 하지라……."라고 했다.

키조개는 점점 넓어지는 삼각형으로, 곡식을 까불러 쭉정이나 티끌을 골라내는 '키'와 닮았다 해서 붙여진 이름이다. 치조개나 도끼조개, 가래조개라고도 부른다. 연안 수심 5~10m의 진흙에 주로 서식하는데, 잠수부들이 직접 하나하나 손으로 따는 까닭에 가격이 비싸서 선뜻 집어들기가 쉽지 않다. 뛰어난 맛으로 전량 일본으로 수출하는 고급 식재료이기도 하다.

《자산어보》에는 "큰 놈은 지름이 대여섯 치 정도이고, 모양이 키와 같아서 평평하고 넓으며 두껍지 않다. 실과 같은 세로 무늬가 있다. 빛깔는 붉고 털이 있다. 맛이 달고 산뜻하고."고 기록되어 있다.

키조개의 주산지는 전남 장흥의 득량만이다. 득량만은 양분이 풍부한 데다 풍랑이 심하지 않고 수심도 깊어 양질의 키조개가 자란다. 어른 손바닥만 한 키조개에서는 검은색 진주 광택이 난다. 패각을 벌리면 둥근 패주(貝柱)가 나오는데, 아이보리색이 감돌면서 윤기가 나는 것이 신선하다.

키조개를 손질할 때는 먼저 패주 주위에 너덜너덜하게 붙어 있는 내장을 칼로 잘라 낸 뒤 측면을 감싸고 있는 얇은 흰 막을 벗겨 내야 한다. 손질한 패주는 결 반대 방향으로, 모양을 그대로 살려 두께에 따라 편으로 2~3등분하면 된다. 모양대로 둥글게 썰어야 질기지 않고, 날로 먹어야 제맛을 즐길 수 있다.

패주는 자양·강장에 좋은 식품으로, 세포에 윤기를 주어 노화를 방지하고 혈압을 떨어뜨리기 때문에 고혈압에 효과가 있다. 필수 아미노산과 철분이 풍부하여 피로한 시신경을 회복시켜 줄 뿐만 아니라 시신경의 약화로 인한 두통과 현기증, 어깨 결림에도 효과가 있다. 날것으로 먹어도 맛있지만 말린 것이 영양가나 약효 면에서 훨씬 더 우수하다.

싱싱한 패주를 얄팍얄팍 썰어 한 젓가락 집어 입에 넣으면 야들야들한 맛 속에 담백하면서도 짭짤한 바다 냄새가 난다. 패주는 구워 먹어도 별미다. 돌판에 참기름을 둘러 노릇노릇하게 구우면 씹히는 맛이 훨씬 좋아진다. 살짝 익혀 깨소금을 묻혀 입에 넣으면 깨소금이 보드라운 패주를 감싸 주어 더욱 고소하고 달보드레하다. 하지만 오래 익히면 고무처럼 질겨지므로 살짝 익혀 먹는다. 채소를 넣어 새콤달콤하게 버무린 키조개무침, 패주를 넣어 끓인 키조개죽, 패주에 밑간을 하여 살짝 살짝 튀겨 채소와 섞어 소스를 뿌려 먹는 패주샐러드, 패주를 넣은 달걀패주찜, 소스에 따라 맛이 다양한 패주덮밥 등 여러 가지 요리로 즐길 수 있다.

'동계진보 개춘타호(冬季進補 開春打虎)'라는 중국 속담이 있다. 겨울철에 보약을 먹어 두면 봄이 되어 호랑이도 잡는다는 뜻으로, 겨울에 몸을 잘 돌봐 건강하게 해 두면 모든 병을 예방할 수 있다는 뜻이다.

몸도 마음도 자연에 순응하여 영양을 섭취해야 건강해진다. 계절의 변화에 따라 우리 몸이 필요로 하는 영양소도 다르기 때문이다. 그래서 제철 음식이라는 것이 있는 것이다. 제철 음식만 제대로 먹어도 오는 질병을 미리 막을 수 있다.

해삼

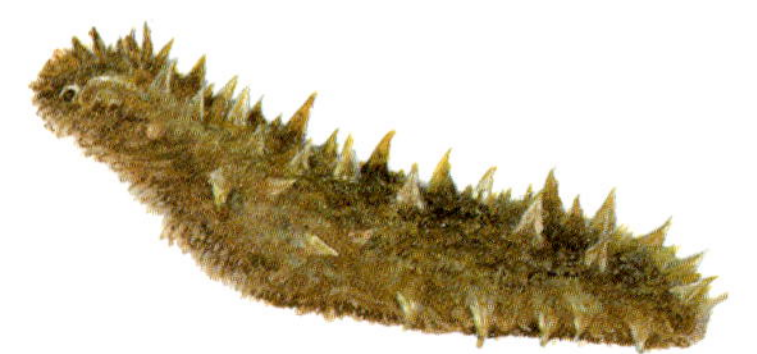

　'육지엔 인삼, 바다엔 해삼' 이라는 말이 있다. 인삼과 맞먹는다고 해서 바다삼〔海蔘〕이라고 부르는 해삼은 남자의 음경과 닮았다고 하여 '해삼자', 밤에만 활동하는 습성이 쥐와 닮았다고 하여 '해서(海鼠)' 라고도 하며, 서양에서는 오이를 닮았다고 하여 '바다오이' 라고 부른다.

　해삼은 깊이 10~30cm 되는 바다에 살다가 바닷물의 온도가 16℃ 이상이 되면 깊은 곳으로 들어가 여름잠을 잔다. 뱀이나 개구리가 겨울잠을 자는 것과는 정반대다. 전해 오는 말로는 일정 기간 겨울잠이나 여름잠을 자는 동물은 정력에 좋다고 한다. 보통 여름잠을 자기 직전에 알을 깐다.

　해삼 피부 속에는 석회질의 조그만 뼛조각들이 박혀 있다. 해삼을 씹을 때 꼬들꼬들하게 씹히는 독특한 감촉도 이 뼛조각에 의한 것이다. 해삼 중에는 외부의 자극을 받으면 특유의 호흡 기관인 호흡수(呼吸樹)와 함께 창자를 항문 밖으로 방출하는 종류가 많다. 이는 적이 창자에 신경을 쓰는 동안 몸을 피하기 위한 수단이다. 해삼은 창자를 방출해도 금방 다시 창자를 만들어 낼 수 있으며, 몸을 여러 조각으로 잘라도 다시 살아나서 성체가 될 만큼 재생력이 뛰어나다.

　해삼이 '바다의 인삼' 으로 불리는 데는 그만큼 영양이 풍부하고, 신진대사를 활발하게 하여 스태미나에 좋기 때문이다. 해삼에는 치아와 골격 형성, 근육의 이상적인 수축, 혈액 응고 등의 생리 작용에 필수적인 칼슘과 철분이 많이 들어 있는데, 혈액 속에 칼슘이 풍부한 동물은 정력이 왕성하고 생명력이 강하며, 신장을 튼튼하게 해 준다고 한다. 그래서 해삼을 많이 먹으면 정력이 좋아지고 지구력도 강해진다. 한의학에서 양기를 보하는 데 추천되는 약재들을 살펴보면 대부분 남자의 성기와 비슷하게 생겼다는 공통점이 있다. 특히 해삼에는 세포가 노화되는 것을 막아 주는 콘드로이틴과 타우린이 풍부하여 중년에게 더욱 권장된다. 고혈압이나 동맥경화, 당뇨병 등의 생활습관병이 있는 사람이 먹으면 좋다. 특히 말린 해삼을 물에 불려서 식초에 무쳐 먹으면 고혈압에 효과를 볼 수 있다. 칼로리가 낮아 열량에 대한 부담이 낮으므로 비만증인 사람이나 혈압이 염려되는 사람에게도 권한다.

해삼은 겨울에 날로 먹는 것보다 여름에 말려서 먹는 것이 맛도 좋고 영양도 더 높다. 해삼을 말리면 요오드가 훨씬 많아지기 때문이다. 이질에는 해삼 삶은 물을 마시면 바로 효과를 볼 수 있고, 위궤양이나 십이지궤양에는 해삼 내장을 볶아서 가루 내어 먹으면 좋다.

신선한 해삼은 썰어 놓으면 딱딱하다. 상한 것은 늘어지고 물이 생기며 냄새가 나서 식중독을 일으키기도 하므로 신선할 때 먹는 것이 중요하다. 또 알칼리에 약해서 곧 녹아 버리므로 새콤한 초고추장이나 식초에 찍어 먹는 것이 좋다.

해삼을 이용한 요리법은 옛 문헌에도 드물지 않다. 《규합총서》에서는 "열구자탕과 어채의 재료로 사용한다."고 했으며, 《음식디미방(飮食知味方)》에는 해삼찜, 해삼초 만드는 방법과 함께 볏짚 썬 것과 함께 삶으면 해삼을 쉽게 무르게 할 수 있다고 기록되어 있다.

중국 진나라 시황제는 불로장생을 꿈꾸며 수천 명의 동자동녀(童子童女)에게 불로초를 구해 올 것을 명했다. 바다 가운데 신선이 산다는 삼신산을 찾아온 서복(徐福)은 지금의 지리산, 한라산, 금강산을 찾아다녔을 정도다. 진시황이 구하려 한 불사의 명약 불로초는 산삼이거나 전복이나 해삼이라고도 한다. 제주도에서 중국까지 해물을 가지고 가는 방법은 말리는 것뿐이었기에 지금도 중국에서는 해삼과 전복은 마른 것을 물에 불려 쓴다고 한다. 영원한 삶을 꿈꾼 진시황제는 애타게 찾던 불로초는 구하지 못하고 결국 쉰 살에 저승길로 떠나고 말았지만 불로초를 찾고자 하는 인간의 염원은 지금도 계속되고 있다.

해파리

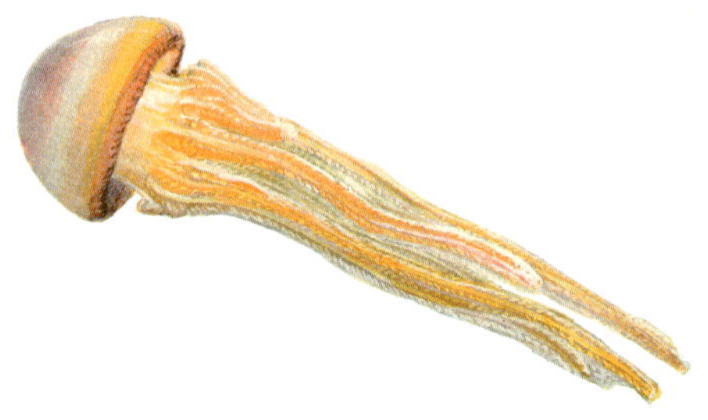

쫄깃쫄깃 오돌오돌한 맛을 자랑하는 해파리. 그러나 최근 몇 년 사이 이상 증가로 어촌에 큰 피해를 입히면서 어민의 마음을 애태우는 애물단지로 전락할 위기에 처해 있다. 그 원인은 바로 지구 온난화로 인한 수온의 상승과 육상 오폐수의 유입으로 인한 바다 오염 때문이다. 그렇지만 않으면 해파리는 식탁에서 먹는 이들의 사랑을 독차지하고 있을 것이다.

머리와 꼬리가 없고 얼굴과 눈도 없다. 모양은 중이 삿갓을 쓴 것 같고, 허리에 치마를 입어 다리를 드리워서 헤엄을 친다. …… 육지 사람들은 모두 삶아서 먹거나 회를 만들어 먹는다. 창대라는 사람이 전에 배를 갈라 보니 호박이 썩은 속과 같았다고 하였다.

정약전은 《자산어보》에서 해파리를 이렇게 묘사했다. 삿갓과 치마 외에도 타락죽과 수제비까지 등장시켜 가며 해파리를 아주 생생하게 그려 놓았다.

해파리를 가리켜 흔히 뼈가 없는 무령 생선이라고 하며, 바닷물에 떠 있는 모양이 마치 달과 같다 하여 '해월(海月)'이나 '수모(水母)'라고도 부른다. 95%가 수분이고 나머지는 단백질인 젤라틴으로, 투명한 막처럼 생겼다. 젤리를 씹는 맛과 비슷하다고 하여 젤리피시(jelly fish)라고도 한다. 이 젤라틴은 흔히 아교질로 알려져 있는데, 소화되지 않는 성분이다. 그래서 얼마 전까지만 해도 보잘것 없는 것으로 여겨져 왔으나 최근 건강 유지에 효과가 있다는 사실이 알려지면서 주목받고 있다.

해파리의 가장 큰 장점은 칼로리가 거의 없으면서도(100g당 32kcal) 먹는 즐거움을 주는 다이어트 식품이라는 데 있다. 지방과 당분도 거의 들어 있지 않아 많이 먹어도 살찔 염려가 없고, 대부분의 다이어트 식품이 맛이 없는 데 반해 해파리는 맛이 특이하면서도 독특한 씹는 맛이 있어 더욱 맛있게 즐길 수 있다. 게다가 만병의 근원인 변비까지 해소해 주니 그야말로 고마운 식품이 아닐 수 없다. 해파리의 미끈미끈한 성분인 뮤신도 주목해야 한다. 뮤신은 단백질과 당질이 결합한 것으로, 주성분은 콘드로이틴이다. 콘드로이틴은 피부와 연골, 혈관, 점액 등에 함유되는 성분으로, 콘드로이틴을 많이 먹으면 세포의 젊음을 유지하고 활력을 줄 수 있다.

《본초강목》에는 "해파리가 목의 염증을 가라앉히고 소화 불량 증세를 낫게 한다."고 되어 있다. 한방에서도 해파리를 해철(海蜇)이라고 하여 예부터 강장·해독제로 이용해 왔다. 변비나 기침, 가래가 심한 사람에게도 효과적이다.

동양에서는 해파리를 냉채 재료로 많이 이용한다. 주로 소금에 절인 것을 이용하기 때문에 사철 내내 먹을 수 있다는 것도 장점이다. 식용 해파리는 우리나라와 중국, 일본 연안에서 잡히며, 특히 중국 요리에 많이 쓰인다. 해파리에 같은 양의 토란과 무를 썰어 넣고 삶은 것을 가제에 걸러 하루 세 끼 식사 후 한 그릇씩 마시면 비만형 고혈압에 효과가 좋고, 해파리 삶은 물을 차 마시듯 마시면 가래가 없어지고 위장과 폐가 깨끗해진다. 또 해파리를 길게 썰어 무와 파를 넣고 간장과 참기름으로 양념해 무쳐 먹으면 몸에 쌓인 음식 찌꺼기가 말끔히 빠져나가 만성 소화 불량에 탁월한 효과를 볼 수 있으니 요리 자체가 곧 영양제인 것이다.

바닷가에 사는 사람들은 해파리가 물가로 몰려들면 폭풍이 불어올 징조라고 여겨 날씨가 나빠질 것에 대비한다. 그래서 어떤 학자들은 해파리가 폭풍우의 접근을 탐지하는 능력을 가졌다고 생각하기도 한다. 폭풍우가 접근하기 전에 수중으로 전해 오는 초음파를 해파리가 미리 감지하고 연안 근처의 안전한 곳으로 이동한다는 것이 그들의 주장이다.

홍어

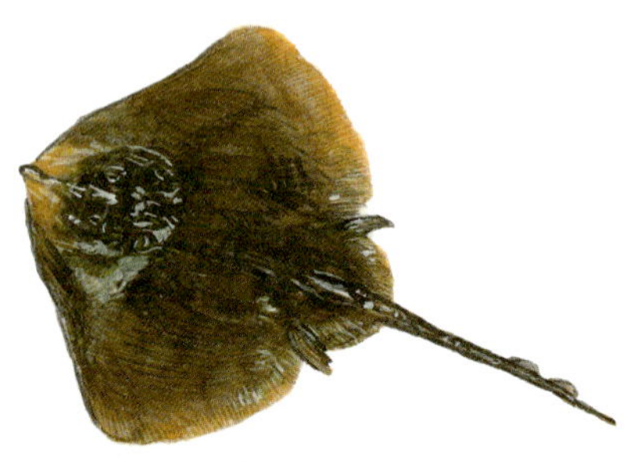

홍어는 썩혀서 먹는 유일한 생선일 것이다. 여름철에도 안심하고 먹을 수 있어 전라도 지방에는 잔칫상의 단골 메뉴로 올라와 '홍어 빠진 잔칫상은 먹을 것이 없다' 고도 한다. 이런 홍어 맛을 일러 시인 송수권은 "맵고 지릿하고 그로테스크한 맛"이라 했고, 김주영은 소설 《홍어》에서 "콧등을 톡 쏘는 내음과 곰삭은 고기맛…… 찜은 살이 결을 따라 쫄깃거려서 구수하고 듬직한 맛이 일품"이라고 표현했다.

그중에서도 꾸득꾸득하게 말린 홍어에 술과 참기름을 발라 쪄 낸 홍어어시육, 매콤새콤한 양념과 꼬득꼬득한 생선살이 어우러진 홍어회, 지글지글 석쇠에 구워 먹는 담백한 홍어구이, 알싸한 맛이 매력인 홍어탕과 홍어백숙, 이른 봄보리싹과 홍어내장을 넣어 끓인 홍어앳국은 속까지 얼큰하고 개운하게 해 주는 남도의 별미다. 하지만 뭐니뭐니해도 홍어 요리의 진수는 홍탁삼합(洪濁三合)이다. 잘 익은 배추김치에 삭힌 홍어와 비계가 붙은 돼지고기를 싸서 새우젓을 살짝 찍어 입에 넣으면 입에서 코를 거치면서 눈물을 쏙 뺀다. 여기에 막걸리 한 사발을 마시면 말 그대로 천하일품. 막걸리에 든 유기산이 홍어의 톡 쏘는 맛을 중화시켜 준다니 그 궁합 또한 탁월하다. 홍어의 찬 성질과 막걸리의 뜨거운 성질이 어울려 맛의 조화를 이루니 과연 선창가 갯내음이 묻어나는 향토 음식의 진미가 아닐 수 없다.

살이 두툼하여 머리에서 꼬리, 지느러미까지 버릴 것이 없는 홍어는 연골이어서 뼈째 씹어 먹을 수 있다. 한방에서는 신경통이나 류머티즘, 산후풍처럼 뼈마디가 아픈 증상에 많이 이용하며, 6개월~1년 정도 먹으면 완치된다고 한다. 장을 깨끗이 하고 가래를 제거해 주어 예전에는 소리꾼들도 홍어를 즐겨 먹었다.

《자산어보》에서는 홍어의 효능에 대해 "홍어로 국을 끓여 먹으면 몸속의 더러운 성분이 제거되며 술의 기운을 없앤다."고 했고, 쓰임에 관해서는 "회, 구이, 국, 포에 모두 적합하다. 나주 가까운 고을에 사는 사람들은 썩힌 홍어를 즐겨 먹는데 지방에 따라 기호가 다르다."고 하여 과거에도 홍어를 삭혀서 조리해 먹었음을 이르고 있다.

홍어와 같은 가오리류에는 삼투압 조절에 필요한 요소(尿素)가 특히 많이 들어 있다. 톡 쏘는 맛의 근원도 바로 이것이다. 요소는 홍어를 발효시키는 과정에서 암모니아로 바뀌면서 자극적인 냄새를 낸다. 홍어를 가리켜 '코로 먹는 생선회'라 하는 것도 바로 이 암모니아 때문이다. 다른 어류의 경우, 단백질이 분해되는 과정에서 암모니아가 발생하지만 홍어는 요소에서 생성되기 때문에 삭히면 삭힐수록 씹히는 맛이 좋아지고 향이 더 강해진다. 그래서 예전에는 홍어를 시멘트 종이에 둘둘 싸서 두엄자리에 넣어 뜨뜻하게 삭히기도 했다. 이 또한 홍어의 아릿한 풍미를 즐기기 위함이었다.

홍어의 제맛을 내려면 겨울에는 일주일, 봄이나 가을에는 3~4일 정도 삭히는 것이 좋다. 그 맛이 부담스럽다면 삭히는 시간을 조절하면 된다. 살에 끈적끈적한 액체가 많이 묻어 있을수록 신선한 것이므로 요리할 때도 물에 씻지 말고 마른행주로 닦아 이용하면 된다.

옛사람들은 홍어를 음란함의 상징으로 여겼다. 《자산어보》에는 "두 개의 날개에는 가느다란 가시가 있는데 그 가시를 박고 교미를 한다. 암컷이 낚시 바늘을 물고 발버둥칠 때 수컷이 이에 붙어서 교미를 하게 되면 암수 다같이 끌려오는 경우가 있다. 암컷은 낚시에 걸려 죽고 수컷은 간음 때문에 죽는데 이는 음(淫)을 탐하는 자의 본보기다."라고 하여 홍어를 음란함의 상징으로 적었다. 하지만 사람들의 오해와 달리 홍어는 철저히 일부일처제다. 그 오해가 톡 쏘는 홍어 맛에 섞여 삭아지기를 바라 본다.

홍합

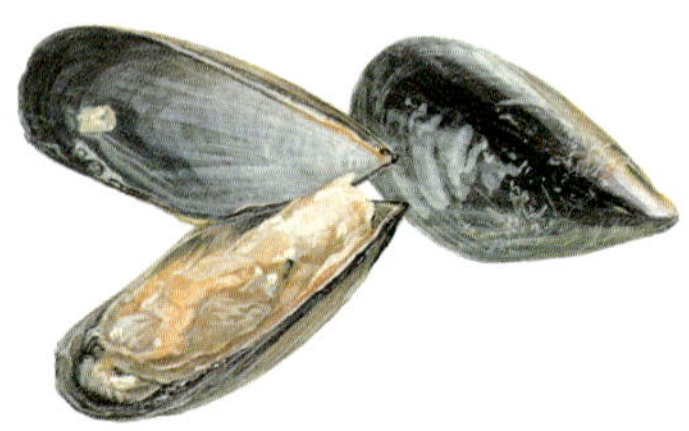

굴과 홍합은 이른 점심에 좋다. …… 맛은 귀족들이 좋아할 정도로 뛰어나고, 값은 가난한 사람들도 먹을 수 있을 정도로 싸다. …… 끓는 물의 증기로 익히면 두 겹으로 된 껍질에 감추어진 우윳빛 살이 드러난다.

중세 먹거리의 역사를 기록한 글이다.

홍합은 홍합과의 바닷조개로, 껍데기는 삼각형에 가까우나 길고 둥글며 두껍다. 겉은 광택이 나는 흑색이, 안은 진주빛이며, 살은 갈색을 띤 붉은색으로, 바위에 붙어서 산다. 물속에서도 접착성이 강한 접착성 단백질을 분비하여 몸을 바위에 고정한 채 바닷물 속에 있는 미생물을 걸러 먹고 사는 전형적인 필터 피더(Filter Feeder)다. 이런 성분을 활용해 최근에는 강력 접착제나 인공 피부의 재료로 이용된다고 한다.

홍합은 맛이 달고 따뜻하며 독이 없다. 살이 붉어 홍합이라고 하지만 자라면서 필요에 의해 성을 전환하는데, 암컷은 적황색을 띠고 수컷은 유백색을 띤다. 먹는 플랑크톤에 따라 그 살이 흰색이나 노란색이 되기도 한다.

《규합총서》에는 바다에서 나는 것은 다 짜지만 유독 홍합만 싱겁다 하여 담채(淡菜)라 했고, 《본초강목》에는 동해 부인(東海夫人)이라고 기록되어 있다. 이는 홍합의 생김새가 여성의 생식기를 연상케 한다고 해서 붙여진 이름이다.

홍합을 많이 먹으면 속살이 고와진다고 하는데, 이는 홍합이 성적인 매력을 더해 준다는 믿음에서 온 것이다. 특히 부인들의 여러 가지 산후 증상을 다스려 주기 때문에 해삼과 더불어 홍합을 중히 여긴다. 아이들의 이유식에 섞어 먹이면 보약이 된다고 알려져 있으며, 설사가 잦거나 경기를 잘 일으키는 아이에게 먹여도 좋다.

영양학적 가치를 따져 봐도 홍어의 효과가 증명되는데, 비타민B12 · B2 · E는 물론 엽산 · 철 · 요오드 · 셀레늄 등이 풍부하여 여성의 빈혈 예방과 노화 방지, 피부 미용에 매우 좋다. 혈중 콜레스테롤 수치를 낮추고 간 기능을 북돋워 주는 타우린 함량도 상당하여 숙취를 해소해 주며, 조혈 효과가 있어서 체력을 보강하고 원기를 회복하는 데도 좋다.

홍합은 찬바람이 불어야 제맛이 난다. 늦봄에서 여름 사이의 산란기에는 맛이 없으므로 이때는 피하는 것이 좋다. 일반적으로 굴이나 홍합은 날씨가 따뜻해지면 먹지 않는 것이 좋다. 홍합을 고를 때는 살이 윤기 있고 통통하며, 비린내가 나지 않는 것을 선택해야 한다. 껍질을 벗겨 보아 살에 붉은 빛이 도는 것을 고른다.

손질할 때는 먼저 껍질을 바락바락 깨끗이 문질러 씻어 지저분한 것들을 떼어 낸 뒤 살을 발라 내어 연한 소금물에 흔들어 씻어 건진다. 그런 다음 가장자리에 붙은 검은 수염을 잘라 내면 된다. 수염을 잘라 낸 뒤에는 내장을 제거해야 하는데, 이때는 칼보다 조리용 가위를 이용하는 것이 더 편리하다. 소금물에 헹구어 냉동 보관하거나 살짝 데쳐 냉장고에 넣어두면 2~3일 정도 보관할 수 있다.

홍합은 국을 끓여도 좋고 젓갈을 담가도 좋으나 말린 것이 가장 사람 몸에 가장 좋아 주로 건제품으로 많이 이용된다. 홍합을 삶으면 투명하면서도 뽀얀 국물이 우러나는데, 여기에 노란 속살이 더해져 담백한 맛을 더욱 살려 준다. 조개류로 탕을 할 때는 무나 파, 마늘 등을 넣고 국을 끓여야 더욱 시원하고 맛이 담백해진다. 술을 약간 넣으면 더욱 감칠맛이 난다. 그 밖에도 홍합꼬치나 홍합조림, 홍합찜, 홍합전, 홍합밥, 홍합구이 등 다양한 방법으로 즐길 수 있다.

값이 싸고 국물 맛이 시원하여 날씨가 추워지면 서민의 식탁에 자주 오르는 홍합. 과연 동해의 부인이라 할 만하다.

조선시대 왕들의 스태미나식

　최고의 식기류에 최고의 맛을 담은 한국 음식의 정수(精秀) 궁중 음식. 원래 궁중 음식은 각 고을에서 들어오는 진상품을 가지고 조리 기술이 뛰어난 주방 상궁과 남자 전문 요리사인 대령숙수가 만들어 낸 최고급 음식이다.

　나랏님이 드시는 음식인 만큼 재료는 물론 제조 방법이 무척이나 까다로웠다. 그렇다 보니 아무리 왕이라 해도 원하는 음식을 마음껏 먹을 수 있었던 것은 아니다. 음식이나 탕약을 비롯한 임금의 입에 들어가는 모든 음식은 사전에 내시의 검사를 받아야만 했다.

　궁중에서는 아침과 저녁 수라상과 이른 아침의 죽상, 점심의 낮것상, 야참까지 총 다섯 번의 식사를 한다. 7시 전 이른 아침에는 죽이나 미음으로 간단한 죽상을 차린다. 아침 수라는 10시경, 저녁 수라는 오후 5시경에 내며, 낮에는 면이나 다과상을 올리고, 야참으로는 면이나 약식, 식혜나 우유죽을 올렸다. 수라상에는 옥미(흰쌀밥)와 홍반(팥물로 지은 붉은 밥)이 함께 차려지는데, 왕은 자신의 기호에 따라 골라 들 수 있다. 반찬은 12개 접시에 담아 차리는 12첩 반상이 기준이다. 조선시대의 12첩 반상은 오직 왕이나 왕비만 받을 수 있었다. 그런 만큼 임금의 음식을 만드는 소주방은 엄격한 식의(食醫) 제도와 식양생법(食養生法)으로 건강을 책임져야 한다는 소임이 있었다. '식보(食補)가 약보(藥補)보다 낫다'고 생각했기에 왕실 밥차림의 기본 원칙도 약식동원(藥食同源)이었다.

그렇다면 조선시대 왕들의 건강식과 스태미나식은 무엇이었을까? 그것은 바로 생식(生食)과 산나물이었다. 생식한다는 것은 곧 곡식의 씨에 들어 있는 생명력을 먹는 것이다. 자연의 원형인 미네랄과 비타민이 우리 몸에 활력소가 된다. 또한 산나물은 우수한 성분의 집합체로, 몸속의 독소를 풀어 주고 면역력을 높인다. 산나물은 척박한 환경에서 살아남기 위해 특수 성분을 배출하는데, 이 성분들이 몸에 들어가 항암 작용을 하며, 몸 밖으로 빠져나가면서 독소를 함께 가지고 나간다. 그래서 조선의 왕들은 생식을 즐기거나 산나물을 많이 먹었다.

또한 잉어나 붕어, 가물치, 뱀장어는 황토를 걸러서 만든 '지장수'로 요리하면 귀한 보양 식품이 된다 하여 짐승이나 가축보다 더 강력한 스태미나 식품으로 여겼다. 음료로는 대추차·오미자차·오가피차·매화차·율무차·포공영(민들레)차를 마셨으며, 왕족들은 연꽃 열매인 연자 가루와 밤으로 지은 밥을 장수 식품으로 즐기기도 했다.

운동할 기회가 많지 않은 왕들은 사냥으로 체력을 단련했는데, 겨울에는 눈이 많이 내린 솔밭에서 꿩사냥을 했다. 포획한 꿩의 모이주머니 속에서 방금 쪼아 먹은 솔씨를 꺼내 꿀과 함께 갈아 만든 송실밀과 꿩만두국은 훌륭한 강장식이었다.

그 밖에 서해안 갯바위에 붙어 자라는 생돌굴 한 사발, 꿩 사냥지에서 만든 꿩만두, 뼈째 다져 만든 준치만두, 꿀에 잰 산삼, 가시오가피로 담근 술(향온주), 백도라지와 가양식초로 무친 나물, 말린 밤을 가루 내어 잣가루와 섞어 만든 찹쌀죽, 깊은 산중 바위틈의 석이나 영지, 송이버섯, 1백 년 된 도라지, 석화(돌굴), 미역, 조기, 준치 등이 왕실에 전해 내려오는 스태미나식이다. 이들 스태미나식의 공통점은 꿩만두 외에는 육류가 없다는 점이다. 또 하나 왕실의 사위를 위한 상차림에 빠지지 않는 음식이 바로 돌굴회와 굴무밥이었다. 굴을 억센 해류와 조류의 기를 축적한 강장식으로 생각했기 때문이다.

그러나 이렇게 최상의 식품만을 골라 먹은 왕들은 유전병처럼 대를 이은 눈병과 피부병을 앓았고, 평균 수명 역시 45세에 이르지 못한다. 많은 후궁을 거느리고, 옥미와 기름지고 맛있는 음식만 고집한 왕들. 지나치게 좋은 것들만 먹다 보니 오히려 체질이 산성화되어 최상의 약과 최고의 의술에도 불구하고 지금의 생활습관병으로 단명한 것은 아닌지…….

갯내음 풍기는 바다의 비타민

해조류 편

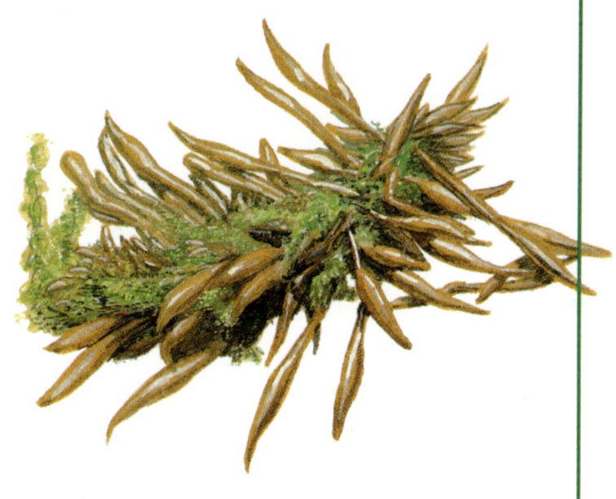

김

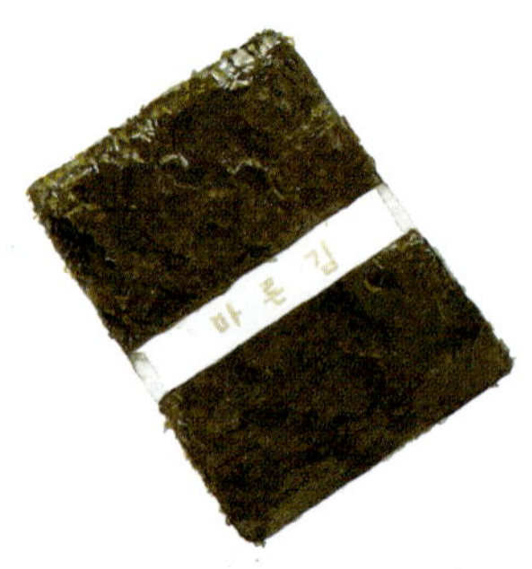

　김은 우리나라에서 가장 많이 채취되고 소비되는 해조류 가운데 하나다. 한자 이름은 해태(海苔)이나 우리는 '김'이라고 부른다. 우리나라에서 김 양식법을 창시한 사람은 김여익(金汝翼, 1606~1660)이다. 그는 1636년 병자호란 당시 의병을 일으켜 투쟁하다 임금이 항복했다는 소식을 듣고 1640년 태인도에 들어가 살다가 해변에 떠내려 온 나무에 김이 붙어 자라는 것을 보고 김 양식을 시작했다. 양식한 김을 하동 장에 내다 팔면서 '태인도에 사는 김 가(家)가 기른 것'이라는 뜻에서 '김'이라고 불렀는데, 이것이 지금까지 굳어져 온 것이다.

　우리나라에서 김을 채취하여 식용한 것은 최소 550년 전으로 거슬러 올라간다. 《경상도지리지》에는 '해의(海衣)'라는 이름으로 실려 있고, 《동국여지승람》에는 전라남도 광양군 태인도의 토산품으로 기록되어 있다. 2차 세계 대전 중에는 해안 지방에 있던 일본군의 미군 포로 수용소에서는 김을 식량으로 급식하기도 했다. 전쟁이 끝나고 전범 재판이 벌어졌을 때 김을 먹인 사실이 포로에 대한 가혹 행위로 인정되었다는 웃지 못할 일화도 남아 있다. 김을 몰랐던 당시 일본인들이 검고 얇은 종이를 먹였다고 생각한 것이다.

　지금은 값이 싸고 맛도 좋아 누구나 즐겨 먹지만 불과 수십 년 전까지만 해도 김은 특별식이었다. 달걀 두 개를 먹는 것보다 김 한 장을 먹는 것이 영양가가 높다고 했을 정도다.

김은 일반 해조류에 비해 단백질 함량이 높은 핵산 식품으로, 100g에 30~40g 정도의 단백질이 들어 있어 콩보다 많다. 카로틴도 풍부하여 비타민A의 좋은 공급원이 되는데, 김 한 장에는 달걀 두 개에 달하는 비타민A가 들어 있고, 김 세 장은 장어구이 한 접시와 맞먹을 정도다. 비타민B$_1$은 채소보다 많고 B$_2$는 우유보다 많으며, 비타민C는 밀감의 3배, 사과의 10배에 달한다. 일반적으로 비타민 B$_2$는 동물성 식품에 많은데, 김은 식물성 식품임에도 불구하고 생선이나 고기에 들어 있는 양과 비슷한 비타민B$_2$가 들어 있다. 지방 함량은 낮지만 칼슘·철·인·칼륨 등의 무기질은 풍부하다. 비타민B$_{12}$도 풍부하여 여성의 빈혈과 골다공증 예방에 좋고, 생장 및 조혈 작용을 도와 성장기 어린이에게도 좋다. 악성 빈혈을 치료하는 비타민B$_{12}$는 김에만 들어 있다. 남성의 성 기능 강화에 도움이 되는 아연도 풍부하다. 또한 김의 식물섬유는 채소의 식물섬유와는 달리 위벽과 장벽에 상처를 주지 않고 장운동을 촉진하여 변비를 예방한다. 최근에는 김에서 결정적인 항궤양 물질이 발견되기도 했다.

식욕을 돋우는 독특한 향기와 맛은 시스틴(cystine)이라는 아미노산과 탄수화물인 만난(mannan) 등에 의한 것이다. 김은 채취한 시기에 따라 품질이 다른데, 일반적으로 겨울에 채취한 것이 단백질 함량도 높고 맛있다. 빛깔이 검고 광택이 나며, 향기가 좋고 불에 구웠을 때 청록색으로 변하는 것이 상품이다. 검은색에서 청록색으로 변하는 것은 김의 붉은 색소인 피코에리스린(phycoerythrin)이 청색의 피코시안(phycocyan)으로 바뀌면서 엽록소가 퇴색하기 때문이다.

그러나 물에 젖거나 햇빛에 노출되면 이들 색소가 청록색으로 변하지 않고 향기도 없어지므로 김을 보관할 때는 습기가 없고 서늘한 보관해야 한다. 구울 때도 지나치게 센 불에 구우면 타서 좋지 않을 뿐만 아니라 맛과 향기도 나빠지므로 주의한다. 기름이 번질번질하고 눅눅한 김은 한꺼번에 구워 시간이 지난 것으로, 김 특유의 맛이 나지 않는다. 기름은 오래되면 해로운 과산화 지질로 변하므로 특히 조심해야 한다.

서울 지방에서는 과거에 새 며느리를 보고 가장 먼저 김을 재우게 했다고 한다. 먹기는 쉬워도 맛있게 굽기는 어려운 것이 김이다.

다시마

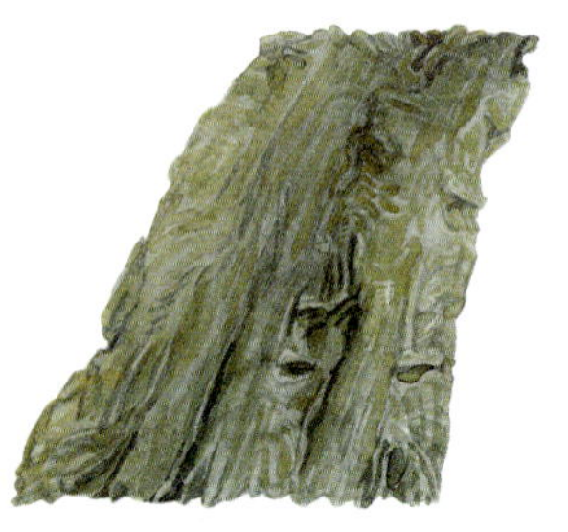

지구상 최초의 풀이라고 하여 '초초(初草)'라고도 부르는 다시마. 다시마는 뿌리·줄기·잎으로 구성된 대형 다년생 해조류로, 잎이 두껍고 거죽이 미끄러우며 약간 쭈글쭈글한 무늬가 있는 것이 특징이다. 온도가 낮은 바다에 살며, 우리나라에는 동해안 북부, 원산 이북의 함경도 연안에서 자란다.

고려시대에 송나라 사신 서긍(徐兢)이 고려에 와서 보고 들은 것을 기록한《고려도경(高麗圖經)》에 "다시마는 귀천을 막론하고 모두 즐기고 입맛을 돋우나 냄새가 비리고 맛이 짜므로 오래 먹을 것은 못된다."고 소개되어 있는 것으로 보아 당시 해조류의 채취가 성했음을 추측할 수 있다.

중국 진장기라는 사람의 기록에는 "신라 사람은 허리에 새끼줄을 매고 바닷속에 잠수하여 해조류를 채취했다."고 나와 있으며,《남해약보(南海藥譜)》라는 의서에는 "신라인들이 다시마를 채취해 중국으로 수출했다."고 되어 있다. 다시마는 당시 신라에서 생산된 대표적인 해조류로, 중국까지 그 명성이 높았음을 짐작케 한다.

다시마는 각종 미네랄과 비타민A 등을 고루 함유한 알칼리성 식품으로, 피를 맑게 하고 빈혈을 예방하는 효과가 뛰어나다. 특히 다시마의 회분은 소화율이 79%로, 우유의 회분 소화율인 50%보다 훨씬 높다. 칼슘 함량도 풍부하여 말린 다시마 100g에는 칼륨이 무려 710mg이나 들어 있다. 칼슘은 성장기 어린이뿐만 아니라 스트레스를 많이 받는 현대인들에게도 반드시 필요한 성분이다.

또한 다시마에는 갑상선 호르몬의 주성분인 요오드도 풍부하다. 갑상선 호르몬은 인체 내에서 각종 대사 활동을 왕성하게 하여 에너지를 발산시켜 준다. 그래서 요오드가 부족해지면 저항력이 떨어지고 기력이 쇠하여 머리가 빠지거나 피부가 거칠어지는 등의 노화 증상이 나타나거나 비만이 되기도 한다.

체르노빌 원자력 발전소에서 방사능 유출 사고가 났을 때 영향권에 든 유럽의 나라에서 다시마와 미역, 김 등이 품귀되는 일이 있었다. 방사선 누출이나 농작물을 통한 간접 오염에 가장 민감한 부위가 갑상선으로, 그 오염을 예방하고 해독하는 데 요오드가 풍부한 해조류가 좋다는 이유 때문이었다. 뿐만 아니라 다시마에는 혈압을 내리고 고혈압을 억제하는 라이신도 들어 있어 다시마 등의 해조류를 많이 먹으면 생활습관병도 예방할 수 있다. 끈끈한 점질물과 식이섬유 함량도 풍부하여 장의 연동 운동을 촉진하고 배설을 도와 숙변을 제거해 주는 효과도 있다. 그래서 다이어트는 물론 대장암 예방 효과까지 볼 수 있다. 특히 다당류인 알긴산(alginic acid)은 변비 예방 효과가 탁월하여 음식물이 장에 머무는 시간을 단축시키고 노폐물의 배출을 원활하게 해 준다.

《동의보감》에는 "곤포(昆布), 즉 다시마는 성질이 차고 맛이 짜며 독이 없다. 열두 가지 수종을 치료하는데, 오줌을 잘 누게 하고 얼굴이 부은 것을 내리게 한다."고 적고 있다.

다시마는 국물에 감칠맛을 내 주는 일등 공신이다. 이는 다시마에 풍부한 글루타민산(glutamic acid) 덕분으로, 조미료와 비슷한 맛을 내 주어 화학 조미료를 대신할 수 있는 동시에 몸에도 좋아 천연 조미료로 손색이 없다. 빛깔이 검으면서 약간 녹색을 띤 것이 우량품으로, 한 장씩 반듯하게 겹쳐서 말린 두꺼운 것을 고르는 것이 좋다.

해조류는 활성 산소의 생성을 억제하고 항산화 효소의 활성을 증가시켜 준다. 노화 방지는 물론 평생 건강을 위해 해조류를 골고루 많이 먹을 것을 권한다.

미역

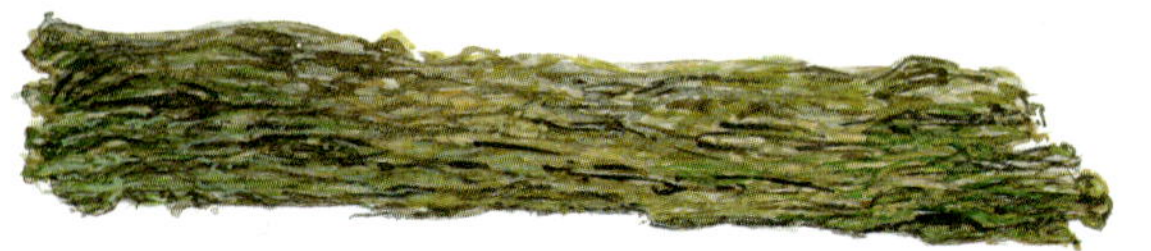

우리나라 사람들은 미역국을 즐겨 먹는다. 김이 모락모락 오르는 흰쌀밥에 후루룩 넘어가는 미역국 한 그릇이면 세상에 부러울 것이 없다. 아이를 낳은 산모 역시 미역국과 흰쌀밥으로 '첫국밥'을 한다.

임산부가 해산달이 가까워오면 해산미역을 준비한다. 해산미역은 넓고 긴 것으로, 값을 깎아서도 안 되고 꺾어서 싸 주어도 안 된다는 금기가 있다. 꺾으면 난산한다고 믿었기 때문이다. 아기를 낳으면 미역국 세 그릇을 우선 삼신(三神)에게 바치고 그 미역국을 산모가 먹는데, 보통 1~2주, 길게는 3주 이상 미역국을 먹는다. 백일상이나 돌상에도 삼신상의 미역국을 물려 먹었다. 지금이야 그런 풍습이 사라졌지만 지금도 돌상이나 생일상에는 미역국이 빠지지 않는다. 고래가 새끼를 낳으면 미역밭에 가서 미역을 뜯어 먹고 산후 상처를 치료하는데, 이를 보고 해산한 산모에게 미역국을 먹이기 시작했다는 설도 있다.

그렇다면 그 많은 국 중에 왜 꼭 미역국일까? 산후에 미역을 많이 먹는 이유는 미역에 지혈과 자궁 수축을 돕고 피를 맑게 해 줄 뿐만 아니라 젖 분비를 촉진하는 요오드와 미네랄이 풍부하기 때문이다. 특히 신진대사가 왕성한 임산부는 요오드를 많이 필요로 하는데, 미역에 요오드가 풍부하므로 산모에게는 미역국이 가장 합리적이라는 것이다. 게다가 미역에는 인과 칼슘 등의 미네랄까지 풍부하여 뼈를 튼튼하게 해 주기 때문에 산모에게는 더없이 좋은 영양분이 된다. 또한 미역에는 칼슘이 풍부하여 그 양이 분유와 맞먹을 정도다. 칼슘은 골격과 치아 형성에도 중요하지만 산후 자궁 수축과 지혈을 도우니 엄마에게도 좋고 아이에게도 좋은 최상의 식품이 바로 미역이라는 것이다.

미역은 산모뿐만 아니라 일반인에게도 매우 좋은 식품이다. 식이섬유가 풍부하여 변비를 해소하고 혈압을 내려 주어 생활습관병 예방은 물론 비만을 예방하는 데도 좋다. 고기나 생선 같은 산성 식품을 먹을 때 함께 먹으면 산도를 중화해 주는 역할도 한다.

미역을 고를 때는 흑갈색에 광택이 있으면서 두껍고 탄력이 있는 것을 선택해야 한다. 찬물에 부드럽게 불려서 사용하는데, 물을 부어 10~15분쯤 놓아두면 처음의 15배 정도로 불어난다. 바락바락 주무르면 거품이 나면서 미끈거리는 점액이 빠지는데 물이 맑아질 때까지 여러 번 주물러 씻어야 비릿한 냄새가 나지 않고 맛있다.

생미역은 진은 녹색에 줄기가 가늘고 잎이 넓으면서 촉감이 부드러운 것이 신선하다. 생으로 먹으면 짭조름한 것이 바다의 내음을 그대로 전해 준다. 소금에 절인 염장 미역은 조리하기 전에 소금기를 빼야 하는데, 지나치게 오래 물에 담가 두거나 조리할 때 너무 많이 가열하지 않도록 한다. 마른 미역을 기름에 튀긴 미역튀각, 불린 미역과 오이를 함께 넣고 무친 미역초무침, 미역줄기를 기름에 볶은 미역볶음, 얼음이 동동 뜬 미역냉국은 지친 입맛을 개운하게 해 주는 별미다. 조개나 게살을 넣어 푹 끓인 미역죽은 소화가 잘되고 칼로리가 높지 않아 병후 회복식이나 다이어트식으로 인기가 많다. "고려의 미역을 쌀뜨물에 담가서 짠맛을 빼고 국을 끓인다. 이 미역국은 조밥이나 멥쌀밥과 함께 먹으면 매우 좋다. 기(氣)를 매우 잘 내리고 이것과 어울리지 않는 음식이 없다."는《본초강목》의 기록을 보아 고려시대에 이미 미역국이 중국까지 알려졌음을 알 수 있다.

미끌미끌한 특성 때문에 미역을 먹으면 낙방한다(미끄러진다) 하여 시험이나 진급 결과가 나오는 날 아침에는 미역국을 먹지 않는다. 합격을 염원하는 강한 바람이려니 하고 그냥 웃어넘기면 될 일이다.

톳

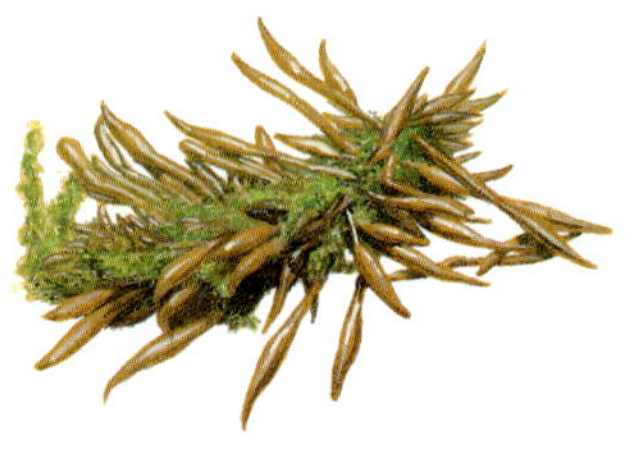

톳은 갈조류에 속하는 해조류로, 한자로는 녹미채(鹿尾菜)라 한다. 우리나라 서·남해안과 제주도에 분포하며 3~4월에 걸쳐 채취하는데, 봄에서 초여름에 나는 것이 가장 연하고 맛있다. 보통 바닷가 바위에 붙어서 자라는데 이른봄에 새싹이 나서 이듬해 여름에 말라죽고, 빛깔은 황갈색이지만 마르면 흑갈색을 띤다.

톳은 칼슘과 요오드, 철분 등의 영양소가 풍부한 알칼리성 식품이다. 칼슘의 왕이라 불리는 멸치만큼 칼슘이 풍부하여 '바다에서 건진 칼슘제'라 불리며, 우엉의 6.5배에 달하는 섬유질이 들어 있어 허약하거나 잔병치레가 많은 사람에게 더할 나위 없이 좋다. 특히 톳은 섬유소가 풍부하여 배변을 촉진하고 숙변을 제거해 주는 효과가 뛰어나 변비로 고생하는 사람에게 좋다. 칼로리는 낮지만 포만감이 뛰어나서 비만으로 고민하는 사람에게도 효과가 있다. 단백질의 영양가를 나타내는 수치인 단백가도 52나 되어 시금치(23)나 콩(56)과 비교해도 상당히 우수한 편이다.

최근에는 제주도에서 생산된 톳이 일본에 많이 수출되고 있는데, 다이어트는 물론 생활습관병 예방에 효과가 좋아 일본에서도 굉장한 인기라고 한다. 일본 사람들은 우리가 김이나 미역을 좋아하는 것만큼 톳을 좋아하여, '톳의 날'이 있을 정도라고 한다. 학교 급식에도 일상적인 반찬으로 톳이 자주 오르고, 톳의 영양소에 대한 연구도 많이 이루어지고 있다. 최근에는 중금속 해독 효과가 있다고 알려져 더욱 인기를 끌고 있다. 우리나라에서 점차 톳 소비량이 증가할 것으로 기대해 본다.

톳은 긴 줄기에 가느다란 잎이 여러 개 달려 있는데, 오도독 씹히는 맛이 좋아 오래 전부터 음식 재료로 많이 이용되어 왔다. 떫은맛이 많은 것은 그대로 먹기 어려우므로 끓는 물에 데쳐서 떫은맛과 색소를 제거한 뒤 적당한 길이로 잘라 햇볕에 말리면 된다.

말린 톳을 이용할 때는 물에 30분 정도 담가 두어 7~8배 정도 불어났을 때 물기를 빼고 요리하면 된다. 잎과 줄기까지 모두 먹을 수 있지만 줄기 끝 억센 부위는 가위로 잘라 내고 이용하면 더 부드럽게 즐길 수 있다.

톳은 토속적인 맛이 나서 밥반찬으로 매우 좋은데, 살짝 데쳐서 초고추장이나 된장에 무쳐 먹으면 산뜻한 맛이 입맛을 돋운다. 말 그대로 바다에서 나는 나물인 것이다. 불린 쌀에 톳을 올리고 소금을 약간 넣어 지은 밥에 양념을 넣어 비벼 먹는 톳나물밥은 쉽게 맛볼 수 없는 별미다. 톳을 잘게 썰어 홍합이나 조개를 넣고 밀가루로 반죽하여 톳전을 부쳐 먹으면 빠져나간 칼슘을 효과적으로 보충할 수 있다.

남도의 섬 지방에서는 제사상에 톳을 조리하여 상에 올리지 않으면 귀신이 준동하지 않는다고 하여 큰 음식으로 치기도 한다.

이런 영양적인 특성을 가지고 있지만 톳은 감칠맛이 부족하고 구성 아미노산 중 히스티딘이나 라이신, 트레오닌 등이 부족하다는 것이 단점이다. 이를 보완해 주는 좋은 재료가 바로 두부다. 두부는 맛이 순하고 다른 식품과 친화력이 좋아 다양한 요리로 만들어 먹을 수 있다. 그중에서도 톳두부무침은 재료와 조리법이 간단할 뿐만 아니라 영양가도 뛰어나고 색깔도 아름다워 톳의 영양을 더욱 높여 준다. 데친 톳에 다진 쇠고기와 땅콩, 당근을 넣어 조린 것을 밥에 섞어 유부에 쏙 넣은 톳유부주먹밥은 영양도 뛰어난데다 톡톡 씹히는 맛이 먹는 재미까지 더해 준다.

파래

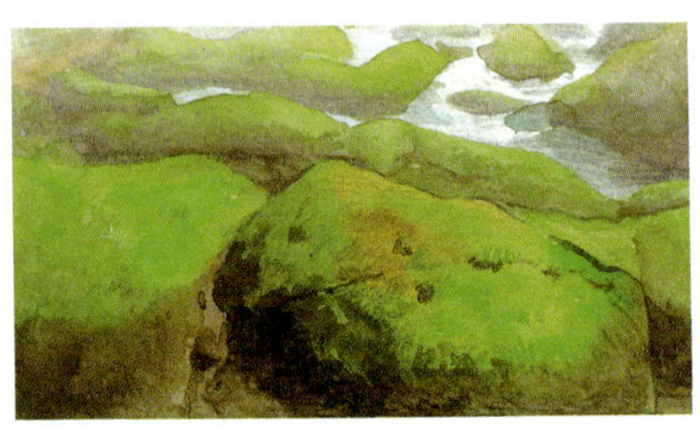

　가늘고 보드라운 녹색 실이 엉켜 있는 파래는 향이 풍부하고 맛이 독특하여 우리나라와 일본 등지에서 즐겨 먹는 해초류의 하나다. 산뜻한 향과 맛도 매력이지만 사실 파래는 '바다의 비타민'이라고 할 정도로 우리 몸에 들어와 비타민 같은 역할을 하는 고마운 식품이기도 하다.

　파래는 녹조류에 속하는 해초류로, 철분과 칼슘, 비타민이 풍부해 '바다의 천연 영양제'라는 말이 딱 어울린다. 파래에 풍부한 철분은 여성의 빈혈에 매우 효과가 좋아 하루에 10~20g만 먹으면 1일 철분 필요량인 10~12mg을 충분히 보충하고도 남는다. 철분은 우리 몸에 꼭 필요한 영양소이긴 하지만 흡수율이 낮다는 것이 단점인데, 파래에는 철분 흡수를 도와주는 비타민A·C도 풍부하여 그 효과를 더욱 높여 준다. 뿐만 아니라 칼슘이 풍부하여 뼈와 치아를 건강하게 함으로써 폐경 후 에스트로겐 감소로 인한 골다공증 예방에도 효과가 있다.

　하지만 무엇보다 중요한 것은 담배의 독소를 중화하는 데 파래만 한 식품이 없다는 사실이다. 파래에 들어 있는 메틸메티오닌(methylmethionine) 성분이 몸속에 쌓인 유독 성분인 니코틴을 해독해 주기 때문이다. 비타민A도 풍부하여 담배로 인해 손상된 폐점막을 보호하고 재생시켜 주므로 담배를 피우는 사람은 물론 간접 흡연을 하는 사람은 파래를 많이 먹는 것이 좋다. 애연가에게 있어 파래는 최고의 보약인 셈이다. 또한 파래에는 섬유질과 알긴산이 풍부해서 대장의 연동 운동을 촉진하여 배변 활동을 원활하게 해 주어 변비와 숙변을 제거하는 데도 탁월한 효과가 있다.

하지만 모든 음식이 그렇듯이 아무리 몸에 좋아도 맛있지 않으면 먹기가 쉽지 않다. 말린 것을 멸치나 참깨 등과 함께 갈아 밥 위에 뿌려 먹는 것도 좋지만 무채를 넣고 새콤달콤하게 무친 파래무침이 산뜻하고 입맛을 돋우는 데는 가장 좋다. 미끈미끈한 파래에 무를 섞으면 씹는 맛도 좋아지고, 무가 가지고 있는 효소가 파래의 소화 흡수를 도와 영양 면에서도 궁합이 좋다. 무순을 직접 길러 무순을 넣어 무쳐 먹는 것도 좋은 방법이다. 그 외에 오이와 무를 채 썰어 무친 파래냉채나 굴과 바지락을 넣어 파릇파릇하면서도 노릇노릇하게 부친 파래전, 파래를 살짝 데쳐 노릇하게 지진 두부에 얹고 양념을 살짝 뿌린 파래두부카나페, 색깔만으로도 입맛을 돋우는 부드러운 파래달걀찜, 쭈꾸미와 파래를 함께 넣고 새콤달콤한 초고추장에 무친 파래쭈꾸미초무침도 파래를 이용한 별미다.

파래 요리를 할 때는 선명한 녹색을 띤 것을 골라 움푹한 그릇에 넣고 손으로 바락바락 문질러 여러 번 헹구어 이용해야 맛있다. 물에 하룻밤 정도 담가 두었다가 이용하면 더욱 부드럽고 맛있다. 끓는 물에 살짝 데쳐 이용하면 비린내가 나지 않는다.

파래와 비슷한 것으로 메생이가 있다. 메생이란 '생생한 이끼를 바로 뜯는다'는 뜻의 순우리말로, 맑고 청정한 바다에서만 자란다고 하여 붙여진 이름이라고 한다. 환경 오염에 매우 예민하여 바닷물이 뒤집히거나 육지로부터 오염 물질이 유입되면 바로 성장이 저하될 정도다. 언뜻 보면 파래와 구별할 수 없을 정도로 닮아 있지만 파래보다 더 가늘고, 검붉은 녹색을 띤다는 것이 특징이다. 5대 영양소가 골고루 들어 있는 식물성 고단백 강알칼리성 식품으로, 한때는 우주 식량으로 지정되기도 했다. 하지만 아주 추운 겨울에만 잠깐 나오기 때문에 시기를 놓치면 맛보기가 쉽지 않다.

기호 식품 편

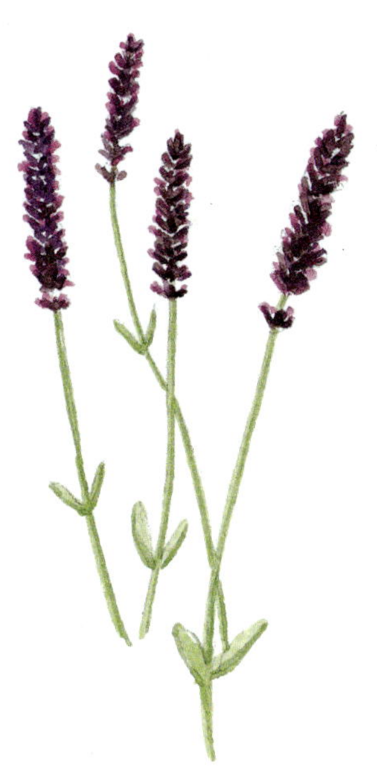

감잎차

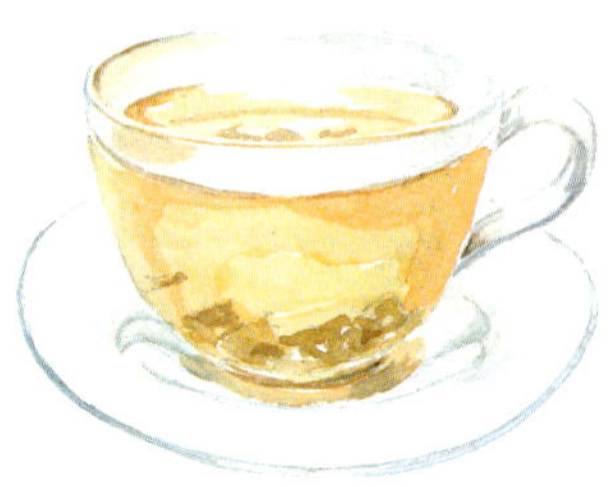

    문득 정채봉의 동화 〈이별〉을 생각한다. 지기를 두려워하는 감꽃에게 들려주는 이야기이다.

    고통스러울 때 떠나는 것은 열매를 남긴다. 그러나 괴롭지 않을 때 떠나는 것은 온 값조차 못하는 걸음이다.

    나의 삶은 온 값은 제대로 하는지, 누군가에게 미움을 주고 사는 것은 아닌지 돌아보게 하는 말이다.

    서양 사람들은 감을 과일의 왕으로 대접한다. 그리스 신화에 나오는 제우스신이 가장 좋아하는 과일도 감이다.

    감은 중국과 한국이 원산지인 동북아시아 특유의 과일로, 서양에서는 귀하기 때문에 더욱 극진한 대접을 받은 것 같다. 재배 역사도 깊어 중국에서는 이미 기원전부터 재배해 왔다.

    천시(天時)의 중요성을 깨닫게 하는 말로 '독야홍홍(獨也紅紅)'이라는 말이 있다. 남이 자기를 알아주지 않아 섭섭할 때 쓰는 말이기도 하지만 자기를 드러내지 않으려 해도 때가 되면 만천하에 그 내공(內攻)이 자연스럽게 드러난다는 뜻이다.

감나무는 오상(五常)과 오색(五色)을 갖추고 있다. ‘문무충효절(文武忠孝節)’의 오상이 있으니, ‘감나무 잎은 글을 쓰는 종이가 된다 하여 문(文), 나무가 단단하여 화살촉으로 쓴다 하여 무(武), 과일의 겉과 속이 모두 똑같이 붉어 표리가 동일하므로 충(忠), 노인이 치아 없이도 즐겨 먹을 수 있다 하여(연시) 효(孝), 서리가 내리는 늦가을까지 나뭇가지에 매달려 있으니 절(節)’이다. 또 ‘목질은 검고[黑], 잎은 푸르고[靑], 꽃은 노랗고[黃], 열매는 붉고[赤], 말린 곶감에서는 흰 가루[柿霜]가 나오니’ 이를 가리켜 감나무의 오색(五色)이라고 한다.

감꽃이 필 무렵, 윤기 나는 감잎은 비타민C의 보고다. 특히 5~6월은 감잎에 영양분이 가장 풍부한 시기로, 이 시기가 지나면 그 성분이 1/3로 줄어든다. 그러나 감잎은 생식할 수 없으므로 주로 차로 만들어 마시는데, 감잎차는 독성과 부작용 없는 이뇨제일 뿐만 아니라 심장병과 신장병에도 효능이 탁월하여 건강차로 손색이 없다.

감잎차를 만드는 방법은 다음과 같다. 먼저 어리고 연한 감잎을 따서 엽맥을 떼어 낸 뒤 찜통에 찐다. 펄펄 끓는 물에 1분 정도 담갔다가 꺼내도 좋다. 그 이상 가열하면 비타민C가 파괴되므로 주의한다. 쪄 낸 감잎의 물기를 거두어 잘게 썰어서 통풍이 잘되는 그늘에 말린다. 바삭바삭 마르면 밀폐된 용기에 담아 어둡고 통풍이 잘되는 곳에 보관해 두고 조금씩 끓여 마시면 된다. 꿀을 한 스푼 타 먹으면 피로를 푸는 데 매우 효과가 좋다. 맛은 별로 뛰어나지 않지만 감잎차의 비타민C는 열에 견디는 힘이 강해 많은 양이 물에 녹아 나와 비타민C를 보충하는 데 효과적이다.

특히 감잎차의 비타민C 함유량은 레몬을 능가하는 수준이라서 오래 복용하면 머리까지 가벼워진다. 우려낸 감잎차에 매실주를 한 방울 떨어뜨리거나 유자청을 한 쪽 띄워 마시는 것도 좋은 방법이다. 순환기 질환을 비롯하여 위궤양이나 십이지궤양 등의 궤양, 그리고 당뇨병 등의 만성 질환에도 효과가 좋으므로 꾸준히 마신다.

가을, 가장 영양이 충만한 감잎을 따 고향의 정서와 함께 감나무의 오상과 오색을 음미해 보는 것은 어떨까?

국화

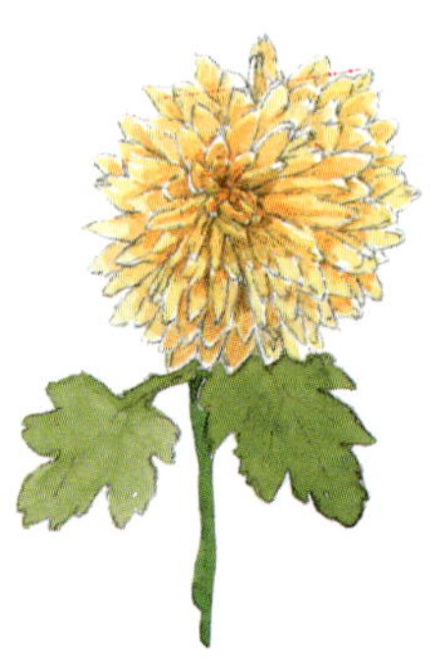

가을꽃으로는 은군자(隱君子)로 불리는 국화가 으뜸이다. "저녁에 가을 국화 떨어진 꽃잎을 먹는다〔夕餐菊之落英〕"는 굴원(屈原, BC. 343(?)~278(?))의 〈이소 (離騷)〉처럼 시인 묵객들이 다투어 국화를 노래한 것은 찬 서리에도 굽히지 않 고 아름답게 피어나 향기를 풍기기 때문이다. 시인 이은상은 국화의 지극함을 이렇게 노래했다.

알뜰하기로는 친구인 채로, 귀하기는 손님인 채로, 점잖기로는 군자인 채로, 정답기 는 식구인 채로 나는 여기 선생이라 부르기를 주저하지 아니 한다.

중국이 원산지라고 하지만 송나라 때 국보(菊譜)에 보면 신라와 고려의 국화 가 중국에 건너가 식재되었다는 기록이 있다. 개량된 우리 국화가 충숙왕 때 원 나라에서 다시 들어온 것이다.

국화에는 많은 전설이 얽혀 있다. 팽조라는 사람은 국화를 심은 연못가에서 늘 국화잎에 맺힌 이슬을 받아먹고 수백 년을 살았다는데, 이것이 감곡국수(甘 谷　水)의 전설이다. 팽조(烹調)는 15년밖에 살지 못한다는 위나라 문제(文帝)에 게 국화주의 비법을 알려주어 장수케 했다. 그 후로 국화는 불로연명장수(不老

延命長壽)의 영험한 약으로 이용되었다.

중국에는 중양절(重陽節)에 국화주를 마시는 풍습이 있는데, 그 유래가 재미있다. 후한의 여남 땅에 사는 하경이라는 사람이 살았는데, 어느 날 신선이 나타나 "9월 9일 너희 집에 액운이 닥쳐 올 터이니 그것을 피하려면 높은 산에 올라가 국화주를 마시도록 하라."고 말했다. 선인이 시킨 대로 하고 다음 날 집에 돌아와 보니 집에 있던 가축들이 모두 떼죽음을 당해 있었다. 그 후로 9월 9일은 국화주를 마시며 액운을 물리치고 무병장수를 기원하는 날이 되었다.

우리나라에서도 중양절(10월 22일)이면 선비들은 국화주를 마시고 단풍과 국화를 주제로 시를 지으며, 농부들은 농악을 울리며 하루를 즐겼다. 오늘날의 소풍 또한 봄의 진달래 화전놀이와 가을의 국화화전놀이, 그리고 단풍놀이가 발전한 것으로 본다.

중양절에 술친구를 찾아가거나 술을 선물하는 풍습은 도연명(陶淵明, 365~427) 때 시작되었다고 한다. 도연명과 두보는 국화를 사랑하고 약으로 술로 먹었지만 소동파는 국화를 식품으로 다루고 있다. 봄에는 싹을 먹고, 여름에는 잎을, 가을에는 꽃을, 겨울에는 뿌리를 먹어 일 년 내내 이용할 수 있다고 했다.

《종회부(鐘會賦)》에는 국화의 오미(五美)를 적었으니 "동그란 꽃송이가 높다랗게 달려 있음은 천극(天極)의 모양이요, 섞임이 없이 순수한 황색은 땅의 빛깔이요, 일찍 심어 늦게 피는 것은 군자의 덕이며, 서리를 뚫고 꽃이 피는 것은 경직한 기상이요, 술잔에 동동 떠 있음은 신선의 음식이라." 했다.

《본초강목》에는 국화의 효능에 대해 "오랫동안 복용하면 혈기에 좋고 몸을 가볍게 하며 쉬 늙지 않는다. 위장을 편안하게 하고 오장을 도우며 사지를 고르게 한다."고 되어 있다.

국화에는 비타민B₁ · 아미노산 · 호박산 등의 유기산과 정유 성분이 함유되어 있다. 밝혀진 바에 따르면 국화의 에센스에 들어 있는 성분들은 중추 신경의 진정 작용 및 혈압 강하, 결핵균 및 각종 바이러스에 대한 억제 효과가 있다고 한다. 국화주에 대한 전설은 미신이 아니었던 것이다. 또한 말린 국화꽃을 베개 속에 넣어 베고 자면 머리가 맑아지고 단잠을 잘 수 있다 하여 우리 조상들은 국화 베개를 즐겨 이용하기도 했다. 두통을 치료하는 데도 효과가 있다 한다.

꽃요리

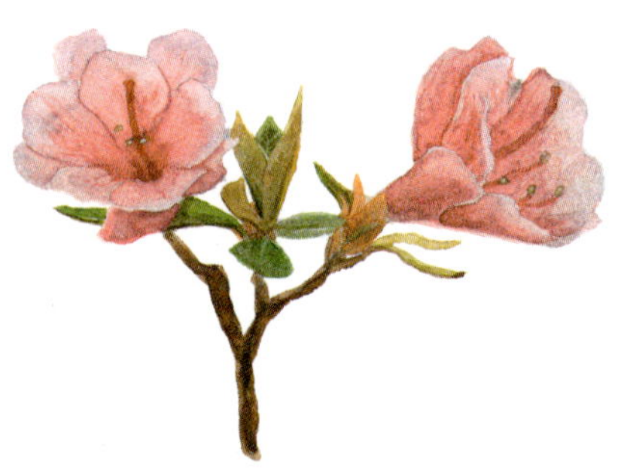

꽃은 아름다움의 상징이다. 꽃을 이성에게 주는 것은 사랑의 고백이고, 신을 경배하거나 소망을 빌 때 바치는 꽃은 신에게 귀의하고 복종한다는 의미가 담겨 있다. 신약성서는 "들꽃이 어떻게 자라는가 살펴보아라. 그러나 온갖 영화를 누린 솔로몬도 이 꽃 한 송이만큼 화려하게 차려 입지 못하였다."고 했다. 들에 핀 꽃 한 송이에도 우주가 있고, 생성과 소멸의 역사가 담겨 있는 법이다.

자태와 향기를 감상하던 꽃은 이제 입으로 옮겨와 보는 즐거움뿐만 아니라 색다른 미감으로 먹는 기쁨을 배가시켜 주고 있다. 단백질과 아미노산 등을 함유하고 있는 꽃은 면역력을 높여 주고 노화 예방에 효과가 좋은 훌륭한 식재료다. 꽃을 요리에 이용하는 목적은 아름답게 하여 먹고 싶고, 좋은 향으로 식욕을 돋우고, 음식의 맛을 더욱 좋게 하고, 다양한 영양을 공급하기 위함이다.

꽃을 식용으로 이용해 온 역사는 꽤 오래된 것으로 추측된다. 문헌상에 나타난 꽃요리에 대한 기록은 지금으로부터 약 1,300년 전인 당나라의 무축천여황 때로, 화조일(음력 2월 13일)에 궁녀들에게 백 가지 꽃〔百花〕을 채집하게 하여 만든 백화떡을 신하들에게 나누어 준 것이 '화찬(花饌)'의 시작이라고 한다.

《규합총서》에 진달래꽃·참깨꽃·들깨꽃을 이용하는 방법이 나오고,《임원십육지》에 가지와 파, 부용화가 기록된 것으로 보아 우리나라도 매우 오래 전부터 꽃을 식용해 온 것으로 보인다.

조선시대만 해도 봄이면 진달래화전, 여름이면 장미화전, 가을에는 국화차와 호박꽃죽, 그리고 소나무 꽃가루로 만든 송화다식을 만들어 즐겨 왔다. 풍류객들 역시 술안주로 모란꽃잎을 먹으며 흥에 취했고, 농가에서는 감자국에 원추리꽃을 넣어 먹으며 입맛을 살렸다. 서양에서는 이미 중세 때부터 샐러드나 화채, 디저트로 꽃요리가 이용되어 '먹는 것'으로 보편화되었고, 일본에서도 역시 '꽃음식'이 대중화되어 있다.

세계적으로 먹는 꽃은 약 100여 종으로, 식용꽃으로 만들 수 있는 요리는 무궁무진하다. 일상생활에서는 차에 꽃을 띄우거나, 비빔밥ㆍ샐러드ㆍ튀김ㆍ술ㆍ빵 등에 이용할 수 있다. 제비꽃ㆍ아카시아ㆍ칡꽃ㆍ유채, ㆍ동백ㆍ도라지꽃은 샐러드나 튀김에 이용하면 좋고, 국화ㆍ석죽ㆍ민들레ㆍ카네이션은 샐러드용으로, 한련화ㆍ백합은 수프나 죽에 넣어 먹으면 적합하다.

색깔과 모양만큼 특유의 맛을 가지고 있는 꽃들도 있다. 한련화는 매운맛, 베고니아는 신맛, 비단향꽃무는 무맛, 차이브는 파맛, 그리고 로즈마리ㆍ팬지ㆍ나팔꽃ㆍ호박꽃 등은 달콤한 맛이 난다. 꽃 자체의 단맛과 신맛, 매운맛을 더 풍부하게 즐기기 위해서는 각종 채소와 곁들여 샐러드로 먹는 것이 좋다. 또 꽃을 요리에 넣을 때는 그 향과 섬세한 맛을 살리기 위해 가능하면 단순한 조리법으로 조리해 바로 먹어야 한다.

현대인에게 꽃요리는 오감을 동시에 만족시키는 최상의 요리이자 무공해 식품이다. 호사스럽다 하여 일부 계층에서만 누리던 꽃음식이 누구나 즐길 수 있는 익숙한 음식이 된 것은 삶의 질을 중요시하며 건강하고 날씬한 삶을 영위하려는 사람들의 바람이 그만큼 강해졌다는 뜻일 것이다.

입으로는 맛을 즐기고, 눈으로는 향을 즐기고, 코로는 향을 즐기고, 귀로는 식감을 즐길 수 있게 해 주는 오감 만족 꽃요리로 몸뿐만 아니라 마음의 정원도 아름답게 가꾸었으면 하는 바람이다.

꿀

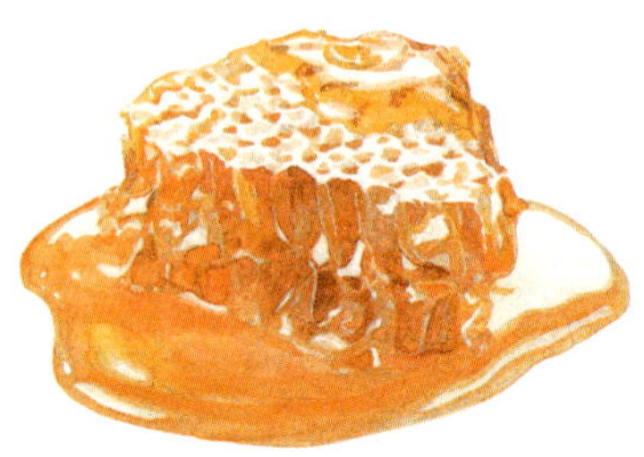

꿀은 천연 상태에서 순수하게 존재하는 유일한 감미료이자 향료다. 몽테뉴의 《수상록》에는 벌을 전쟁에 이용한 에세이가 나온다.

포르투갈인들이 크시아팀의 영토에서 탈미시를 공략할 때, 시민들은 많은 벌집들을 그들의 성벽 위로 가져갔다. 그리고 불을 피워 적군에게로 몰아 보내어 패주시켰다. 승리와 자유는 이 새로운 원군에게 머무르고 어찌나 운수가 좋았던지 싸움에서 돌아올 때, 벌 하나 축난 것이 없었다.

지략도 뛰어나지만 백만 원군보다 나은 벌들의 전쟁이 흥미롭다.

고대 의식에서는 죽은 사람에게 내세에서의 영생을 기원하는 뜻으로 꿀을 바쳤는데, 이는 벌이 신의 진리를 꿀의 형태로 전해 준다고 여겼기 때문이다. 그래서 꿀을 먹을 수 있는 선택된 사람들만이 학문적인 업적이나 시를 통해 진리를 표현할 수 있다고 믿었다. 근대까지도 꿀은 사치스러운 식품으로 음식에 꿀이나 설탕을 쓰는 것은 상류층의 전통이었다.

그러나 꿀은 이미 고대부터 약으로 이용해 왔으며, 고대 이집트인들은 꿀을 지금의 아스피린처럼 광범위한 증상에 사용했다. 천식과 설사를 치료하고 목의 통증을 완화하는 데는 물론, 방부제나 살균제로도 꿀을 이용했다. 지금도 개발도상국의 내과의들은 일상적인 상처에 살균 연고로 꿀을 발라 준다. 꿀은 치료를 촉진하고 상처를 살균하여 항생제를 필요 없게 만든다.

'저녁 식사 때 먹는 꿀 한 스푼은 잠을 잘 오게 한다'는 말이 있다. 실제로 꿀이 신진대사를 원활하게 하고 뇌 활동을 안정시키는 화학 물질인 세로토닌(serotonin)의 분비를 촉진하여 안정과 수면을 유도한다는 사실이 MIT 실험으로 확인되기도 했다. 하지만 꿀에는 아기의 미성숙한 내장에 들어가 치명적인 독소를 만드는 세균성 보톨리누스(botulism) 중독증 포자가 있으므로 만 1세 이하의 아기에게는 먹이지 않는 것이 좋다.

《동의보감》에는 "벌꿀은 오장육부를 편안하게 하고 기운을 돋우며, 아픈 것을 멎게 하고 온갖 약을 조화시킨다."고 되어 있다. 꿀에는 항산화 물질이 들어 있어서 콜레스테롤을 억제하여 동맥경화를 예방하고 건강한 혈관을 유지해 준다. 뇌의 유일한 에너지원인 포도당이 들어 있어 뇌를 맑게 하는 데도 효과적이다. 오늘날 대체 의학에서는 꽃가루와 로열젤리를 젊음을 되찾아 주는 영약으로 여길 정도다.

꿀은 봄에 나온 것이 최상품으로 꿀이 되는 꽃물은 75%의 물에 약간의 미네랄 성분이 함유된 단 물질로, 꽃가루를 옮겨 주는 벌 등의 곤충을 유인하는 미끼 역할을 한다. 벌의 꿀주머니에 들어간 꽃물은 벌의 침과 소화액에 들어 있는 효소와 반응하여 포도당과 과당의 혼합물인 전화당(轉化糖)이 된다. 집으로 돌아온 벌은 물기가 많은 꿀을 게워 내 밀랍으로 만든 방에 쌓아둔다. 일벌들은 꿀을 농축시키기 위해서 꿀을 삼켰다가 게워 내는 일을 반복하고, 이때 발생하는 수분을 제거하기 위해서 날갯짓을 계속한다. 20분 정도 걸리는 이런 과정이 모두 끝나면 일벌의 일부 분비선에서 나오는 밀랍으로 방을 밀봉한다. 한 마리 벌이 1*l*의 꽃물을 운반하려면 벌집과 꽃 사이를 2~10만 번 정도 왕복해야 하고, 1kg의 꿀을 얻으려면 560만 송이의 꽃을 방문해야 한다. 꿀의 열량이 높은 것도 어쩌면 이러한 수고와 노력의 산물이기 때문인지도 모른다. 그러므로 꿀은 밤보다는 활동을 시작하는 아침이나 오전에 1~2스푼 정도를 먹는 것이 좋다. 아침에 꿀을 먹고 벌처럼 하루를 열심히 살라는 의미인가 보다.

녹차

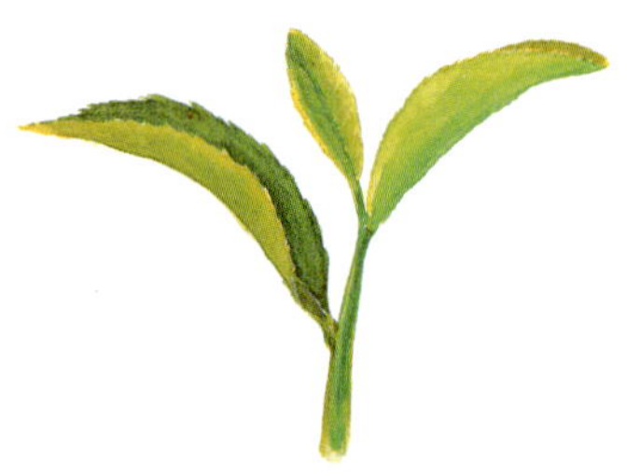

녹색 바람의 주역 녹차. 건강과 정신을 맑게 해 주는 유일한 음료라는 찬사를 받으며 화장품, 아이스크림, 탈취제, 음료, 심지어 속옷 제품에도 녹차를 이용한 기능성 건강 제품이 자리잡아 가고 있다.

차는 중국의 신농(神農)이 초목의 식용과 약용을 분류하기 위해 100여 가지의 약초를 연구하던 중 차의 효험을 발견하면서 시작되었다고 전해지며, 나라마다 전해 내려오는 녹차에 대한 전설이 있다.

중국의 수나라 문제는 꿈에 귀신이 나타나 두통을 자주 호소했는데, 어느 날 한 스님이 산속의 찻잎을 달여 마시면 나을 것이라 했다. 그 말을 따라 찻잎을 달여 마시니 신기하게도 효험이 있어 이때부터 사람들이 앞 다투어 즐기게 되었다. 인도에서는 향지국(香至國)의 왕자인 달마가 수행 도중 잠을 쫓기 위해 떼어 버린 눈꺼풀이 차나무가 되었다는 설이 있다. 찻잎을 따서 달여 마셨더니 잠을 쫓는 효험이 있어 계속 차를 마시며 수행했다고 한다.

우리나라에 차가 들어온 것은 신라 선덕여왕 때 유학을 다녀온 스님에 의해 재배되었다는 '자생설'과, 가락국 김수로왕의 왕비였던 인도 아유타국의 공주 허황옥이 시집오면서 가져왔다는 '인도차 전래설'의 두 가지가 있다. 어쨌든 우리나라의 차 문화는 사찰 문화로 시작하여 왕조에 전래되었고, 다시 고려 왕조에 이르러 손님 접대나 혼수품 또는 시제용으로 일반 생활에 유입되면서 호황을 누리다 임진왜란을 전후로 차 문화와 차 산업은 쇠퇴하게 되었다.

차는 채취 시기나 가공 방법에 따라 다양한 이름으로 불린다. 잎의 크기가 참새의 혓바닥 같다는 작설차(雀舌茶), 눈이 덜 녹은 이른봄에 만든 차라고 하여 설록차(雪綠茶), 찻잎이 매의 발톱을 닮았다는 응조차(應爪茶), 찻잎이 보리의 낟알을 닮았을 때 만든 맥과차(麥顆茶) 등이다. 차는 일찍 따면 향기가 온전하지 못하여 신묘한 맛이 없고, 반대로 늦게 따서 잎이 커 버리면 품이 낮아진다. 곡우를 전후로 수확한 찻잎의 품질이 가장 뛰어나다.

차는 산의 계곡에서 딴 것이 최고이고, 대나무 밭에서 딴 것이 다음, 자갈밭 등의 바위틈에서 자란 것이 그 다음, 그리고 모래밭에서 딴 것이 가장 하품이다. 호인의 신발처럼 오그라진 것, 들소의 앞가슴처럼 단정히 너울거리는 것, 물에 가벼운 바람이 스치는 것처럼 맑고 촉촉한 것은 모두 차의 좋은 맛을 낸다.

녹차가 인기를 끄는 이유는 그윽하고 깊은 맛 외에도 여러 가지 효능을 갖고 있기 때문이다. 그중에서도 특히 탄닌(tannin)과 카테킨(catechin)이 풍부하여 노화와 암을 예방하고, 폴리페놀(polyphenol) 성분이 독성과 결합하여 해독 효과를 발휘한다. 게다가 커피의 카페인과는 달리 녹차의 카페인은 각성 작용을 하여 잠을 쫓아 주고 정신력을 향상시켜 기억력과 판단력, 지구력을 증강시키고 심장 운동을 왕성하게 하여 이뇨 효과를 높인다. 신진대사를 촉진하여 각종 생활습관병을 개선하는 데도 효과가 있다.

차의 멋은 향과 색에 있다. 특히 차에는 맵고, 시고, 쓰고, 떫고, 단 오미(五味)가 있어 차의 간이 맞으려면 이 오미가 잘 융화되어야 한다. 그중에서도 한국 녹차의 품질은 맛과 향, 빛깔이 세계에서 손꼽힐 정도다. 그도 그럴 것이 차를 딸 때 오묘함을 다하고, 아홉 번 덖고 아홉 번 치대 만든 정성의 지극함을 어디에 비할 것인가. 흔히 중국은 향기를, 일본은 빛깔을, 한국은 맛을 중시한다고 하는데, 이 또한 우리 차의 우수성을 대변해 주고 있다.

맑고 푸른 기운으로 생활 속에서 여유를 찾는 차의 멋과 맛은 뭐니뭐니해도 '정성'이다.

물

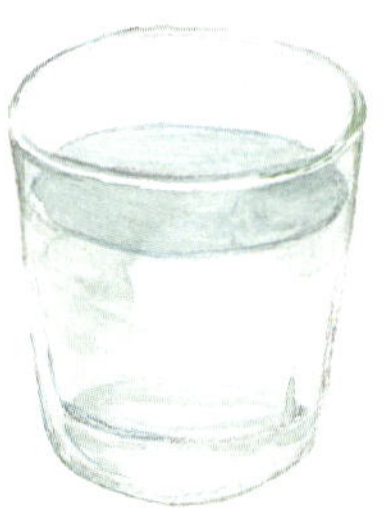

　서양 철학의 원조라고 할 수 있는 탈레스(Thales, BC. 624(?)~546(?))는 "세계의 근원은 물이다. 만물은 물에서 만들어졌으며, 궁극적으로는 다시 물로 돌아간다."고 했다. 중국의 《위서(緯書)》에도 "물은 천지의 포막(包幕)이며, 오행(五行)의 시초이고 대지가 그로 말미암아 생겨나는 것이며, 원기의 정액(淨液)"이라고 하여 물의 천지창조와 인체에서의 본뜻을 서술하고 있다. 《동의보감》에도 "하늘이 사람을 내고 물과 곡식으로 기르니 물이 어찌 소중하지 않겠는가."라고 하여 물의 소중함을 강조했다.

　물은 인간에게 생명력이다. 수정란의 99%가 물로 이루어져 있으며, 막 태어났을 때는 90%, 완전히 성장하면 70%, 죽을 때는 50% 정도의 물을 몸에 지닌다. 즉 인간은 태어나서 죽을 때까지 물과 함께 산다고 해도 과언이 아닌 것이다.

　사람은 하루에 대략 2~3l의 물을 섭취하고, 또 같은 양의 물을 배설함으로써 체내 수분이 평형을 이루도록 한다. 물을 통해 영양분을 섭취하고, 그것이 혈액과 체액으로 몸 곳곳을 순환하면서 몸속의 노폐물을 배설하고 소화를 촉진하여 체온을 조절하는 등의 작용을 하는 것이다. 그래서 물을 충분히 섭취하지 않으면 노화가 촉진될 뿐만 아니라 감기와 같은 바이러스 질환에 걸리기 쉽다.

　사람은 물 없이는 기껏해야 일주일밖에 생명을 유지할 수 없지만, 물만 마시고도 한 달 정도는 생명을 유지할 수 있다. 특히 물을 충분히 마시지 않으면 변비나 신장 결석, 방광염 등의 증상이 나타나는 것은 기본이고, 혈액·근육·피부·관절·신경계를 비롯한 모든 부분에 이상이 온다. 결국 질병 예방을 위한 최고의 자연 치료제이자 보약은 물이라는 말이다. 하루에 물을 4잔 이상 마신 사람이 2잔 이하를 마신 사람보다 대장암에 걸릴 확률이 절반이나 낮고, 방광암 발병률은 80%나 낮다는 연구 결과만 보더라도 물의 효능이 얼마나 대단한지를 알 수 있을 것이다. 게다가 현대인의 질병 가운데 적어도 1/3은 잘못된 수분 섭취에 따른 수분 불균형에 의한 것이라니 물만 제대로 마셔도 웬만한 질병은 예방할 수 있다는 것이다.

좋은 물은 가볍고 맑으면서 차갑고 냄새가 없고, 부드러우면서 비위에 맞으며, 먹어서 탈이 없어야 한다. 공복에 마셔야 체질을 개선하고 질병을 치료하는 데 도움이 된다. 보통 아침에 일어나서 1컵, 식사하기 30분 전에 1컵, 잠들기 30분 전에 1컵씩 마시고, 그 밖의 시간에는 30분에 1/4컵 정도를 틈틈이 나눠 마시는 것이 가장 좋다. 그리고 끓인 물보다는 각종 미네랄이 풍부한 생수를 마실 것을 권한다. 무조건 한꺼번에 마시는 것도 좋지 않다. 인간의 몸은 등뼈와 장이 아래로 처져 있어서 한꺼번에 많은 물을 마시면 장이 더 처지고, 혈액 순환을 위한 신체 활동에 오히려 부담을 줄 수도 있기 때문이다.

또 한 가지, 물도 급히 마시면 체한다는 말이 있듯이 가능하면 3분 정도에 걸쳐 천천히 마시는 것이 좋다. 위장이 나쁜 사람은 특히 조심한다. 질 좋은 생수를 입속에 머금고 굴리며 천천히 음미하듯 마시면 된다. 그리고 중병을 앓고 있거나 몸이 찬 사람을 제외하고는 시원하게(10℃ 이하) 마시는 것이 좋다. 단, 식사 전후나 식사 시에 물과 국물을 많이 먹으면 소화액이 희석되어 오히려 위장병을 일으킬 수 있으므로 주의한다.

약 8년 동안 물 사진만 찍어온 작가는 말한다. "물은 지구를 순환하다가 우리 몸을 거쳐 세계로 나아갑니다. 물을 안다는 것은 우주와 대자연, 생명의 모든 것을 아는 것과 같습니다."

결국 물을 마신다는 것은 자연을 넘어 거대한 우주를 품는 것이다.

소금

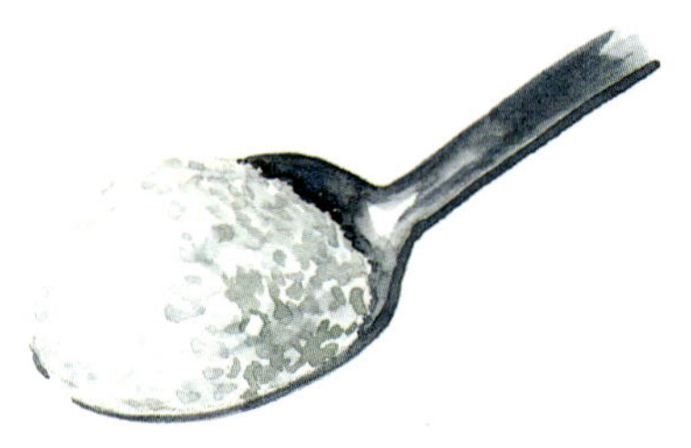

소금은 인류가 이용해 온 가장 오래된 조미료이자 보존료로, 고대 요리사와 연금술사에게 있어 소금은 장수와 영원의 상징이었다. 음식의 간을 맞춰 줄 뿐만 아니라 영양적으로나 기초적으로 다른 물질로는 대체할 수 없는 특징을 갖고 있다. 우리 몸에 흡수된 소금은 나트륨(Na)과 염소(Cl)가 되어 혈액이나 소화액, 조직액에 들어가 삼투압과 산도를 조절하며, 신경과 근육 접합부의 흥분성을 조절하는 등 여러 가지 작용을 한다.

사해(死海)에는 일반 바닷물의 10배가 넘는 마그네슘과 칼슘 등이 녹아 있는데, 클레오파트라는 아름다움을 유지하기 위해 늘 사해 갯벌의 진흙을 얼굴에 발랐다고 한다. 안토니우스는 그런 클레오파트라를 위해 사해 주변 지역을 정복했을 정도였다고. 한다. 그래서 로마인들은 사랑에 빠진 사람을 가리켜 살락스(Salax), 즉 '소금에 절여진 상태' 라고 부른다.

16세기 이탈리아에서 식탁에 소금을 내는 것은 부자들만의 사치였다. 화려한 그릇에 담긴 소금은 큰 고급품으로 여겨졌으며, 그래서 손님을 초대할 때 음식에 소금을 듬뿍 넣어 달라는 요청을 받거나 짭짤한 요리를 대접받는 것은 큰 자랑거리이기도 했다. 그만큼 인류의 식문화에서 소금은 중요한 역할을 했고, 심지어는 금보다 비싸게 여겨지기도 했다.

소금은 크게 바닷물에 들어 있는 약 3%의 염분을 증발 농축시켜 만든 천일염과 유럽 등 특수 지역에 매장되어 있는 암염으로 나뉜다. 최근에는 바닷물을 직접 증발 농축시키는 이온 교환막 제염법을 이용한 정제염 생산량이 증가하고 있는 추세다. 우리나라는 세계적으로 소금을 많이 소비하는 편에 속하는데, 이는 김치류·젓갈류·장류 등을 즐겨 먹는 식생활 문화 때문이다. 하지만 조금만 싱겁게 간을 하면 음식을 건강식으로 즐길 수 있으며, 음식 맛도 더욱 살릴 수 있다. 우리 선조들은 죽염을 만들어 해독·소염·항균제로 이용했을 뿐만 아니라 체질 개선 및 위장 운동 활성화, 종합 미네랄을 함유한 건강 식품으로도 애용했다.

소금을 이용해 음식 맛을 내는 방법은 다음과 같다. 먼저 기본 양념으로 사용할 때는 적당량을 한 번에 넣는 것이 좋고, 차갑게 먹는 음식은 약간 싱겁게 간해야 한다. 소금과 설탕을 함께 넣는 경우에는 설탕을 먼저 넣어야 소금을 많이 쓰지 않으면서도 설탕의 단맛을 살릴 수 있다. 고기나 생선을 구울 때는 굽기 직전에 뿌려야 삼투압 작용을 하여 고기가 질겨지거나 육즙이 빠져나가는 것을 막을 수 있으며, 식품을 삶을 때도 소금을 약간 넣으면 색이 더 선명하고 맛이 부드러워진다. 또한 소금은 방화벽 역할을 해 주어 음식이 타는 것을 막아 주는 효과도 있다. 생선이나 어패류를 씻을 때도 소금물(3% 농도)에 씻어야 안전하다.

그 밖에도 소금은 우리 생활 여기저기에 유용하게 쓰인다. 옥수수를 삶는 물에 소금을 약간 넣으면 설탕의 단맛이 더욱 강해지고, 커피에 소금을 약간 넣으면 향도 좋아지고 정력 증진 효과도 볼 수 있다. 가지를 볶을 때 진한 소금물에 담가 두었다가 볶으면 가지가 기름을 덜 흡수해서 기름 섭취량을 줄일 수 있고, 보리차를 끓일 때 소금을 약간 넣으면 향이 더욱 좋아진다. 기름이 묻은 프라이팬도 소금을 뿌려 닦으면 깨끗해지고, 개미가 많은 방에도 장롱 밑이나 구석에 소금을 뿌려 두면 개미가 없어진다.

목감기로 목이 부어 따끔따끔할 때는 따뜻한 소금물로 양치하면 특효다. 목욕할 때도 목욕물에 소금을 넣으면 피부가 매끈해지고 염증이 생기지 않는다. 소금 하나면 건강은 물론 살림까지 알뜰하게 챙길 수 있는 것이다.

식초

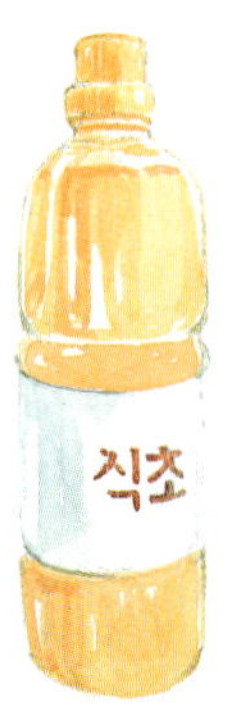

식초는 인류 최초의 조미료로, 술과 함께 인류의 식생활에서 가장 오랜 역사를 지닌 발효 식품 가운데 하나다. 1만 년 전부터 있었다는 설도 있지만 기원전 5000년경 바빌로니아인들이 대추야자나 건포도술, 맥주 등을 이용해 식초를 만들었다는 것이 식초에 관한 가장 오래된 기록이다. 식초의 초(醋) 역시 '술〔酒〕이 오래 되어〔昔〕' 시어진 것을 의미한다.

고대 서양에서는 식초가 약은 물론 소독제나 보존제로도 인기가 많았다. 히포크라테스도 사과술로 식초에 꿀을 섞어 감기 등의 질병에 처방했다. 살균 효과가 뛰어나 상처를 소독하거나 상처가 곪아서 욱신거리는 데도 식초를 썼다. 중국에서는 BC. 1200년경 주나라의 문헌에 식초가 처음 나온다. 오랜 역사를 거치면서 이제는 연료 · 쌀 · 기름 · 소금 · 간장 · 차와 함께 중국인들이 꼽는 7가지 생필품의 하나가 되었을 정도다. 기름을 많이 쓰는 중국 요리에 식초가 빠질 수 없는 것은 당연하다.

우리나라에서도 식초는 중요한 양념이자 민간 약재로 이용되었다.《향약구급방》에는 식초를 약으로 이용하는 방법이 나와 있으며,《해동역사》에도 "고려인들이 음식을 조리할 때 식초를 사용했다."고 기록되어 있다. 한의학에서는 신맛이 '안으로 거두어들이는 성질'을 가지고 있어서 긴장을 완화하고 스트레스를 풀어 준다고 한다. 식초가 양념이나 조미료뿐만 아니라 기호 식품과 생체 기능 조절을 위해 사용되는 것도 이 때문이다.

식초는 맛이 시기 때문에 보통 산성 식품으로 생각하기 쉽지만 인체에 흡수되어 알칼리성 식품 역할을 한다. 흰쌀밥과 육류 등 산성 식품을 많이 먹는 우리 식생활에 참 고마운 식품이 아닐 수 없다.

그 밖에도 식초는 다양한 효능을 가지고 있다. 먼저 피로를 푸는 데 효과적이다. 심한 근육 운동을 하고 난 뒤 목욕물에 식초를 적당량 풀어 목욕하면 근육이 잘 풀리고, 피로를 쉽게 해소할 수 있다. 이는 신체 조직에 축적된 젖산(피로감, 근육통 유발)을 빠르게 분해하여 체내 대사를 원활하게 해 주기 때문이다. 또한 식초는 살균 효과가 있어서 음식에 식초를 첨가하면 식중독균 등이 5~30분 안에 죽는다. 음식의 맛을 좋게 해 줄 뿐만 아니라 짠맛을 덜어 주고 지방을 중화시키는 효과도 있다. 피부 세포의 재생을 촉진하는 효과도 있어서 화상을 입었을 때 즉시 식초를 탄 냉수에 상처를 씻으면 통증이 사라질 뿐만 아니라 물집과 흉터가 생기지 않는다.

또한 식초는 노화를 방지하고 암을 예방하는 데도 도움이 된다. 초산·아미노산·사과산·호박산·주석산 등을 비롯한 60여 종의 유기산이 들어 있어서 활성 산소를 제거하여 노화를 방지하고 동맥을 보호하며, 콜레스테롤이 생성되는 것을 억제하여 혈액 순환을 원활하게 해 주기 때문이다. 특히 초산은 밥을 먹고 난 뒤 혈당을 천천히 높여 주기 때문에 당뇨병과 비만 예방에도 도움이 된다. 게다가 저렴하고 친환경적인 방향제라서 주방이나 화장실 냄새를 제거하는 데도 매우 효과적이다. 물 1컵에 베이킹소다 1작은술을 풀어 분무기에 담아 뿌리면 화장실 냄새를 단번에 없앨 수 있다.

식초는 원료에 따라 맛과 풍미가 다르고 효능에도 차이가 있다. 양조식초·현미식초·사과식초·감식초뿐만 아니라 와인을 발효하여 만든 와인식초, 와인식초를 한번 더 숙성하여 만든 발사믹식초 등의 고급 식초가 시판되고 있으며, 최근에는 심근경색과 뇌중풍 예방에 좋다는 유자식초·솔잎식초·마늘식초 등의 기능성 식초도 출시되고 있다. 식초 가공 음료도 출시되어 이제는 '마시는 식초'로 젊은 여성들의 인기를 끌고 있다.

올리브유

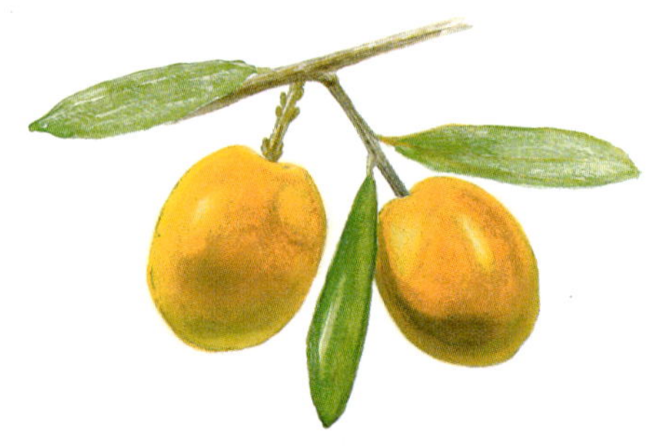

저녁때에 비둘기가 그에게로 돌아왔는데 그 입에 감람 새 잎사귀가 있는지라 이에
노아가 땅에 물이 감한 줄 알았으며……

《성경》〈창세기〉의 노아의 홍수에 나오는 올리브나무(감람나무) 잎은 지금도
평화와 안전, 비옥함, 힘과 승리의 상징으로 여겨진다. 고난에 지친 예수가 "아
버지의 뜻대로 하소서."라고 기도했다는 겟세마네 동산은 올리브 언덕에 있고,
십자가 역시 올리브나무로 만들어졌다.

그리스인들은 오래 전부터 올리브를 신이 내린 축복의 선물로 여겼다. 신들의
왕인 제우스가 인간에게 가장 유용한 것을 창조하는 신에게 그리스 섬의 일부를
주겠다고 약속하자 아테네 여신이 '밤에도 세상을 밝혀 주고, 상처를 낫게 하며,
맛이 진하고 원기를 주는 귀한 음식을 만들어 낼 수 있는' 올리브나무를 자라나
게 했다는 전설이 있을 정도다. 특히 정신력과 인식 능력을 상징하는 올리브는
신비한 효능을 가진 천연 영양제이자 한때는 올리브나무 아래에서 태어났다는
것은 곧 성스러운 집안의 후손임을 의미할 정도로 귀하게 여겨진 과일이기도 하
다.

올리브유는 고대 그리스 · 로마 시대부터 약효를 인정받아 히포크라테스도 근
육 장애 치료를 위해 올리브유 마사지를 했다고 전해 온다. 그 관습은 지금도 남

아 지중해 연안 지방에서는 가벼운 찰과상을 입었거나 상처가 났을 때 올리브유를 바른다. 두피 마사지를 할 때도 올리브유를 이용한다.

올리브는 지금의 터키와 에게 해 연안이 원산지로, 최근 콜레스테롤이 없는 건강 식품으로 알려지면서 더욱 인기가 높아졌다. 학자들은 올리브유와 치즈, 채소 등을 즐겨 먹는 그리스 사람들의 식생활을 건강식의 표본으로 여겨 '크레타 다이어트(Creta diet)'라고 부르기도 한다. 이들이 매일 섭취하는 영양소의 40%가 지방인데, 그 대부분이 올리브유다.

올리브유의 불포화 지방산은 동맥을 깨끗하게 하여 심장병을 예방하고, 좋지 않은 콜레스테롤 수치를 낮춰 준다. 게다가 다른 기름에 비해 소화율이 높아 위장에 부담을 주지 않는다. 그중에서도 9~12월에 걸쳐 크레타 섬에서 생산한 올리브유가 세계 최고의 품질로 인정받고 있다. 크레타 섬은 땅의 3/4이 올리브 밭일 정도로 올리브를 많이 재배하는데, 그 덕분인지 그리스인들은 당뇨와 심장병에 걸릴 확률이 다른 서구인들에 비해 2~3배 정도 낮다고 한다. 특히 고급 올리브 열매는 사다리를 타고 나무에 올라가 사람이 일일이 손으로 따거나 빗으로 훑어 생산한다. 열매에 열을 가하지 않고 냉압 방법으로 올리브유를 추출하고 신선도를 유지하기 위해 유리병에 보관하니 품질이 좋을 수밖에 없다.

올리브유를 만드는 과정은 보통 '수확 → 으깨기 → 압착하기 → 수분과 기름 분리하기 → 저장하기 → 병에 담기'의 순서를 따른다. 그중에서도 엑스트라 버진(extra virgin)은 씨를 뺀 최상품 올리브를 압착하여 얻은 첫 번째 오일로, 맛과 향이 최고다. 신맛이 거의 없으며, 순도가 높아 샐러드 드레싱이나 세안용 오일로 활용하기 적합하다. 그 밖에도 부침이나 튀김 요리 시 식용유 대용으로 사용하는 퓨어(pure)나 구이, 가벼운 볶음 등에 적당한 파인 버진(fine virgin)도 있다.

올리브유 전문가 에리크베르디는 '좋은 올리브유의 조건'을 이렇게 밝혔다.

가벼워야 하고 입천장에 붙지 않아야 한다. 오일이 무거우면 너무 오래되었거나 너무 익은 올리브로 만든 것이다. 좋은 오일은 향이 풍부해야 한다. 또한 아티초크나 월계수 잎, 토마토 잎 등의 식물성 향과 더불어 생아몬드의 향이 나야 한다. 그리고 윤기가 흘러야 한다. 즉 좋은 오일은 빛을 반영한다. 무뎌 보이는 오일은 산화된 것이다.

카레

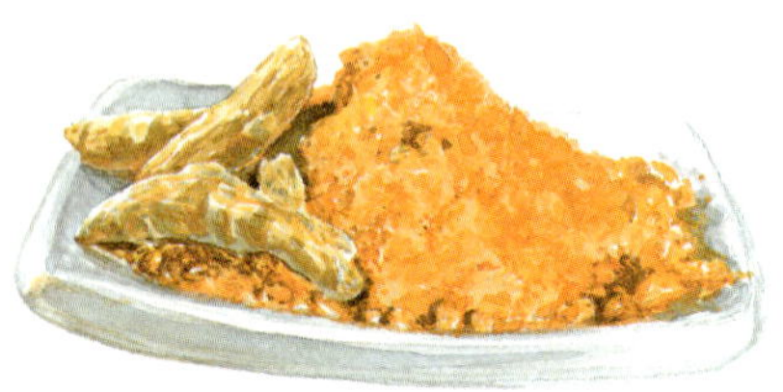

　중국에는 자장면이 없고 인도에는 카레라이스가 없다. '카레' 하면 많은 사람들이 인도를 떠올리는데, 사실 인도 카레는 우리가 즐겨 먹는 카레와 많이 다르다. 우리는 보통 카레에 고기나 감자, 당근, 양파 등의 채소를 넣는데, 인도에서는 한 종류의 재료만 사용하는 것이 일반적이라고 한다.

　카레라는 이름에 대한 유래가 재미있다. 옛날 인도에 온 포르투갈인이 수프를 얹은 밥을 보고 인도인에게 그것이 무엇이냐고 물었다. 인도인은 그 사람이 수프의 건더기인 내용물을 묻는다고 생각하고 카레(타미르 어로 '채소와 고기' 라는 뜻)라고 대답했다. 포르투갈인은 요리 자체를 카레라고 이해했고, 그렇게 부르기 시작한 것이 지금까지 '카레' 로 전해져 오고 있다는 것이다. 속설이긴 하지만 인도에는 카레라는 정식 음식이 없는 것으로 보아 일리가 있어 보인다.

　또 석가모니가 깨달음을 얻기 위해 깊은 산중에서 고행을 할 때 나무 열매나 풀뿌리, 잎사귀 등을 먹고 지냈는데, 그 후 카레(커리)라는 지역에 내려와 많은 사람들에게 설법을 했다고 한다. 그러면서 자신이 산속에서 먹던 나무 열매와 풀뿌리 등을 사람들에게 나눠주었는데, 석가의 가르침도 탄복할 만했지만 석가가 준 것이 향도 좋고 원기를 북돋우는 데도 좋아 사람들이 불로장수의 명약으로 생각하게 되었다다고 한다. 그래서 그 지역 명을 따서 카레(curry)라는 이름을 붙였다는 것이다.

카레 특유의 노란색은 주재료 중의 하나인 강황 또는 울금이라고 부르는 식물의 뿌리에서 나온 것으로, 커큐민(curcumin)이라고 불리는 색소에 의한 것이다. 바로 이 성분이 항암 효과가 있다고 알려져 카레가 건강식으로 각광받고 있는 것이다.

커큐민은 암이 발생하거나 증식하는 것을 억제해 줄 뿐만 아니라 항산화 작용을 하여 노화를 예방한다. 한방에서는 울금이 혈액을 정화하고 혈관과 뇌세포의 노화를 방지하며, 위궤양·간 질환·당뇨병·고혈압·뇌혈전 등의 생활습관병 예방에 효과가 좋다고 알려져 있다. 또한 카레는 몸을 따뜻하게 하여 혈액 순환을 원활하게 해 주는 것은 물론 다이어트에도 효과가 있다. 또한 카레 가루는 염분은 거의 들어 있지 않은 반면 독특한 향과 맛이 있어서 염분을 제한해야 하는 고혈압 신장병 환자에게도 좋다. 터핀이나 페놀, 베타카로틴 등의 다른 카레 성분들도 항암 효과를 가지고 있다.

인도 사람들은 강황을 만병통치약으로 쓴다. 우리가 여행을 갈 때 비상식으로 고추장이나 김치를 챙겨 가듯 인도 사람들은 먼길을 갈 때면 어김없이 강황을 챙기고, 상처가 났을 때도 강황 가루를 물에 개어 바른다. 말 그대로 생활 필수품인 것이다. 인도에는 예부터 우유로 세수를 한 뒤 요구르트에 강황 가루를 섞어 얼굴에 바르는 전통 미용법이 전해져 온다. 아토피성 피부염에는 강황 가루에 참기름을 섞어 바르기도 한다. 강황이 항산화 작용을 하여 세포의 손상을 막아 주기 때문이다.

우리나라에 카레가 처음 들어온 것은 1940년대에 일본을 통해서다. 일본은 서양에서 카레를 들여와 카레라이스라는 음식을 만들어 대중화시켰는데, 아이가 있는 가정에서는 보통 일주일에 한 번 정도는 카레라이스를 만들어 먹을 만큼 세계적으로 카레를 즐기는 나라가 되었다. 우리나라에서도 전국의 카레 전문점이 성업을 이루고 있을 만큼 카레를 좋아하고 즐겨 먹는 사람들이 많다. 카레라이스는 자장밥과 함께 어린이들이 가장 좋아하는 덮밥의 하나이기도 하다.

커피

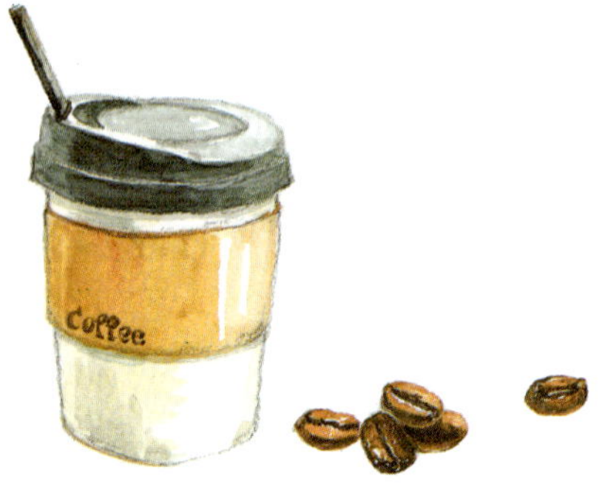

18세기 프랑스 외교관 탈레랑(Talleyrand, 1754~1838)은 커피를 "악마같이 검고 지옥처럼 뜨겁고 천사같이 아름답고 사탕처럼 달콤하다."고 표현했다. 탈레랑은 아마도 '어두운 검은 바다'를 들여다보는 것 같은 에스프레소(espresso) 애호가였던 것 같다.

커피나무의 원산지는 에티오피아이지만 오늘날과 같은 음료로 발전한 곳은 아라비아다. 3세기경 아라비아를 중심으로 회교에서 술을 금하자 유일한 위안거리인 음료로 커피가 발달하게 된 것이라고 전한다. 그래서 자기들만 즐기는 신비의 약으로 오랫동안 간직하다가 나중에야 일반 대중에게 공개했다. 커피의 수출은 모카 항구에서만 이루어지도록 했고, 수출용은 반드시 끓는 물을 부어 발아력을 상실시켰다고 한다. 이 때문에 많은 나라에서 생원두를 가져가려고 애썼으나 모두 실패하고, 결국 17세 초 인도의 순례자가 최초로 커피를 가지고 나오는 데 성공했다.

우리나라에 커피가 소개된 것은 1875년 을미사변 때로, 러시아 공사관으로 피신한 고종 황제가 마신 것이 처음이라고 한다. 그 후 독일의 손탁이 정동에 커피점을 차린 것이 효시다.

커피는 한 가지 원두로 만든 스트레이트 커피와 두 가지 이상의 원두를 배합한 브랜드 커피로 나눌 수 있다. 우유의 부드러움을 느낄 수 있는 카페오레와 계피향 향긋한 카푸치노, 리큐르의 자극적인 맛이 매력인 아이리시커피 등 그날의 기분과 분위기에 맞는 특별한 커피를 직접 만드는 즐거움을 누리며 많은 커피 애호가들은 커피에 탐닉하고 있다.

커피는 문화와 함께 어울려 독특한 풍습을 만들고 시대와 함께 변화해 왔는데, 이탈리아를 시작으로 유럽(영국 제외)에서는 깊게 말린 진한 커피를 좋아하고, 미국은 연한 커피를 선호한다. 우리나라는 그 중간 맛을 선호한다.

커피를 마시면 뇌 속의 혈관이 팽창하여 혈액 순환이 좋아지고, 뇌의 피로 독소가 일부 제거된다. 심장을 자극하여 심장 박동을 빠르게 하고, 근육의 컨디션도 순간적으로 좋게 한다. 장 활동이 빨라지는 것은 물론 배변을 원활하게 하고 위액 분비도 촉진한다.

당신의 위에 향기 높은 커피가 들어가면 엄청난 커피의 활약이 시작될 것이다. 그것은 마치 전쟁터에서 대군단의 보병 부대가 신속하게 기동하여 전진하는 것과 다를 바 없다. 기억은 다시 살아나고 두뇌의 논리적인 활동은 사색을 더욱 촉진시키며, 전투 부대와 같이 정신 작용이 전개된다. 위트는 명사수가 쏘는 탄환 같이 튀어나오고, 백발백중 사람들을 사로잡으며, 글을 쓰면 명문이 계속 나온다.

파루삭의《근대 재판론》에 나오는 커피에 대한 이야기로, 커피가 사람들에게 미치는 정신 작용을 설명하고 있다. 이처럼 커피는 침체된 영혼에 생기를 불어넣어 사색을 돕고, 종교인들에게는 더욱 값진 명상의 결과물을 얻게 해 준다.

커피 향에는 혈액의 흐름을 돕는 파라진 성분이 들어 있어서 하루에 한두 잔 정도 마시면 생활습관병을 예방하는 데도 효과를 볼 수 있다. 마시는 시간에 따라 효과도 달라서 아침 커피는 신장을 자극하여 밤사이 축적된 노폐물을 배출해 주고, 점심 먹은 뒤에 마시는 커피는 위를 자극하여 소화를 돕는다. 오후의 커피는 근육에 작용하여 피로를 풀어 주고, 밤에 마시는 커피는 상상력을 자극한다. 하지만 카페인이 들어 있어서 불면증을 초래하기도 하므로 과잉 섭취는 피한다. 커피는 이제 단순한 기호 식품을 넘어 일상을 함께 하는 친구이자 그 향과 맛으로 감동을 선물해 주는 고마운 존재다.

허브

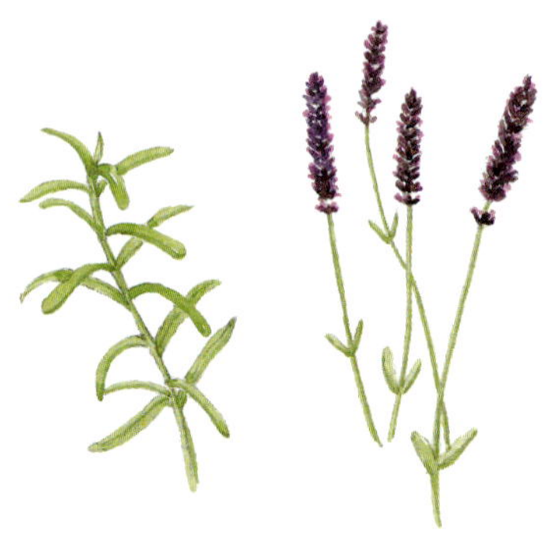

인간은 오래 전부터 나무 열매나 풀을 먹거리 또는 치료제로 다양하게 이용해 왔다. 경험이 쌓이고 생활의 지혜가 축적되면서 인간에게 유용하고 특별한 식물을 구별하여 사용하기 시작했는데, 그 대표적인 것이 바로 허브(herb)다.

문헌에 따르면 고대 이집트에서는 미라를 방부 처리하거나 종교 의식을 행할 때는 물론 여인들의 화장수로 식물에서 추출한 정유 성분을 향으로 이용했다고 한다. 중국과 인도에도 향을 이용했다는 기록이 있고, 성경에도 유황과 몰약에 대한 기록이 나와 있다. 중세 시대를 거치면서 향은 주요 치료제로 이용되었으며, 교역 수단으로도 널리 쓰였다.

원래 허브는 푸른 풀이라는 뜻의 라틴어 '허바(herba)'에 어원을 두고 있는데, 고대 국가에서는 이 말을 향과 약초라는 뜻으로 썼다. 그리고 기원전 4세기경 그리스의 학자 데오프라스토스(Theophrastos, BC. 372~287)에 의해 허브라는 말이 처음으로 사용되었다. 최근에는 '향기가 나는 풀이나 약이 되는 풀'을 가리키는 말로, 주로 서양 요리의 향신료나 차로 이용되는 향기 좋은 풀을 총칭하는 의미로 쓰인다. 나아가 그 이용 범위가 확대되어 식품 보존제, 첨가물 세제, 염료, 화장품, 향수, 입욕제, 세정제 등으로 다양하게 이용되고 있다.

허브의 기능은 크게 가정 요법과 건강 유지를 위한 예방약인 약용, 입맛을 돋우고 음식에 향을 부여하는 조리용, 긴장과 피로, 스트레스를 해소하고 저항력을 길러 주어 육체적·정신적 안정을 유도하는 방향 요법용, 그리고 방향 요법을 겸해 피부 관리 효과까지 볼 수 있는 미용의 네 가지로 나눌 수 있다. 그중에서도 가장 손쉽고 보편적으로 이용되는 것은 병의 치료와 예방 효과를 동시에 볼 수 있는 허브차로, 진정제·각성제·해열제로서의 효능은 물론 두통이나 소화 불량, 스트레스 등을 완화해 주는 효과를 인정받아 날이 갈수록 인기를 끌고 있다. 카페인이 들어 있지 않은 천연 차라는 것도 매력이다.

가장 많이 쓰이는 허브차의 효능은 다음과 같다. 먼저 우리에게 가장 익숙한 허브인 라벤더는 진통 작용을 하고 두통을 해소해 주며, 숙면을 취하게 해 준다. 로즈마리차는 혈액 순환을 원활하게 하고 피로를 풀어 주며, 레몬차는 원기를 회복시켜 주고 구역질이나 소화 불량을 해소해 준다. 구강염이나 기침, 인후통이 있을 때는 타임차를 마시면 효과를 볼 수 있다. 재스민차는 기분을 고양시켜 주고, 캐모마일차는 몸을 따뜻하게 할 뿐만 아니라 정신적 스트레스를 완화해 준다.

그 밖에도 소화 불량과 감기에 좋은 민트차, 이뇨 작용을 돕는 로즈힙차, 소화 기계의 기능을 조절하는 레몬그래스차, 몸속의 독소를 배출해 주는 마조람차, 숙면에 좋은 베르가못차, 식욕을 증진시키고 건위 작용을 하는 스위트바질차, 복부 팽만과 감기에 좋은 시나몬(계피)차, 뱃멀미에 효과를 발휘하는 오레가노차 등 그 이름과 효능이 매우 다양하다. 자신의 증상과 몸 상태에 따라 활용하면 완화 효과를 볼 수 있을 것이다.

허브차 외에도 후각과 피부의 말초 신경을 자극하여 뇌의 조직에 직접 작용하는 방향 요법을 이용하거나 여러 가지 허브를 한데 모아 말려 포푸리로 만들어 일상에서 허브를 즐기는 것도 좋은 방법이다. 특히 허브는 차로 이용하느냐 방향제로 이용하느냐, 식품으로 이용하느냐에 따라 그 효과가 다르므로 효능을 정확히 알고 이용해야 한다. 또 정유 성분은 효과가 강력해서 지나치게 많이 쓸 경우 건강에 해를 끼칠 수도 있으므로 과용해서는 안 된다. 요리에 이용할 때도 지나치게 많이 넣으면 오히려 음식 맛을 떨어트린다는 것을 주의한다.

향기가 있는 삶은 아름답다. 그것이 자연에서 온 향기라면 더더욱 그렇다. 자연이 준 최고의 방향제 허브로 몸도 마음도 향기로 가꿔 보는 것은 어떨까?

후추

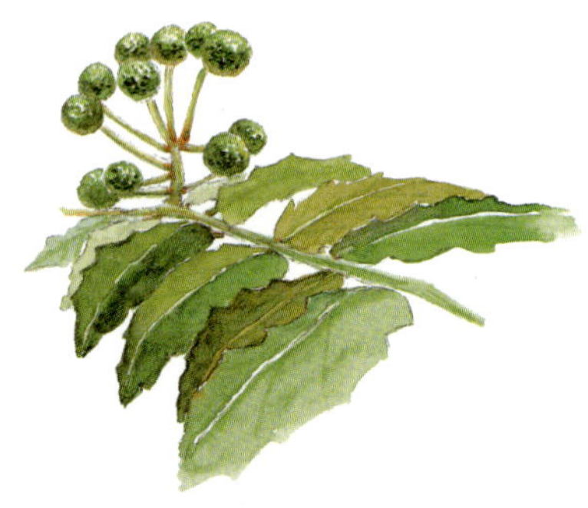

요리사는 화덕에 몸을 기울인 채 수프가 가득 든 큰 냄비를 휘젓고 있었다. '수프에
후추를 너무 많이 넣은 게 분명해!' 재채기를 하면서 앨리스는 혼자 중얼거렸다. 확
실히 방 안의 공기가 너무 매웠다.
—《이상한 나라의 앨리스》 중에서

살짝 맛이 간 고기와 채소의 냄새를 감추기 위해서 수프에 후추를 잔뜩 뿌리
는 것은 빅토리아 시대 영국 하층민들의 관습이기도 했던 것일까? 요리사는 수
프를 휘저으며 노래한다. "세상에 후추만한 건 없지. 아직 덜 넣었네. 아직 부족
해."

동화《이상한 나라의 앨리스》를 읽다 보면 향신료로 가득 찬 중세 유럽 음식의
특징을 알 수 있다.

후추는 모든 음식에 빠지지 않는 향신료다. 향신료란 요리의 맛을 이끌어 내
식욕을 돋우는 작용을 하는 일종의 조미료를 말한다. 그중에서도 후추는 인도
남부가 원산지인, 열대 지방의 향신료다. 성숙하기 전의 열매를 말려 후추나 검
은 후추로 만들어 쓴다. 성숙한 열매의 껍질을 벗겨 말린 것은 흰색을 띠기 때문
에 흰 후추라 하고, 더 상등품이다.

후추는 성질이 따뜻하고 맛은 매우며 독이 없다. 당질과 단백질, 지방질이 들어 있으며, 검은 후추에는 철과 매운맛 성분인 차비신(chavicine)이 들어 있다.

후추는 기원전 5~6세기경 유럽에 소개되면서 곧바로 음식에 쓰이기 시작했다. 그러나 처음으로 후추에 대한 기록을 남긴 히포크라테스는 후추를 식재료가 아닌 의약품으로 생각했다. 다른 향료와 마찬가지로 후추도 치료 효과가 있다고 여겨져 소화제나 완하제 · 기침 유발제 · 최음제로 쓰였다. 고대 이집트에서는 향기에 착안하여 종교적 의식의 향유나 제물, 그리고 미라를 만드는 데 후추를 방부제로 사용했다. 고대 그리스 · 로마 시대에는 후추와 계피, 정향, 육두구의 이른바 '동양의 4대 향신료'가 지중해 연안 지방에 유입되었는데, 이슬람과 이탈리아 도시 국가의 상인들은 오랫동안 이들 향신료에 대한 교역권을 독점하여 막대한 부를 축적했다. 중세에는 향신료 자체가 지배 계급의 신분과 지위를 나타내는 상징이자 권력의 표시였다. 그래서 향신료를 얼마나 많이 넣어 음식을 대접하느냐에 따라 주인의 사회적 지위가 가늠되기도 했다.

전 세계 후추의 생산량은 약 10만 톤으로 그중 35%가 인도에서 생산된다. 후추는 산지에 따라 매운맛과 향이 다른데, 특히 인도산 말라바루의 흑후추가 알맹이는 작아도 매운맛이 오래 지속되고 방향성이 우수하다.

우리나라에는 육식이 일반화된 14~15세기경부터 후추가 사용되기 시작했다. 고기의 노린내를 제거하여 맛을 돋우고 방부제 역할을 해 주므로 고기 요리에는 후추만한 향신료가 없다. 인도에서 실크로드를 통해 중국으로 들어왔다고 하여 호국(胡國)의 산초(山椒)를 생략한 명칭인 호초, 즉 후추라 부르게 된 것이다. 문헌에는 고려 말기인 1398년, 일본 오키나와로부터 들어왔다는 기록이 남아 있다. 귀중한 수입품인 후추는 수입 초기에는 의약품에서 뺄 수 없는 상품이었다. 서민들의 식생활에 쓰인 것은 조선시대 때의 일로, 비싼 수입품인 까닭에 식탁에 오르는 일은 없었지만 조미료나 향신료로 쓰이면서 그 수요가 점점 증가하여 차츰 보편화되기에 이르렀다.

한방에서는 후추가 식욕을 증진하고 거담 작용을 하며, 위액 분비를 촉진하고 고기의 독을 풀어 주며, 기생충과 냄새를 제거하고 신경을 흥분시켜 준다고 한다. 후추를 고기나 음식에 조금씩 뿌려 먹는 조미료라고만 생각했다면 큰 오산이다. 식재료가 약으로 쓰이는 데는 다 그만한 이유가 있음을 후추를 통해서도 알게 된다.

음양 오행설과 오색 음식

빛은 언제나 꺼져들 듯하며 / 인생은 언제나 시시한 것이 되지만 / 어둠 속에서 새싹
은 돋아나고 열정은 뿌리를…….

프랑스의 시인 엘뤼아르(Paul Eluard, 1895~1952)는 사랑의 힘에 대해 이렇게
읊었다. '인생은 시시한 것'이라고 하면서도 모든 인간은 생의 봄에 머물기를
꿈꾸고, 장수하기를 소망한다.

동양 사상의 음식과 영양의 논리는 음양 오행설(陰陽五行說)이 기초가 되며,
식품을 선택할 때도 이 조화를 유념한다. 인체에도 음양이 있는데 오장(五臟, 신
장 · 간장 · 비장 · 폐 · 심장)은 음이고, 육부(六腑, 위 · 대장 · 소장 · 담 · 방광 · 삼초)
은 양이다. 인간의 병은 음양의 조화가 무너져서 발생한다는 것이다.

한국인의 색은 원시 주술 사상과 음양 오행설을 기초로, 사계절이 뚜렷한 자
연 환경, 의미를 중시하는 민족적 정서에 의해 고유의 오방색(五方色)이 형성되
었다. 오방색은 다섯 가지 색인 동시에 다섯 방향을 가리키는데, 청색은 동, 백
색은 서, 적색은 남, 흑색은 북, 중앙은 황색을 뜻한다.

1800년대 말 한국을 '고요한 아침의 나라'로 표현한 한 프랑스인은 한국의 자
연을 "그 신선하기 이를 데 없는 맑은 공기, 경쾌함, 투명함, 지극히 화사하고 격
렬하면서 눈에 따갑지 않은 부드러운 햇빛"이라고 했다. '터키옥처럼 푸른' 하

늘과 신선하고 맑은 대기는 색동을 빚어 낸 색채로, 오방색에 바탕을 두고 있다. 음식의 품위를 드러내는 고명은 물론 비빔밥이나 구절판 같은 전통 음식의 아름다운 색채 역시 오방색이다.

우리 선조들은 오방색에서 인(仁-靑)·의(義-白)·예(禮-赤)·지(志-黑)·신(信-黃)의 덕목을 보았다. 식품도 크게 다섯 가지 색으로 분류하여 신체 기관의 균형과 조화로 건강을 지킬 수 있다고 본 것이다. 붉은 식품은 심장에 관계한다고 하여 '유해 산소 청소부'라 불리며, 노란색 식품은 위장에 영향을 미쳐 소화력을 증진시켜 준다. 미나리, 실파, 호박, 오이 등 녹색 식물에서 만들어지는 엽록소는 간장의 피로를 풀어 주어 아픈 간장을 치료하고 간장과 쓸개를 건강하게 한다. 흰색 식품은 호흡기의 기능을 향상시켜 폐와 기관지를 건강하게 하고, 검은색 식품은 배설 기관인 신장과 방광을 건강하게 하고 성기능을 향상시킨다.

음식이 곧 생명을 기른다 생각했던 우리 조상들은 음식과 약을 따로 생각하지 않았다. 한의학자들은 오색의 약재로 오장을 보호한다고 믿었는데, 우리가 자주 접하는 음식과도 연결할 수 있다. 고기·어패류·달걀 등의 동물성 식품은 음(陰)이고, 채소·과일·콩 등의 식물성 식품은 양(陽)이다. 그러므로 고기를 먹을 때는 채소를 곁들여 먹어야 음양의 조화를 꾀할 수 있다. 식물도 음양 오행으로 분류하는데, 매실·팥·모과·잣·검은깨의 씨앗도 오행과 오방색에 해당하는 다섯 가지 식물이라 하여 오방종실이라 한다.

쌀밥에도 오행이 들어 있다. 쌀은 흙에서 나오므로 토기(土氣), 밥을 짓는 금속의 솥은 금기(金氣), 밥물은 수기(水氣), 밥을 익히는 불은 화기(火氣), 불을 지피는 나무는 목기(木氣)에 해당되니 오행이 밥 한 그릇에 다 들어 있는 셈이다. '밥이 보약'이라는 말이 설득력을 갖는 근거가 된다. 부식의 재료를 선택할 때도 목(木)인 봄에는 푸른색 나물을, 신맛이 나도록 무치고, 화(火)인 여름에는 붉은 색을 택하여 쓴맛이 나게 하고, 금(金)인 가을에는 흰색으로 매운맛이 나도록 하며, 수(水)인 겨울에는 검은색으로 짠맛이 나게 했다.

이렇듯 먹는 것 하나에도 음양 오행과 오방색이 모두 들어 있으니 어찌 약(藥)이라 하지 않을 수 있겠는가.

발효 식품 편

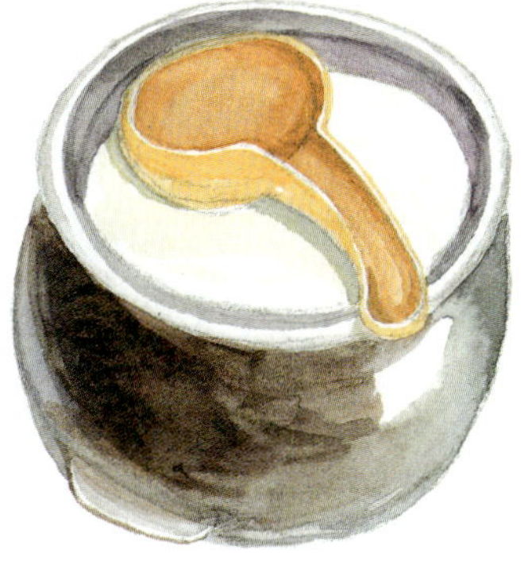

김치

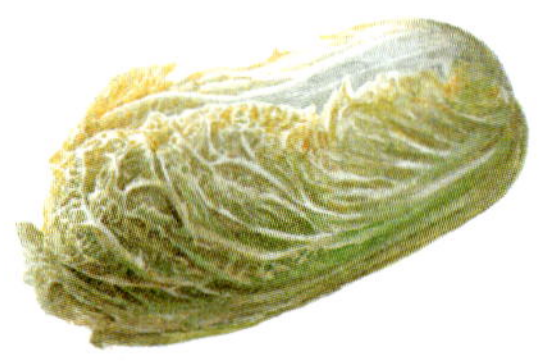

  김치는 한국을 대표하는 맛이자 한민족 음식 문화의 정수라 할 수 있다. 한국인에게는 없어서는 안 될 중요한 음식으로 맛과 영양, 저장성을 고루 갖춘 걸작이요, 수천 년을 이어 온 우리 민족의 삶과 지혜가 버무려진 과학이다. 무엇보다 우리에게는 어머니의 맛으로 대표되는 전통의 맛이다. 옥스퍼드 대사전에도 'Kimchi' 라는 낱말이 실려 있다.

  김치는 배추의 신선한 맛, 젖산 발효에 의한 새콤한 맛, 탄산에 의한 시원한 맛, 양념에 의한 독특한 맛, 젓갈에 의한 감칠맛이 어우러져 내는 조화의 극치다. 음과 양, 오행이 어우러져 시간이 빚어 낸 삭힘의 감칠맛이 바로 김치인 것이다.

  김치의 성분이 밝혀지고 건강에 대한 인식이 확산되면서 전 세계인이 김치에 관심을 보이고 있다. 한 외국인은 김치의 맛을 가리켜 '날카로운 첫 키스의 추억' 이라고 표현하기도 했을 정도다. 이처럼 처음에는 불타는 듯 맵지만 조금씩 먹다 보면 어느새 자신도 모르게 중독되어 버리는 것이 김치의 매력이다.

  영국의 《옵서버(Observer)》지(紙)는 김치를 '20세기의 위대한 발견 가운데 하나' 라고 격찬하면서 김치에는 3대 마력(魔力)이 있다고 했다. '소금에 절인 채소인 김치가 날로 먹었을 때와 똑같은 신선도를 유지한다는 점, 맛있는 발효미가 있다는 점, 그리고 영양의 불균형을 이상적으로 바로잡아 준다는 점' 이 그것이다. 말 그대로 고추와 젓갈이 시간이라는 요소의 도움을 받아 부린 마술이 바로 김치인 것이다.

몇 년 전에는 급성호흡기증후군, 즉 사스(SARS) 예방 음식으로 알려져 인기가 치솟았을 만큼 김치의 우수성은 과학적으로도 규명되고 있다.

김치의 가장 큰 효능은 자연 항암제라고 불릴 만큼 탁월한 항암 효과를 가지고 있다는 것이다. 김치의 식이섬유는 당과 콜레스테롤의 흡수를 저하시켜 변비 등의 각종 질병을 예방하고, 1g에 8억 개가 넘게 들어 있는 유산균은 정장 작용을 할 뿐만 아니라 암에 대한 저항력을 증가시켜 준다. 또한 김치는 영양의 보고다. 알칼리성 식품이어서 혈액이 산성화되는 것을 막아 주고, 젖산균이 들어 있어 다른 균의 이상 발효를 억제해 주며, 무기질과 필수 아미노산 등을 공급한다. 들어가는 재료나 숙성 조건에 따라 영양소의 변화가 생긴다는 것도 특징이다.

또한 김치를 먹으면 젊어진다. 배추에 풍부한 플라보노이드와 페놀, 그리고 함께 쓰인 양념류와 녹황색 채소가 항산화 작용을 하기 때문이다. 그래서 김치를 먹으면 노화 예방에도 도움이 된다. 게다가 김치는 맛있게 먹으면서 살도 뺄 수 있는 효과적인 다이어트 식품이다. 다이어트를 하게 되면 영양의 불균형으로 피부가 거칠어지는데, 김치는 풍부한 비타민을 섭취할 수 있어 오히려 피부를 탄력 있게 해 주고 멜라닌을 제거한다.

맛의 원형은 쉽게 변하지 않는 법. 그래서 성장기에 즐겨 먹은 음식이 성장 후 식생활의 근간을 결정하게 된다. 젊은 층의 서구화된 입맛이 우리 식탁에서 김치를 밀어내고 있다는 우려가 있다. 특히 연령이 낮을수록 김치 섭취를 더욱 기피한다고 한다. 하지만 한국인 입맛의 원형은 누가 뭐라 해도 김치다. 전세계의 영양생리학자들도 발효 식품을 21세기 건강 영양 식품으로 꼽고, 그 앞에 김치를 가장 먼저 세운다. 김치는 전 세계에 자랑하고 발전시켜야 할 우리의 대표 음식이자 최고의 발효 식품인 것이다. 그런 김치를 세계화하는 것도 중요하지만 우리가 가장 많이 먹고 사랑해야 하는 것은 더더욱 중요한 일다. 우리의 관심 없이는 김치도 발전할 수 없기 때문이다.

된장

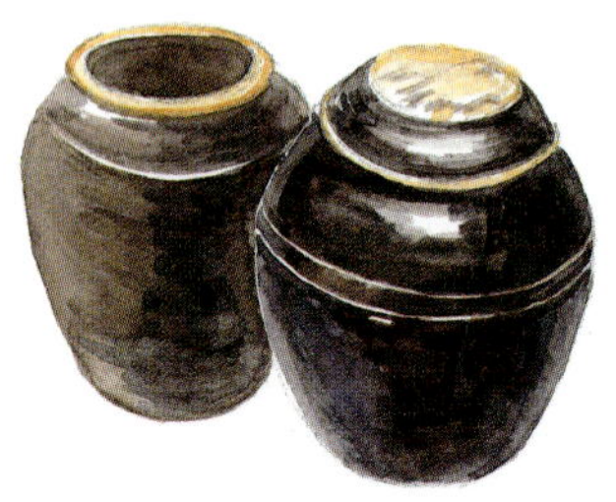

장은 온갖 맛의 으뜸이다. 된장은 간장을 뜨고 남은 메주를 으깨어 항아리에 담고 소금을 뿌려 놓은 것으로, 덩어리지고 되직하다 하여 '된장'이라 부르고, 흙빛이 난다 하여 '토장'이라 부르기도 한다. 10~12월에 콩을 삶아 메주를 띄우면 이듬해 입춘 전에는 장을 담글 수 있다. 소금물에 메주가 둥둥 뜨면 그 위에 숯과 마른 고추, 마른 대추를 띄워 만드는데, 불이 붙은 숯을 넣으면 메주에 붙어 있는 아플라톡신(aflatoxin)이라는 독성도 제거할 수 있다. 마른 고추는 벌레가 끼지 못하게 하기 위해 넣고, 마른 대추는 간장이 진하게 우러나오기를 바라는 마음에서 넣는다. 간혹 참깨를 넣기도 하는데, 참기름처럼 고소한 간장 맛을 바라는 마음에서다.

된장의 원료의 콩은 부여와 고구려가 차지하고 있던 동이(東夷) 지방이라 부르던 만주에서 재배되었다. 고구려 유적인 안악고분(安岳古墳)에서 우물가에 장독대가 나란히 있는 벽화가 발견된 것으로 보아 역사가 꽤 오래됐음을 알 수 있다. 이렇게 동이 지방에서 시작된 메주와 된장은 한나라에 전해진 것으로 추측된다.

《논어(論語)》의 〈향당편(鄕堂編)〉에는 "장이 없으면 먹을 수도 없다."는 공자의 말과 함께 그 이유가 이렇게 설명되어 있다. "오미를 고르게 하고 오장을 기쁘게 함으로써 안락을 얻기 위함이고, 장에는 음식이나 여러 약물의 독을 물리치는 힘이 있기 때문이며, 약으로 치는 것은 콩장이며 오래 묵은 것일수록 좋다."

옛날부터 된장에는 오덕(五德)이 있다고 했다. '다른 맛과 섞여도 제 맛을 잃지 않아 단심(丹心), 오래 두어도 변질되지 않아 항심(恒心), 비리고 기름진 냄새를 제거해 주니 불심(佛心), 매운맛을 부드럽게 해 주므로 선심(善心), 어떤 음식과도 잘 조화되므로 화심(和心)'이라는 것이다.

오덕의 찬사가 아깝지 않을 만큼 된장은 그 효능이 탁월하다. 무엇보다 단백질과 지방이 풍부하여 쌀을 주식으로 하는 사람에게 모자라기 쉬운 필수 아미노산인 리신을 보충해 주어 식생활의 균형을 잡아 준다. 또한 된장에 들어 있는 지방은 대부분 불포화 지방산으로, 나쁜 콜레스테롤이 몸속에 축적되는 것을 막고 혈액의 흐름을 원활하게 하여 각종 생활습관병을 막아 준다. 또한 항산화 작용을 하여 노화를 방지하며, 대장암 등의 각종 암 발생률을 낮춰 준다. 쇠고기 1kg을 새까맣게 태웠을 때 발생하는 발암 물질을 된장국 한 그릇에 들어 있는 10mg의 지방산이 해소해 준다니 정말 놀랍지 않은가. 결론적으로 된장은 각종 공해와 생활습관병에 노출되어 있는 현대인들에게 더 없이 좋은 식품이라는 것이다.

그러나 이렇게 건강에 좋은 된장(장)의 이름을 얻으려면 다섯 가지 요소를 갖추어야 한다. 먼저 콩의 거름은 나무를 태운 재가 좋고, 소금은 5월에 생산한 천일염을 5년 이상 그늘에서 간수가 빠지도록 보관한 것이 좋으며, 물은 깨끗한 우물물을 이용해야 한다. 된장을 담는 항아리는 2~3월에 채취한 흙으로 봄에 만든 질그릇을 써야 한다. 배가 부르며 유약을 바르지 않고, 바닥과 입구가 비슷한 크기로 독의 깊이가 깊을수록 좋다. 그리고 장 항아리에는 참숯을 띄워 잡냄새를 없애야 한다. 이런 까다로운 과정을 거쳐 완성되니 그 누가 된장의 기(氣)를 무시할 수 있겠는가.

《뇌내 혁명(腦內革命)》의 저자 하루야마 시게오(春山茂雄)는 "된장은 최고의 자연 식품이며, 콩을 이용한 청국장이나 된장은 아미노산 밸런스가 뛰어나 뇌내 모르핀을 만드는 재료로 가장 적합하다."고 했다. 《본초강목》에도 된장으로 약효를 보는 처방이 43가지나 적혀 있어 "된장이 치료 최다(最多)하다." 하여 그 약효의 다양함을 적고 있다. 최다는 물론 최고라는 찬사를 해도 아깝지 않은 식품이 바로 된장이다.

막걸리

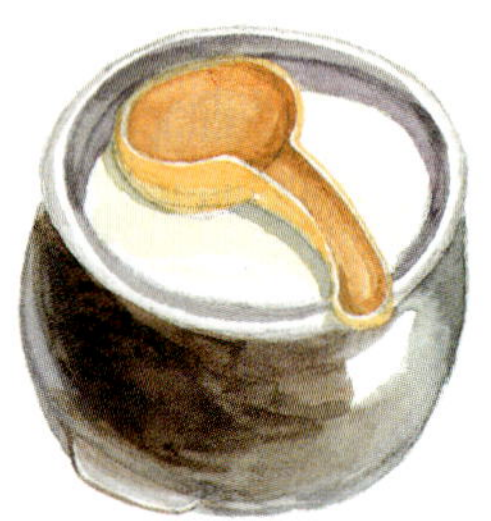

막걸리는 우리 민족의 전통 토속주다. 농부들의 배고픔과 갈증을 덜어 주는 농주로 애용되어 왔고, 가난한 서민과 농민의 길흉상사와 애환을 함께 해 온 민속주이기도 하다. 빛깔이 뜨물처럼 희고 탁해 탁주(濁酒), 농사지을 때 농부들이 주로 마신다 하여 농주(農酒)라고도 부른다.

옛날에는 가정에서 전통적인 방법으로 직접 술을 빚어 먹었다. 가마솥에 고두밥을 지어 큰 독에 담고 누룩을 섞어서 덮어 두면 술이 익는다. 이때 용수를 박고 떠낸 말갛고 노란빛을 띠는 술을 청주라 하고, 그냥 걸러 짜낸 것은 '마구 걸러낸 술'이라 하여 막걸리라 한다. 막걸리를 짜낸 찌꺼기를 재강이라 하고, 재강에서 짜낸 것을 모주라 한다. 막걸리 중 찹쌀을 원료로 한 것을 찹쌀막걸리, 거르지 않고 그대로 밥풀이 담긴 채 뜬 것을 동동주라 한다.

막걸리가 문헌에 등장하는 것은 고려 때부터로, 이규보는 "나그네 창자를 박주로 푼다." 했고, 이달풍은 "뚝배기 질그릇 허연 막걸리"라고 읊기도 했다.

좋은 막걸리는 단맛·신맛·쓴맛·떫은맛이 잘 어울려 있으며, 감칠맛과 시원한 맛이 난다. 흔히 막걸리에는 오덕(五德)이 있다고 하는데, '허기를 면해 주고, 취기가 심하지 않고, 추위를 덜어 주고, 기운을 돋구어 일할 수 있게 해 주고, 의사를 소통시켜 주어 평소에 하지 못하던 말도 할 수 있게 해 준다.'는 것이다.

과거에는 막걸리가 군신(君臣)을 하나로 만들고, 동료와 동료 사이의 의리를 강조하며, 공동체의 운명을 확인하는 의식용으로도 널리 이용되었는데, 이것이 바로 커다란 술잔(사발)인 대포로 술을 주고받는 대포 문화의 원형이라 할 수 있다.

조선조 중엽 이판서라는 사람은 집에 좋은 소주와 가양주가 많았음에도 불구하고 늘 막걸리만 마셨다고 한다. 그 연유를 묻자 이판서는 소 쓸개 세 개를 구해 오라 하여 담즙을 쏟아 버리고는 각각 약주와 소주, 막걸리에 잠기게끔 매달아 두었다. 며칠이 지나 열어 보니 소주에 담근 쓸개 구멍에는 구멍이 송송했고, 약주 쓸개도 많이 상했으나 막걸리 쓸개는 오히려 두터워져 있었다는 것이다.

우리의 전통 민속주 막걸리는 순수히 미생물에 의해 자연 발효된 자연 식품으로, 술인 동시에 건강 식품이다. 일반적으로 술은 독할수록 간에 부담을 주고 혈당치를 떨어트리며, 각종 생활습관병을 유발한다고 알려져 있다. 하지만 막걸리는 알코올 도수가 6~7% 정도로 낮고, 필수 아미노산이 10여 종이나 들어 있어 오히려 건강에 도움을 준다. 막걸리에는 1.9%의 단백질이 들어 있는데(청주＝0.5%, 맥주＝0.4%, 소주＝0%), 우유의 단백질이 3%인 것과 비교하면 상당한 양이다. 또한 막걸리는 혈액 순환을 돕고 피로를 풀어 주며, 피부 미용과 신진대사를 촉진하는 데도 도움을 준다. 최근 연구 결과에 의하면 막걸리가 손상된 간을 회복시키며, 혈중 콜레스테롤을 떨어뜨리고, 갱년기 장애 해소에도 효과가 있다고 한다. 막걸리의 특성인 생효모가 혈청 속의 콜레스테롤을 떨어뜨려 주기 때문이다. 막걸리를 놓아두면 약간 시큼해지는데, 여기에는 젖산·구연산·사과산·주석산 등이 들어 있어 소화를 돕고 피로 물질을 배출하는 데 도움을 준다.

술은 양면성을 가지고 있다. 그래서 백약지장(百藥之長)이라 하여 '술은 모든 약 중에서도 으뜸'이라고 하기도 하고, 백독지원(百毒之源)이라 하여 '백 가지 독의 근원'이라고도 했다. 하지만 술에 대한 상반된 평가는 술 자체가 아니라 술을 대하는 우리의 태도에 달려 있다. 과용하지만 않으면 술도 약이 된다는 것이 보편적으로 받아들여지는 주장이다.

항암·항종양·면역력 강화 등의 연구가 정리되어 막걸리가 세계적인 명주(名酒)로 각광받을 날을 기대해 본다.

요구르트

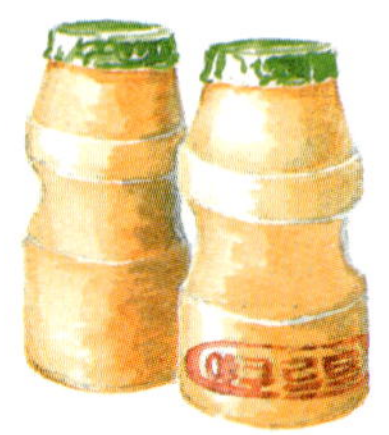

　요구르트가 장수 식품이라는 것은 이제 널리 알려진 상식이다. 실제로 세계 3 대 장수촌(파키스탄의 훈자, 에콰도르의 빌카밤바, 러시아의 코카서스) 사람들은 신선한 채소와 과일, 정제하지 곡류 외에도 요구르트나 치즈 등의 발효 식품을 많이 먹는다고 한다.

　요구르트를 처음으로 마시기 시작한 것은 기원전 3000년경 지중해에서 페르시아만에 이르는 동지중해 지역의 유목민들이다. 당시만 해도 양이나 염소, 낙타의 젖은 매우 중요한 영양 공급원이었지만 더운 날씨 때문에 오랫동안 저장해 두기가 어려웠다. 그러던 중 가축의 젖을 염소 가죽으로 만든 용기에 넣어 사막을 횡단했는데, 시간이 지나 우유를 먹으려고 뚜껑을 열었더니 우유에 순두부처럼 하얗고 몽글몽글한 덩어리가 들어 있는 것 아닌가. 맛을 보니 시큼한 것이 맛도 좋은 데다 우유보다 오래 보관할 수 있다는 것도 매력이었다. 낙타 몸에 달린 용기가 젖산이 생성되는 데 최적의 조건을 제공했던 것이다. 세계 최고의 장수 식품 요구르트는 이렇게 탄생했다. 그 후 1900년대 초 한 프랑스 기업에 의해 유산균 발효유가 상품화되기에 이르고, 1960년대 중반 과일과 감미료를 첨가한 제품이 나오면서 요구르트는 세계적으로 붐을 이루게 된다.

　요구르트가 장수 식품으로 꼽히는 가장 큰 이유는 유산균 덕분이다. 장에는 약 100여 종, 100조나 되는 세균이 집단을 이루고 있는데, 이들은 크게 우리 몸에 이로운 균, 해로운 균, 그리고 이롭지도 해롭지도 않은 균으로 나누어진다. 그중 대표적인 이로운 균은 비피두스균(bifidobacterium)으로 유산균은 비피두스 균을 증식시키는 역할을 한다. 우리 몸에 유산균이 증가하면 비타민B군과 비타 민K가 충분히 합성되어 체력이 좋아지는 것은 물론 면역력과 저항력까지 높아 진다. 특히 유산균은 정장 효과가 뛰어나 장 질환이나 설사, 소화 불량을 예방하 는 효과가 뛰어나다. 또한 유산균에 의해 생성된 유산은 장내의 산도를 증가시 켜 소화를 촉진하고, 대장에서의 장 운동을 조절하여 변비를 예방하고 개선해 준다. 우유보다 소화가 잘되어 유당 불내증(우유를 먹으면 배가 아프고 설사를 하는 증상)이 있는 사람도 마음놓고 먹을 수 있다는 것도 장점이다.

또한 항발암 물질의 활성을 저해하고 세포가 돌연변이를 일으키는 현상, 즉 암세포화되는 것을 막아 주기 때문에 항암 효과도 볼 수 있다는 것이다. 식품으 로 인해 발생하는 암을 예방하기 위해서는 항돌연변이 식품을 섭취하는 것이 가 장 효과적인데, 유산균 발효유인 요구르트가 가장 적합하다. 그 밖에도 칼슘 함 량이 높아 골다공증을 예방하고, 락토펩티드(lactopeptide)가 들어 있어 혈압이 상승하는 것을 막아 주며, 칼륨이 풍부하여 나트륨을 몸 밖으로 배출해 주는 등 생활습관병의 예방과 개선에도 효과가 있다.

하지만 유산균의 효과를 보기 위해서는 제대로 마시는 것이 중요하다. 특히 영양 손실을 줄이려면 식사 전에 마시지 않는 것이 좋다. 요구르트의 유산균은 위를 거치는 동안 위산에 의해 대부분 죽는다. 그래서 아침에 일어나 공복에 요 구르트를 마시면 그 효과가 떨어진다. 밤을 자는 동안 위액 분비가 많아져 위의 산도가 높여져 있는 상태이기 때문이다. 그러므로 유산균의 효과를 보기 위해서 는 물을 조금 마셔 위를 한번 씻어 낸 뒤에 마시거나 식후에 마시는 것이 좋다.

최근에는 간단하게 이용할 수 있는 요구르트 제조기가 나와서 집에서도 쉽게 요구르트를 만들어 먹을 수 있다. 우유 1팩과 시중에서 파는 유산균 음료 한 개 만 있으면 준비물 완료다. 잘 섞어서 제조기에 넣거나 따뜻한 곳에 12시간 정도 발효시키면 요구르트가 완성된다. 시중에서 파는 요구르트와 달리 달지 않고 맛 이 담백하여 견과류나 시리얼을 섞어 먹어도 좋고 그냥 먹어도 맛있다.

젓갈

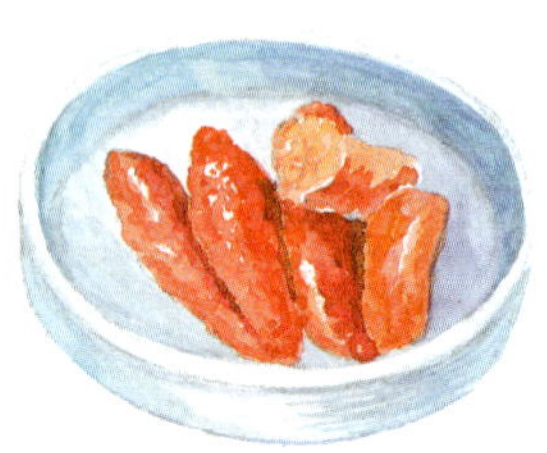

적당한 온도와 바람, 햇빛 등 자연이 숙성시킨 젓갈. 몇 달간의 해와 달이 지나는 동안 소금에 버무린 살과 뼈는 녹아서 곰삭은 젓국으로 우러난다.

썩고 썩어도 썩지 않는 것 / 썩고 썩어서 맛이 생기는 것 / 그것이 전라도 젓갈의 맛이다 / 전라도 갯땅의 깊은 맛이다 / 괴고 괴어서 곰삭아서 / 맛 중의 맛이 된 맛 / …… 짠맛 쓴맛 매운맛 한데 어울려 / 설움도 달디달게 익어가는 맛 / 원한도 철철 넘치게 익어가는 맛…….
— 문병란의 〈전라도 젓갈〉 중에서

미래학자 앨빈토플러(Alvin Toffler, 1928~) '현대는 제3의 맛 시대' 라고 지적했다. 제1의 맛은 기본인 소금 맛이요, 제2의 맛은 온갖 양념을 첨가해서 내는 맛, 제3의 맛은 식품 자체에서 우러나오는 발효미라는 것이다. 세상은 서서히 제3의 맛 시대로 옮겨 가고 있다는 것이다. 한국 음식의 특징인 '곰삭은 맛' 인 장류·김치류·젓갈류의 발효 식품으로 음식 패턴이 변하게 될 것을 간파한 것이다.

젓갈은 특유의 향과 맛으로 김치의 감칠맛을 내는 기본 양념의 하나로 질 좋은 단백질과 무기질, 지방 등이 풍부하고, 숙성되는 동안 단백질이 아미노산으로 분해되어 맛이 깊어지는 발효 식품이다. 여러 가지 생선과 새우, 조개 등에 약 20%의 소금을 섞어 저장하면 되는데, 이 과정에서 자가 분해 효소와 미생물이 발효되면서 맛과 향을 내 준다. 제조 공정이 단순하고, 숙성 후에는 독특한 감칠맛이 있어 그것만으로도 반찬이 될 수 있고, 김치에 넣거나 음식의 맛을 내는 조미료로도 쓰인다. 칼슘과 단백질 공급원으로 중요시되었고, 술안주나 조미용(김치 담금용, 간장 대용 및 기타), 의례용, 민간요법 등에도 쓰였다. 밥을 주식으로 하는 우리 식습관에 적합한 밑반찬이자 특유의 감칠맛으로 김치와 더불어 우리나라 사람들이 가장 즐기는 발효 식품이라 할 수 있다.

우리나라의 젓갈 종류는 약 140여 종에 이르며, 크게 젓·식해·어육장으로 나눌 수 있다. 그중 젓갈의 대표는 새우젓으로, 새우젓은 한국인의 최저 생존 조건이기도 했다. 밥 한 숟가락에 새우젓 한두 마리는 밥을 목구멍으로 넘기게 하는 최소 단위의 건건이었던 것이다. 새우젓의 주 생산지는 서해안으로, 젓을 담글 때 쓰는 새우에 따라 이름과 쓰임새가 각각 다르다. 음력 정월 그믐에서 4월 사이에 잡은 새우로 담근 것을 풋젓, 2월에 잡은 것으로 담근 동백하젓, 5월은 오젓, 6월은 육젓, 7월은 차젓, 삼복이 지나면 추(秋)젓, 9~10월에 잡은 것으로 담근 것은 동백젓, 그리고 동짓달의 것은 동젓이라고 한다. 그 밖에도 눈처럼 흰 새우를 삭힌 백하젓, 분홍빛이 나는 자하로 담근 건댕이젓, 아주 작은 새우로 담근 고개미젓, 민물새우로 담근 토하젓이 있으나 김치 담금용으로는 육젓을 최고로 친다. 새우뿐만 아니라 싱싱한 조갯살을 소금에 삭힌 조개젓, 참게에 간장을 달여 부은 참게젓, 명태알로 담근 명란젓, 생태의 창자로 담근 창란젓 등 그 종류도 다양하다.

식해(食醢)는 생선을 소금과 쌀로 빚어 숙성시킨 것으로, 쌀의 전분이 분해되고 유기산이 생성되어 소금과 더불어 생선의 부패를 억제해 준다. 가자미식해, 명태식해 등이 있다.

인스턴트 식품은 인내심과 자제력을 상실하게 하는 음식이라는 것이 여러 연구를 통한 결론이다. 반면 우리 전통 음식은 고난을 이기는 강인함과 기다릴 줄 아는 인내, 미리 준비하는 합리적인 성격을 만들어 준다. 젓갈의 염도를 8% 이하로 낮춘다면 세계 시장에 내놓아도 손색없는, 한국을 대표하는 또 하나의 식품이 될 것이다.

청국장

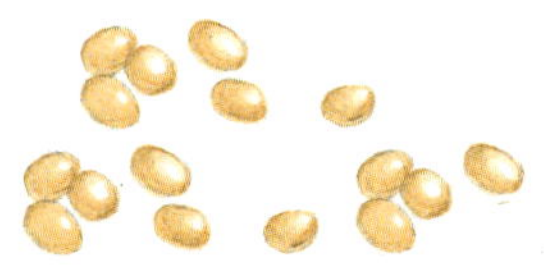

　구수한 맛이 일품인 청국장. 병자호란 때 청나라 군인의 군량으로 쓰던 장이라고 하여 전국장(戰國醬)이라고도 한다. 전쟁 시에는 장이 익기를 기다릴 수 없으므로 바로 만들어 먹을 수 있는 부식품으로 생겨난 것 같다. 보통 된장은 몇 달 걸려서 만들지만 청국장은 배양균을 첨가하면 하루 만에도 먹을 수 있으니 인스턴트 식품의 원조라고 할 수도 있다.

　'기적의 작물', '땅에서 나오는 금', '밭에서 나는 쇠고기' 등 듣기만 해도 그 효능이 짐작되는 콩은 양질의 단백질과 지방, 미네랄, 섬유질을 갖춘 '영양의 보고(寶庫)' 다. 그런 콩을 원료로 만드는 만큼 청국장도 그 영양 효과가 뛰어나다.

　청국장을 만드는 방법은 간단하다. 메주콩을 쑤어 식기 전에 그릇에 담고 아랫목에 놓아 담요를 씌워 2~3일간 따뜻하게 해 두면 된다. 이 과정에서 납두균(納頭菌)이 번식하여 끈적끈적한 실 같은 것이 생기는데, 이 균은 볏짚에 묻어 있기 때문에 청국장을 띄울 때는 콩 사이사이에 볏짚을 놓아두면 더욱 잘 발효된다. 단백질, 지질, 당질, 식이섬유는 물론 칼슘과 철분 등의 무기질과 비타민이 골고루 들어 있다.

　청국장은 콩이나 다른 콩 제품에는 없는 특유의 효능이 있다. 특히 혈액을 깨끗하게 하는 낫토키나제(nattokinase, 바실러스 단백질 분해 효소)라는 성분을 주목해야 한다. 낫토키나제는 청국장의 끈적끈적한 실에 많이 포함되어 있는 성분으로, 혈관을 막히게 하는 혈전을 녹여 준다. 1g당 10억 개 이상 함유되어 있는 바실러스균은 설사와 장염을 예방하고 변비를 막아 준다. 혈관에 달라붙은 콜레스테롤을 씻어 내 혈액의 흐름을 원활하게 하는 레시틴과 항산화 작용을 하여 노화를 막아 주는 비타민E도 들어 있으니 가히 식탁의 보석이라 할 만하다.

또한 청국장의 납두균은 단백질 분해 효소이자 장내 부패균의 활동을 약화시키고 병원균에 대한 항균 작용을 하며, 발암 물질을 감소시키고 유해 물질을 배출해 주는 작용을 한다. 원래 콩에는 비타민B$_2$가 많지 않지만 청국장이 되면 그 함량이 6배나 증가한다. 비타민B$_2$는 술과 담배에 시달린 간을 보호하고 숙취를 풀어 주며, 당뇨나 심근 경색, 뇌혈전 등의 질환을 예방하고 과산화 지질을 분해해 준다. 낫토키나아제의 효과는 식후 2시간부터 나타나기 시작하여 8~12시간 정도 지속된다. 혈전은 밤에서 새벽에 걸쳐 생기기 쉬운데, 이를 방지하기 위해서는 저녁 식사 때 청국장을 먹는 것이 가장 효과적이다.

일본에서 가장 인기 있는 건강 식품 중의 하나가 '낫토(納豆)'라고 불리는 일본식 생청국장이다. 일본 사람들은 낫토를 메추리알 노른자와 함께 밥에 얹어서 덮밥처럼 비벼 아침 식사를 대신하기도 한다. 간장에 버무리거나 김말이, 생선회 등에도 낫토를 곁들인다. 출산 2주 전부터 산모에게 낫토를 권하기도 하는데, 이는 낫토에 뼈 형성에 중요한 역할을 하는 비타민K$_2$가 풍부할 뿐만 아니라 산후 비만을 막는 데도 효과가 있기 때문이다.

청국장의 건강 효과가 알려지면서 집에서도 청국장을 많이 띄워 먹는다. 청국장 제조기가 시판되고 있어 예전처럼 번거롭지 않게 만들어 먹을 수 있고, 또 먹고 싶을 때마다 조금씩 만들어 먹을 수 있으니 젊은 층에게도 인기가 많다. 만든 청국장은 절구에 옮겨 소금과 다진 마늘, 생강, 고춧가루를 한 큰 술씩 넣고 대충 찧어 꾹꾹 눌러 담아 냉장 보관해 두고 먹으면 된다.

보통 청국장을 끓일 때는 쌀뜨물에 신 김치나 무, 두부를 넣고 된장찌개보다 약간 걸쭉하게 끓여야 맛있다. 최근에는 냄새 없는 청국장, 죽염청국장, 청국장환, 청국장 가루 등이 개발되어 건강식으로 각광받고 있다. 효능도 효능이지만 구수한 맛이 청국장 냄새를 잊게 하기에 충분하다.

이제는 가려 먹어야 한다

음식은 곧 건강과 직결된다. 또 좋은 음식이라 하여 다 몸에 좋은 것도 아니다. 그래서 자연의 순리에 어긋나는 식생활을 하면 생활습관병이나 비만, 암 등에 걸릴 수밖에 없다. 인간은 원래 스스로 병을 치유할 수 있는 자가 치유력을 가지고 있다. 하지만 몸에 좋지 않은 음식이 계속해서 들어와 그 능력을 미처 발휘하지 못하게 되면 병에 걸리고 마는 것이다.

질병의 원인은 혈독(血毒)·수독(水毒)·식독(食毒)의 세 가지 독소(毒素)에서 비롯된다고 한다. 혈독은 어혈(瘀血)로, 혈액 순환이 원활하지 못하여 생리 현상에 이상을 초래하는 울혈(鬱血) 현상으로 중풍이나 종양의 원인이 된다. 수독은 피부계·호흡계·비뇨계·소화계 중 배설 기관의 배설 기능 장애로 인해 몸속에 정체되어 있는 불필요한 과잉 체액에 의한 자가 중독 현상이다. 식독은 음식물이 소화 기관에서 이상 발효하여 일으키는 중독 현상이다. 이 세 가지 독소가 가능하면 몸속에 덜 생기에 하는 것이 건강의 지름길이다.

그러기 위해서는 혈액을 정화하고 순환을 촉진하며, 체액이 원활하게 대사되게 하고, 꾸준한 운동을 하면서 늘 올바른 자세를 취하고, 과식과 폭식을 금하며, 담백한 음식을 절제 있게 섭취하는 것이 중요하다.

'뭐든지 잘 먹는 것'이 미덕인 시대는 지났다. '가려먹기'는 대량 생산을 가능하게 한 성장 촉진 호르몬, 화학 비료, 방부제 등의 각종 화학 물질이 결국 덩치만 큰 약골, 즉 '호르몬 세대'를 키워 냈다는 반성에서 생겨난 음식 문화다. 한마디로 음식과 그 재료에 대해 수동적인 포용력을 갖기보다는 하나하나 깐깐하게 따져야 한다는 것이다.

음식을 가려 먹는 가장 큰 이유는 맛이나 식성보다는 '건강' 때문이다. 소득수준이 높아지고 의식 수준 또한 높아지면서 어떻게 하면 좀 더 잘 먹고 잘살 수 있을지에 대한 진지한 고민이 시작된 것이다. 육류를 가리는 이유는 고기가 싫어서가 아니라 고기를 생산해 내는 환경의 건강성을 의심하기 때문이고, 햄버거를 먹지 않는 이유 역시 패스트푸드의 유해성 때문이다. '자연이 제공해 준 먹을거리'를 강조하는 것도 이 때문이다. 그러기 위해서는 농약이나 인공 화학 첨가물이 들어가지 않은 자연 그대로의 식재료를 쓰고, 식단에서 채식의 비중을 늘리려는 노력이 필요하다. 멸치나 버섯 등을 이용한 천연 조미료로 맛을 내고, 감식초나 배식초 등의 과일 발효 식초를 쓰며, 가능하면 성장 호르몬을 맞지 않고 자란 방목 젖소의 우유를 마시고, 유기농으로 재배한 채소를 선택하는 것 등이 그러한 노력의 일환이라 할 수 있을 것이다. 끼니를 거르지 말고 아침 · 점심 · 저녁을 1 : 1.5 : 1.5 비율로 꼭 먹는 습관도 중요하다. 습관적으로 아침 식사를 거르게 되면 자연히 점심이나 저녁에 과식을 하게 된다. 그 결과 위의 부담이 커지고 위액이 과다 분비되며 위 운동이 불규칙적으로 이루어져 위장 질환이 생긴다. 조금 번거로워 보여도 이러한 노력들이 있어야만 건강을 유지할 수 있다.

중국에는 옛날부터 '올바르게 식사하면 병들지 않는다. 병은 식사로 바로잡고, 그래도 낫지 않을 때 약을 쓰면 된다'는 의식동원(醫食同源)의 사고방식이 전해져 왔다. 고대 의학의 시조 히포크라테스도 '음식으로 고치지 못하는 병은 의사도 고치지 못한다'고 했다. 동서양을 불문하고 음식의 중요성을 강조하는 말이다.

어느 나라에나 독특한 전통 음식이 있다. 특히 우리의 전통 음식은 오늘날 식품 영양학적 측면에서도 매우 우수한 것임이 입증되고 있다. 맛과 영양은 물론 풍류까지 더해져 있기 때문이다. 참 합리적인 영양의 균형과 재료의 배합을 식생활에 적용한 조상의 슬기가 새삼 놀랍고 감사할 뿐이다. 이 책이 독자 여러분의 건강에 조금이나마 도움이 되었으면 하는 바람이다.

김정숙